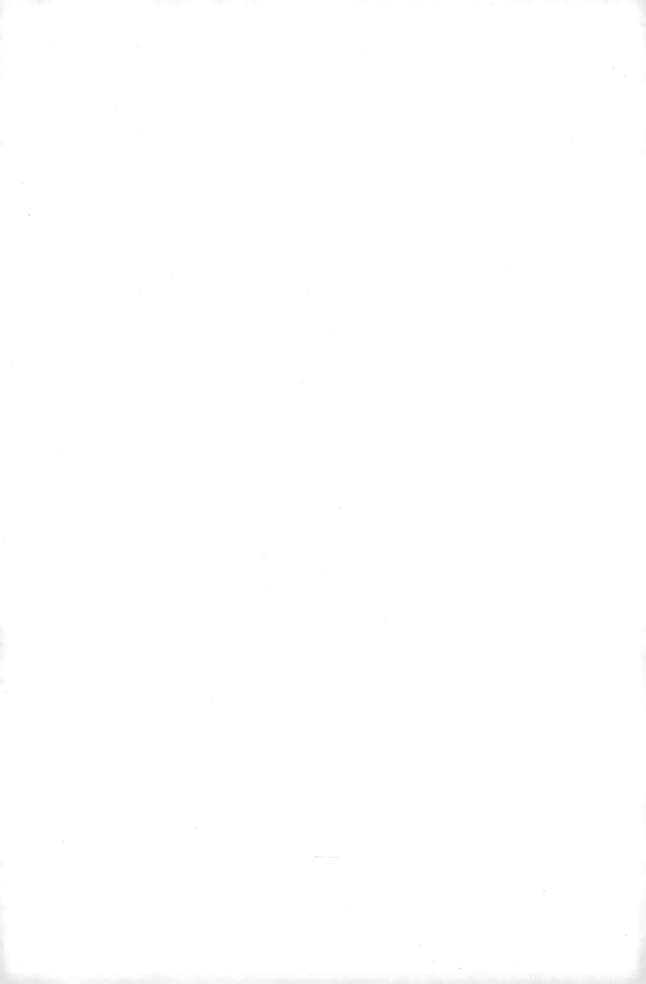

实用医学临床麻醉

SHIYONG YIXUE LINCHUANG MAZUI

主编 王 前 焦凤梅 刘 健 李 伟
王 鹏 何 平 张 珺

黑龙江科学技术出版社
HEILONGJIANG SCIENCE AND TECHNOLOGY PRESS

图书在版编目（CIP）数据

实用医学临床麻醉 / 王前等主编. -- 哈尔滨：黑
龙江科学技术出版社，2023.7
ISBN 978-7-5719-2004-3

Ⅰ．①实… Ⅱ．①王… Ⅲ．①麻醉学 Ⅳ.①R614

中国国家版本馆CIP数据核字（2023）第108056号

实用医学临床麻醉

SHIYONG YIXUE LINCHUANG MAZUI

主　　编	王　前　焦凤梅　刘　健　李　伟　王　鹏　何　平　张　珺
责任编辑	陈兆红
封面设计	宗　宁
出　　版	黑龙江科学技术出版社
	地址：哈尔滨市南岗区公安街70-2号　邮编：150007
	电话：（0451）53642106　传真：（0451）53642143
	网址：www.lkcbs.cn
发　　行	全国新华书店
印　　刷	黑龙江龙江传媒有限责任公司
开　　本	787 mm×1092 mm　1/16
印　　张	22.5
字　　数	570千字
版　　次	2023年7月第1版
印　　次	2023年7月第1次印刷
书　　号	ISBN 978-7-5719-2004-3
定　　价	198.00元

麻醉学是一门研究临床麻醉、生命功能调控、重症监测治疗和疼痛诊疗的科学。麻醉科不仅对手术科室的发展起着促进和保障作用,更是保障医院良好运转和救治危重患者的重要学科。保证患者在安全、无痛的前提下和手术医师共同完成手术是麻醉科医师的职责。在临床麻醉学发展的基础上,麻醉学的工作范围与领域不断扩展,各类新型麻醉药物、麻醉方法、麻醉技术及相关器械等的迅速发展,要求麻醉科医务人员必须不断学习,掌握最新的技术方法,以更好地帮助患者减轻术中痛苦。为了适应现代麻醉医学的需要,我们特组织一批具有丰富临床经验的麻醉科人员,他们总结了自身的经验体会,在繁忙的一线临床工作之余认真编写了本书。

本书集科学性、实用性、规范性于一体,系统地讲述了麻醉学的理论与临床知识。首先,简要地介绍了局部麻醉、全身麻醉、阻滞技术、超声引导神经阻滞和无痛治疗技术,夯实本学科的理论基础;其次,与各类疾病的病理、临床表现和治疗相联系,详细地讲解了神经外科、心脏外科、胸外科和普外科等科室手术的麻醉操作内容;最后,分析了老年患者的麻醉,强调了麻醉方案的选择要因人而异。本书内容以简明、实用为主,重点突出,条理清楚,便于在工作中随时查阅,并且突出了理论与实践、基础与临床的结合。本书读者以临床麻醉医师为主,也适合医学院校师生、临床各科手术医师阅读和参考。

在编写过程中,编者虽力求完美,但由于编校人员较多,写作风格和文笔不尽相同,因此在结构和内容上难免存在不足之处,恳请广大读者给予批评指正,以便本书日臻完善。

《实用医学临床麻醉》编委会

2023 年 3 月

目录

CONTENTS

第一章

局 部 麻 醉

第一节 表 面 麻 醉

将渗透作用强的局麻药与局部黏膜接触,使其透过黏膜而阻滞浅表神经末梢所产生的无痛状态,称为表面麻醉。

表面麻醉使用的局麻药,难以到达上皮下的痛觉感受器,仅能解除黏膜产生的不适,因此,表面麻醉只有对刺激来源于上皮组织时才有效果。黏膜细胞的指状突起与邻近细胞交错形成功能性表面,局麻药容易经黏膜吸收,皮肤细胞排列较密,外层角化,吸收缓慢而且吸收量少,故表面麻醉只能在黏膜上进行。但一种复合表面麻醉配方 EMLA(eutectic mixture of local anesthetics)为5%利多卡因和5%丙胺卡因盐基混合剂,皮肤穿透力较强,可用于皮肤表面,可以减轻经皮肤静脉穿刺和置管的疼痛,也可用于植皮,但镇痛完善需 45～60 分钟。

一、表面麻醉药

目前应用于表面麻醉的局麻药分两类:羟基化合物和胺类。

临床上应用的羟基化合物类表面麻醉药是芳香族和酯类环族醇,为苯甲醇、苯酚、间苯二酚和薄荷醇等,制成洗剂、含漱液、乳剂、软膏和铵剂,与其他药物伍用于皮肤病、口腔、肛管等治疗。

本节讨论的胺类表面麻醉药分为酯类和酰胺类。酯类中有可卡因、盐酸己卡因、苯佐卡因、对氨基苯甲酸酯和高水溶性的丁卡因。酰胺类包括地布卡因和利多卡因。另外尚有既不含酯亦不含酰胺的达克罗宁和盐酸普莫卡因,达克罗宁为安全的可溶性表面麻醉药,刺激性很强,注射后可引起组织坏死,只能作表面麻醉用。

混合制剂 TAC(tetracaine,adrenaline,cocaine)可通过划伤皮肤而发挥作用,由 0.5%丁卡因,11.8%可卡因,加入含 1∶200 000 肾上腺素组成,在美国广泛用于儿童皮肤划伤须缝合时表面麻醉,成人最大使用安全剂量为 3～4 mL/kg,儿童为 0.05 mL/kg。TAC 不能透过完整皮肤,但能迅速被黏膜吸收而出现毒性反应。为避免毒性反应及成瘾性,人们开始研究不含可卡因的替代表面麻醉剂,发现丁卡因-去氧肾上腺素的制剂与 TAC 一样可有效用于皮肤划伤。

表面麻醉用的局麻药较多,常见表面麻醉药见表 1-1。

表 1-1 　常见表面麻醉药

局麻药	浓度	剂型	使用部位
利多卡因	2.0%～4.0%	溶液	口咽、鼻、气管及支气管
	2%	凝胶	尿道
	2.5%～5.0%	软膏	皮肤、黏膜、直肠
	10%	栓剂	直肠
	10%	气雾剂	牙龈黏膜
丁卡因	0.5%	软膏	鼻、气管、支气管
	0.25%～1.00%	溶液	眼
	0.25%	溶液	
EMLA	2.5%	乳剂	皮肤
TAC	0.5%丁卡因、11.8%可卡因及 1∶200 000肾上腺素	溶液	皮肤

二、操作方法

(一)眼科手术

角膜的末梢神经接近表面,结合膜囊可存局麻药1～2滴,为理想的给药途径。具体方法为患者平卧,滴入2滴0.25%丁卡因,令患者闭眼,每2分钟重复滴药1次,3～5次即可。麻醉作用持续30分钟,可重复应用。

(二)鼻腔手术

鼻腔感觉神经来自三叉神经的眼支,它分出鼻睫状神经支配鼻中隔前1/3;筛前神经到鼻侧壁;蝶腭神经节分出后鼻神经和鼻腭神经到鼻腔后1/3的黏膜。筛前神经及鼻神经进入鼻腔后都位于黏膜之下,可被表面麻醉所阻滞。

方法:用小块棉布先浸入1∶1 000肾上腺素中,挤干后再浸入2%～4%利多卡因或0.5%～1.0%丁卡因中,挤去多余局麻药,然后将棉片填贴于鼻甲与鼻中隔之间约3分钟。在上鼻甲前庭与鼻中隔之间再填贴第二块局麻药棉片,待10分钟后取出,即可行鼻息肉摘除、鼻甲及鼻中隔手术。

(三)咽喉、气管及支气管表面麻醉

声襞上方的喉部黏膜、喉后方黏膜及会厌下部的黏膜,最易诱发强烈的咳嗽反射。喉上神经侧支穿过甲状舌骨膜,先进入梨状隐窝外侧壁,最后分布于梨状隐窝前壁内侧黏膜上,故梨状隐窝处施用表面麻醉即可使喉反射迟钝。

软腭、腭扁桃体及舌后部易引起呕吐反射,此处可以使用喷雾表面麻醉,但应控制局麻药用量,还应告诫患者不要吞下局麻药,以免吸收后发生毒性反应。咽喉及声带处手术,施行喉上神经内侧支阻滞的方法是用弯喉钳夹浸入局麻药的棉片,慢慢伸入喉侧壁,将棉片按入扁桃体后梨状隐窝的侧壁及前壁1分钟,恶心反射即可减轻,可行食管镜或胃镜检查。

咽喉及气管内喷雾法是施行气管镜、支气管镜检查,或施行气管及支气管插管术的表面麻醉方法。先令患者张口,对咽部喷雾3～4下,2～3分钟之后,患者咽部出现麻木感,将患者舌体拉出,向咽喉部黏膜喷雾3～4下,间隔2～3分钟,重复2～3次。最后用喉镜显露声门,于患者吸

气时对准声门喷雾,每次 3～4 下,间隔 3～4 分钟,重复 2～3 次,即可行气管镜检查或插管。

另一简单方法是在患者平卧头后仰时,在环状软骨与甲状软骨间的环甲膜做标记。用 22 G 3.5 cm 针垂直刺入环甲膜,注入 2% 利多卡因 2～3 mL 或 0.5% 丁卡因 2～4 mL。穿刺及注射局麻药时嘱患者屏气、不咳嗽、吞咽或讲话,注射完毕鼓励患者咳嗽,使药液分布均匀。2～5 分钟后,气管上部、咽及喉下部便出现局麻作用。

(四)注意事项

(1)浸渍局麻药的棉片填敷于黏膜表面之前,应先挤去多余的药液,以防吸收过多产生毒性反应。填敷棉片应在头灯或喉镜下进行,以利于正确安置。

(2)不同部位的黏膜吸收局麻药的速度不同。一般说来,在大片黏膜上应用高浓度及大剂量局麻药易出现毒性反应,重者足以致命。根据 Adriani 及 Campbell 的研究,黏膜吸收局麻药的速度与静脉注射相等,使用气管及支气管喷雾法时,局麻药吸收最快,故应严格控制剂量,否则大量局麻药吸收后可抑制心肌,使患者迅速虚脱,因此事先应备妥复苏用具及药品。

(3)表面麻醉前须注射阿托品,使黏膜干燥,避免唾液或分泌物妨碍局麻药与黏膜的接触。

(4)涂抹于气管导管外壁的局麻药软膏最好用水溶性的,应注意其麻醉起效时间至少需 1 分钟,所以不能期望气管导管一经插入便能防止呛咳,于清醒插管前,仍须先行咽、喉及气管黏膜的喷雾表面麻醉。

(何　平)

第二节　局部浸润麻醉

沿手术切口线分层注射局麻药,阻滞组织中的神经末梢,称为局部浸润麻醉。

一、常用局麻药

根据手术时间长短,选择应用于局部浸润麻醉的局麻药,可采用短时效(普鲁卡因或氯普鲁卡因)、中等时效(利多卡因、甲哌卡因或丙胺卡因)或长时效局麻药(丁哌卡因或依替卡因)。表 1-2 中列出了各时效局麻药使用的浓度、最大剂量和作用时效。

表 1-2　局部浸润麻醉常用局麻药

药物	普通溶液			含肾上腺素溶液	
	浓度(%)	最大剂量(mg)	作用时效(分钟)	最大剂量(mg)	作用时效(分钟)
短时效					
普鲁卡因	0.5～1.0	800	15～30	1 000	30～60
氯普鲁卡因	1.0～2.0	800	15～30	1 000	30～90
中等时效					
利多卡因	0.5～1.0	300	30～60	500	120～360
甲哌卡因	0.5～1.0	300	45～90	500	120～360
丙胺卡因	0.5～1.0	500	30～90	300	120～360

续表

药物	普通溶液			含肾上腺素溶液	
	浓度（%）	最大剂量（mg）	作用时效（分钟）	最大剂量（mg）	作用时效（分钟）
长时效					
丁哌卡因	0.25～0.50	175	120～240	225	180～410
依替卡因	0.5～1.0	300	120～180	400	180～410

二、操作方法

取 24～25 G 皮内注射针,针头斜面紧贴皮肤,进入皮内以后推注局麻药液,造成白色的橘皮样皮丘,然后取 22 G 长 10 cm 穿刺针经皮丘刺入,分层注药,若需浸润远方组织,穿刺针应由上次已浸润过的部位刺入,以减少穿刺疼痛。注射局麻药液时应加压,使其在组织内形成张力性浸润,与神经末梢广泛接触,以增强麻醉效果。

三、注意事项

(1)注入局麻药要深入至下层组织,逐层浸润,膜面、肌膜下和骨膜等处神经末梢分布最多,且常有粗大神经通过,局麻药液量应加大,必要时可提高浓度。肌纤维痛觉神经末梢少,只要少量局麻药便可产生一定的肌肉松弛作用。

(2)穿刺针进针应缓慢,改变穿刺针方向时,应先退针至皮下,避免针干弯曲或折断。

(3)每次注药前应抽吸,以防局麻药液注入血管内。局麻药液注毕后须等待 4～5 分钟,使局麻药作用完善,不应随即切开组织致使药液外溢而影响效果。

(4)每次注药量不要超过极量,以防局麻药毒性反应。

(5)感染及癌肿部位不宜用局部浸润麻醉。

（何 洁）

第三节 静脉局部麻醉

肢体近端缚止血带,由远端静脉注入局麻药以阻滞止血带以下部位肢体的麻醉方法称为静脉局部麻醉。静脉局部麻醉首次由 August Bier 于 1908 年介绍,故又称 Bier 阻滞,主要应用于成人四肢手术。

一、作用机制

肢体的周围神经均有伴行血管提供营养。若以一定容量局麻药充盈于神经伴行的静脉血管,局麻药可透过血管扩散至伴行神经而发挥作用。在肢体远端缚止血带以阻断静脉回流,然后通过远端建立的静脉通道注入一定容量局麻药以充盈肢体静脉系统,即可发挥局麻作用,通过这种方法,局麻药主要作用于周围小神经及神经末梢,而对神经干作用较小。

二、适应证

静脉局部麻醉适用于能安全放置止血带的远端肢体手术,受止血带限制,手术时间一般在1~2小时为宜,如神经探查、清创及异物清除等。如果合并有严重的肢体缺血性血管疾病则不宜选用此法。下肢主要用于足及小腿手术,采用小腿止血带应放置于腓骨颈以下,避免压迫腓浅神经。

三、操作方法

(1)在肢体近端缚两套止血带。

(2)肢体远端静脉穿刺置管:据 Sorbie 统计,选择静脉部位与麻醉失败率之间的关系为肘前>前臂中部、小腿>手、腕、足。

(3)抬高肢体2~3分钟,用弹力绷带自肢体远端紧绕至近端以驱除肢体血液。

(4)先将肢体近端止血带充气至压力超过该侧肢体收缩压 13.3 kPa(100 mmHg),然后放平肢体,解除弹力绷带。充气后严密观察压力表,谨防漏气使局麻药进入全身循环而导致局麻药中毒反应。

(5)经已建立的静脉通道注入稀释局麻药,缓慢注射(90秒以上)以减轻注射时疼痛,一般在3~10分钟之后产生麻醉作用。

(6)多数患者在止血带充气30~45分钟以后出现止血带部位疼痛。此时可将远端止血带(所缚皮肤已被麻醉)充气至压力达前述标准,然后将近端止血带(所缚皮肤未被麻醉)放松。无论在何种情况下,都不可在注药后20分钟内放松止血带。整个止血带充气时间不宜超过1.5小时。若手术在60~90分钟尚未完成,而麻醉已消退,此时须暂时放松止血带,最好采用间歇放气,以提高安全性。恢复肢体循环1分钟后,再次充气并注射1/2首次量的局麻药。

四、局麻药的选用与剂量

利多卡因为最常用的局麻药,为避免药物达到极量又能使静脉系统充盈,可采用大容量稀释的局麻药。以70 kg患者为例,上肢手术可用0.5%利多卡因50 mL,下肢手术可用0.25%利多卡因60~80 mL,一般总剂量不要超过3 mg/kg。丙胺卡因和丁哌卡因也成功用于静脉局部麻醉。0.25%丁哌卡因用于 Bier 阻滞,松止血带后常可维持一定程度镇痛,但有报道因心脏毒性而致死亡的病例。丙胺卡因结构与利多卡因相似,且入血后易分解,故其0.5%溶液亦为合理的选择。氯普鲁卡因效果亦好,且松止血带后,氯普鲁卡因可被迅速水解而失活,但约10%患者可出现静脉炎。

五、并发症

静脉局部麻醉主要并发症是放松止血带后或漏气致大量局麻药进入全身循环所产生的毒性反应。所以应注意以下几点:①在操作前仔细检查止血带及充气装置,并校准压力计。②充气时压力至少超过该侧收缩压 13.3 kPa(100 mmHg),并严密监测压力计。③注药后20分钟以内不应放松止血带,放止血带时最好采取间歇放气法,并观察患者神志状态。

(马 垚)

第二章

全身麻醉

第一节 吸入麻醉

麻醉药经呼吸道吸入,经肺泡进入循环,再到达中枢神经系统使其抑制,产生意识消失而不至于感到周身疼痛的麻醉方法,称为吸入麻醉。吸入麻醉是全身麻醉的主要方法,其麻醉深浅与药物在脑组织的分布有关。当药物从体内排出或在体内代谢后,患者逐渐恢复清醒,不留下后遗症。吸入麻醉药在体内代谢、分解少,大部分以原形从肺排出体外,因此,吸入麻醉容易控制、安全、有效,是现代麻醉常用的方法之一。

一、吸入麻醉方法

(一)开放点滴法

开放点滴法是用金属网麻醉面罩,其上覆盖4～8层纱布,放在患者口鼻上,以往应用乙醚点滴,现有时应用恩氟烷进行点滴诱导。

1.优点

本装置方便简单,呼吸阻力及机械无效腔均小,适合小儿。

2.缺点

麻醉加深较难,深浅难以控制,对呼吸道有刺激作用,并严重污染手术室,有发生严重燃烧爆炸的危险,此法不能行辅助和控制呼吸,现应用很少。

(二)T型管吸入法及其改良装置

1.T型管法

一端接气管导管,另一端开放于空气之中,没有活瓣,呼吸阻力和无效腔均小,适用于婴幼儿麻醉,并可在气源端接一贮气囊,进行辅助和控制呼吸。本法吹入较高氧气流量,易使呼吸道干燥和机体能量散发,药物严重污染空气。

2.Jackson-ress回路

Jackson-ress回路是T型管改良装置,在T型管的呼气端接一较长螺纹贮气管,其末端接500 mL贮气囊,气囊尾端开放或安装一呼气活瓣。主要用于小儿麻醉,可行辅助和控制呼吸。

3.Bain 回路

Bain 回路为 T 型管的改良装置,有一螺纹管作为呼气管,螺纹管中央置一根细管接至患者气管,并由该管吸入氧气和麻醉气体,在螺纹管末端接贮气囊,气囊尾端开放或安装一呼气活瓣。本装置结构简单,使用方便有效,无效腔量小,主要适用于小儿麻醉,成年人也适用,另有备呼吸抑制或停止时急救用,可行辅助和控制呼吸。使用时应防止内管漏气、扭曲、滑脱前端,致通气障碍。

4.半紧闭法

呼气大部分排出至大气中,一小部分重复吸入。吸入麻醉的通气系统中,没有无重复吸入活瓣及 CO_2 吸收装置的 CO_2 清除回路,由麻醉机输出的气体、蒸气及氧进入贮气囊和/或贮气呼吸管,与患者部分呼出气体混合后被患者吸入。

5.紧闭法

本法是用来回式循环或紧闭麻醉装置实施吸入麻醉的方法,呼出气体经 CO_2 吸收器全部重复吸入,再与新鲜气体混合后被重复吸入,不与外界相通。本法一般适用于麻醉维持期,它的气流量小(0.3~2.0 L/min),用药量小,易控制麻醉气体浓度,保持呼吸道湿润,呼吸器排气端接排气管至室外,不污染手术室,能行辅助和控制呼吸。易了解和控制潮气量的大小和呼吸阻力变化。但小儿应用该装置时,呼吸阻力和无效腔量较大,应注意。

二、吸入麻醉药

(一)恩氟烷

1.药物特点

(1)优点:①化学性质稳定,无燃烧爆炸危险;②诱导及苏醒快,恶心、呕吐较少;③不刺激气道,不增加分泌物;④肌肉松弛好;⑤可并用肾上腺素,不引起室性心律失常;⑥降低眼内压;⑦对非去极化肌松有强化作用;⑧对肝、肾功能影响小,不产生可逆性损害;⑨浅麻醉时,对子宫收缩影响小。

(2)缺点:①使脑血管扩张,脑血流增加,引起颅内压升高,恩氟烷吸入后,可引起患者痉挛性脑电波,颅脑手术尤其颅内高压病例慎用;②对心肌有明显抑制作用;③在过度换气低 $PaCO_2$ 时,高浓度吸入麻醉可产生惊厥;④麻醉较深时对循环影响较大,直接抑制心肌扩张血管使血压下降;⑤在较深麻醉时对呼吸抑制明显,应辅助和控制呼吸。

2.麻醉方法

(1)开放点滴法:适用于婴幼儿及小儿,与氟烷相同。

(2)紧闭法:使用恩氟烷专门挥发器,麻醉深浅易控制,诱导时单纯吸入恩氟烷浓度为3.5%~4.5%;维持期浓度为 1.5%~3.0%,2 ℃ 1 个大气压 1 mL 恩氟烷蒸发气 198 mL。目前临床上常用静脉快速诱导后,行气管内插管,控制呼吸。与芬太尼、氯胺酮、丙泊酚、咪达唑仑、维库溴铵等静脉复合麻醉合用时,恩氟烷在麻醉维持期吸入浓度为 0.5%~1.5%。

(3)半紧闭法:并用氧化亚氮,方法同氟烷,吸入浓度是氟烷 2 倍。

(4)Bain 回路:该法麻醉不易加深,麻醉深浅不易掌握,吸入浓度为 3%~4%,主要用于小儿。易污染空气,可并用 65%~70%氧化亚氮。

3.适应证

(1)各科手术,各年龄组患者。

7

（2）重症肌无力及内分泌疾病患者手术。

（3）配合控制性降压麻醉。

4.禁忌证

（1）严重的心、肺、肝、肾功能较差患者。

（2）低血容量患者,体质较差患者。

（3）癫痫患者,惊厥患者。

（4）颅内压升高患者。

（5）深麻醉禁用于产科手术麻醉。

（二）异氟烷

1.药物特征

（1）优点:不燃烧、不爆炸;化学性质最稳定;麻醉诱导迅速,MAC 为 1.2%,诱导浓度为 1.5%～3.5%,维持浓度为 0.7%～2.1%,镇痛作用中等程度;苏醒快,恢复亦快。血/气系数 1.48;对循环影响小,对血压影响主要是扩张外周血管,能降低心肌氧耗及冠状动脉阻力,不改变冠脉血流量,对心功能抑制小于恩氟烷和氟烷,它使心率增快,但心律稳定,术中合用肾上腺素不引起严重心律失常;有良好肌肉松弛作用,可增强非去极化肌松剂作用,麻醉中可免用肌松剂,适用于重症肌无力患者麻醉;无中枢性兴奋性,无抽搐和惊厥。对颅内压升高少,适用于颅脑手术病例;对肝、肾功能无毒性或毒性甚小,适合肝、肾功能较差病例;浅麻醉下对子宫收缩力无明显影响。

（2）缺点:药液稍有刺激味,影响诱导,使患者出现屏气、躁动、咳嗽等;对呼吸有较强抑制作用,增加肺阻力,使肺顺应性和功能余气量稍减;深麻醉时,大于 2 MAC,心排血量减少 12%～25%,血压下降明显,应避免较深麻醉;吸入浓度过高或低 $PaCO_2$ 时,产生惊厥。

2.麻醉方法

（1）诱导:丙泊酚 2.0～2.5 mg/kg 或咪达唑仑 1～2 mg/kg,芬太尼 4～5 μg/kg 和维库溴铵 0.1 mg/kg,静脉注射后控制呼吸,肌松后插管;或氧化亚氮 50%、氧 50% 加异氟烷吸入,先开至 0.5%,30 秒后到 1%,浓度升至 2%～3%,维持 1～2 分钟,患者意识消失,气管内插管。

（2）麻醉维持:为了维持 1.3 MAC,吸入氧化亚氮和氧（30%:70%）,异氟烷的浓度为 1.3%～1.4%;单纯吸入异氟醚,浓度为 2.0%（0.7%～2.1%）;与静脉麻醉合用,如 1% 普鲁卡因＋0.08%～0.10% 氯琥珀胆碱复合液,或丙泊酚＋芬太尼、咪达唑仑麻醉时,吸入 0.6%～1.0% 低浓度异氟烷。

3.适应证

临床上适应证同恩氟烷,且优于安氟醚,对老人、心脏病患者、肺动脉高压患者、冠心病患者影响较小。它不引起抽搐,适用于癫痫患者;对颅内压影响不大,适用于颅高压患者;有较强肌松作用,适用于重症肌无力患者。

4.禁忌证

深麻醉不适用于心脏瓣膜狭窄病变患者,因其可扩张周围血管;深麻醉不适合产科手术,因其可影响子宫收缩,使产后出血增加。

（三）七氟烷

1.药物特点

（1）优点:药物无气道刺激性,不增加呼吸道分泌物;诱导和苏醒都快;对循环系统抑制较轻,不增加心肌应激性,可以和肾上腺素合用,不引起心律失常;可在普通的蒸发装置中使用。

(2)缺点:和碱石灰作用不够稳定;吸入体内后在体内分解和稳定性较差;与氧化亚氮合用时,镇痛效果不如异氟烷;对肝脏组织有一定毒性作用,造成一定损害。

2.麻醉方法

应用于麻醉诱导和维持,麻醉维持期吸入 1.5% 七氟醚,氧化亚氮和氧(30%∶70%)。也可在开始时注入 1.3 mL,1 分钟注入 0.3 mL,以后每 5 分钟注入 3 次,每次 0.3 mL,即可维持手术所要求麻醉深度。

3.适应证

头颅、胸、腰各大、中、小手术;全麻下甲状腺切除术,骨科的腰椎及关节手术。

4.禁忌证

无特定禁忌证,肝功能严重损害者不用为好。

(四)氟烷

1.药物特点

(1)优点:无燃烧爆炸性;麻醉效能强;诱导苏醒快;对气道无刺激性,术后呼吸道感染少;有扩张支气管作用,术中麻醉易加深。通气效果好;不使血糖升高;术后恶心、呕吐发生率较低;浅麻醉对子宫收缩无影响。

(2)缺点:对呼吸、循环抑制强;使心肌对肾上腺素的敏感性增强;应用精确挥发器吸入,否则不易控制麻醉深度;锁痛作用弱;肌松作用不充分;对橡胶、金属有腐蚀作用,反复使用对有的患者可发生肝、肾损害。

2.使用方法

(1)用于小儿:因微有果香味及不刺激气道适用于小儿麻醉。可用半开放回路(如 Bain 回路)或 F 型多用回路来完成氟烷麻醉,还可并用 50%～65% 氧化亚氮。

(2)用氟烷蒸发器半紧闭法施行高流量或低流量麻醉,也可做全紧闭麻醉。

3.适应证

由于氟烷有以上缺点,现在一般不主张单独使用。

(1)适用于电灼、电刀手术。

(2)糖尿病患者手术。

(3)哮喘、慢性支气管炎、湿肺患者。

(4)出血较多手术,控制性降压手术。

(5)各手术科手术。

4.禁忌证

(1)心功能不全、休克患者及中毒性心肌损害者。

(2)急、慢性肝脏疾病。

(3)合并用肾上腺素者。

(王俊华)

第二节　静脉全身麻醉

静脉全身麻醉是指一种或几种药物静脉注入,通过血液循环作用于中枢神经系统而产生全身麻醉的方法。按照给药方式不同可以分为单次给药法、分次给药法和持续给药法,以及近来兴起的靶控输注法,临床常用的静脉麻醉药有硫喷妥钠、羟丁酸钠、丙泊酚、芬太尼、依托咪酯、氯胺酮等。

一、硫喷妥钠静脉麻醉

硫喷妥钠是一种快效类巴比妥类药物,其临床所用钠盐,味苦、淡黄色,非结晶粉末,有碳臭味。

(一)麻醉方法

1.单次注入法

单次注入法常用于诱导或短小浅表小手术。一般选用 2.5% 硫喷妥钠溶液,溶液应新鲜配制,每 0.5 g 用蒸馏水或生理盐水稀释至 20 mL,如是小儿或体质差、循环功能差等患者,可将 0.5 g 稀释成 40 mL。静脉注射剂量:成人 2.5~4.5 mg/kg,儿童 5~6 mg/kg。儿童可用 15~20 mg/kg 肌内注射做基础麻醉。

2.分次注入法

分次注入法常用于短小浅表手术,成人总剂量为 0.5 g,最大剂量为 0.75~1.00 g。

3.连续滴入法

现在少用,被氯胺酮或丙泊酚取代。

(二)适应证

1.麻醉诱导

诱导舒适、快速,是临床常用诱导方法。

2.短小手术

如体表脓肿切开引流术、烧伤换药、关节脱位整复、心脏电复律及血管造影等手术,但因镇痛不全及呼吸抑制等并发症,现少用,已被丙泊酚取代。

3.控制痉挛和惊厥

如破伤风抽搐和局麻药中毒引起惊厥。

(三)禁忌证

(1)哮喘、呼吸道阻塞患者。

(2)婴幼儿、产妇分娩或剖宫产。

(3)心功能差或衰竭者,低血容量、休克患者。

(4)严重肝、肾功能不全者。

(5)慢性衰竭、营养不良、贫血及低蛋白血症、氮质血症患者,肾上腺皮质功能不全或长期使用肾上腺皮质激素者。

(6)先天性卟啉代谢紊乱(紫质症)绝对禁用。

(7)高血压、动脉硬化、严重糖尿病或对巴比妥类过敏者。

二、羟丁酸钠静脉麻醉

羟丁酸钠是一种毒性极低的催眠性静脉麻醉药,主要作为麻醉诱导和维持时的辅助用药。其对呼吸、循环和肝、肾功能影响小,作用时效较长,是临床上常用的静脉麻醉药。

(一)麻醉方法

羟丁酸钠具有副交感神经兴奋作用,麻醉中常有流涎、呼吸道分泌物增加,麻醉前需用足量抗胆碱药,以减少唾液分泌和减轻心动过缓。

1.麻醉诱导

成人剂量为 $50\sim80$ mg/kg,小儿为 $80\sim100$ mg/kg,静脉注射速度应为 1 g/min。静脉注射后 $3\sim5$ 分钟患者嗜睡,约 10 分钟入睡,$20\sim30$ 分钟作用完全。麻醉后下颌松弛,配合其他静脉麻醉诱导药或咽喉表面麻醉后可行气管内插管。衰老、体弱、脱水或休克患者应减量。

2.麻醉维持

羟丁酸钠本身无镇痛作用,多与其他麻醉药合用才能达到完善的麻醉效果,如芬太尼、哌替啶、氯胺酮、咪达唑仑等。它的作用时间可持续 $60\sim90$ 分钟,故每间隔 $1\sim2$ 小时需追加用药。其用量为每千克体重用量的 $1/2\sim2/3$ 剂量。

3.辅助麻醉

辅助麻醉是全麻或其他麻醉方法的良好辅助用药。

(二)适应证

(1)羟丁酸钠适合各科的手术麻醉,麻醉诱导和维持均可。

(2)慢诱导是经鼻盲探气管插管术的良好用药,优点是对呼吸抑制轻,又能较好抑制咽喉反射。

(3)小儿的麻醉诱导和基础麻醉。

(4)神经阻滞、椎管麻醉辅助用药。

(三)禁忌证

(1)严重高血压。

(2)心动过缓。

(3)严重心脏传导阻滞或左束支传导阻滞。

(4)癫痫和惊厥患者。

(四)并发症

(1)锥体外系兴奋症状:麻醉过程中有些病例出现手、臂、肩和面部肌肉不自主颤动,甚至出现阵挛现象,多可自行消失。

(2)低钾血症:对正常血钾患者没影响,血钾低下患者,如注药速度过快、剂量过大,会加重血钾低下,并诱发心律失常。

(3)偶有病例发生烦躁、幻觉、兴奋症状。

(4)小儿麻醉阿托品用量不足时,呼吸道分泌物增加,易致呼吸堵塞。

三、丙泊酚静脉麻醉

丙泊酚是一种新的快速、短效静脉麻醉药。其特点有起效快,诱导平稳,持续时间短,苏醒快而完全,无肌肉不自主活动,无咳嗽及呃逆,但对循环和呼吸有一定抑制作用,缓注可预防。

(一)麻醉方法

1.麻醉诱导

用于诱导时,平均剂量为 2.0～2.5 mg/kg,如麻醉前加用其他麻醉镇痛药,可适当减少用量,有心血管或呼吸抑制时,注射速度应减慢。

2.麻醉维持

可应用单次静脉注射和静脉滴注及静脉泵注(应用微量泵)。

(1)单次静脉注射量为 2 mg/kg,每 4～5 分钟追加 1 次,如复合其他麻醉药和镇痛药应用,可延长至 10～15 分钟追加 1 次。

(2)连续静脉滴注用量为 50～150 μg/(kg·min),如用于其他麻醉方法的镇静,剂量为 25～75 μg/(kg·min)。

(3)微量泵输注(容量泵),连续输注量为 4～12 mg/(kg·h)。

(二)适应证

(1)静脉诱导:全凭静脉麻醉,可单独应用或与其他麻醉性镇痛药复合应用,一般常见于后者。

(2)用于门诊短小手术的麻醉,如人工流产术、内镜或其他诊断性检查麻醉。

(3)ICU 镇静。

(三)禁忌证

(1)3 岁以下儿童、孕妇禁用,产科麻醉及 16 岁以下儿童镇静禁用。

(2)对丙泊酚或其他成分过敏者,以及全身麻醉和镇静禁忌的人。

四、芬太尼静脉麻醉

芬太尼是苯基哌啶类药,具有强效镇痛作用,毒性低,对循环影响轻微,起效快,时效短,容易控制,术后呼吸较易恢复,但大量使用,呼吸短时间难以恢复至正常。

(一)麻醉方法

1.麻醉诱导

一般与其他静脉麻醉药共同诱导,如硫喷妥钠、咪达唑仑、依托咪酯、丙泊酚,极少单独使用。

2.麻醉维持

气管插管后,成人常用量为 0.2～0.5 mg。切皮至术中每 30～60 分钟追加 0.1 mg,总量可达 15～30 μg/kg。静脉复合麻醉时用量酌情减少,如辅助肌松药、吸入麻醉药。

单纯大剂量或加小剂量咪达唑仑(0.1 mg/kg)、依托咪酯(0.1 mg/kg)常用于心血管手术麻醉,具有麻醉效果好,循环稳定,心排血量和心脏指数上升,以及减慢心率,延长舒张期限灌注时间等优点,芬太尼剂量可达 50～100 μg/kg。

(二)适应证

(1)麻醉诱导,多与其他静脉麻醉药复合应用。

(2)吸入麻醉、静脉麻醉及静吸复合麻醉中维持期用药。

(3)椎管内麻醉、神经阻滞麻醉辅助用药,与氟哌利多按 1∶50 的比例混合,组成依诺伐。

(4)大剂量芬太尼麻醉主要用于心血管手术、长时间开胸手术或颅脑手术。

(5)各科手术患者麻醉。

(三)禁忌证

(1)婴幼儿对芬太尼特别敏感,慎用。

(2)剖宫产。

(3)帕金森病。

(4)支气管哮喘患者。

五、依托咪酯静脉麻醉

依托咪酯是一种催眠性静脉麻醉药,其特点是起效快、催眠作用强、持续时间短、苏醒快。

(一)麻醉方法

1.麻醉诱导

各科手术全麻诱导用药。由于该药对循环影响小,可作为休克和心功能较差、心血管手术患者麻醉诱导药,成人剂量为 0.3 mg/kg(0.1～0.4 mg/kg)。

2.麻醉维持

单纯静脉注射依托咪酯麻醉只适用于短小手术麻醉,用于中长手术的麻醉时,需要与其他静脉麻醉药、吸入麻醉药或其他麻醉方法合用,方可满足手术需要。成人剂量仍为 0.3 mg/kg (0.1～0.4 mg/kg)。

(二)适应证

(1)全麻诱导,与肌松剂配合行气管插管,常用于心血管手术和危重病例、心功能较差患者的麻醉诱导和维持。

(2)短小手术,如人工流产、切开引流等。

(3)特殊检查,如胃镜、支气管镜、内镜检查等。

(4)辅助麻醉,椎管内麻醉,各种神经阻滞麻醉。

(三)禁忌证

(1)重症糖尿病患者。

(2)高钾血症患者。

六、氯胺酮全身麻醉

氯胺酮为目前唯一使用的苯环己哌啶类药,白色结晶,易溶于水,也是唯一具有静脉、镇痛和麻醉作用的静脉麻醉药。

(一)麻醉方法

可经静脉、肌内途径给药。

1.麻醉诱导

静脉注射 0.5～2.0 mg/kg,肌内注射 4～6 mg/kg,老年及危重者酌减。

2.麻醉维持

诱导后分次追加,每次 0.5～1.0 mg/kg。肌内注射约 5 分钟起效,20 分钟顶峰效应。

(二)适应证

(1)烧伤切痂、植皮等体表手术者。

(2)支气管痉挛性疾病患者的诱导。

(3)椎管内麻醉、神经阻滞麻醉辅助用药。

(三)禁忌证

(1)高血压患者。

(2)颅内压升高者。

(3)心肌供血不足和癫痫患者。

(4)甲状腺功能亢进症、嗜铬细胞瘤手术。

七、神经安定镇痛麻醉

(一)麻醉方法

1.神经安定镇痛合剂常用配方

按氟哌利多 5 mg 与芬太尼 0.1 mg 的比例(50∶1)混合为 1 U,称为依诺伐。

2.麻醉诱导

氟哌利多 5 mg、芬太尼 0.1～0.2 mg 静脉注射,年老体强者应酌情减量;配合其他静脉药效果更好,如地西泮、丙泊酚等。单独应用依诺伐,因氟哌利多量大对血压影响较大。

3.麻醉维持

根据患者不同情况及对疼痛反应酌情追加依诺伐,30～60 分钟追加 0.5 U。现在大多临床医师主张仅加芬太尼,有利于患者苏醒。

(二)适应证

(1)各科各部位的手术。

(2)严重烧伤的清创及植皮术。

(3)各种内镜检查和造影术。

(4)局麻、神经阻滞和硬膜外阻滞的辅助麻醉。

(5)术后需长时间应用呼吸机行呼吸支持者。

(6)ICU 患者镇静。

(三)禁忌证

(1)各种短小手术。

(2)婴幼儿。

(3)剖宫产。

(4)帕金森病及癫痫患者。

(5)严重呼吸功能不全和支气管哮喘病。

(孙　睿)

第三节　复　合　麻　醉

复合麻醉指先后或同时应用几种麻醉药或麻醉方法,以达到满意的外科麻醉状态的方法。它减少了每一种麻醉药剂量及不良反应,增强了全身麻醉效果,并且避免麻醉过深干扰机体生理功能。复合麻醉包括以下几项:①静脉复合麻醉;②吸入复合麻醉;③静吸复合麻醉;④全身局部复合麻醉。

蛛网膜下腔和硬膜外联合阻滞麻醉已广泛应用于临床,并取得满意效果。复合脊麻-硬膜外阻滞适用于 8 岁以上患者的 T_7 以下平面的任何外科手术。脊麻与硬膜外联合阻滞麻醉可选用两点穿刺,也可采用一点穿刺法,即向蛛网膜下腔注药,同时也经此穿刺针置入硬膜外导管。两点穿刺法先于 $T_{12}\sim L_1$、$L_{1\sim2}$ 行硬膜外穿刺置入硬膜外导管,然后再于 $L_{3\sim4}$ 或 $L_{2\sim3}$ 或 $L_{4\sim5}$ 行蛛网膜下腔穿刺,注入局麻药液行脊髓麻醉;目前国内不少厂家专门设计和制造 CSEA 配套穿刺针并广泛应用临床,应用特制的联合穿刺针,针的样品都是针套针方式即先用一根带刻度的 17 G 或 18 G TuohyWeiss针进入硬膜外腔;然后用 29 G Quincke 或 27 G Whitacre 穿刺针,套入上述硬膜外穿刺针内,穿过并超出 Tuo-thy 针尖 11～13 mm 就完全可以穿破硬膜而进入蛛网膜下腔。

(白雪峰)

第三章

阻 滞 技 术

第一节　脑神经阻滞

一、三叉神经阻滞

三叉神经阻滞是诊断和治疗三叉神经分布区域内疼痛的常用和有效方法。三叉神经阻滞包括三叉神经节(半月神经节)阻滞、上颌神经阻滞、下颌神经阻滞和额神经、眶下神经及颏神经阻滞。三叉神经在面部的分支与分布区域见图 3-1、图 3-2，三叉神经末梢支出颅的眶上孔、眶下孔与颏孔的位置见图 3-3。除末梢支阻滞外，三叉神经节、神经干应在 X 线或 CT 引导下进行阻滞，最好再有神经刺激器定位。

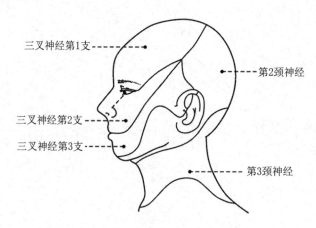

图 3-1　三叉神经在面部的分布区域

(一)三叉神经节阻滞

1.阻滞用具

(1)25 G 长 2.5 cm、21 G 和 22 G 长 10 cm 阻滞针,5 mL 和 1 mL 注射器。

(2)局部麻醉药:1％和 2％利多卡因。

(3)神经破坏药:无水乙醇,甘油,阿霉素。

（4）高频热凝治疗仪，如果应用此方法阻滞。

（5）其他：消毒液体，造影剂等。

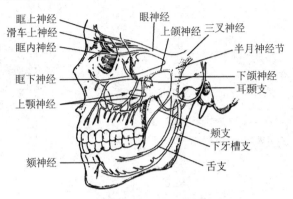

图 3-2　三叉神经的分支与分布

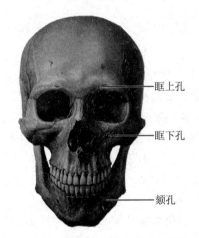

图 3-3　眶上孔、眶下孔与颏孔的位置

2.C 型臂下介入阻滞方法

治疗前，可口服或肌内注射安定类药物，高血压患者可首先口服降压药物。一般患者需要住院至少 1 天。

（1）患者先仰卧位，头下垫枕。

（2）穿刺点定位：眼眶外缘向下与正中线平行作垂线，再自嘴角向外侧引延长线，两线的交叉处即为穿刺点。

（3）X 线定位：在斜位和轴位像下，调整枕头的高度。将 X 线球管向患者的足侧倾斜 30°。把患者的面部转向健侧 15°~20°，抬起下颌。调整头的位置使斜位像能够看到卵圆孔。再在轴位像上确认卵圆孔。穿刺时，利用斜位像确认阻滞针是否进入卵圆孔，以轴位像确认阻滞针的方向和深度。

（4）穿刺方法：局部皮肤消毒，穿刺点和穿刺针经过的途径局部麻醉。以 22 G 或 21 G 阻滞针自穿刺点进针，进针方向与角度见图 3-4。在斜位像透视下，向卵圆孔后壁穿刺。接近卵圆孔时，从轴位像观察阻滞针的方向和深度，使阻滞针在卵圆孔的内侧进入卵圆孔。阻滞针通过卵圆孔时可刺中下颌神经，出现放射痛。针尖在进入卵圆孔时，在斜位和轴位像下确认针尖的角度和深度,针尖进入卵圆孔时,应当紧靠后壁的内侧部分。在此位置暂时固定针头。

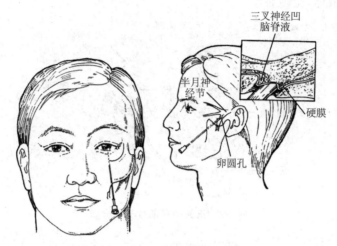

图 3-4　穿刺方法与进针方向和角度

(5)注入无水乙醇:连接 1 mL 含有局部麻醉药的注射器,缓慢进针,针尖到达三叉神经压迹入口时,阻力消失,如果无脑脊液和血液流出,此部位即是注入无水乙醇的位置。先注入 2% 利多卡因 0.2 mL,确认患支所支配的皮肤感觉减弱或缺失、面部发热,则是阻滞部位准确的标志。20 分钟后,无其他分支阻滞及其他并发症后,可注入等量的无水乙醇。阻滞后静卧休息 2 小时。

(6)注入甘油:适于操作时有脑脊液流出或担心面部感觉迟钝患者。操作方法同上述(5)。在穿刺出脑脊液后,患者由仰卧位改为坐位。注入 0.2 mL 造影剂,观察三叉神经压迹。位置准确,可再吸出造影剂,然后再缓慢注入 0.2 mL 甘油。拔出阻滞针后,保持坐位 1 小时。

3.CT 下介入阻滞

(1)患者仰位,双眼视前方,肩部略垫高,使患者头部后仰,将患者头部固定,连接心电图、血压及血氧监测。

(2)在阻滞侧口角旁 1 cm、2 cm、3 cm 处作金属标记物,将 CT 机机架调成 10°~20°,以前床突上 10 mm 为起始平面,扫至床前突下 25 mm,在可见到卵圆孔的平面标记线与口角旁最为恰当的金属标记物的交点为穿刺点,同时测出穿刺点与卵圆孔的距离及进针角度。

(3)常规消毒铺单,以 1% 利多卡因作局部麻醉,用长 10 cm 的神经刺激针进行穿刺,将刺激针与神经刺激定位器连接,打开神经刺激,电流的强度调制 1 mA,频率为 1 Hz,进针接近测得距离时,如患者出现相应部位异常感觉,则提示针尖接近卵圆孔,根据 CT 指示调节针尖位置,直至到达卵圆孔。

(4)注入造影剂,确认造影剂未进入颅内,可给予神经毁损药物或局部麻醉药。

4.适应证

三叉神经痛,头痛、面部疼痛,带状疱疹、带状疱疹后三叉神经痛,恶性肿瘤引起的三叉神经分布范围的疼痛。

5.并发症

蛛网膜炎,主要是穿刺过程中引起的感染;脑神经损伤,神经破坏药扩散引起动眼神经、展神经及滑车神经的损伤;角膜溃疡、角膜炎,主要是三叉神经第 1 支阻滞引起的并发症;高血压,主要是患者过度紧张,操作时引起的疼痛所致;射频治疗后,有时出现头痛,呈烧灼感,可应用消炎止痛药物对症治疗;单纯疱疹,阻滞后,有时在口唇上出现。

(二)上颌神经阻滞

1.阻滞用具

(1)25 G 长 2.5 cm 针头和 22 G 长 7 cm 阻滞针,1 mL 和 5 mL 注射器。

(2)局部麻醉药:1%～2%利多卡因。

(3)神经破坏药:无水乙醇。

(4)射频治疗仪:如果应用此方法阻滞。

(5)其他:消毒用品,造影剂。

2.阻滞方法

(1)患者仰卧位,头转向对侧。

(2)穿刺点:自耳屏根部向鼻侧 3 cm、颧弓正下方。自穿刺点再向眼外眦方向引一条线,为穿刺进针的方向。

(3)X 线定位:调整 X 线角度及患者头的位置,以便显示圆孔。

(4)穿刺方法:局部皮肤消毒,穿刺点及进针径路局部麻醉。自穿刺点进针,向眼外眦方向进针,阻滞针与皮肤呈 70°～80°。进针约 4 cm 后,在 X 线诱导下,观察圆孔与眶下孔,此两孔之间即为阻滞的部位。阻滞针到达预定部位后,上唇、鼻翼等上颌神经分布区出现放射痛,一般距离皮肤的深度为4.5～5.0 cm。

(5)注入局部麻醉药:位置确定后,注入局部麻醉药 0.5 mL,观察阻滞效果。主要是口唇和鼻翼部位的感觉缺失。需要造影时,先注入 0.3 mL 的局部麻醉药,然后注入 0.2 mL 的造影剂,最后再用 0.2 mL 的局部麻醉药将残留在针头内的造影剂冲洗出去。

(6)注入神经破坏药:局部麻醉药注入 20 分钟后,无并发症及其他异常,注入无水乙醇0.5 mL。

3.适应证

(1)三叉神经第 2 支疼痛,对于眶下孔阻滞效果不佳者,可用此方法阻滞。

(2)头、面部疼痛:通常方法不能控制的疼痛,可考虑进行上颌神经阻滞。

(3)带状疱疹、带状疱疹后神经痛:主要是上颌神经范围内疼痛。

(4)恶性肿瘤引起的上颌神经区域内的疼痛。

4.并发症

(1)出血、血肿:穿刺过程中穿破血管。一般停止操作,压迫止血即可。

(2)视力障碍:阻滞针向眶上裂方向刺入可伤及外展神经、动眼神经。

(3)乙醇性神经炎:乙醇阻滞后出现烧灼痛,可能发生了乙醇性神经炎。

(4)面神经麻痹:穿刺点正是面神经支阻滞的部位,局部麻醉时有时可阻滞该神经。

(三)下颌神经阻滞

1.阻滞用具

同上颌神经阻滞。

2.阻滞方法

(1)仰卧位,头转向对侧。

(2)穿刺点:自耳屏根部向鼻侧 2.0～2.5 cm(比上颌神经阻滞的穿刺点稍向耳屏侧),颧弓下缘的正下方为穿刺点。

(3)X 线定位:与三叉神经节阻滞相同,包括斜位和轴位像,显示卵圆孔。

（4）阻滞方法：局部皮肤消毒，自穿刺点垂直进针，直达蝶骨大翼的外侧板，距离皮肤 4～5 cm。在 X 线的引导下向卵圆孔的外、后方向进针。触及下颌神经后，下颌和舌前端可出现放射痛。并在 X 线的斜位和轴位像确认针尖的位置。

（5）注入局部麻醉药：针尖位置准确，可注入局部麻醉药和造影剂，方法同上颌神经阻滞。

（6）注入神经破坏药：注入局部麻醉药 20 分钟后，无并发症和其他不良反应，注入无水乙醇 0.5 mL。

3.适应证

（1）三叉神经下颌支范围的疼痛。

（2）头、面部疼痛，常规方法不能控制的疼痛，尤其是耳颞部的疼痛。

（3）带状疱疹和带状疱疹后神经痛，主要是发生在下颌支范围内的疼痛。

（4）恶性肿瘤引起的疼痛，局部麻醉药阻滞效果确切者，可行神经破坏药阻滞。

（四）额神经阻滞

1.解剖学要点

三叉神经第 1 支眼支的末梢支，在眼眶的前方分为眶上神经和滑车神经，眶上神经又分为内侧支和外侧支。内侧支通过额切迹，外侧支通过眶上切迹分布于额部和上眼睑部位的皮肤。滑车上神经则沿着上斜肌的滑车上面到达皮下，分布于额下部、上眼睑和鼻根部、内眦部位。眶上切迹位于眉毛上缘，正中线旁开 2.5 cm 处。

2.阻滞用具

（1）25 G 普通针头，1 mL 注射器。

（2）局部麻醉药：1%和 2%利多卡因，0.5%丁哌卡因。

（3）神经破坏药：7%酚溶液，50.0%～99.5%乙醇。

（4）其他用具：消毒液，纱布，手套等。

3.阻滞方法

（1）仰卧位，仰头。

（2）穿刺点在眉毛上缘，距离正中线旁开 2.5 cm，眶上切迹。

（3）穿刺方法：局部皮肤消毒，自穿刺点垂直进针，直达眶上切迹上的骨质，不必将针尖刺入眶上切迹或寻找放射痛。回吸无血，可注入局部麻醉药 0.3～0.5 mL。拔针后用手指推捻注射部位，使药液向左右扩散。

（4）注入神经破坏药：注入局部麻醉药 15～20 分钟后，无不良反应及其他并发症，可神经破坏药0.3 mL。注入前，注意保护眼睛，避免药液飞溅到眼睛。

4.适应证

主要适用于面部疼痛，尤其是眼部和前额部的疼痛。

5.并发症

（1）眼睑水肿或血肿，尤其应用神经破坏药阻滞后，有时很明显，一般不需要特殊处理，数天后可消失。

（2）眼睑下垂，主要是药液侵入动眼神经所致，一般数天可恢复。

（五）眶下神经阻滞

1.解剖学要点

三叉神经第 2 支的末梢支，眶下神经在眶下孔穿出后，分为数支分布于下眼睑、前颊部、上唇

20

及鼻翼。眶下孔位于正中线旁开 2~3 cm,下眼睑下方 2 cm 处,眶下孔开口向前、内、下方,长度 1.5~2.0 cm,眶下孔偶有数个者。

2.阻滞用具

21 G 针头,用于穿刺皮肤,圆头或钝头 25 G 阻滞针;其他阻滞用具和局部麻醉药,以及神经破坏药与眶神经阻滞相同。

3.阻滞方法

(1)仰卧位,仰头。

(2)穿刺点在眶下缘正中,向下 1 cm,眶下孔。

(3)穿刺方法:局部皮肤消毒,自穿刺点垂直进针直达眶下孔部位的骨质,确认无回血,注入局部麻醉药 1 mL。局部麻醉药阻滞不必将针尖刺入眶下孔或寻找放射痛。

(4)注入神经破坏药:穿刺点可选择在鼻翼上端最外侧,向鼻侧 0.5~1.0 cm,与眶下缘正中向下的垂线交点处。首先自穿刺点垂直进针,进行局部麻醉。然后,用圆头或钝头的阻滞针刺入眶下孔,深入 0.2~0.5cm。针尖进入眶下孔后,大部分患者有神经刺激症状。回吸无血及其他并发症,可注入局部麻醉药 0.5 mL。15~20 分钟后,效果确切,无并发症和不良反应,可注入 0.5 mL 以下剂量的神经破坏药。拔针后,局部压迫 30 分钟。

4.适应证

三叉神经第 2 支末梢范围的疼痛,包括带状疱疹及带状疱疹后神经痛,恶性肿瘤引起的疼痛。

5.并发症

(1)面部水肿、肿胀,主要是神经破坏药刺激所致,一般数天可消失。

(2)皮下出血、水肿,数天可消失。

(3)视力障碍,药液扩散进入眼眶或穿破眶下管内的血管所致。

(4)穿刺误入上颌窦。

(5)误伤眼球,多因针尖进入眶下孔过深。

(六)颏神经阻滞

1.解剖学要点

三叉神经第 3 支的末梢支,下牙槽神经从颏孔穿出后分为颏神经、颏支和下唇支。颏孔位于下颌骨外侧中央部位,距离正中线 2.5 cm,下唇下方约 1 cm;相当于第 1 前磨牙和第 2 前磨牙之间的下方。

2.阻滞用具

与眶下神经阻滞相同。

3.阻滞方法

(1)仰卧位,仰头。

(2)穿刺点为颏孔上的皮肤,局部皮肤消毒。

(3)局部麻醉药阻滞:触摸颏孔,在其上方皮肤垂直进针,直达骨质,回吸无血,可注入局部麻醉药 0.5~1.0 mL。在颏孔周围注射即可,不必刺入颏孔内。拔针后局部压迫数分钟。

(4)神经破坏药阻滞:先在穿刺点局部麻醉,然后用圆头或钝头阻滞针刺入颏孔内,刺入的角度与下颌骨骨面呈 40°~60°,进入颏孔后,患者有异样感或放射痛。注入 0.5 mL 的局部麻醉药,15 分钟后无不良反应和其他并发症,可注入神经破坏药 0.5 mL 以下。拔针后,局部压迫 30 分钟。

4.适应证

主要适用于三叉神经下颌支末梢分布范围的疼痛,带状疱疹、带状疱疹后神经痛及恶性肿瘤引起的疼痛。

5.并发症

偶有局部出血和血肿,多因误伤颏动脉所致。

二、面神经阻滞

(一)解剖学要点

面神经主要支配颜面部表情肌的运动,仅含有少量的感觉纤维,感觉神经细胞位于膝神经节内,作为传入纤维的中间神经元,与面神经运动纤维有明确的界限。面神经经面神经管孔进入面神经管内,走行约 3 cm,从茎乳孔穿出颅骨,面神经主干经过茎突后颈外动脉的外侧,在正对其前上方的腮腺内形成神经干后,再分支分布于面部所有的表情肌,面神经的分布范围见图 3-5。茎乳孔在茎突基底部的后内方、乳突的前方。乳突是阻滞的明显解剖标志。

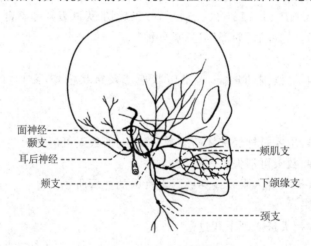

图 3-5　面神经分布范围

(二)阻滞前准备

阻滞前,应当向患者解释阻滞过程,阻滞后产生的面部表情肌的麻痹及可能发生的并发症,取得患者的理解与合作。

(三)阻滞用具

(1)25~26 G 长 5 cm 阻滞针(可用腰麻针代替),1 mL 和 5 mL 注射器。

(2)局部麻醉药 0.5%~2.0%利多卡因。

(3)神经破坏药无水乙醇。

(四)神经干阻滞

阻滞方法分为神经干阻滞和末梢支阻滞,神经干阻滞又分为压迫法和微量乙醇注入法。

1.压迫法

(1)患者仰卧位,头尽量转向健侧,可在头下垫枕,充分暴露乳突是关键。

(2)穿刺点:在乳突尖端下,鼻侧 0.5 cm 处为穿刺点,局部皮肤消毒。

(3)阻滞方法:首先用左示指触摸到乳突,并用指腹固定乳突的尖端直到阻滞操作完成,乳突尖端不是点而是面,移动手指尖触摸其全貌。自穿刺点进针,沿阻滞针的径路局部麻醉(0.5%利多卡因)。穿刺针的进针方向为:从正面看与正中线约呈 30°,从侧面看与前额中央和人中连续平行,向茎乳孔方向进针。关键是穿刺针沿着乳突前壁(鼻侧)进针,如果过分靠近前壁,容易穿破骨质引起疼痛;如果角度太小有可能穿破外耳道引起出血。如果方向准确,阻滞针在乳突孔附近可触及面神经,并引起瞬间刺痛,其后引起面神经麻痹。一般阻滞针刺入的深度为 2.5~5.0 cm。在阻滞过程中,要注意观察患者的面部表情,尤其是眼睑的运动,一旦出现麻痹,即停止进针。以眼睑勉强能够闭合为最好,在此位置保留阻滞针 1 小时。如果麻痹程度没有变化,可拔针结束阻滞。如果麻痹恢复,又出现痉挛,可轻轻按压阻滞针,再次产生麻痹;或稍拔针,改变方向再次阻滞。

(4)注意事项:阻滞针不要过度靠近乳突的前壁,以免穿破骨质引起疼痛;另外,阻滞针与正中线的角度可以根据患者的胖瘦等调整,但是角度过小会穿透外耳道,引起外耳道出血,角度过大,则可能穿入颈静脉孔而损伤血管和神经。

2.微量乙醇注入法

阻滞方法与压迫法基本相同,阻滞针触及面神经产生麻痹后,注入 2%利多卡因 0.01~0.03 mL,一般阻滞的容量约为 0.07 mL。20 分钟后,无不良反应和其他并发症,可注入等量无水乙醇。此方法阻滞时间长,但是会引起一定的不良反应,如头晕、呕吐,而且麻痹很明显,一般少用。

(五)末梢支阻滞

末梢支阻滞分为 O'Bnen 法和颧弓下法。

1.O'Bnen 法

(1)穿刺点:自耳屏向眼外角和口角作引线,再作此两线形成的夹角平分线,此平分线向鼻侧 1~2 cm 处为穿刺点。

(2)阻滞方法:皮肤常规消毒,用 26 G 阻滞针自穿刺点垂直进针 0.5~1.5 cm,注入局部麻醉药 0.3~0.5 mL,数分钟后,患者出现不能闭眼的现象。

2.颧弓下法

穿刺点在颧弓正下方,与三叉神经下颌支阻滞的穿刺点基本相同。穿刺深度在 0.5~1.5 cm(根据患者的情况和阻滞的效果调整),注药方法与上述 O'Bnen 法相同。

(六)适应证

主要适用于面肌痉挛,尤其是顽固性痉挛。

(七)并发症

1.听力障碍

听力障碍是最严重的并发症,多系注入的药液侵入内耳所致。面神经压迫法阻滞很少出现此种并发症。

2.眼震、头晕

也多发生在注药阻滞,一般数小时内可以恢复。

3.恶心、呕吐

多与眼震和头晕伴发。

4.外耳道出血

穿刺误入外耳道所致,清除血块即可,一般不需特殊处理。

5.其他

多发生在药物阻滞方法,阻滞后泪腺分泌亢进、颜面部压痛等。

三、舌咽神经阻滞

舌咽神经阻滞分为口腔内喷雾和涂抹阻滞、口腔内注射阻滞和侧颈部阻滞。

(一)口腔内局部喷雾和涂抹阻滞

1.阻滞用具

局部麻醉药喷雾器,棉签和4%利多卡因。

2.患者坐位

最好坐在耳鼻喉科诊疗椅上。

3.阻滞方法

用压舌板推压舌头,向咽腭弓和舌腭弓喷雾局部麻醉药,再向扁桃体和舌根部喷雾局部麻醉药,总量2 mL。也可以用棉签将局部麻醉药涂抹到上述部位。

4.注意事项

避免两侧同时阻滞,以免引起吞咽困难。

(二)口腔内注射阻滞

(1)25 G长6 cm阻滞针和1 mL注射器。

(2)局部麻醉药:2%利多卡因。神经破坏药:无水乙醇,5%酚甘油。

(3)患者体位:坐在耳鼻喉科诊疗椅子上。

(4)穿刺点。穿刺点有两个:软腭弓的下端、向外0.5 cm处为一个穿刺点;舌的外侧缘与软腭弓的交叉点为另一个穿刺点。

(5)注入局部麻醉药:首先用压舌板将舌头推压向一侧,自第一个穿刺点进针,朝向扁桃体下极的后外侧壁方向进针1 cm。充分回吸无血后,注入局部麻醉药0.5 mL。自第二个穿刺点再进针,向舌根部进针1.5 cm,反复回吸无血后,注入局部麻醉药0.5 mL。

(6)注入神经破坏药:注入局部麻醉药后20分钟,阻滞效果确切(腭部、扁桃体部和舌根部感觉缺失和疼痛消失),无其他并发症,可注入等量神经破坏药。

(三)侧颈部阻滞

(1)25 G长3.2 cm阻滞针,5 mL注射器,2%利多卡因。

(2)患者仰卧位,颈部垫枕,充分暴露耳周围的解剖标记。

(3)穿刺点:嘱咐患者将头尽量转向健侧,以便触及茎突,穿刺点在乳突与下颌角连线的中点。

(4)阻滞方法:穿刺前,双手的拇指再次触摸乳突和下颌角。局部皮肤常规消毒,自穿刺点进针,左手示指触及茎突,阻滞针向茎突方向进针。茎突有时位置很浅,虽然示指可以触及,但是阻滞针却很难触及,此时,避免进针过深,不应超过2 cm,以免损伤血管和神经。针尖触及茎突后稍微拔针,再向茎突的前上方进针0.5 cm,充分回吸无血后,可注入局部麻醉药1 mL,如针头位置准确,可获得阻滞效果。

(5)注入神经破坏药:应当在X线下进行,以免损伤神经和血管。

(四)适应证

主要用于咽喉及舌根部等舌咽神经分布范围内疼痛的诊断和诊疗。

(五)并发症

侧颈部阻滞时,如果同时阻滞了附近的其他神经可引起血压升高、心率增快、声音嘶哑、吞咽困难、Horner 综合征、颜面麻痹及舌功能异常等并发症,局部麻醉药阻滞一般 2 小时后可恢复;情况严重者应当积极治疗,以免出现意外。阻滞针误刺入喉头,注入局部麻醉药时患者会诉有局部麻醉药味道,一般无需特殊处理。

(六)注意事项

舌咽神经出颅部位有迷走神经、副神经、舌下神经、面神经和交感神经伴行,附近有颈内动脉和颈内静脉通过。穿刺过深可损伤血管和神经,注入药物过多会引起上述神经的阻滞,造成危险,尤其是注入神经破坏药更应当慎重。

四、喉上神经阻滞

(一)解剖学要点

喉上神经系混合神经,起自迷走神经下神经节下端的附近,在颈内动脉的内侧,沿喉头向甲状软骨上角的内下方走行。在舌骨的高度分为细的外侧支和粗的内侧支。外侧支系主干的延续,在喉头的侧面下行,通过胸骨甲状肌的深面,与咽喉神经丛和交感神经的心上神经有交通支联系。内侧支系感觉神经,分布到甲状舌骨骨膜、腭部、舌根、声带等咽喉内部的黏膜,并与喉返神经有交通。

(二)阻滞用具

(1)25 G 长 2.5 cm 阻滞针,5 mL 注射器。

(2)阻滞药物:1%利多卡因。

(三)阻滞方法

(1)仰卧位,头后仰,并转向健侧,充分暴露颈部。

(2)穿刺点:触摸舌骨大角与甲状软骨的上角,两者连线中点为穿刺点。

(3)阻滞方法:局部皮肤常规消毒,左手可轻轻摇动甲状软骨,自穿刺点进针,向前内方向进针,针尖触及韧带后停止进针。

(4)注入药物:固定阻滞针,充分回吸无血后,注入局部麻醉药 2 mL。拔针后,局部压迫数分钟,卧床 30 分钟。

(四)适应证

主要适用于咽喉部位的疼痛诊疗。

(五)并发症

误入动脉可形成血肿,局部压迫即可;也可误入喉头,无需特殊处理。

五、副神经阻滞

(一)阻滞用具

(1)25 G 长 3.2 cm 阻滞针,5 mL 注射器。

(2)阻滞药物:2%利多卡因。

(二)阻滞方法

(1)仰卧位,颜面稍微转向健侧。

(2)穿刺点:在胸锁乳突肌后缘、乳突下 2 cm 处。

（3）阻滞方法：局部皮肤常规消毒，左手轻提胸锁乳突肌，自穿刺点进针，沿胸锁乳突肌深面穿刺进针 2 cm。

（4）注入药物：固定针头，充分回吸无血后，注入阻滞药物 3～5 mL。拔针后，局部压迫数分钟，卧床休息 1～2 小时。

（三）适应证

痉挛性斜颈，胸锁乳突肌痉挛，外伤性颈部综合征，颈肩臂综合征，肌紧张性头痛及项部疼痛等。

（四）并发症

除了局部出血外，无其他严重并发症。

（王　前）

第二节　脊神经阻滞

一、膈神经阻滞

（一）解剖学要点

膈神经的走行与分布见图 3-6。

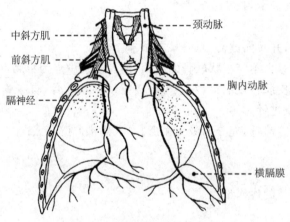

图 3-6　膈神经的走行与分布

（二）阻滞用具

（1）25 G 长 2.5 cm 和 27 G 长 1.9 cm 阻滞针，5 mL 注射器。

（2）阻滞药物：1%～2% 利多卡因。

（三）阻滞方法

（1）仰卧位，颈部与治疗台平行，两上肢贴在身体两侧，颜面部转向健侧。

（2）穿刺点：首先嘱咐患者轻抬头显示胸锁乳突肌，在胸锁乳突肌锁骨头的外侧缘，自锁骨向头侧2.5～3.0cm 处为穿刺点。另外，也可以自 C_6 颈椎横突向外引线与胸锁乳突肌外侧缘引线的交点，再向下 1.5 cm 处为穿刺点。

(3)阻滞方法:左右膈神经应分别阻滞,以免引起膈肌麻痹。在穿刺点局部麻醉,局部皮肤常规消毒,自穿刺点进针,在胸锁乳突肌与前斜角肌之间进针约 2 cm,有突破椎体前筋膜的感觉更好。

(4)注入药物:固定针头,注入阻滞药物 5～12 mL。

(四)适应证

主要适用于呃逆、膈膜疼痛、膈神经痛等。

(五)并发症

1.误伤血管

附近有颈总动脉、椎动脉和颈内动脉,阻滞时要触摸搏动的动脉并避开这些动脉。注药时,要充分回吸并确认无血。

2.气胸

肺尖在锁骨内侧 1/3 与中 1/3 的交点最高,可以在锁骨上 2.5 cm。引起气胸,主要是阻滞针刺向了后下方。出现气胸后,应当拍摄胸片,轻者安静休息即可,重者需要引流。

3.喉返神经阻滞

主要是药物扩散阻滞了该神经,向患者说明情况,密切观察,1～2 小时可恢复。

4.臂丛阻滞

药物沿前斜角肌的外侧扩散可阻滞背侧的臂丛。

5.Horner 综合征

交感神经阻滞所致,无需特殊处理。

二、枕大、小神经阻滞

(一)解剖学要点

枕大神经由 C_2 神经后支组成,以运动纤维为主的混合神经,由寰椎与枢椎之间发出,与枕后动脉并行,自上项线的边缘穿出至皮下,分布于后枕部至头顶的皮肤。枕小神经由 $C_{2\sim3}$ 神经前支组成,系感觉神经,自胸锁乳突肌后缘穿出,并沿此肌的后缘上行,分布于耳后部及枕部的皮肤。

(二)阻滞用具

(1)25 G 阻滞针和 5 mL 注射器。

(2)阻滞药物:1%～2%利多卡因。

(三)阻滞方法

1.枕大神经阻滞

(1)患者体位:初次阻滞时最好侧卧位,再次阻滞时可俯卧位或坐位;坐位时,呈双眼看自己的膝关节位置。

(2)穿刺点:触摸枕动脉,在枕后隆起中点向外侧 2.5 cm 的上项线处,枕动脉的内侧为穿刺点,此处也是压痛点。

(3)阻滞方法:局部皮肤常规消毒,自穿刺点垂直进针,出现放射痛后,即可注入阻滞药物1～2 mL。如果针尖触及颅骨后,仍然没有放射痛,在充分回吸无血后,可放射性浸润阻滞,总量1～2 mL。

(4)注意事项:阻滞部位有毛发,应当严密消毒;阻滞时,不应为寻找放射痛而反复穿刺,浸润阻滞效果也很好。拔针后压迫 5 分钟以防出血。

2.枕小神经阻滞

(1)患者体位:同枕大神经阻滞。

(2)穿刺点:自枕大神经的穿刺点再向外 2.5 cm 的上项线上,此部位压痛也最明显。

(3)阻滞方法:局部皮肤常规消毒,自穿刺点垂直进针,出现放射痛后,注入阻滞药物 1~2 mL。如果没有放射痛,与枕大神经阻滞相同,可进行浸润阻滞。

(4)注意事项:同枕大神经阻滞。

(四)适应证

主要适用于枕后区域内的疼痛治疗,尤其是肌紧张性头痛和颈肩臂综合征、外伤性颈部综合征、颈椎病伴有枕部疼痛。

(五)并发症

常见头皮出血,局部压迫数分钟即可。针尖触及颅骨时,有时可引起骨膜反应,出现一过性心率减慢和血压降低。阻滞前向患者解释,消除患者的疑虑。

三、肩胛上神经阻滞

(一)解剖学要点

肩胛上神经系臂丛 $C_{5\sim6}$ 的分支,含有感觉、运动和交感神经纤维,支配肩关节及其周围的肌肉组织。该神经自肩胛骨上缘的肩胛上切迹穿出,进入冈上窝,由此分出运动纤维支配冈上肌,另一支从外侧绕过肩胛颈到冈下肌,感觉纤维分布到部分肩关节,肩峰下及其周围软组织。肩胛上神经通过肩胛切迹时没有分支,常在此处阻滞该神经。

(二)阻滞用具

(1)23~25 G 长 6.0 cm 阻滞针,10 mL 注射器。

(2)阻滞药物常用局部麻醉药,0.5%~1.0%利多卡因或 0.125%~0.250%丁哌卡因。

(三)阻滞方法

(1)患者多取坐位,颈稍前屈,患肢上臂内收内旋。

(2)穿刺点:在肩胛冈上触摸找到肩峰至肩胛骨内缘的中点,在其上 2.5 cm 方处为穿刺点。简便方法定位,右侧阻滞时,用左手心握住肩峰及三角肌,示指和中指卡住肩胛冈,示指的指尖即为穿刺点;左侧阻滞时,应用右手定位,方法同右侧。

(3)穿刺方法:局部皮肤常规消毒,自穿刺点垂直进针,穿刺针间接盛有 10 mL 阻滞药物的注射器。穿刺针依次穿过皮肤、斜方肌、冈上肌,距皮肤 4~5 cm 的深度可触到骨质,有时可出现肩关节的放射痛,回吸无血,可注入阻滞药物 8~10 mL。

(4)效果判定:可从肩关节疼痛消失、冈上肌张力降低,上臂不能外旋等体征来判定;一般不出现局部皮肤感觉缺失。

(四)适应证

主要用于慢性肩部疼痛的诊断与治疗,包括肩周炎、肩关节脱臼后关节痛、肩关节镜术后疼痛、肩胛骨骨折、慢性风湿引起的肩关节疼痛及癌转移引起的肩关节疼痛。

(五)并发症

(1)穿刺血管:肩胛上动脉与肩胛上神经并行,穿刺时造成误伤。

(2)气胸:指尖滑过肩胛上切迹进入胸腔。

(3)肩胛上神经损伤。

(六)注意事项

穿刺过程中不要刻意将针尖向内、前方移动寻找肩胛切迹和强调放射痛,以免造成气胸和损伤神经。实际上,只要针尖触到冈上窝的骨质,将8~10 mL局部麻醉药注入冈上窝,即可产生良好的效果。

四、肩胛背神经阻滞

(一)解剖学要点

肩胛背神经由$C_{4、5}$神经组成,经C_5椎间孔分出,其走行与分布范围见图3-7。

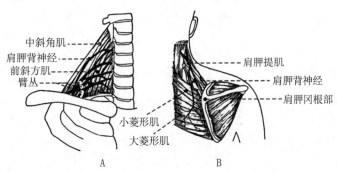

图 3-7　肩胛背神经的走行与分布(A,B)

(二)阻滞用具

(1)25 G长2.5 cm和27 G长1.9 cm阻滞针,5 mL注射器。

(2)阻滞药物:1%利多卡因,水溶性类固醇。

(三)阻滞方法

阻滞方法分为中斜角肌部位、肩胛提肌部位、小菱肌与大菱肌部位阻滞。

1.中斜角肌部位阻滞

(1)仰卧位,头稍微转向健侧。

(2)穿刺点:胸锁乳突肌后缘中央部位的压痛点,即为穿刺点。

(3)阻滞方法:局部皮肤常规消毒,自穿刺点垂直进针,出现放射痛后,固定针头。

(4)注入药物:充分回吸无血后,注入局部麻醉药物2~3 mL。没有放射痛时,可在压痛点周围浸润阻滞。

(5)注意事项:进针过浅,药物扩散可同时阻滞颈浅丛。

2.肩胛提肌部位阻滞

(1)坐位,双手自然放在两侧大腿上。

(2)穿刺点:自$C_{1～2}$胸椎棘突向外5~6 cm的压痛点,即为穿刺点。

(3)阻滞方法:局部皮肤常规消毒,自穿刺点垂直进针,贯穿肩胛提肌,深度1.5~2.5 cm。

(4)注入药物:固定针头,注入局部麻醉药1~2 mL即可。

3.小菱肌和大菱肌部位阻滞

(1)患者体位同肩胛提肌部位阻滞。

(2)穿刺点:小菱肌的穿刺点为肩胛骨内侧缘、肩胛冈与胸椎棘突之间的压痛点。大菱肌的穿刺点为肩胛骨内侧缘正中部位的压痛点。

（3）阻滞方法：局部皮肤常规消毒，自穿刺点垂直进针，贯穿小菱肌或大菱肌，深度1.5～2.0 cm。

（4）注入药物：每个点分别注入局部麻醉药物1～2 mL。

（四）适应证

主要适用于肩胛背神经分布范围内的疼痛诊疗，包括颈肩臂综合征、变形性颈椎病、颈椎间盘突出、落枕、胸廓出口综合征、肩周炎、外伤及中斜角肌综合征等。

（五）并发症

颈部阻滞时，进针过深可阻滞颈深丛。反复穿刺可损伤神经。肩胛提肌和小菱肌与大菱肌阻滞时，进针过深，可造成气胸。

五、肋间神经阻滞

（一）解剖学要点

胸神经的前支有12对，包含有运动、感觉纤维；其中上11对在肋间行走，第12对肋间神经在最下位的下面行走，又称肋下神经。第3～6肋间神经系典型的走行，即神经自椎间孔发出后，分出通往交感神经节的白交通支。肋间神经后支分出后，行走于肋间内肌与肋间外肌之间、肋骨的神经沟内，伴行有肋间动脉和静脉。

（二）阻滞用具

（1）24～27 G长1.2 cm～3.2 cm的钝角阻滞针，2 mL和5 mL注射器。

（2）阻滞药物：0.5％、1％～2％利多卡因，0.25％～0.50％丁哌卡因。

（3）神经破坏药：5％和10％酚溶液，无水乙醇。

（三）阻滞方法

1.患者体位

（1）俯卧位：腹下垫枕，脊柱与操作台平行，适于肋骨角阻滞。

（2）侧卧位：适于肋骨角阻滞和腋后线部位阻滞。

（3）仰卧位：适于腋前线与锁骨中线部位的阻滞。

2.穿刺点

根据阻滞范围，可选择在肋骨角、腋后线、腋前线或锁骨中线进行阻滞。

3.阻滞方法

局部皮肤常规消毒，首先触摸被阻滞神经通过的相应肋骨下缘，阻滞针垂直刺向肋骨下缘，然后针尖沿肋骨下缘向下滑动，滑过肋骨下缘后，再向内穿刺0.3～0.5 cm，可穿入神经血管鞘，进入神经沟。针尖触及肋骨后，最好在阻滞针上作一个标记，再进针不超过0.5 cm，如图3-8(A，B)。

4.注入局部麻醉药

充分回吸无血及空气后，每个肋间神经注入局部麻醉药3 mL。

5.注入神经破坏药

如果需要注入神经破坏药，一定要局部麻醉药阻滞效果满意，20分钟后再注入0.1～0.2 mL的神经破坏药。

（四）适应证

主要适用于胸、腹和背部疼痛的诊断与治疗，包括鉴别躯体神经痛与交感神经痛、胸腹部手术后疼痛、瘢痕疼痛、肋骨和胸骨骨折、外伤性疼痛、变形性脊柱病累及肋间神经、肋骨癌转移、带状疱疹及带状疱疹后神经痛、胸膜炎，以及其他原因引起的胸、腹和背部疼痛。

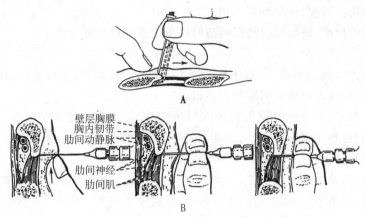

图 3-8　肋间神经阻滞方法

(五)并发症

1.气胸

主要表现有呼吸困难,应当拍摄胸片进行诊断,并进行相应的治疗。

2.局部麻醉药中毒

主要发生在多个肋间神经阻滞,一次用药量过多所致。

3.全脊髓阻滞

局部麻醉药误入蛛网膜下腔,主要发生在靠近脊柱部位的阻滞。

4.乙醇性神经炎

通常不使用神经破坏药阻滞。对于恶性肿瘤引起的疼痛、带状疱疹后神经痛可应用神经破坏药阻滞。如果发生乙醇性神经炎,早期可应用局部麻醉药加类固醇局部阻滞治疗。

六、颈、胸、腰椎旁神经阻滞

脊神经共 31 对:颈神经 8 对,胸神经 12 对,腰神经 5 对,骶神经 5 对,尾神经 1 对。

(一)颈神经根阻滞

1.解剖学要点

共有 8 对颈神经,C_1 神经在颅骨与寰椎之间通过,C_2 神经在寰椎(C_1)和枢椎(C_2)间孔通过,C_7 神经在 C_6、C_7 之间的椎间孔通过,C_8 神经则在 C_7 和 T_1 椎间孔通过。C_1 脊神经节在椎动脉的稍内侧走行,C_2 脊神经节在寰椎关节的后面中央的稍内侧走行。$C_{3\sim6}$ 横突前面有前结节,后面有后结节;横突有横突孔,椎动脉由此孔向头侧走行,相应的神经根在椎动脉的背侧走行。C_7 没有横突孔,椎动脉与脊神经在横突的腹侧走行。

2.阻滞前准备

一般来说,单纯颈神经根阻滞对全身影响很小,但是技术不熟练者,或患者过度紧张时,应开放静脉通路和心电图监测。另外,神经根阻滞可引起短暂的剧烈疼痛,可不应用术前药,但应当向患者说明。

3.阻滞用具

(1)21 G 长 7 cm 和 21 G 长 9 cm 阻滞针。

(2)低渗透压、非离子性造影剂(碘海醇,iohexol)以减轻对神经根的刺激。

(3)局部麻醉药:1%或0.5%利多卡因。

(4)高频热凝治疗仪:破坏性神经根阻滞时可应用高频热凝固方法。

4.阻滞方法

(1)患者仰卧在X线透视台上,肩下垫一浴巾。颈椎轻度后仰,术者站在阻滞侧。

(2)定位:预先自体表确认将阻滞的神经根。

(3)头尾侧穿刺点:位于神经根头侧颈椎的横突,这样针尖在脊神经沟以上,容易触到神经根。但 C_3 与 C_4 神经根阻滞时,下颌可能妨碍进针,可嘱咐患者头转向对侧。

(4)背腹侧穿刺点:在胸锁乳突肌肌腹的背侧。

(5)穿刺方法:局部皮肤常规消毒,自穿刺点进针后,首先将针尖触到同序数椎体的头侧横突结节,然后再向内、尾侧进针,达到目的神经根后,可引发放射痛。注入 1~2 mL 造影剂,观察神经根的现状和走向,并确认无误入血管。

(6)注入药物:注入 1~2 mL 局部麻醉药和类固醇水溶性混合液,拔针后局部压迫 5 分钟,然后用弹性胶布固定。术后安静休息 1 小时,密切观察有无异常情况。

5.适应证

(1)颈椎病神经根痛。

(2)颈椎间盘突出引起的神经根疼痛。

(3)Pancoast's综合征。

(4)颈性头痛。

(5)带状疱疹后神经痛。

6.并发症

穿刺椎动脉或静脉,误入蛛网膜下腔,误入硬膜外腔。

7.注意事项

颈神经根阻滞的技术难度较大,能够确切阻滞者少。因此,要选择适当的患者,在有经验的医师指导下进行。

(二)胸神经根阻滞

1.解剖学要点

胸神经有 12 对,自相应的椎间孔穿出,胸神经根占据了椎间孔的上部,向椎弓根方向走行。上胸部的胸神经稍向上穿出相应的椎间孔,中胸部胸神经则与椎间孔平行穿出,而下胸神经稍向下穿出相应的椎间孔。

2.阻滞用具

(1)22 G,长 8~10 cm 局部麻醉针,23 G,长 6 cm 和 21 G,长 9 cm 阻滞针,2 mL 和 5 mL 注射器。

(2)局部麻醉药:1%~2%利多卡因,类固醇。

(3)神经破坏药:无水乙醇,5%~10%酚溶液。

(4)其他:造影剂,消毒用具,标记笔,尺子等。

3.阻滞方法

阻滞应当在 X 线下进行,首先观察椎弓根、椎板、椎体、横突及肋骨的相互关系。阻滞方法分为俯卧位和侧卧位,侧卧位下,可显示椎间孔,并且不受肩胛骨等组织及生理弯曲的影响,较常用。

(1)患者侧卧在X线透视台,患侧在上,同时前倾30°～45°。前胸背垫支撑物。头垫枕,患侧上肢肘部屈曲,健侧靠近躯体下方,健侧下肢伸直,患侧下肢屈膝,处于舒适和稳定的体位。

(2)穿刺点:穿刺点在患侧椎旁4～5 cm与肋间或椎体之间的交叉点。T_2神经支配上臂内侧(腋窝到肘关节),T_1神经支配前臂内侧(肘关节到手腕)。

(3)穿刺方法:局部皮肤常规消毒,用21 G长9 cm阻滞针自穿刺点进针,在X线的透视下向椎弓根下缘稍前方进针,然后刺入椎间孔的出口处。如果触到椎体,可调整方向。触及神经根后相应的部位有放射痛。

(4)注入造影剂:注入1～2 mL造影剂,观察扩散和神经根的显影情况。

(5)注入药物:无异常后,注入1%～2%局部麻醉药1～3 mL和地塞米松2～4 mg。注射过程中,如有放射痛,则效果确切。

(6)注药后,安静休息1小时。

(7)对癌痛患者,可考虑神经毁损。

4.适应证

主要适用于带状疱疹与带状疱疹后神经痛、椎间盘突出症、胸椎病神经根疼痛、椎间关节疼痛、压缩性骨折引起的胸背疼痛、外伤后胸背疼痛、肋间神经痛、痛性非化脓性软骨肿大、癌痛及其他胸背疼痛。

5.并发症

(1)气胸:穿刺针太向外侧穿刺肺脏引起,穿刺点不要向外超过5 cm。

(2)穿刺血管:椎体中央有血管,穿刺中回吸有血则不要注药。

(3)神经损伤与反射性交感神经营养不良:可因反复穿刺引起。若发生,尽早应用硬膜外阻滞治疗。

6.注意事项

胸椎有生理弯曲,老年人更明显,俯卧位定位时应考虑这些特点。斜位穿刺时,这些因素影响较小。

(三)腰神经根阻滞

1.解剖学要点

腰神经有5对,L_1或L_2以下为马尾神经,腰神经离开马尾神经后,出相应的椎间孔,沿椎板下缘、上位关节突的前面走行,然后绕到椎板后外侧传入腰肌的起始部位。腰神经在椎管内走行有变异,反复阻滞效果不佳者,应当考虑变异情况。

2.阻滞用具

(1)23 G,长6 cm和21 G,长9 cm阻滞针。5 mL注射器数支。

(2)阻滞药物:1%利多卡因,地塞米松2～4 mg。

(3)造影剂。

3.阻滞方法

腰椎引起的疼痛多发生在$L_{4～5}$、$L_5～S_1$,L_5及S_1神经根阻滞最常用,阻滞方法分为俯卧位和斜位阻滞。

4.L_5神经根阻滞

(1)俯卧位方法:①俯卧位,下腹垫枕。调整X线球管以显示L_5椎体的上下终板。②穿刺点:L_5椎弓根下缘,正中旁开4 cm(横突远端)的体表投影处。③阻滞方法:局部皮肤常规消毒,在 X 线透视和局部麻醉下,自穿刺点进针,首先针尖刺入横突基底部。再向横突尾侧方向进针,横突后面到神经根的距离约 2 cm。穿刺到神经根后,患者会发生体动和剧烈的放射痛。此时可注入造影剂,确认针尖部位和造影剂扩散情况。④注入阻滞药物:无异常情况后,注入含有类固醇的局部麻醉药 2 mL。⑤阻滞后休息 1 小时,无异常后,可行走。

(2)斜位方法:患侧稍抬高,呈斜位,穿刺点定位同俯卧位方法。局部皮肤常规消毒,穿刺针向椎体的侧面进针,然后向椎体下缘。触到神经根后有放射痛。注入造影剂和注药方法同俯卧位方法。

(3)经椎间孔法:俯卧法和斜位法均以诱发放射痛为定位方法,不利于多次穿刺治疗。经椎间孔法是将药物注射到椎间孔的神经周围(安全三角),不必诱发放射痛。

俯卧位,腹部垫枕,减少腰椎的弯曲度。穿刺点在斜位法的穿刺点的稍前和头侧。转动 X 线球管,显示椎间孔。自穿刺点朝向椎间孔缓慢进针,侧位 X 线观察针尖的深度,并确认针尖在椎间孔的外侧。注入造影剂 0.5 mL,如果造影剂流入硬膜外腔,则说明针尖在神经根周围,在正位和侧位 X 线下确认针尖位置,注射阻滞药物,基本不出现放射痛。注射后患者休息 1 小时,无并发症可离开。

5. S_1 神经根阻滞

(1)俯卧位法。①体位:同 L_5 神经根阻滞的俯卧位法。②穿刺点:L_4,$L_5 \sim S_1$ 神经根阻滞的穿刺点均为相应椎体棘突下缘、正中旁开 4 cm。③阻滞方法:局部皮肤常规消毒,穿刺点局部麻醉后,将穿刺针向骶后孔方向刺入,针尖通过骶后孔时,有刺入的感觉。再继续进针,则出现大腿后面到腓肠肌腹有放射痛。④注入造影剂和注药方法同 L_5 神经根阻滞。

(2)斜位法:按照俯卧位的方法确定穿刺点,患侧稍抬高,呈斜位。穿刺方向也是向骶后孔刺入骶后孔后有放射痛。注入造影剂和注药方法同上。

6. 适应证

椎间盘突出症,腰椎管狭窄症,腰椎周围病变引起的神经根疼痛,带状疱疹后神经痛,手术后疼痛,复杂性区域疼痛综合征。

7. 并发症

(1)刺入蛛网膜下腔、硬膜下腔、硬膜外腔,引起不同范围的阻滞,多在注药 5～15 分钟出现血压降低和呼吸困难。

(2)神经损伤:多次穿刺某一神经,可引起神经损伤;因此,神经根穿刺,最多 2 次。

8. 注意事项

在 X 线透视下操作,一般不会引起刺入大血管和内脏的并发症。神经根穿刺以产生放射痛为标志,但作为治疗目的,针尖不一定要在神经干内,造影剂在神经干周围扩散即可达到很好的镇痛效果。

七、坐骨神经阻滞

(一)解剖学要点

坐骨神经是体内最大和最长的神经,由 $L_{4\sim5}$ 神经与 $S_{1\sim3}$ 骶神经组成。坐骨神经经梨状肌与骨盆骨壁之间穿出骨盆,行走于大腿的后面,在大腿的中下 1/3 处分为胫神经和腓总神经。坐骨神经的走行与支配范围见图 3-9 和图 3-10。

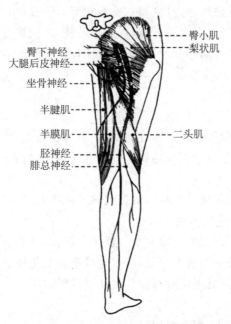

图 3-9　坐骨神经的走行与毗邻关系

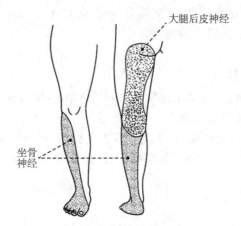

图 3-10　坐骨神经在腿部皮肤的分布范围

(二)阻滞用具

(1)23 G,长 6 cm 一次性穿刺针和 22 G,长 8～10 cm 阻滞针,10 mL 注射器。

(2)局部麻醉药 1% 利多卡因,水溶性类固醇激素。

(三)阻滞方法

坐骨神经阻滞有后入路方法和前入路方法,后入路方法又分为髂后上棘与股骨大转子连线阻滞法、骶尾关节与股骨大转子连线阻滞方法、坐骨结节股骨大转子连线阻滞法和梨状肌阻滞法。

1.髂后上棘与股骨大转子连线阻滞方法

(1)患者侧卧位,患侧在上,健侧下肢伸直。患侧的髋关节与膝关节屈曲,膝关节内侧垫枕。

(2)穿刺点:在髂后上棘与股骨人转子的连线的中点,垂直向下 3 cm 处为穿刺点。

（3）阻滞方法：局部皮肤常规消毒，自穿刺点垂直进针，5～8 cm 左右，患者可出现下肢的放射痛，可在此深度寻找坐骨神经。引发放射痛后，停止进针，并稍拔针数毫米，固定针头。

（4）注入局部麻醉药：先注入局部麻醉药 5～10 mL，可追加到 10～20 mL。

2.骶尾关节与股骨大转子连线方法

此方法定位简单、准确，较常用。

（1）俯卧位，双下肢伸直，可腹下垫枕。

（2）穿刺点在骶尾关节与股骨大转子连线的中点，多为压痛点，也是穿刺点。

（3）阻滞方法：局部皮肤常规消毒，自穿刺点垂直进针，直到患者出现放射痛，稍拔针数毫米，固定针头。

（注入局部麻醉药：方法同髂后上棘与股骨大转子连线阻滞方法。

3.坐骨结节与股骨大转子连线方法

（1）患者侧卧位，患侧在上。髋关节屈曲 90°，膝关节屈曲，使坐骨神经接近皮肤。

（2）穿刺点：首先确认坐骨节结与大转子，两点连线中点既是压痛点也是穿刺点。

（3）阻滞方法与注药方法同骶尾关节与股骨大转子连线方法。

4.梨状肌阻滞

（1）俯卧位，两腿和两脚伸直，腹下垫枕。

（2）在髂后上棘与股骨大转子连线上，中外 1/3 处，垂直向下 1 cm 处为穿刺点。

（3）阻滞方法：自穿刺点垂直进针，直达髋骨，然后拔针 1～2 cm（相当于梨状肌部位），注入局部麻醉药 10～15 mL，可加入类固醇药物。

5.前入路阻滞方法

（1）患者仰卧位，双下肢伸展。

（2）穿刺点：髂前上棘与耻骨结节的连线上，内侧 1/3 处，作垂线；自股骨大转子与腹股沟韧带作平行线，与上述垂线的交点为穿刺点。

（3）阻滞方法 局部皮肤常规消毒，自穿刺点垂直进针，然后稍微偏向外侧，指向股骨（股骨小转子），遇到股骨后，拔针到皮下，再向内侧穿刺，绕过股骨后，继续进针 5 cm 左右，可引发患者的放射痛。

（4）注药方法同梨状肌阻滞。

（四）适应证

主要适用于坐骨神经痛的诊断与治疗。

（五）并发症

1.神经损伤

出现一过性麻痹和疼痛，数天可恢复。

2.出血

梨状肌与骨盆壁周围有丰富的静脉，反复穿刺可损伤静脉，引起出血。如果出血量大，还可引起梨状肌综合征。

3.局部麻醉药中毒

局部麻醉药注入血管引起。一定要反复回吸，确认无回血，再注入药物。

八、股神经阻滞

(一)解剖学要点

股神经由 $L_{2\sim3}$ 神经和 L_4 神经前支的后部分组成。自腰大肌与髂骨肌之间向外下行走,超过腹股沟韧带下行数厘米后分为前支和后支。股神经的走行与分支及分布范围见图 3-11。

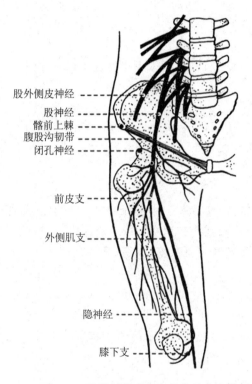

图 3-11　股神经的走行与分支及分布范围

(二)阻滞用具

(1)24 G,长 3.2 cm 和 25 G,长 2.5 cm 穿刺针,5 mL 和 10 mL 注射器。

(2)局部麻醉药 0.5%～1.0% 利多卡因,水溶性类固醇。

(三)阻滞方法

(1)仰卧位,在耻骨联合的上缘高度,腹股沟韧带下方 2.5 cm 处,可触及股动脉。

(2)穿刺点在上述股动脉的外侧为穿刺点。

(3)阻滞方法局部皮肤常规消毒,尽量向内侧挤压股动脉,自穿刺点垂直进针,1～2 cm 可引发患者的放射痛,主要在大腿的前面、膝关节、小腿和脚的内侧。

(4)注入药物稍微拔针数毫米,充分回吸无血后缓慢注入局部麻醉药 2～5 mL。如果没有放射痛,可在股动脉外侧行扇形浸润阻滞。事实上,作为疼痛治疗,不一定要寻找放射痛,在神经周围浸润阻滞,效果也很好。

(四)适应证

主要适用于股神经分布范围内的疼痛治疗,包括手术后和外伤后、大腿骨折引起的疼痛,带状疱疹及带状疱疹后神经痛,变形性髋关节炎,慢性关节炎,原因不明的大腿神经麻痹等。

（五）并发症

（1）交感神经阻滞。

（2）血肿:主要是误穿了股动脉,拔针后,充分压迫。

（3）神经炎:穿刺误伤神经干,出现神经痛、肌肉无力,可持续 1～2 个月。

（焦凤梅）

第三节　自主神经阻滞

自主神经广泛分布于全身各个脏器,与多种疼痛和疼痛性疾病有关。交感神经系统来自脊髓侧柱细胞的传出纤维,然后组成交感干、节和丛,节后纤维分布到各个组织和器官。

一、星状神经节阻滞

星状神经节属交感神经系统,广泛分布于头、颜面、颈、上肢和上胸部;此外还支配大脑、心脏等主要器官。因此,星状神经节阻滞在疼痛治疗领域应用最广泛,不仅用于所支配区域内的各种疾病,对中枢神经系统、内分泌系统和免疫系统也有明显的作用。

（一）解剖学基础

星状神经节长 1.5～2.5 cm,国人平均为 1.68 cm,宽 0.50～0.75 cm,多数人（75%～80%）由 C_7、C_8 神经合成的颈下神经节与 T_1 神经节合并而成。星状神经节的形态不规则,有时中间缩窄,具有许多反射状分支,形似星状而得名。有些人不形成星状神经节,国人资料表明,星状神经节形成率为 60%,其中 86% 为颈下神经节与 T_1 神经节合并而成,4% 为颈下神经节与 T_1、T_2 神经节合并而成。

星状神经节位于椎动脉三角内,其内侧界为颈长肌外侧缘,外侧界为前斜角肌内侧缘,下界为锁骨下动脉第一段,后壁为 C_7 颈椎横突、第 1 肋骨颈和 C_8 颈神经前支。星状神经节的内侧有椎动脉、椎静脉和胸膜顶。肺尖在星状神经节的前外侧,有胸膜顶相隔。此外,肋颈干、胸廓内动脉、甲状腺下动脉、颈总动脉、颈内静脉、迷走神经、膈神经、头臂静脉、右淋巴导管或胸导管等也都在星状神经节的附近。星状神经节阻滞时,应当避开这些结构。

星状神经节多接受 T_1 神经的白交通支,有时也接受 T_2 神经的白交通支,其节前纤维主要来自 T_2、T_3 神经节。星状神经节的分支:①灰交通支,连接 C_7、C_8 神经和 T_1 神经;②锁骨下动脉支,多数分支至锁骨下动脉周围构成锁骨下动脉丛,并随该动脉到达腋动脉第一段;③椎动脉神经,围绕椎动脉形成椎动脉丛,随椎动脉上升达颅内,沿基底动脉及其分支分布,直到大脑后动脉,在此与颈内动脉的交感丛汇合;④心下神经,自颈下神经节或 T_1 神经节发出,或此两个神经节各发细支共同组成。在锁骨下动脉后方,气管前方下行加入心深丛,行程中与喉返神经及心中神经有交通支,左心中、下神经共干至心深丛。

（二）生理学基础

星状神经节是支配头、颈、上肢、心脏和肺的主要交感神经节。临床上,星状神经节阻滞所涉及的范围有头、颈部皮肤、上肢、大血管、心脏、肺、气管、泪腺、腮腺、颌下腺、耳、眼、鼻、舌、咽喉及大脑等。机体的多数器官由交感神经和副交感神经双重支配,两者在中枢神经等因素的控制下调节各器官的功能,使机体的内环境保持相对稳定。自律神经末梢兴奋时,通过释放化学递质产生生理效应。交感神经节前纤维释放的递质为乙酰胆碱,节后纤维释放去甲肾上腺素,不同递质与其相应的受体结合产生兴奋或抑制效应。交感神经的主要机能有心率加快、内脏和皮肤血管收缩、瞳孔扩大、睫状肌松弛、汗腺分泌、竖毛肌收缩等。星状神经节阻滞即阻断了交感神经节前纤维及节后神经元的兴奋传导,使头、颈、上肢、心脏等部位的血管扩张;出现 Horner 综合征,表现有眼球内陷、瞳孔缩小、眼睑下垂,并伴有被阻滞侧无汗、皮肤温度上升、面部潮红、结膜充血等征象。同时还阻断了交感神经性内脏传入纤维,减轻心脏疼痛及大动脉所致的疼痛。此外,星状神经节阻滞后,脑血流的增加、中枢神经系统功能状态的改变会产生间接的作用。

(三)阻滞前准备

1.患者的准备

星状神经节阻滞前应当常规检查心电图,测量血压,需要时检查血常规和出凝血时间。抗凝治疗患者要慎用星状神经节阻滞。鉴于星状神经节阻滞后出现 Horner 综合征,事先要检查患者的相关部位和体征。此外,应当检查穿刺部位有无解剖异常或变异。

2.阻滞器具

包括 23～25 G 阻滞针,注射器,局部麻醉药,消毒液及无菌手套,治疗巾,纱布等,最好将其包成治疗包。准备好急救用具和药品,以防意外。

(四)阻滞方法

1.气管旁阻滞方法

(1)患者仰卧位,头居中,枕骨与背部同高。嘱咐患者轻张口,头后仰,尽量暴露阻滞部位。患者过度咬合牙齿会增加颈部肌肉张力,造成穿刺困难。适当调整头位的高低,使颈部充分伸展,胸锁乳突肌张力最低,以利于手指分离气管旁组织。

(2)局部消毒,常规碘酒、乙醇消毒。术者戴无菌手套,右手持注射器,不要将注射器在患者眼前晃动,以免引起患者紧张;也可以嘱咐患者闭眼,以减少不良刺激。

(3)术者的位置,一般来说,术者左手中、示指分离颈部软组织,触摸 C_6 颈椎横突的前结节;右手持注射器较为便利。行右侧阻滞时,术者可站在患者的右肩头处;阻滞左侧时,术者可站在患者的左肩头处。左侧阻滞时,术者也可站在患者的头前,两上肢呈搂抱患者头部的姿势;这样便于操作,可看到注射器的角度,并能同时观察患者的反应,尤其是患者面部的表情。

(4)星状神经节阻滞成功与否,关键是能否准确触及 C_6 颈椎横突前结节。患者头位固定后,首先触摸锁骨和环状软骨;在胸锁关节上 3 cm 处,用左手的中指和示指沿胸锁乳突肌内侧缘与患者矢状面平行,将此肌向外与气管分开。与此同时,将其深面的颈总动脉、颈内静脉及其他软组织一并充分向外分开,使皮肤到横突基部的距离最短。为此,手指尖需充分向深部分离和探查;但是不可强行,以免引起疼痛,使肌肉紧张,反而增加探查和分离的困难。为了减少患者的疼痛和不适,在分离气管旁的软组织和触及 C_6 颈椎横突的前结节时,手指尖的动作很重要。指尖要尽量弯曲,并与患者矢状面平行分离组织。手指尖向深部分离时,中指和示指一前一后交替,边分离、边深入。到达一定深度后,两手指再沿纵轴方向移动,寻找一黄豆大小的突出硬物,此为 C_6 颈椎横突的前结节。靠头侧的手指压住此结节,靠尾侧的手指在患者呼气时向尾侧深面寻找第 7 颈椎横突。因为呼气时,胸膜顶向尾侧移动,此时手指向深面潜入,患者再吸气时就可推住胸膜顶,以减少气胸的发生。

(5)穿刺点为第7颈椎横突基部上面的皮肤,如果触摸不到C_7颈椎的横突,可以C_6颈椎横突的前结节为基准,向尾侧1.3 cm左右处为穿刺点。穿刺进针时,穿刺针稍向内侧与矢状面呈10°左右,穿刺进针直达骨面,穿刺进入皮肤后不要再调整角度。C_7颈椎横突基部较狭窄,应当将针尖准确地刺入如图3-12所示的部位。如针尖触不到C_7颈椎横突,不应当将针全部刺入或反复穿刺,而应当重新定位,或改向C_6颈椎横突穿刺,以减少并发症和意外。

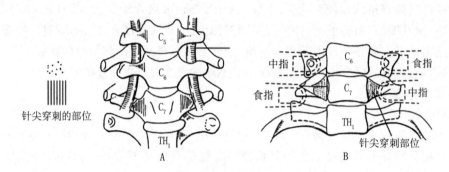

图 3-12 针尖穿刺的部位(A)与手指的关系(B)

(6)针尖触及横突基部后,顶住骨质,并保持此位置。左手中指和示指松开分离的软组织,并用左手的拇指、示指和中指固定住注射器和针头的连接处。由于软组织回位,注意保持针头固定不动;并且保持此位置至注药完毕和拔针。也可顺势用左手示指和中指夹住针头,向下稍用力使针头顶住骨质,以固定针头。针头顶住骨质注药可减少不良反应,并且容易阻滞成功。穿刺针经椎动脉内侧刺入C_7颈椎横突基部,针尖固定在骨面上,注药后易浸润星状神经节,而且针头也容易固定。药物误入血管的最主要原因是针头浮起,针尖浮起后,被分开的椎动脉回位,因此在注药过程中针尖很容易穿入椎动脉。针尖固定在骨面上,即使是针尖已经穿过椎动脉,也不会将药物注入血管内。

(7)左手固定注射器和针头,右手回吸注射器,确认无血和脑脊液后,注入局部麻醉药1~2 mL,再次回吸无异常情况后,将其余的6~8 mL局部麻醉药分2~3次注入。注药过程中,一定要固定针头,如果患者有吞咽或头部移动,应当立即停止注射;重新固定后,再次回吸确认无异常,再继续注射。针尖位置准确,注药阻力不大;如果注药阻力过大,患者上肢有反射性疼痛或回吸有血等异常情况,应当拔针,重新定位后,再行阻滞。反复星状神经节阻滞的患者,注射部位纤维化,注药时可能出现阻力和疼痛,但是一般不严重。

(8)注射药物后,轻轻拔针,用无菌纱布压迫穿刺部位10分钟。初次阻滞的患者,由护士给予正确的压迫,让患者体会压迫的强度。患者可以恢复正常舒适的头位,休息30~60分钟。阻滞成功后,患者无不适感,很快出现 Horner 综合征。如果无外界刺激,多数患者可入睡。

2.C_6颈椎横突前结节阻滞方法

星状神经节阻滞经典方法是以C_6颈椎横突的前结节为标记,针尖刺向C_7颈椎横突的基部,称为C_7星状神经节阻滞。将针尖触及C_6颈椎横突的前结节或横突基部,并在此注药,可称为C_6星状神经节阻滞。C_6星状神经节阻滞仅出现颈上和颈中交感神经节阻滞的效果,阻断了交感神经干,故此也称为交感神经干阻滞。C_6星状神经节阻滞方法简单、安全,不良反应少。其优点有:解剖标志明确,操作简单,注药量少;需要分离的软组织少,患者舒适;头面部效果明显;不易损伤椎动脉、臂丛、胸膜等。但上肢和胸部的效果欠佳,有人主张增大注药量至8~10 mL,以获得良好效果。

C_6 星状神经节阻滞也属于气管旁阻滞方法,患者的头位,分离气管旁软组织,触摸 C_6 颈椎横突前结节的方法与经典 C_7 颈椎阻滞方法相同。局部皮肤常规消毒,以左手中指和示指指尖夹住前结节,针尖与患者的矢状面平行,垂直进针,直达前结节内侧的骨面(颈长肌内),穿刺深度一般不到 1 cm。左手固定注射器和针头,回吸无血和脑脊液后,注入局部麻醉药 5 mL,拔针,局部压迫。

C_6 星状神经节阻滞的注意事项:针尖应在前结节的前面,因前结节的前面呈凸形,针尖可在其顶端附近顶住骨质,并保持该位置不动,充分回吸后,再注药。针尖偏离,局部麻醉药会注射到颈长肌或斜角肌内,阻滞失败。针尖位置正确,注药时最好无阻力;如误入肌肉,随着注药量增加,会出现阻力增加。

3.斜角肌前沟阻滞颈交感神经阻滞

(1)仰卧位,头转向健侧。

(2)穿刺点:首先确定斜角肌前缘与胸锁乳突肌后缘之间的肌沟,穿刺点在胸锁乳突肌后缘与颈外静脉交叉处,相当于环状软骨水平(C_6 颈椎横突水平)。

(3)阻滞方法:局部皮肤常规消毒,在穿刺点部位,左手中、示指指尖分离前斜角肌与胸锁乳突肌,并向上触摸 C_6 颈椎横突前结节,手指沿 C_6 颈椎前结节向内上推顶颈内动脉鞘,手指指腹部位为前斜角肌、膈神经和 C_6 颈椎前结节,此时,指尖与交感干仅以皮肤和皮下浅筋膜相隔。中、示指指尖分离 3 mm,从此手指缝隙、与冠状面呈 45° 向后内进针,约 1 cm 可触及 C_6 颈椎横突骨质,针尖在颈长肌内,回吸无血,可试注药物,此时有一定阻力;边退针,边注药,当阻力突然消失,说明针尖恰在颈交感干所在的筋膜间隙,再次回吸,即可注入 1% 利多卡因 1.5～3.0 mL。

4.其他阻滞方法

(1)高侧位方法 患者仰卧,头稍偏向非阻滞侧。在胸锁乳突肌后缘与颈外静脉交叉处,相当于环状软骨水平,即 C_6 颈椎横突水平,用手触及横突后,做标记,为穿刺点。与皮肤呈直角进针,针尖触及 C_6 颈椎横突后,将针尾向背侧和头端倾斜 45°,使针尖沿 C_6 颈椎横突前面通过,向 C_7 颈椎横突方向穿刺,进针0.5～1.0cm 即可到达星状神经节。保持注射器和针头的位置,充分回吸,无异常后,注药 10 mL,注药期间每注入 2～4 mL,应回吸,观察有无异常。注意事项:如果进针过深或穿刺部位过低,会损伤胸膜和肺组织。

(2)改良阻滞法 在高侧位阻滞方法上,触摸 C_6 颈椎横突,穿刺针达前结节附近,注药。此方法比高侧位阻滞方法的进针点高,可减少损伤胸膜和肺组织的几率。

(五)阻滞用药

星状神经节阻滞常用药物为局部麻醉药。近年来,阿片类药物、生理盐水和局部低能量激光照射等方法也用于星状神经节阻滞。

1.局部麻醉药

局部麻醉药是经典的阻滞药物,它可逆性地阻滞神经传导,使神经元及其节前和节后纤维暂时性失去功能。

(1)利多卡因:常用浓度为 1.0%～1.5%,起效时间 1～3 分钟,作用时间 1～3 小时。

(2)丁哌卡因:常用浓度 0.25%～0.50%,起效时间 5～10 分钟,作用时间 3～6 小时。

(3)甲哌卡因:常用浓度,起效时间和作用时间与利多卡因相同。

2.阿片类药物

近年来发现不仅大脑和脊髓内有阿片受体,星状神经节内也有阿片受体。应用阿片类药物也可以达到星状神经节阻滞的效果,最常用药物是芬太尼。其阻滞星状神经节的作用时间比局部麻醉药长,阻滞效果的判断相同,主要不良反应有呕吐。目前芬太尼阻滞的用药方法:①双侧阻滞,每侧注入芬太尼 1 mL(50 μg)＋生理盐水 5 mL,共 6 mL;②单侧阻滞,芬太尼 2 mL(100 μg)＋生理盐水 4 mL,共 6 mL。一般每周阻滞 1～2 次,期间可配合局部麻醉药阻滞。

3.其他药物与方法

(1)生理盐水:将生理盐水 6～10 mL 注入到星状神经节周围,也可以产生一定的阻滞效果。可能与局部刺激、压迫星状神经节有关。作用时间短,不良反应少。

(2)激光:应用低能量激光经皮肤照射星状神经节的部位,也能阻滞星状神经节。此方法为无创性,目前正在临床试用。

(六)阻滞效果判断

星状神经节阻滞后可以出现两大类症状和体征:①阻断了颈上和颈中交感神经节的节前纤维后产生的症状和体征,以 Horner 综合征为代表;②阻断星状神经节本身及节前和节后纤维引起的症状,表现有椎动脉系统支配的头面部和上肢的症状和体征。因此,Horner 综合征不一定只有星状神经节阻滞后才出现,而是阻滞了颈上神经节节前纤维就可以出现。

1.临床判断

星状神经节阻滞后,首先出现 Horner 综合征,表现有同侧瞳孔缩小、眼睑下垂和眼球内陷;其次出现结膜充血、颜面潮红、颜面肿胀感、鼻塞、星状神经节支配区域皮肤温度上升、出汗停止等。手掌皮肤温度上升与发汗停止是星状神经节阻滞最重要的症状和体征。

2.仪器判断

常用仪器有脉搏描记仪、超声波仪、多普勒仪等。主要测定星状神经节支配区域的血流量、血流速度的变化。应用淀粉碘化实验监测发汗情况。应用温度记录仪测量相应部位的皮肤温度变化。借以判断星状神经节阻滞的效果。

(七)适应证

适应证非常广泛,包括以下疾病。

1.头颈和颜面部疾病

头痛(偏头痛、肌紧张性头痛、丛集性头痛、颞动脉炎等);脑血管痉挛、脑血栓、脑梗塞;脱发症等;末梢性面神经麻痹(贝尔麻痹、外伤性面神经麻痹);颜面头痛(非典型性颜面头痛、咀嚼肌综合征、下颌关节综合征)等。

2.眼及口腔疾病

视网膜血管闭塞、视网膜色素变性、视神经炎、角膜溃疡、青光眼、过敏性结膜炎、眼疲劳等;舌痛症、溃疡性口腔炎。

3.耳鼻喉科疾病

过敏性鼻炎、慢性鼻旁窦炎、突发性耳聋、美尼尔氏病、扁桃体炎、耳鸣、嗅觉障碍。

4.上肢疾病

上肢血循环障碍(雷诺氏病、急性动脉闭塞症)、颈肩臂综合征、外伤性颈部综合征、胸廓出口综合征、肩周炎、手术后水肿(乳腺癌术后综合征)、肱骨外上髁炎、颈椎病、臂丛综合征、硬皮病、多汗症、冻伤。

5.心脏及呼吸系统疾病

心肌梗死、心绞痛引起的胸痛、窦性心动过速、慢性支气管炎、肺水肿。

6.整个支配区域的疾病及其他疾病

整个支配区域的疾病:带状疱疹、复杂性局部疼痛综合征、灼痛、残肢痛、幻肢痛;甲状腺功能亢进、失眠、自律神经失调、便秘、痔、月经困难。随着基础研究和临床实践的进展,星状神经节阻滞的适应证会更广泛。

二、蝶腭神经节阻滞

(一)解剖学要点

蝶腭神经节(翼腭神经节)是颈部最大的副交感神经节,由运动根(副交感神经纤维)、感觉根(感觉神经纤维)和交感根(交感神经纤维)组成。蝶腭神经节呈三角形,位于翼腭窝上部深处上颌神经内下方2～3 cm处,前有翼管,上有翼腭管,内侧 3～4 cm 处有蝶腭孔与鼻腔相通。运动根节前纤维由面神经的岩(浅)大神经通过翼管从后方加入蝶腭神经节,然后转变为节后纤维;交感根来自颈内动脉丛组成岩深神经,经破裂孔进入翼管与岩浅神经合成为翼管神经,然后加入蝶腭神经节,再发出节后纤维;感觉根来自上颌神经干的蝶腭神经加入蝶腭神经节后,一部分终止在该神经节,一部分变为节后纤维,感觉根的节后分支有眶支,鼻后支,腭神经,咽支,均包含有感觉纤维、副交感和交感神经纤维。腭神经和咽支的分布范围与舌神经等咽峡支、舌神经相邻或重叠交错。

(二)颧弓上侧入法

1.阻滞用具

(1)25 G,长 2.5 cm针用于局部麻醉,23 G,长 4.5 cm针用于神经节阻滞;5 mL 和 2 mL 注射器,分别用于局部麻醉和神经节阻滞。

(2)阻滞药物:0.25％～0.50％丁哌卡因,1％利多卡因。

2.阻滞方法

(1)患者仰卧位,头转向健侧。

(2)穿刺点在上颌骨的额突与颧突之间夹角处。

(3)局部皮肤常规消毒,穿刺点周围局部浸润麻醉,自穿刺点垂直进针,直达蝶骨大翼的额面;然后拔针至皮下,再与额面平行向下 15°的方向刺入约 45 mm,针尖可到达翼腭窝,不必找异感,如果有异感更好。回吸无血,缓慢注入 0.25％布比卡因 2 mL。

3.并发症

鼻出血,血肿,直立性低血压。

(三)经鼻腔法

1.阻滞用具

(1)22 G,长 10 cm 阻滞针,5 mL 和 2 mL 注射器。

(2)0.25％～0.50％丁哌卡因。

(3)2％～4％利多卡因＋1:(10～20)万肾上腺素,棉签。

2.阻滞方法

(1)仰卧位,颈项伸直,张口。

(2)鼻腔充分消毒,利多卡因局麻。

(3)22 G,长 10 cm 阻滞针直接穿破中鼻甲后缘,在后上方触及骨质,再穿破骨质后,进入翼腭窝。注入 0.25%～0.50%丁哌卡因 1 mL,注药时,患者可能诉眼球、耳、乳突、枕部及肩部放射性疼痛。

(4)也可应用局部麻醉药鼻黏膜涂抹,通过渗透阻滞蝶腭神经节。将蘸有 2%～4%利多卡因＋1：(10～20)万肾上腺素的棉签在外鼻腔、中鼻甲,以及覆盖蝶腭神经节部位的皮肤充分表面麻醉;然后再将 2%～4%利多卡因＋1：(10～20)万肾上腺素 1～2 mL 沿棉签滴入鼻腔,保留 20 分钟。

(四)腭大孔阻滞

1.阻滞用具

(1)23 G,长 10 cm 口腔科用弯针或自制弯针(距针尖 1.5 cm 处弯成 150°)。

(2)1%利多卡因或 0.25%丁哌卡因。

2.阻滞方法

(1)仰卧位,颈部伸展,张口。

(2)口腔黏膜充分消毒,腭大孔周围局部麻醉。

(3)穿刺点在第 2、3 磨牙之间,穿刺目标是腭大孔。腭大孔位于第 3 磨牙内侧,与上颌骨齿槽突与腭骨水平板之间,距腭骨水平板正中缝 1.5～1.8 cm。在腭大孔处进针,稍向内侧进针约 2.5 cm 可到达蝶腭神经节。

(4)回吸无血,缓慢注入 2%利多卡因或 0.25%丁哌卡因 1～2 mL。

3.适应证

颜面部及周围的疼痛,以及伴有流泪、闭塞、耳鸣、流涕、结膜充血、恶心、眩晕等自主神经症状的头痛。还可试用于颜面部其他疼痛性疾病的治疗,包括翼腭神经痛、三叉神经痛、丛集性头痛、癌性疼痛、偏头痛等。

三、胸交感神经节阻滞

(一)解剖学要点

胸交感神经节的形状不一,每侧有 10～12 对神经节。这些神经节位于肋骨头的前面。T_1 神经节独立存在时,形状较大;大部分是与颈下神经节融合成星状神经节。T_3 和 T_9 胸椎部位横断面见图 3-13 和图 3-14。

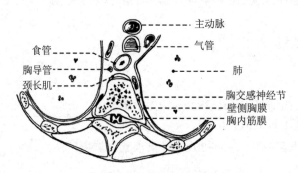

图 3-13　第 3 胸椎部位横断面

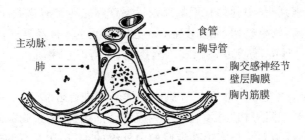

主动脉

肺

食管
胸导管
胸交感神经节
壁层胸膜
胸内筋膜

图 3-14　第 9 胸椎部位横断面

(二)阻滞前准备

术前 2 小时口服安定 10 mg,术前 30 分钟肌内注射曲马多 50 mg。

(三)阻滞用具

1.阻滞针

21 G,长 10~12 cm(后入路法)和 21 G,长 8 cm(前入路法)。

2.注射针

23 G,长 6 cm 和 25 G,长 2.5 cm 针头,5 mL 和 1 mL 注射器数支。

3.局部麻醉药

1%~2%利多卡因。

4.神经破坏药

无水乙醇,5%~10%酚溶液。

5.其他

造影剂,消毒用品等。

(四)阻滞方法

阻滞方法分为后路椎旁法、前路气管旁法。

1.后路椎旁法

(1)患者体位有三种:侧卧位、斜位和俯卧位,各种体位各有优缺点。侧卧位时,患侧在上,自然侧卧位,X 线下可清楚显示椎体与针尖的关系。斜位时,患侧在上,使椎体前侧缘与棘突外侧 3~4 cm 处的穿刺点成一线,容易穿刺。俯卧位时,平卧在操作台上,胸腹部垫枕。X 线下可清楚显示肺,椎体侧面及肋骨与针尖之间的关系。以下主要介绍俯卧位穿刺方法。

(2)穿刺点:在 X 线下,使脊椎板呈一线,棘突位于椎体中央,穿刺点为棘突旁开 3~4 cm 的肋间处。

(3)阻滞方法:用 23 G,长 6 cm 注射针自穿刺点进针进行局部麻醉,直至椎弓根。然后用 21 G 长10~12 cm阻滞针自穿刺点进针,先触及椎弓根,自向下关节突的外端进针。针尖在外关节突外端滑入,慢慢触及椎体侧面。记录进针的深度,并拍摄 X 线片。在 X 线引导下再超过椎体侧面的韧带,直至到达预定位置。此时针与皮肤约为 80°。角度小于 70°,穿刺会遇到阻力。穿刺过程中触及脊神经会引发前胸部的放射痛,也应退针,改变穿刺方向。

(4)确定针尖位置:在 X 线片上,将椎体分为前后三份,则针尖的正确位置在上胸部为后 1/3,中胸部为中 1/3,下胸部为前 1/3。针尖达到预定位置后,注入 1%利多卡因与造影剂(1∶4)3 mL,观察造影剂扩散情况,并拍摄正侧位片。

(5)确认效果:在混合液注入 5 分钟后,观察效果。上胸部阻滞后,可根据上肢皮肤的温度是否升高,是否停止发汗来判断;中胸部和下胸部则根据疼痛是否减轻来判断。

(6)注入神经破坏药:效果确切,无并发症,20分钟后可注入神经破坏药,根据情况每个穿刺针注入1~3 mL,注药过程中,如果患者出现剧烈疼痛,应当停止注药。

2.前路气管旁法

此方法是在锁骨上、经气管旁对 T_2、T3胸交感神经节进行阻滞。

(1)体位与星状神经节阻滞相同,颈短者可在肩胛背部垫枕,使颈胸部向前突出。

(2)穿刺点:首先确认颈动脉与胸锁乳突肌的内外缘的走行,在透视下确定 C_7 和 T_1。

(3)阻滞方法:以阻滞针自颈动脉内侧或外侧刺入不同又分为内侧法和外侧法。内侧法与星状神经节阻滞相同,将颈动脉和胸锁乳突肌向外挤压,阻滞针由颈动脉内侧 T_1 胸椎刺入。外侧法是把颈动脉和胸锁乳突肌用示指和中指分开,阻滞针由颈动脉外侧 T_1 胸椎附近刺入。在透视下,将阻滞针向 T_2 胸椎(T_2 胸椎阻滞)或向 T_3 胸椎(T_2、T_3 胸椎阻滞)进针。阻滞针向尾部方向沿着椎体外侧缘进针,针尖触到 T_2 胸椎的肋骨小头后,可能已经达到了反射状肋椎韧带内,将针尖固定。

(4)注入造影剂:注入造影剂,拍照正侧位 X 片,确认针尖的位置,针尖在椎体后端附近最好。注入造影剂前,用 1 mL 注射器回吸,确认无回血,再缓慢注入造影剂与局部麻醉药的混合液 3 mL。观察造影剂扩散情况和正侧位 X 线片。

(5)注入神经破坏药:注入造影剂混合液后 20 分钟,无并发症等异常情况,可注入神经破坏药2~3mL。

(6)注药后,患者仰卧,安静休息,此期间密切观察有无并发症及效果。

(五)适应证

(1)带状疱疹与带状疱疹后神经痛。

(2)中下部胸椎反射性交感神经营养不良症。

(3)术后灼痛。

(4)原因不明的胸背疼痛。

(5)肺癌及肿瘤转移引起的胸痛。

(6)外伤性急性骨萎缩。

(7)胸廓出口综合征。

(8)外伤性颈部综合征。

(9)末梢神经障碍,类风湿关节炎。

(10)相对适应证包括多汗症、末梢血行障碍。

(六)并发症

1.气胸

侧卧位阻滞,气胸的发生率较高,俯卧位较低。发生气胸后,应拍摄胸片,并密切观察患者的情况,及时处理。

2.霍纳征

如果造影剂向头侧扩散,沿颈阔筋膜很容易引起霍纳征。一旦出现霍纳征,禁止注入神经破坏药。

3.神经损伤与神经炎

穿刺过程中伤及脊神经。穿刺过程中应当缓慢进针,缓慢注入神经破坏药。

4.其他

损伤脊髓营养血管。

(七)注意事项

由于胸腔镜下交感神经切除术的临床应用,胸交感神经药物破坏性治疗的适应证逐渐减少,但仍有适宜的病例。

四、上腹下神经丛阻滞

(一)解剖学要点

上腹下神经丛是盆腔三支神经丛之一,包含许多交感神经纤维。由肠系膜下动脉起始部下端至腹主动脉分叉范围内的腹主动脉神经丛左右内脏神经汇合而成。神经丛呈 5 mm 宽,42.4 mm长的神经束,位于 L_5 腰椎及 S_1 骶椎上部的前方。

(二)阻滞用具

(1)22 G,长 12~15 cm 阻滞针,5 mL 和 10 mL 注射器数支,用于测试负压,注入药物和造影剂等。

(2)局部麻醉药——2%利多卡因;神经破坏药——无水乙醇或苯酚甘油。

(3)造影剂:水溶性造影剂。

(4)其他:生理盐水,金属尺等。

(三)阻滞方法

常用方法有双侧法和经椎间盘的单侧法。

1.双侧方法(椎体外侧阻滞法)

(1)俯卧位,下腹部垫枕使椎间隙展开。

(2)穿刺点在 $L_{4~5}$ 腰椎水平正中旁开 5~7 cm 为穿刺点,局部皮肤常规消毒,充分局部麻醉。

(3)阻滞方法:在 X 线透视下标记 $L_{4~5}$ 腰椎、骶椎及双侧髂嵴。自穿刺点进针,针尖斜面向中线,进针方向朝向 L_5 椎体侧面,与皮肤呈 45°,针尾向尾侧倾斜30°。针尖到达 L_5 椎体侧面后,连接 5 mL 玻璃注射器,继续缓慢进针。针尖距椎体约 1 cm 处阻力明显减弱或消失,此时位于腰肌前筋膜、腹膜后间隙内。

(4)注入药物:先注入 3~4 mL 造影剂,从正、侧位观察其扩散情况;扩散满意,可注入2%利多卡因6~8mL。20 分钟后,止痛效果满意,无并发症,可酌情注入等量的无水乙醇。

2.经椎间盘法(单侧方法)

(1)体位同双侧法,不能采取此体位者,可取侧卧位。

(2)穿刺点:L_5 腰椎与 S_1 骶椎间,L_5 腰椎下端最外侧为 A 点;S_1 骶椎前侧上缘正中为 B 点;AB 两点连线外延,一般正中旁开 5~6 cm,且不触及横突和髂骨的部位即为穿刺点。

(3)阻滞方法:局部皮肤常规消毒。在 X 线透视下,自穿刺点进针,向 L_5 腰椎与 S_1 骶椎之间的椎间盘最外侧穿刺,针尾稍向内、尾侧。之间抵达椎间盘后,接好盛有生理盐水的注射器,应用阻力消失法缓慢进针。针尖通过椎间盘后,阻力明显消失,此时针尖位于骶骨前方,并确认在正中,针尖位于正中是关键。

(4)注入药物:先注入造影剂 5 mL,正位像造影剂覆盖 L_5 腰椎和 S_1 骶椎前方,侧位像造影剂沿椎体前从第5腰椎向骶岬角扩散。注入2%利多卡因 10 mL。20 分钟后,止痛效果满意,无并发症,可酌情注入等量的无水乙醇。

(四)适应证

(1)盆腔脏器所致的疼痛,包括乙状结肠、直肠、膀胱、前列腺、子宫、卵巢等。

(2)直肠癌局部复发所致的疼痛。

(3)也可用于子宫内膜异位症所致的顽固性疼痛。

(4)鉴别内脏痛与躯体痛。

(五)并发症

(1)穿刺血管:双侧方法常见。

(2)神经损伤:针尖刺伤 L_5 神经根,引起放射痛。

(3)功能障碍少见。

(4)其他:感染、脏器损伤等。

(六)注意事项

应用神经破坏药阻滞前,必须先进行局部麻醉药阻滞,数天后确认效果,以及有无并发症,酌情再应用神经破坏药阻滞。局部麻醉药的浓度应当不低于 2% 利多卡因,以确认有无功能障碍的发生。

五、腰交感神经阻滞

(一)解剖学要点

腰交感神经阻滞是将药液注入含有交感神经的组织内,而非直接穿刺神经。腰交感神经分布在腰大肌与椎体之间的沟回内,上下分布范围在腰大肌的腹侧。腰交感链和交感神经节位于椎体前外侧,在腰肌和腰肌腱膜弓的前内侧。腰交感神经干在左右侧不同部位与大血管关系不同,左侧在血管外侧缘外 4~10 mm,不被主动脉遮盖,但被腰淋巴结和腹膜掩盖。右侧多数在腔静脉外缘后面,腔静脉完全遮盖交感干。阻滞腰交感神经干或神经节任何部位都可产生阻滞效果。

(二)适应证

各种疼痛与疼痛综合征,包括盆腔、下肢后外周血管疾病的诊断与治疗;对难治性下肢溃疡、慢性炎症、多汗症及关节强直等也有治疗作用。

(三)阻滞用具

(1)21 G,长 12 cm 和 10 cm,23 G,长 6 cm 和 18 G,长 3.2 cm 穿刺针,针体上带有刻度,5 mL 注射器 4 支。

(2)1% 利多卡因;神经破坏药无水乙醇,5%~10% 酚溶液。

(3)其他:造影剂,画线用具等。

(四)阻滞方法

阻滞方法主要为 L_2、L_4 交感神经阻滞。

(1)患者健侧卧位,在 X 线下确认腰椎及其椎体。

(2)穿刺点定位在 L_2、L_4 穿刺,棘突中线旁开 6~7 cm,肥胖患者可旁开 10~12 cm。

(3)局部皮肤常规消毒,自穿刺点进针,与皮肤成 75°~80°,缓慢刺入直达椎体侧面,一般进针深度为 6~8 cm,肥胖患者可达 10 cm。将深度标志固定在距离皮肤 2 cm 处。在 X 线下调整进针的角度,继续进针至椎体前缘。

（4）诊断性腰交感阻滞,可分别注入局部麻醉药 5 mL;治疗性阻滞可注入 10 mL。注入神经破坏药 6%酚溶液或乙醇 3~4 mL,或 7.5%酚甘油 5.0~7.5 mL。

（五）适应证

（1）下肢血管疾病:血栓闭塞性脉管炎,雷诺病,下肢动脉损伤等。

（2）下肢疼痛性疾病:复杂性局部疼痛综合征,灼痛,残肢痛,幻肢痛。

（3）其他:促进下肢难治性溃疡的愈合。

（六）不良反应

双侧腰交感神经阻滞可引起膀胱功能受损,逼尿肌功能障碍,男性性功能减退。

（七）并发症

右侧入路误入腔静脉,左侧入路损伤主动脉,损伤腰血管,伤及躯体神经导致相应区域的感觉和运动异常。神经毁损可导致背部轻度灼痛,神经破坏药物还可引起生殖股神经炎,误入蛛网膜下腔可导致严重并发症甚至截瘫。

六、腹腔神经丛阻滞

（一）解剖学要点

腹腔神经丛位于第 1 腰椎腹主动脉上段的前方,围绕主动脉,主要由左、右两个腹腔神经节组成,呈三角形,左侧距离腹主动脉 0.9 cm,右侧距离腹主动脉 0.6 cm,但变异很大,尤其是周围有病变时。腹腔神经丛系腹膜后结构,左腹腔神经丛位置比右腹腔丛低约 1 cm;其后方有腹腔动脉、肠系膜上动脉、主动脉和膈角。腹腔神经丛起自内脏大神经和内脏小神经等交感神经节前纤维（$T_{5\sim12}$）;与内脏大、小神经,内脏最小神经,迷走神经和膈神经,以及主动脉肾节和肠系膜上节有联系。磁共振图像上,腹腔神经丛的前面为胰腺,外侧为肾脏,正后方为主动脉,前外侧为腹腔动脉,右侧前外方为腔静脉。

（二）阻滞前准备

做好充分的手术前准备,包括补充体液,纠正电解质紊乱,纠正贫血或凝血功能紊乱。手术前检查出凝血时间和凝血酶功能。手术前,可给予安定,开放静脉液路,备好各种监护仪、急救设备和药物。

（三）阻滞用具

（1）23 G,长 12 cm、15 cm 带刻度的阻滞针,5 mL、10 mL、20 mL 注射器。

（2）1%利多卡因,无水乙醇,造影剂。

（3）标尺,定位铅条,其他用具。

（四）阻滞方法

（1）阻滞应当在 X 线或 CT 定位和引导下进行。

（2）患者取健侧卧位或俯卧位,连接心电图、血压及血氧监测。

（3）穿刺点:腹侧法阻滞（膈角外侧法）在 L_1 腰椎棘突旁开 4~5 cm,背侧法阻滞（膈角内侧法）在 L_1 腰椎棘突旁开 5~6 cm。

（4）分别于患侧脊柱 T_{12} 及 L_1 旁 4 cm、5 cm、6 cm、7 cm、8 cm 处作金属标记物,以 T_{12} 位起始平面,扫至 L_1 腰椎,选取患侧肾与椎体间间隙及腹主动脉周围间隙清晰的平面为穿刺平面,该平面标记线与椎旁恰当标记物的交点为穿刺点,同时测得穿刺点与腹主动脉后缘或侧缘的距离及进针角度。

(5)常规消毒铺单,1%利多卡因作局部麻醉,用 20～22 G,长 20 cm 穿刺针按照测得角度进行穿刺,并在 CT 引导下,调整进针角度,到达预定位置后轻轻回吸,如无血液流出,CT 确认针尖以达腹主动脉后壁或侧壁即可注入造影剂,观察扩散情况。

(6)注入造影剂 5 cm,如造影剂扩散良好,给予局部麻醉药物 10 mL,20 分钟后如患者疼痛减轻并无其他不适,可注入无水乙醇 15～20 mL。

(7)密切观察血压变化,以及其他异常情况,双下肢弹力绷带包扎,需要时给予升压药物和补充液体。

(五)适应证

主要适用于上腹部脏器引起等内脏疼痛,包括癌性疼痛,尤其是胰腺肿瘤的疼痛、腹膜后肿瘤和转移瘤导致的疼痛。

(六)并发症

最常见的并发症有内脏痛、腹泻和低血压;少见的并发症包括神经功能失调、括约肌功能丧失、截瘫、肾脏损伤和腹膜后血肿。

七、尾神经节阻滞

肛门部位的疼痛可因躯体神经及自主神经所致,疼痛范围多不确定,一般治疗效果欠佳。对于自主神经引起的疼痛采用尾神经节阻滞可收到较好的疗效。

(一)解剖学要点

尾神经节位于骶前裂孔内的左右交感干在尾部结合为尾神经节(也称奇神经节),此节位于腹膜后骶尾联合部的正前方。骶尾联合部联系骶骨与尾骨的薄纤维软骨板,女性活动度较大。骶尾联合部以下有韧带加强,包括骶尾前韧带、骶尾外侧韧带、骶尾后浅韧带、骶尾后深韧带及骶尾关节韧带。

(二)阻滞用具

(1)数只 5 mL、10 mL 玻璃注射器用于测试硬膜外腔负压,注入造影剂,注入无水乙醇及冲洗针头;26 G,长 6 cm 和 25 G,长 6 cm 针头。

(2)药品 1%利多卡因,造影剂 38.8%碘海醇,无水乙醇。

(三)阻滞方法

应在 CT 引导下进行穿刺,以便定位准确,效果好。

(1)患者俯卧在 CT 摄影台上,下腹部垫枕。以骶尾结合部位为中心扫描。

(2)应用 CT 扫描定位测定穿刺点距骶尾结合部的深度。

(3)穿刺方法局部皮肤常规消毒,用 1%利多卡因沿穿刺途径充分局部麻醉后,用 22 G 硬膜外腔穿刺针向骶尾结合部穿刺进针,达到预定深度后,用阻力消失法确认穿过韧带。针尖触及尾神经节时可引发平时疼痛部位的放射性疼痛。在 CT 下确定针尖部位在骶尾结合部的中央。

(4)注入药物先注入局部麻醉药与造影剂的混合液(1%利多卡因 4 mL＋碘海醇 1 mL)确认扩散情况,侧位像造影剂在骶尾结合部前面扩散,横断面呈局限半圆形。然后注入 1%利多卡因 5 mL,疼痛缓解,无并发症后,注入等量无水乙醇。拔针前,用局部麻醉药冲洗针头内的乙醇。

(5)阻滞后观察 1～2 小时,持续数小时的醉酒状态无需特殊治疗。

(四)适应证

主要适用于痔切除术后持续性疼痛、直肠癌术后肛门疼痛、外伤后肛门部位瘢痕疼痛、难治性肛门疼痛及外伤后肛门部难治性疼痛;尤其是交感神经引起的难治性肛门部的疼痛和会阴部的疼痛;对于复杂和顽固性疼痛也可与其他阻滞方法联合应用。禁忌证包括骨转移、局部解剖不清及局部皮肤感染等。

(五)不良反应

有时可出现醉酒状态,无需特殊处理。

(六)并发症

除局部血肿及穿刺部位乙醇刺激痛外,无严重并发症,也不引起机能障碍。

(焦凤梅)

第四节　躯体神经阻滞

一、肩背部及上肢神经阻滞

(一)腋神经阻滞

1.解剖学要点

腋神经系臂丛神经后束的分支,来自 C_5、C_6 颈神经。腋神经的走行与分布范围见图 3-15。

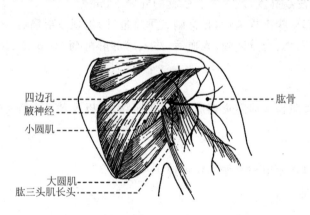

四边孔
腋神经
小圆肌
肱骨
大圆肌
肱三头肌长头

图 3-15　腋神经的走行与分布范围

2.阻滞用具

(1)25 G,长 2.5 cm 阻滞针,5 mL 注射器。

(2)局部麻醉药 1% 利多卡因,水溶性类固醇。

3.阻滞方法

(1)坐位,上肢自然下垂,放松。

(2)穿刺点在肱骨颈部与肱三头肌长头之间的大圆肌上缘的交点处。

(3)阻滞方法:局部皮肤常规消毒,自穿刺点垂直进针,前臂外侧出现放射痛后,固定针头。

(4)注入药物:充分回吸无血后,注入局部麻醉药 3~5 mL。如果没有放射痛,可在三角肌深部浸润阻滞。

4.适应证

主要适应于肩周炎四角腔部位压痛的治疗。

5.并发症

神经损伤,出血。

(二)肌皮神经阻滞

1.解剖学要点

臂丛后外侧束在胸小肌下缘的分支,由 C_5、C_6、C_7 颈神经的纤维组成,在腋窝的神经血管鞘内走行,此神经血管鞘包括正中神经、尺神经、桡神经和腋动脉及腋静脉。

2.阻滞用具

同腋神经阻滞。

3.腋窝部位阻滞

(1)仰卧位,头转向对侧,上臂外旋 90°,前臂屈曲外旋。

(2)穿刺点:在胸大肌与背阔肌附着部位的中点触摸腋动脉及神经血管鞘,穿刺点在喙突肌肌腹、腋动脉的内侧。

(3)阻滞方法:自穿刺点垂直进针,刺入喙突肌肌腹内,注入局部麻醉药 5～7 mL。也可以在其周围浸润阻滞。不必寻找放射痛。

4.肘窝部位阻滞

(1)患者体位同上。

(2)穿刺点在肘窝皮纹高度、肱二头肌肌腱的外侧 1 cm 处。

(3)阻滞方法:局部皮肤常规消毒,自穿刺点垂直进针,出现放射痛后,固定针头。

(4)注入局部麻醉药物:充分回吸,无血后,注入局部麻醉药 3～5 mL。如果没有放射痛,可在皮下局部浸润阻滞。

5.适应证

肩周炎伴有肱二头肌长头肌腱炎疼痛,肱二头肌痉挛,以及辅助肩胛上神经阻滞和星状神经节阻滞。

6.并发症

反复穿刺和特意寻找放射痛可能损伤神经。

(三)正中神经阻滞

1.解剖学要点

正中神经由 $C_{5\sim8}$ 神经和 T_1 神经组成,自臂丛的外侧神经束延续而成。正中神经位于二头肌腱和肱动脉的内侧,其走行与支配手指的皮肤范围见图 3-16 和图 3-17。

2.阻滞用具

(1)25 G 长 2.5 cm 一次性注射针,5 mL 注射器。

(2)阻滞药物:1％利多卡因或甲哌卡因,水溶性类固醇。

3.肘关节部位阻滞方法

肘关节部位正中神经阻滞是阻断了正中神经的全部分布范围。

(1)患者仰卧位,肘关节伸展,腕关节轻度外旋。

(2)穿刺点在肱骨内、外上髁之间划一连线,与肱动脉交叉处,肱动脉的内侧为穿刺点。

(3)阻滞方法:局部皮肤常规消毒,将含有局部麻醉药的注射器与阻滞针连接,自穿刺点垂直进针,0.3～0.5 cm 患者可出现放射痛,在此注入药液 5 mL。如果患者伴有回旋肌综合征,可再注入药液5～10mL。

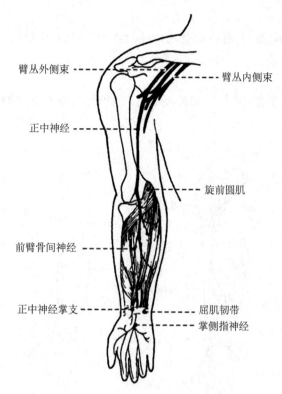

图 3-16 正中神经的走行

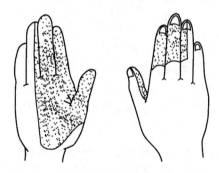

图 3-17 正中神经支配手指的皮肤范围

4.腕部阻滞

(1)仰卧或坐位,患者握拳,掌指关节屈曲,使掌长肌肌腱和桡侧指屈肌肌腱突出。

(2)穿刺点:在上述两肌腱形成的沟内与第 1 腕横纹的交点处。

(3)阻滞方法:局部皮肤常规消毒,将含有局部麻醉药的注射器与阻滞针连接,自穿刺点垂直进针,0.2～0.4 cm,患者出现放射痛,在此注入药液 3 mL。

5.适应证

肘关节阻滞适用于正中神经支配范围内的疼痛性疾病的诊断和治疗。腕部阻滞适用于腕管综合征。

6.并发症

穿破血管,神经干损伤。

7.注意事项

腕管综合征如需多次阻滞者,有可能造成神经和血管的损伤,应建议手术治疗。

(四)桡神经阻滞

1.解剖学要点

桡神经是臂丛的最大分支,由 $C_{5\sim8}$ 颈神经和 T_1 胸神经纤维组成。桡神经的走行与皮肤的分布范围见图 3-18。

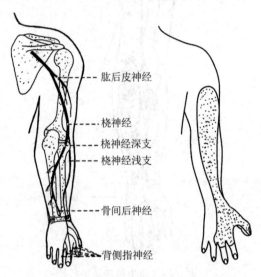

图 3-18　桡神经的走行与皮肤的分布范围

2.阻滞用具

(1)25 G,长 2.5 cm 和 27 G,长 1.9 cm 阻滞针,5 mL 注射器。

(2)局部麻醉药 1% 利多卡因,水溶性类固醇。

3.上臂部位阻滞

(1)仰卧位,肘关节伸展,腕部轻度外旋、内收位。侧卧位时,肘关节伸展,腕部及前臂放在身体一侧。

(2)穿刺点在肱骨外上髁向上 10 cm,稍微偏外侧处,可触及桡神经,压迫时可引起拇指背部放射痛,此处即为穿刺点。

(3)阻滞方法:局部皮肤常规消毒,自穿刺点垂直进针,直至肱骨骨膜。在此进针过程中,如果患者出现放射痛,则停止进针,并注入局部麻醉药 2~5 mL。如果不能引起放射痛,可沿着肱骨的长轴方向寻找或用浸润方法阻滞。

4.肘部阻滞

(1)患者体位同上,腕关节轻度外旋,肘关节伸展,前臂内旋。

(2)穿刺点在肱二头肌肌腱外侧 1.0~1.5 cm 处,压痛点即为穿刺点。

(3)阻滞方法:自穿刺点垂直进针,直至肱骨骨膜,进针过程中出现放射痛(约 2 cm),即停止进针,注入局部麻醉药 2~5 mL。如果没有放射痛,可在周围浸润阻滞。

5.桡神经深支阻滞

肘关节伸展,肱骨外上髁背面,向末梢侧 2 cm 寻找压痛点,此处即为穿刺点。局部皮肤常规消毒,垂直进针,出现示指、中指和无名指背侧的放射痛后,可注入局部麻醉药 2~5 mL。如果没有放射痛,可浸润阻滞。

6.桡神经浅支阻滞

桡神经浅支由腕部桡骨肌的深部的背面穿出,至桡骨茎突的 10 cm 部位的皮下。穿刺点在腕桡肌肌腱与拇长展肌之间,桡骨茎突背外侧 7~10 cm 处,此处的压痛明显。垂直进针,出现放射痛后,注入局部麻醉药 2~5 mL。桡骨没有放射痛,可浸润阻滞。也可在"鼻烟窝"部位进行浸润阻滞。

7.适应证

主要适用于桡神经分布范围内的疼痛诊断与治疗,包括肱骨外上髁炎、腱鞘炎、外伤后疼痛、手术后疼痛及末梢血循环障碍等治疗。

8.并发症

主要有药物误入血管,神经损伤。

(五)尺神经阻滞

1.解剖学要点

尺神经由 C_8 神经和 T_1 胸神经组成,但是 50％的尺神经含有 C_7 神经的分支。尺神经位于尺神经沟的致密筋膜鞘内,走行在尺骨鹰嘴和肱骨内上髁之间。尺神经走行与支配皮肤、肌肉及手指的范围见图 3-19 和图 3-20。

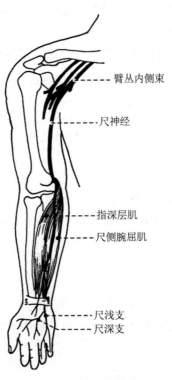

图 3-19 尺神经走行与分布

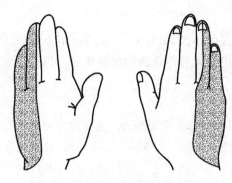

图 3-20　尺神经支配手指的范围

2.阻滞用具

(1)23～25 G,长 2.5～3.2 cm 阻滞针,5 mL 注射器。

(2)局部麻醉药 1%～2%利多卡因,水溶性类固醇。

3.上臂部位阻滞

(1)患者仰卧位,最好有专用操作台。

(2)穿刺点在上臂内侧、腋窝与肘的中点。此部位尺神经与正中神经非常接近,阻滞尺神经的同时有可能也阻滞了正中神经。

(3)阻滞方法:首先触摸上臂的肱二头肌与肱三头肌,在此两肌之间触摸肱动脉。向外侧挤压,可引发患者的放射痛。局部皮肤常规消毒,手指触摸搏动的肱动脉,垂直进针,穿刺到肱动脉的后面,患者可出现尺侧尤其是小手指部位放射痛。

(4)注入局部麻醉药:定位准确后,注入局部麻醉药 3～5 mL。

4.肘部阻滞

(1)患者坐位,前臂屈曲,确认桡骨头和肱骨内上髁之间的尺神经沟。压迫此部位的尺神经可引发麻胀感。

(2)穿刺点在尺神经沟处。

(3)阻滞方法:用左手的拇指和示指固定尺神经,将连接有注射器的阻滞针与尺神经走行平行,在其内侧刺入。患者出现放射痛后,注入局部麻醉药 3～5 mL。

5.腕部阻滞

(1)患者坐位。

(2)穿刺点:在桡骨与尺骨茎突之间连线,在此连线上的尺侧屈肌肌腱与尺动脉之间为穿刺点。患者握拳,腕关节屈曲,确认尺侧腕屈肌,在此肌的桡侧触摸尺动脉。

(3)阻滞方法:局部皮肤常规消毒,自穿刺点垂直进针,患者出现放射痛后,注入局部麻醉药 3～5 mL。

6.适应证

主要适用于尺神经支配区域疼痛治疗和诊断。可多与星状神经节阻滞及硬膜外阻滞配合治疗末梢神经、肌肉、韧带的压迫,慢性刺激引起的疼痛和麻痹等病症。

7.并发症

主要有神经损伤、血肿。

(六)指神经阻滞

1.解剖学要点

手指背面由桡神经浅支和尺神经的手背支形成一对固有的背侧指神经,直达手指尖。手掌则由正中神经和尺神经的掌侧指神经形成一对固有的掌侧指神经。指神经和趾神经行走于指和趾的两侧,每一个指神经末梢有两个掌侧末梢神经和两个背侧末梢神经。

2.阻滞用具

(1)25 G,长 2.5 cm 和 27 G,长 1.9 cm 阻滞针,1 mL 和 5 mL 注射器。

(2)局部麻醉药 1% 利多卡因,水溶性类固醇。

3.手指根部阻滞

(1)患者仰卧位或坐位,手张开,手指伸直。

(2)穿刺点:自手指的掌指关节向末梢约 0.5 cm,手指骨的两侧为穿刺点。

(3)阻滞方法:自穿刺点以 45°刺入皮肤,注入局部麻醉药 1 mL,再进针触及指骨骨膜,然后稍微抬起,注入局部麻醉药 1 mL。对侧阻滞方法相同。

4.手指骨部位阻滞

(1)患者体位同手指根部阻滞。

(2)穿刺点:手掌背侧掌指关节向中枢侧约 1.0 cm 为穿刺点。

(3)阻滞方法:局部皮肤常规消毒,自穿刺点垂直进针,皮下注入局部麻醉药 1 mL,针尖向掌侧面穿刺,然后边退针,边注入局部麻醉药 3 mL。

5.适应证

主要用于手指末梢的疼痛,包括卡压性疼痛。

6.并发症

血肿形成及神经损伤,因此,阻滞时尽量应用细阻滞针,避免反复穿刺。

二、腰、骶、臀部神经阻滞

(一)股外侧皮神经阻滞

1.解剖学要点

股外侧皮神经由 $L_{2\sim3}$ 神经前支后部分的纯感觉纤维组成。在髂前上棘的下方分为前支和后支,自腹股沟韧带下方经肌裂孔穿出,前支分布到腹股沟韧带下方 10 cm 处大腿皮下组织。股外侧皮神经的走行与分布范围见图 3-21。

2.阻滞用具

(1)24 G,长 3.2 cm 和 25 G,长 2.5 cm 及 27 G,长 1.9 cm 注射针头,5 mL 注射器。

(2)局部麻醉药 0.5%～1.0% 利多卡因,水溶性类固醇。

3.阻滞方法

(1)患者仰卧位。

(2)穿刺点:首先确认髂前上棘和腹股沟韧带,自髂前上棘前端向内 2.5～3.0 cm、腹股沟韧带下方为穿刺点,此部位也是压痛最明显的部位。

(3)阻滞方法:局部皮肤常规消毒,自穿刺点垂直进针,穿过大腿阔筋膜时有突破感。此时,患者可出现放射痛。如果没有放射痛,也不必特意寻找放射痛,浸润阻滞效果也非常好。

(4)注入局部麻醉药:在大腿阔筋膜下,注入 1～2 mL 局部麻醉药,然后边拔针边注射,在大腿阔筋膜上面也注射 1～2 mL 局部麻醉药。

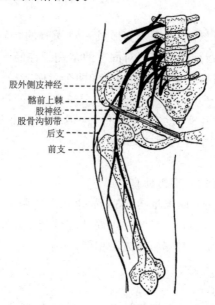

股外侧皮神经 - - -
髂前上棘 - - -
股神经 - - -
股骨沟韧带 - - -
后支 - - -
前支 - - -

图 3-21　股外侧皮神经的走行与分布范围

4.适应证

适用于腹股沟和大腿外侧部位的疼痛诊断和治疗,包括手术后疼痛、髋关节手术后疼痛,外伤性瘢痕疼痛、带状疱疹及带状疱疹后神经痛、大腿阔筋膜疼痛性萎缩、高位椎间盘突出及椎间关节病引起的神经反射性疼痛等。

5.并发症

较少见,可出现药物误入血管、神经损伤等并发症,尤其是反复穿刺、且穿刺针过粗时发生。

(二)闭孔神经阻滞

1.解剖学要点

闭孔神经包括小部分的感觉神经纤维和大部分的运动纤维,由 $L_{1～3}$ 神经和 L_4 神经的一部分组成。闭孔神经走行与分布范围见图 3-22。

2.阻滞用具

(1)22 G,长 8～10 cm 和 23 G,长 6 cm 阻滞针头,10 mL 注射器。

(2)局部麻醉药 1%利多卡因。

(3)如果进行神经刺激治疗,需要配备相应治疗仪。

3.阻滞方法

分为两种方法。第一种方法系在大腿动静脉内侧向头端注入局部麻醉药 20～30 mL,局部麻醉药沿着大腿神经鞘扩散,并阻滞腰神经丛,达到阻滞闭孔神经的目的。第二种方法系在闭孔管处进行阻滞的方法,是常用的方法。

(1)患者仰卧位,阻滞侧的下肢轻度外旋。

(2)穿刺点:如果自闭孔管向中枢侧阻滞,穿刺点在耻骨棘下方 1～2 cm 处。如果自闭孔管向末梢方向阻滞,则穿刺点是压痛最明显的部位。

(3)阻滞方法:局部皮肤常规消毒,自穿刺点垂直进针,边进针,边浸润阻滞耻骨下支。然后,拔针至皮下,再向外、后上方穿刺,与耻骨上支平行,通过耻骨下支的外侧缘,进入闭孔。自此,再进针 2 cm,一般距离皮肤约 6 cm 左右。患者可出现放射痛,固定阻滞针。

　　(4)注入药物:充分回吸无血后,注入局部麻醉药 10 mL。

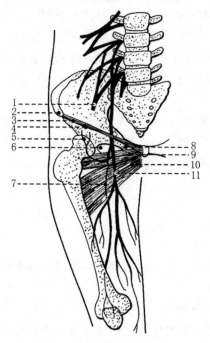

图 3-22　闭孔神经的走行与分布范围
1.股神经;2.髂前上棘;3.腹股沟韧带;4.闭孔神经;5.关节支;6.闭孔管;7.闭孔神经
后支;8.耻骨上支;9.闭孔外肌;10.内旋短肌;11.闭孔神经前支

4.适应证
主要适应于大腿内侧疼痛的诊断与治疗,包括髋关节疼痛及脑麻痹引起的肌肉挛缩。

5.并发症
主要是局部麻醉药中毒或误入血管,应当控制局部麻醉药总量,注药前充分回吸。

(三)腰大肌间沟阻滞
　　腰大肌间沟阻滞是治疗一侧腰和下肢疼痛的方法,可以依据临床经验进行阻滞,在 X 线透视下阻滞操作更容易和更准确。

1.解剖学要点
　　下肢主要由腰神经丛和骶神经丛的分支所支配。腰大肌间沟前面是腰大肌及其筋膜,内侧为腰椎,后面由腰椎横突、韧带、肌肉及腰方肌所构成。在此肌间沟内有股外侧皮神经、股神经、阴部股神经、闭孔神经及腰骶神经干通过。

2.阻滞用具
(1)23 G,长 6 cm 和 22 G,长 7~10 cm 阻滞针,5 mL 和 10 mL 注射器数支。
(2)连续阻滞时,可选用硬膜外穿刺针和导管。
(3)阻滞药物:0.5%~1.0%利多卡因,地塞米松或泼尼松龙。

3.阻滞方法
(1)穿刺体位:可采用腹卧位或健侧卧位。腹卧位时,腹下垫一枕头,使解剖标记棘突更为突出,便于确认。侧卧位时,阻滞侧在上,轻度屈膝。

(2)穿刺点:自 $L_{3,4,5}$ 棘突旁开 5 cm 为穿刺点,可以选择任意一点穿刺。

(3)盲目穿刺:局部皮肤常规消毒,自穿刺点垂直进针,直达横突的上缘,然后将针尖向头侧移动进针,到达腰大肌间沟后,有突破感,注入生理盐水时阻力也明显减少或消失。此部位即为腰大肌间沟。一般来说,从皮肤到腰大肌间沟的平均深度男性为 6 cm,女性 5 cm。

(4)X 线下穿刺:穿刺方法与盲目穿刺基本相同,穿刺针针尖到达腰大肌间沟后,注入 2 mL 造影剂,以显示腰大肌间沟和观察造影剂的扩散情况。

(5)应用连续阻滞方法,可向头侧置管保留。

(6)阻滞药物:门诊患者常用 0.5%～1.0%利多卡因 5～10 mL。住院患者可以应用 1%～2%利多卡因 7～10 mL。注药后,嘱咐患者患侧在上,静卧 20 分钟,然后再俯卧。阻滞后,嘱咐患者安静休息至少2小时,证实行走稳健后,方可离开。

4.适应证

(1)同侧髋关节疼痛。

(2)同侧腹股沟部位疼痛。

(3)同侧大腿疼痛。

(4)腰椎间盘突出和变形性椎关节强硬所致的一侧腰下肢疼痛。

(5)腰神经范围的带状疱疹。

(6)腰交感神经节阻滞后的神经炎。

(7)其他:有出血倾向、硬膜外脓肿等感染的患者也可应用此阻滞方法。

5.并发症

药物注入血管;误入硬膜外腔或蛛网膜下腔;误入腹腔;损伤脊神经;穿刺部位血肿;穿刺部位感染;安静休息时间短,下肢无力出现意外。

6.注意事项

确切的腰大肌间沟阻滞对循环和呼吸几无影响,但是,阻滞后注意让患者充分的休息。同时密切观察有无并发症。

(四)髂腹股沟神经和髂腹下神经阻滞

1.解剖学要点

髂腹股沟神经和髂腹下神经源自 L_1 脊神经前支,部分来自 T_{12} 神经根,这些神经沿腹壁向髂嵴走行,并穿过腹横肌。髂腹下神经比髂腹股沟神经略靠近头侧,发出皮支支配下腹壁和腹股沟处皮肤,髂腹股沟神经还进入腹股沟管。

2.阻滞方法

可在髂前上棘处阻滞髂腹股沟神经和髂腹下神经。仰卧位,髂前上棘与脐联线,在髂前上棘内侧 3 cm 处作标记,此标记下面是髂腹下神经走行;在上述标记的尾侧 3 cm 处,为髂腹股沟神经走行。局部皮肤常规消毒,自穿刺点垂直进针,局部麻醉药 5～10 mL 扇形阻滞。

3.适应证

主要适用于腹股沟区域疼痛诊断和治疗。

(五)生殖股神经阻滞

1.解剖学要点

生殖股神经源自 $L_{1\sim2}$ 脊神经前支,通过腰大肌分为两个终末支,股支支配大腿内侧的小片区域,生殖支支配男性阴囊上部皮肤或女性阴唇附近皮肤。

2.阻滞方法

仰卧位,局部皮肤常规消毒,在耻骨结节外侧皮肤进针,经过腹股沟韧带注入局部麻醉药5 mL。生殖股神经生殖支离开腹股沟管时,可在精索周围浸润阻滞该神经。

3.适应证

腹股沟区域和会阴区域的疼痛诊断与治疗。

三、下肢神经阻滞

(一)胫神经阻滞

1.解剖学要点

胫神经 $L_{4\sim5}$ 神经和 $S_{2\sim3}$ 神经组成,在大腿的下 1/3 处分出腓总神经。胫神经主干继续下行至踝关节,末梢支分布到外侧足底。胫神经的走行与分布范围见图 3-23。

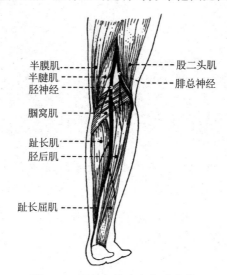

半膜肌
半腱肌
胫神经
腘窝肌
趾长肌
胫后肌
趾长屈肌

股二头肌
腓总神经

图 3-23 胫神经的走行与分布范围

2.阻滞用具

(1)27 G,长 1.9 cm 和 25 G,长 2.5 cm 注射针,5 mL 注射器。

(2)局部麻醉药 0.5%～1.0% 利多卡因,水溶性类固醇。

3.大腿下 1/3 部位阻滞

(1)患者俯卧位,下肢伸直。

(2)穿刺点:大腿后面中 1/3 的中央,半腱肌外侧缘与股二头肌缘形成夹角的平分线处,此处的压痛也最明显。

(3)阻滞方法:局部皮肤常规消毒,自穿刺点垂直进针,穿过深部筋膜后,患者可出现小腿后面、足底部位放射痛。

(4)获得放射痛后,可注入局部麻醉药 2～5 mL。如果没有放射痛,可行扇形浸润阻滞。

4.腘窝部位阻滞

(1)俯卧位,下肢伸直。

(2)穿刺点:首先触摸腘动脉,该动脉外侧为穿刺点,也是压痛最明显的部位。

(3)阻滞方法:自穿刺点垂直进针,1.5～2.0 cm 深度,患者可出现放射痛,固定阻滞针。

(4)充分回吸无血后,注入局部麻醉药 2～5 mL。如果没有放射痛,可行扇形浸润阻滞。

5.适应证

主要适用于小腿后面及大腿下 1/3 与腘窝部位胫神经分布区域的疼痛治疗,包括末梢血循环障碍、反射性交感神经营养不良、变形性膝关节病等。

6.并发症

可发生神经损伤和误伤血管,引起出血和血肿。

(二)胫后神经阻滞

1.解剖学要点

胫后神经系胫神经本干的延续,与胫后动脉一起通过内踝后方的蹈长屈肌肌腱,上有屈肌覆盖,此部位也称足根管。胫后神经继续向下至内踝部位,转向足底,末梢支分布于足底。胫后神经的走行与分布范围见图 3-24。

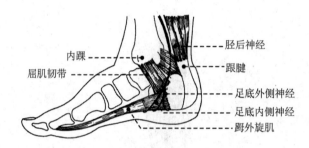

图 3-24　胫后神经的走行与分布范围

2.阻滞用具

(1)25 G,长 2.5 cm 和 27 G,长 1.9 cm 阻滞针,5 mL 注射器。

(2)局部麻醉药 1%利多卡因,水溶性类固醇。

3.足根管部位阻滞

(1)患者俯卧位或仰卧位。

(2)穿刺点在内踝上方 1 cm 处为穿刺点。

(3)阻滞方法:局部皮肤常规消毒,在胫后动脉的外侧进针,穿过筋膜时,有突破感,继续进针,患者可出血放射痛,固定阻滞针。

(4)回吸无血后,注入局部麻醉药 3～5 mL。如果没有放射痛,可在足根管部位行浸润阻滞。

4.小腿后面下部阻滞

(1)患者俯卧位。

(2)穿刺点在 akilis 腱前方。

(3)阻滞方法:自穿刺点进针,2～3 cm 深度,患者可出现放射痛,固定阻滞针。

(4)注入药物:回吸无血后,注入局部麻醉药 5 mL。如果无放射痛,可行浸润阻滞。

5.适应证

主要适用于足根管为中心的疼痛和足底疼痛,包括足根管综合征、痛风、外伤性疼痛、足底骨刺、变形性踝关节病、溃疡等。

6.并发症

穿刺部位靠近胫后动脉,可能误穿此动脉。反复穿刺也可损伤神经。

(三)腓总神经阻滞

1.解剖学要点

腓总神经由 $L_{4\sim5}$ 腰神经和 $S_{1\sim2}$ 神经组成。腓总神经由股二头肌内侧缘向腘窝外侧缘斜行,由腓骨头处穿出,并环绕腓骨头,然后再向下分为腓深神经和腓浅神经,末梢支分布到足背及脚趾背面。腓总神经的走行与分布范围见图 3-25。

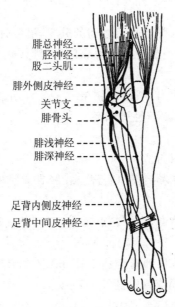

图 3-25 腓总神经的走行与分布范围

2.阻滞用具

(1)27 G,长 1.9 cm 和 25 G,长 2.5 cm 注射针,5 mL 注射器。

(2)局部麻醉药 0.5% 利多卡因,水溶性类固醇。

3.腘窝部位阻滞

(1)患者俯卧位,下肢伸直。

(2)穿刺点:自腘窝折线向头侧 3 cm,与大腿股二头肌肌腱内侧缘交点处为穿刺点,也是压痛最明显的点。

(3)阻滞方法:局部皮肤常规消毒,自穿刺点进针,沿股二头肌内侧缘垂直穿刺,患者可出现小腿前外侧、足背外侧部位的放射痛,固定阻滞针。

(4)回吸无血后,注入局部麻醉药 2~5 mL。如果没有放射痛,可进行扇形浸润阻滞。

4.腓骨头部位阻滞

(1)患者俯卧位。

(2)穿刺点:首先确认腓骨头与腓骨茎,腓总神经在两者之间的皮下走行。触摸和压迫腓总神经可引发疼痛。

(3)阻滞方法:局部皮肤常规消毒,用手指固定腓总神经,阻滞针向腓骨方向穿刺进针,接近腓骨头部位时,患者可出现放射痛。

(4)回吸无血后,注入局部麻醉药2～5 mL。如没有放射痛,可做腓骨附近行扇形浸润阻滞。

5.适应证

主要适用于腓总神经分布区域疼痛的诊断和治疗,包括手术后疼痛、变形性膝关节病、下肢末梢血循环障碍、椎间盘突出引起的小腿疼痛等。

6.并发症

可发生神经损伤或误伤血管。

(四)腓深神经和腓浅神经阻滞

1.解剖学要点

腓深神经系腓总神经在腓骨与腓骨长肌之间的分支,沿胫骨的前面下行,在小腿的上1/3处与胫骨前动脉伴行至踝关节,在踝关节与足背动脉伴行,然后分支到足背和脚趾。

2.阻滞用具

(1)25 G,长2.5 cm和27 G,长1.9 cm阻滞针,5 mL注射器。

(2)局部麻醉药1%利多卡因,水溶性类固醇。

3.腓深神经阻滞

(1)患者仰卧位,膝关节轻度屈曲。

(2)穿刺点:首先确认足背动脉和踇长伸肌腱。在胫骨前肌外侧缘与踇长伸肌腱内侧缘之间寻找压痛点,此点也是穿刺点。

(3)阻滞方法:局部皮肤常规消毒,自穿刺点垂直进针,朝向胫骨方向,进针过程中可出现第1、2脚趾尖的放射痛。

(4)注入药物:在上述部位注入局部麻醉药2～5 mL。如果没有放射痛,可再向外侧穿刺,触及胫骨后,拔针0.2 cm,扇形注入局部麻醉药3～5 mL。

4.腓浅神经阻滞

腓浅神经阻滞依据阻滞部位不同分为小腿前面1/3部位阻滞、内侧足背皮神经阻滞、中间足背皮神经阻滞、踝关节部位阻滞、小腿前面1/3部位阻滞。

(1)穿刺点:自踝关节向上10 cm触及胫骨前缘,再触及腓骨的外侧缘,两者中间的压痛点即为穿刺点。

(2)阻滞方法:局部皮肤常规消毒,自穿刺点进针,穿刺针在腓骨的前缘朝向到足部的肌肉群的筋膜穿刺,在此注入局部麻醉药2～5 mL。

5.足背内侧皮神经阻滞

(1)穿刺点在第2、3脚趾之间向踝关节方向划延长线,自踝关节横纹向上8 cm处的压痛点,即为穿刺点。此点也是足背皮神经自筋膜穿出的部位。

(2)阻滞方法:局部皮肤常规消毒,自穿刺点进针,在皮下注入局部麻醉药2～5 mL。

6.足背中间皮神经阻滞

(1)穿刺点在第4、5脚趾向小腿作延长线,自腓骨外髁向上6 cm处的压痛部位即为穿刺点。此点也是该神经穿出筋膜至皮下的部位。

(2)阻滞方法:自穿刺点进针,在皮下注入局部麻醉药2～5 mL。

7.踝关节部位阻滞

系在踝关节部位阻滞内侧和中间足背皮神经。

(1)穿刺点:第2、3脚趾向小腿方向的延长线至踝关节处,和第4、5脚趾向小腿延长线至踝关节处为穿刺点。

(2)阻滞方法:自穿刺点进针,在皮下分别注入局部麻醉药2~5 mL。

8.腓腹神经阻滞

腓腹神经阻滞分为小腿中央部位阻滞和足背外侧皮神经阻滞。

(1)小腿中央部位阻滞:①患者俯卧位。②穿刺点在小腿中央稍微向下,压痛点即为穿刺点。③阻滞方法:局部皮肤常规消毒,自穿刺点进针,在皮下注入局部麻醉药2~5 mL。

(2)足背外侧皮神经阻滞:①患者仰卧位,下肢屈曲、内旋。②穿刺点在腓骨外髁与aklis腱之间的外上髁后沟中央处,压痛点即为穿刺点。③阻滞方法:局部皮肤常规消毒,自穿刺点进针,至皮下可出现放射痛。④在放射痛部位注入局部麻醉药2~5 mL。如果没有放射痛,可行浸润阻滞。

9.适应证

主要适用于踝关节的足背部及外侧部位腓深和腓浅神经分布范围内的疼痛治疗,包括外伤后疼痛、手术后疼痛等。

10.并发症

可出现血肿和出血,有时也可引起神经损伤。

(五)脚趾阻滞

1.解剖学要点

脚趾的背面主要由腓浅和腓深神经形成足背趾神经。脚底面,由胫神经的各足底支组成足底趾神经。

2.阻滞用具

与手指阻滞相同。

3.阻滞方法

(1)仰卧位或坐位。

(2)穿刺点在掌趾关节向末梢约1 cm,脚趾两侧处为穿刺点。

(3)阻滞方法与手指的根部阻滞相同。

4.适应证

主要适用于脚趾末梢的各种疼痛治疗。

5.并发症

主要有形成血肿和神经损伤,应当应用细阻滞针,并避免反复穿刺。

(王　前)

第四章

超声引导神经阻滞

第一节 超声引导颈浅丛神经阻滞

颈神经丛分为浅丛及深丛。颈浅丛位于胸锁乳突肌后缘中点,支配头颈、胸肩上部皮肤。单纯阻滞颈浅丛可用于颈肩部表面手术,联合颈深丛阻滞可用于甲状腺手术、气管切开术及颈动脉内膜剥脱术等。颈浅丛神经阻滞传统定位依靠操作者感觉、患者解剖结构,属"盲法"操作,穿刺成功与否主要取决于操作者经验、穿刺技术及患者的解剖结构。超声引导颈浅丛神经阻滞,可清晰显示药液在筋膜间隙中的扩散,穿刺成功率明显提高。

一、局部解剖

颈神经丛由 $C_{1\sim4}$ 前支组成,$C_{2\sim4}$ 脊神经为感觉神经,穿出椎间孔后,从后方横过椎动脉和椎静脉,嵌于横突凹面,固定于横突间肌之间,到达横突尖端时分为升支和降支,这些分支在胸锁乳突肌后缘中点形成神经丛,呈放射状分出四个主要分支,即向前为颈前神经,向下为锁骨下神经,向后为枕小神经,向后上为耳大神经,这些神经支配头颈及胸肩的上部,呈披肩状(图 4-1)。

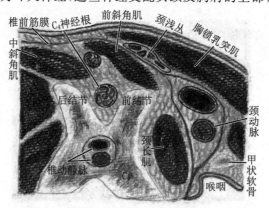

图 4-1 颈浅丛断层解剖图

二、超声解剖

选择高频线阵探头,短轴位放置于胸锁乳突肌后缘中点,深度调节至 1.5～2.2 cm。识别胸锁乳突肌、椎前筋膜。胸锁乳突肌筋膜表现为轮廓清晰的高回声线性结构;胸锁乳突肌表现为低回声结构,内部散在高回声。椎前筋膜覆盖于前、中斜角肌及臂丛神经上方,表现为高回声线性结构,将臂丛神经与胸锁乳突肌分隔开。颈浅丛发出的分支表现为一簇小的低回声或者无回声类圆形结构,位于胸锁乳突肌后缘深面及椎前筋膜之间。但这种表现往往不典型。

三、操作方法

(一)体位
患者平卧位,头转向阻滞的对侧,操作者位于阻滞侧,超声仪放置于对侧。

(二)器材
高频线阵探头、无菌袖套及耦合剂、神经阻滞麻醉包、5 cm 长度 21～22 G 穿刺针一根。

(三)操作步骤
(1)常规消毒铺巾,探头套无菌袖套,涂抹无菌耦合剂。

(2)短轴位放置于胸锁乳突肌后缘中点水平,识别胸锁乳突肌,向外侧纵向移动探头,逐渐显露变薄的胸锁乳突肌后缘,在此处寻找椎前筋膜,前、中斜角肌及臂丛神经。

(3)颈浅丛位于胸锁乳突肌深面与椎前筋膜之间,表现为一簇小的低回声或无回声类圆形结构。

(4)采用平面内技术,于探头外侧进针,穿过皮肤、皮下组织及颈阔肌,针尖到达目标神经,回抽无血,注射 5 mL 局麻药,可见神经被包绕。

(5)如果神经显示不清,可将针尖穿刺至胸锁乳突肌下方与椎前筋膜之间,注射局麻药,可见无回声药液在肌肉深面扩散。

(6)如果药物扩散不理想,需调整针尖的位置,再注入局麻药。

四、注意事项

(1)颈浅丛位于胸锁乳突肌深面,椎前筋膜上方,椎前筋膜覆盖前、中斜角肌及臂丛神经,可通过识别肌间沟臂丛神经来确定颈浅丛的位置。

(2)颈浅丛在超声上往往难以显示,可将药物注射到胸锁乳突肌深面与椎前筋膜之间,使二者分层即可获得良好效果。

(魏利娜)

第二节　超声引导选择性颈神经根阻滞

传统的颈神经根阻滞依靠解剖定位,由于是盲探操作,常导致麻醉效果不理想。在神经阻滞过程中,对于未参与支配手术区域的神经应尽量避免阻滞。应用超声引导可辨识出每条神经根的形态,根据手术范围选择性阻滞神经,减少不必要的神经阻滞,真正做到"精准化"麻醉。

一、局部解剖

脊神经共 31 对,其中颈神经 8 对。脊神经前、后根合成一干后,第 1 颈神经穿行于枕骨与寰椎后弓之间,经椎动脉沟,在椎动脉的下侧穿出。$C_{2\sim7}$经相应椎骨上侧的椎间孔穿出,神经根穿出椎间孔后走行于相应椎体横突前结节与后结节组成的结节间沟。其中$C_{1\sim4}$脊神经前支在胸锁乳突肌后连续成一系列的环状神经,组成颈神经丛,主要支配颈部的皮肤感觉和肌肉。$C_{5\sim8}$和T_1脊神经的前支组成臂神经丛,走行于颈外侧及腋窝内,分布于整个上肢,支配整个手、臂运动和绝大部分手、臂感觉(图 4-2)。

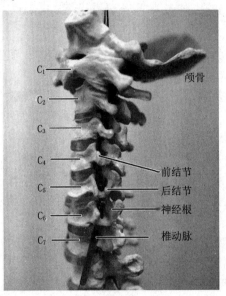

图 4-2　颈椎解剖图

二、超声解剖

选择高频线阵探头,短轴位放置于颈部不同位置,得到不同神经根图像。于锁骨上窝放置超声探头,显示锁骨下动脉超声影像,其外上方为臂丛神经。探及臂丛神经后,向头端倾斜探头,使探头向头端缓慢移动,依次可显示$C_{7\sim2}$神经根,它表现为圆形或椭圆形的低回声结构。C_7神经根内侧为椎动脉,横突无前结节。C_6神经根所在结节间沟,前结节与后结节的距离较大,神经根位置比较深,犹如大写字母"U"。C_5神经根所在结节间沟,前结节与后结节的距离较C_6变小,神经根位置也较浅,犹如大写字母"L"。C_4神经根所在结节间沟,前结节与后结节的距离较C_5、C_6更小,神经根位置也更浅,犹如大写字母"V"。C_3神经根所在结节间沟,前结节与后结节距离很小,神经根似乎在前后结节上方。C_2神经根往往难以显示,前结节与后结节之间为一条裂缝,犹如骨皮质中间断裂一样。

三、操作方法

(一)体位
患者平卧位,头转向阻滞的对侧,操作者位于阻滞侧,超声仪放置于对侧。

(二)器材
高频线阵探头、无菌袖套及耦合剂、神经阻滞麻醉包、5 cm 长度 21～22 G 短斜面绝缘针一根。

（三）操作步骤

（1）常规消毒铺巾，探头套无菌袖套，涂抹无菌耦合剂。

（2）探头置于锁骨上窝，可显示锁骨下动脉的短轴图像。在锁骨下动脉外上方，为蜂巢状的臂丛神经。

（3）获得臂丛神经图像后，逐渐向头端倾斜探头，同时向头端缓慢移动探头，可见 C_7 神经根影像。

（4）开启彩色多普勒模式，识别椎动脉。椎动脉位于 C_7 神经根内侧，神经根外侧为 C_7 横突后结节。

（5）采用平面内技术，穿刺针在探头外侧进针，平行于探头，保持穿刺针在超声扫描平面内，观察针尖及针的全长。

（6）当针尖到达神经根附近，回抽无血，注入局麻药 $3\sim5$ mL，可见神经根漂浮在药液中。

（7）继续向头端移动探头，可见 C_6 神经根出现在横突前后结节之间，采用平面内技术，穿刺针在探头外侧进针，越过后结节，到达神经根的外侧或底部，回抽无血，注入局麻醉药 $3\sim5$ mL。

（8）根据需要依次可阻滞 C_5、C_4、C_3 神经根。

四、注意事项

（1）识别神经根有一定难度，C_7 神经根内侧为椎动脉，横突只有后结节而无前结节，最易识别。通常先定位 C_7 神经根，再向上追溯其他神经根。

（2）行 C_7 神经根阻滞时，需开启彩色多普勒模式，识别椎动脉，避免将椎动脉误认为神经根进行阻滞。

（3）行颈神经根阻滞时，穿刺针于探头后方进针，越过后结节到达神经根外侧或底部注药时，需避免损伤神经根。

（叶　纯）

第三节　超声引导肌间沟臂丛神经阻滞

传统的肌间沟臂丛神经阻滞，定位需依靠解剖标志及寻找异感，遇有肥胖及解剖变异的患者时，失败率较高。超声引导肌间沟臂丛神经阻滞可清晰显示臂丛神经及穿刺针，并实时监测局麻药的扩散；也可进行多点注射，减少了局麻药用量，麻醉效果更加确切。

一、局部解剖

臂神经丛由 $C_{5\sim8}$ 及 T_1 脊神经的前支组成，脊神经穿出椎间孔后，在前、中斜角肌之间形成上、中、下三干。上干由 $C_{5\sim6}$ 脊神经前支组成，中干由 C_7 脊神经的前支组成，下干由 $C_8\sim T_1$ 脊神经的前支组成。3 条神经干同锁骨下动脉穿过前、中斜角肌间隙，从下缘穿出，向前、外、下方向伸展。至锁骨后第一肋骨中点外缘，每个神经干分成前后两股，通过第一肋骨和锁骨中点，经腋窝顶部进入腋窝。在肌间沟水平，膈神经在前斜角肌表面由后外侧向前内侧走行，与臂丛神经接近，因此在肌间沟阻滞臂丛神经时易阻滞膈神经（图 4-3）。

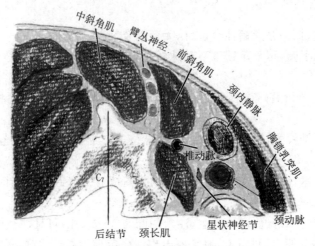

图 4-3　肌间沟臂丛神经断层解剖图

二、超声解剖

选择高频线阵探头,有两种方法显示臂丛神经。

(1)探头短轴位放置于胸锁乳突肌上方平环状软骨水平,显示颈总动脉及颈内静脉短轴切面图像,向后外侧移动探头,识别前斜角肌、中斜角肌。在前、中斜角肌之间,可见数个被高回声包绕呈葡萄样排列的低回声圆形结构,即为臂丛神经。此处显示的超声图像可以是神经根,也可以是神经干,甚至是神经干分出的股,因此表现为数量不等的低回声圆形结构。

(2)探头短轴位放置于锁骨上窝,识别锁骨下动脉,锁骨下动脉表现为搏动的圆形无回声结构。在锁骨下动脉的外侧,锁骨上臂丛神经表现为一团蜂巢状的高低回声相间结构。将探头慢慢向头端倾斜并移动,向头端追踪臂丛神经走行,逐渐显示前、中斜角肌之间的臂丛神经。神经根位置可存在解剖变异,如位于前斜角肌内,或位于前斜角肌与颈内静脉之间。

三、操作方法

(一)体位

患者平卧位,头转向阻滞对侧。操作者位于阻滞侧,超声仪放置于对侧。

(二)器材

高频线阵探头、无菌袖套及耦合剂、神经阻滞麻醉包、5 cm 长度 21～22 G 短斜面绝缘针一根。

(三)操作步骤

(1)常规消毒铺巾,探头套无菌袖套,涂抹无菌耦合剂。

(2)采用上述两种方法之一显示臂丛神经。臂丛神经位于前、中斜角肌之间,表现为葡萄状排列表面高回声内部低回声的圆形结构。轻轻旋转、倾斜探头使神经根清晰显示在屏幕中央。

(3)开启彩色多普勒模式,扫描神经周围血流状况,避免将椎动脉误认为神经根。

(4)采用平面内技术,于探头外侧进针,针尖穿刺至最下方神经根深面,回抽无血,注入局麻药 5 mL,可见神经根上移漂浮在药液中,退针调整进针方向,使针尖到达神经根的上方及侧方,各注入局麻药 5 mL,目视神经根周围被药液包绕。

四、注意事项

(1)肌间沟臂丛最佳显示的位置往往低于环状软骨水平,需移动探头位置以获得最佳超声图像。

(2)颈部血管丰富,穿刺前须使用彩色多普勒模式,识别阻滞区域血管,避免将药物注入血管内。

(3)穿刺过程中,为避免损伤神经,须始终监测穿刺针的运行轨迹及针尖与神经的接触关系,避免针尖穿刺到神经或与神经接触太近。在没有注射局麻药时,患者会有异感,但随着局麻药的持续注入,部分神经可能已被阻滞,这时,即使穿刺到神经,患者也可能没有异感,而导致神经损伤。这适用于大部分超声引导下的神经阻滞技术。

(4)在肌间沟水平很难显示 C_8 及 T_1 神经根,故肌间沟臂丛神经阻滞尺神经效果不佳。

(叶　纯)

第四节　超声引导锁骨上臂丛神经阻滞

传统的锁骨上臂丛神经阻滞采用"盲法"穿刺,损伤锁骨下动脉、胸膜和肺的概率较高。超声可视化技术的发展提高了穿刺的安全性。锁骨下动脉、臂丛神经、第一肋骨、胸膜及肺可清晰地显示在图像上,有效避免了动脉、胸膜及肺的损伤。该处臂丛神经纤维比较集中,可有效阻滞肌皮神经,为肩部及上肢的手术提供良好的镇痛。

一、局部解剖

组成臂丛的神经根穿出椎间孔后,在前、中斜角肌之间合并成上、中、下三干,各神经干经颈横血管深面下行,在第一肋骨外侧缘,每干又分成前后两股。经锁骨中点下方越过第一肋骨进入腋窝顶。锁骨中 1/3 区域有锁骨下动脉、静脉及臂丛神经,由上至下依次为神经、动脉、静脉,表面有椎前筋膜包裹,称为锁骨下血管周鞘;其内有隔膜将鞘分成各室,鞘与血管之间称锁骨下血管旁间隙。臂丛神经位于锁骨下动脉外上方,下方为第一肋骨、胸膜及肺。此处神经表面仅覆盖皮肤、颈阔肌及深筋膜,比较表浅且较为集中。故此处神经阻滞注射较少容量局麻药,即可获得良好效果(图 4-4)。

二、超声解剖

采用高频线阵探头置于锁骨上窝。扫查锁骨下动脉,其表现为搏动的圆形无回声结构,血管壁为高回声结构。在锁骨下动脉的深面,可见强回声亮线样的第一肋骨,其深面为无回声声影。靠近第一肋骨的另一条强回声亮线为胸膜,其深面为高回声的肺脏,随呼吸可见胸膜滑动征象。锁骨下动脉的外上方可见被鞘膜包绕着的臂丛神经,呈蜂窝状或筛底状,外面为高回声的椎前筋膜,内部为低回声的神经纤维。

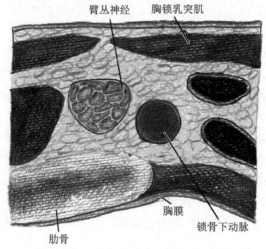

图 4-4　锁骨上臂丛神经断层解剖图

三、操作方法

(一)体位

患者平卧位,头转向对侧,充分显露颈部。操作者位于阻滞侧,超声仪放置于对侧。

(二)器材

高频线阵探头、无菌袖套及耦合剂、神经阻滞麻醉包、5 cm 长度 21～22 G 短斜面绝缘针一根。

(三)操作步骤

(1)常规消毒铺巾,探头套无菌袖套,涂抹无菌耦合剂。

(2)探头置于锁骨上窝,扫查搏动的、圆形无回声结构的锁骨下动脉。锁骨下动脉的外上方,为呈蜂窝状或筛底状结构的臂丛神经。臂丛神经深面可见第一肋骨及胸膜。

(3)采用平面内技术,于探头外侧进针,穿刺过程中实时显示针尖及针的全长,针尖先到达臂丛神经深面与第一肋骨之间,回抽无血,注入 5～10 mL 局麻药,可见神经漂浮上移。

(4)退针调整针尖方向,到达臂丛神经上方,回抽无血,注入局麻药 5～10 mL,利用药液将神经与筋膜分离,使药液包绕整个神经丛。

(5)通常使用 15～20 mL 局麻药便可获得良好的阻滞效果。

四、注意事项

(1)锁骨上臂丛神经周围血管丰富,进行阻滞前需开启彩色多普勒模式,区分血管神经,避免血管内注射。

(2)实行多点注射可减少麻醉药用量,使阻滞效果更确切,但可能会增加神经损伤的风险。

(3)避免高阻力注射,当注药时感觉阻力增大,应停止注药,回退穿刺针,避免神经损伤。

(叶　纯)

第五节 超声引导锁骨下臂丛神经阻滞

锁骨下臂丛神经较为集中,阻滞后可为上臂及前臂手术提供良好镇痛。此处臂丛神经包绕在腋动脉周围,下方为胸膜腔,盲穿易损伤血管及肺脏。超声引导下的神经阻滞可避免血管及肺脏的损伤,降低并发症发生。搏动的腋动脉在超声图像上可作为神经定位的标志,臂丛神经的外侧束、内侧束及后束位于腋动脉周围。若神经显示不清晰,可将药液注射在腋动脉周围,使腋动脉被局麻药"U"形包绕,亦可获得良好阻滞效果。锁骨下臂丛神经位置较深,进针角度大,对于初学操作者,针与探头的配合具有很大挑战性。

一、局部解剖

臂丛神经上、中、下三干自肌间沟穿出,至第一肋骨外侧缘分为六股,经锁骨后进入腋窝,移行于锁骨下部。这些股重新形成内侧束、外侧束和后束,伴随腋动脉走行于腋窝。在腋窝上部,外侧束和后束位于腋动脉第一段的外侧,内侧束位于腋动脉后方。在胸小肌的深面,外侧束、内侧束和后束分别依附在腋动脉第二段的外、内侧面和后面。三束连同腋动脉均位于腋鞘内。腋鞘与锁骨下动脉周围鞘连续(图 4-5)。

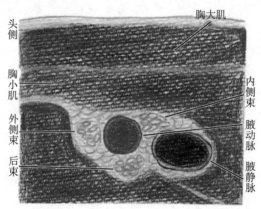

图 4-5 锁骨下臂丛神经断层解剖图

二、超声解剖

采用高频线阵探头,纵向放置于喙突内侧、锁骨下方。体型较瘦的患者,可清晰显示皮肤、皮下组织、胸大肌、胸小肌。腋动脉位于胸小肌深面。臂丛神经的 3 个束(外侧束、后束、内侧束),包绕在腋动脉周围,它们以与腋动脉的位置关系命名。近头侧为外侧束,腋动脉深面为后束,近尾侧为内侧束。这些束支均表现为类圆形的高回声结构。腋静脉位于腋动脉下方偏尾侧,加压探头可被压闭。

三、操作方法

(一)体位

患者平卧位,患侧上肢略外展。

(二)器材

高频线阵探头、无菌袖套及耦合剂、神经阻滞麻醉包、5～10 cm 长度 21～22 G 短斜面绝缘针一根。

(三)操作步骤

(1)常规消毒铺巾,探头套无菌袖套,涂抹无菌耦合剂。

(2)探头纵向放置在喙突内侧、锁骨下方,显示胸大肌、胸小肌。胸小肌深面可见搏动的腋动脉,调整探头位置,在腋动脉周围扫查高回声的臂丛神经,将腋动脉图像置于屏幕中央。

(3)采用平面内技术,于探头头侧紧贴锁骨进针。由于锁骨下臂丛神经位置较深,针与探头需成较大的角度,这常导致穿刺针显影不清晰,可通过观察穿刺路径中组织的变化,确认穿刺针的行进轨迹和针尖的位置,或注射少量生理盐水来验证。

(4)也可直接采用平面外穿刺技术,于探头内侧进针,目标是腋动脉与神经束支之间。当穿刺针到达腋动脉的外侧,回抽无血及气体,注入局麻药 5 mL,阻滞外侧束,随着药液的扩散针尖继续前进到达后束附近,注入局麻药 5 mL,最后阻滞内侧束,每个束支注射 5 mL 局麻药,使腋动脉被药液呈"U"形包裹。

四、注意事项

(1)采用平面内技术,进针过程中注意观察针的移动轨迹,避免偏向内侧损伤胸膜和肺。

(2)在腋动脉下方给药,使腋动脉被药液呈"U"形包裹,在腋动脉上方给药往往效果不佳。

(3)因进针角度较大,不适合使用平面内技术时,经验丰富的医师可采用平面外技术穿刺。

(叶 纯)

第六节 超声引导腋路臂丛神经阻滞

腋路臂丛神经阻滞适用于前臂及手部手术。该操作简单,相对于其他入路的臂丛神经阻滞,无损伤胸膜及肺的风险。此处肌皮神经远离腋动脉,位于肱二头肌与喙肱肌之间,传统方法不易阻滞。超声引导下的腋路臂丛神经阻滞可清晰地显示肌皮神经、正中神经及尺神经,桡神经往往显示不清,但这并不影响阻滞效果,在腋动脉周围注药,使腋动脉被药液包绕,即可获得良好的阻滞效果。

一、局部解剖

臂丛三支神经干自斜角肌间隙下缘穿出,伴同锁骨下动脉一起向前、向外、向下延伸,行至锁骨与第一肋骨之间,每个神经干分成前后两股,在锁骨中点后方,经腋窝顶进入腋窝,在腋窝各股神经又重新组合成束,3 个后股在腋动脉后侧形成后束,分出上、下肩胛神经,胸背神经,腋神等分支,其末端延长为桡神经。下干的前股延伸形成内侧束,位于腋动脉内侧,分出臂内侧神经和前臂内侧神经及正中神经内侧头。上、中干的前股形成外侧束,分出胸前神经、肌皮神经及正中神经外侧头。三束和腋动脉共同包在腋血管神经鞘内(图 4-6)。

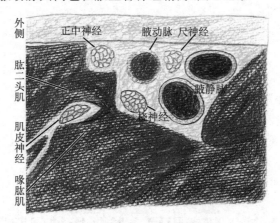

图 4-6　腋路臂丛断层解剖图

二、超声解剖

采用高频线阵探头,将探头短轴位置于腋窝。可显示搏动的腋动脉,其内侧伴行数条静脉,加压探头静脉可被压闭。在腋动脉周围可显示臂丛神经的 3 个主要分支,即位于腋动脉外上方的正中神经、位于腋动脉内侧的尺神经及位于腋动脉下方的桡神经,这三支神经在超声图像上均表现为高回声蜂窝状或类圆形结构,内伴点状不规则低回声的影像。包绕神经血管的三块肌肉是位于外侧浅层的肱二头肌、深层的喙肱肌及内侧下方的肱三头肌。肌皮神经位于肱二头肌与喙肱肌之间,表现为强回声的条索状或梭形结构,有时其间为低回声结构。

三、操作方法

(一)体位

患者平卧位,患肢取敬礼位。操作者于患者头侧,超声仪放置于对侧。

(二)器材

高频线阵探头、无菌袖套及耦合剂、神经阻滞麻醉包、5 cm 长度 21～22 G 短斜面绝缘针一根。

(三)操作步骤

(1)常规消毒铺巾,探头套无菌袖套,涂抹无菌耦合剂。

(2)探头垂直于腋窝放置,辨认肱二头肌及喙肱肌,肌皮神经位于两块肌肉之间,表现为高回声条索状或梭形结构。

(3)采用平面内技术,于探头头端进针,在肌皮神经周围注射局麻药 3～5 mL,使肌皮神经被药液包绕。

(4)移动探头显示腋动脉短轴图像,探头略加压,使腋动脉周围静脉压闭,有利于神经暴露。正中神经、尺神经及桡神经位于腋动脉周围,呈蜂窝状。

(5)确认目标神经后,将穿刺针穿刺至腋动脉下方,回抽无血,注入局麻药阻滞桡神经。

（6）退针调整穿刺针方向至腋动脉上方阻滞尺神经及正中神经。

（7）局麻药总量20～25 mL。

四、注意事项

（1）腋窝血管丰富，注药前开启彩色多普勒模式，区分血管和神经，避免局麻药注入血管内。

（2）局麻药首先注射到腋动脉下方的桡神经。若先阻滞腋动脉上方的正中神经，桡神经会被推向深面，很难识别。

（3）正中神经、尺神经及桡神经在超声图像上很难完全显示，若神经显示不清，将药液注射在腋动脉周围，腋动脉被药液包绕也可获得良好阻滞效果。

（4）穿刺过程中始终观察针尖与神经位置关系，避免穿刺到神经引出异感，防止神经损伤。

（叶　纯）

第七节　超声引导上肢外周神经阻滞

对于手部手术，如单纯手指骨折内固定，可根据其神经支配，阻滞单根神经，避免上肢近端运动、感觉神经阻滞。若臂丛神经阻滞不完善，也可阻滞单根神经，起到对臂丛阻滞的补充作用。外周神经位置较表浅，且常与动脉及肌腱伴行，超声下较易识别。应用超声引导还可避免损伤血管，减少局麻药用量。

一、局部解剖

（一）正中神经

正中神经主要来自C_6～T_1脊神经根纤维，于胸小肌下缘处由臂丛内侧束和外侧束分出，两根夹持腋动脉，在腋动脉外侧合成正中神经，支配手掌桡侧半及桡侧三个半手指掌侧面皮肤（图4-7）。

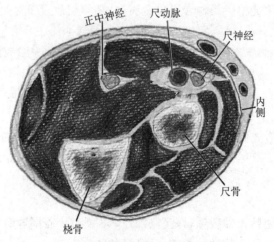

图4-7　正中神经、尺神经断层解剖图

(二)尺神经

尺神经起源于臂丛内侧束,主要由 $C_8 \sim T_1$ 脊神经纤维组成。尺神经沿上臂内侧肱二头肌与肱三头肌间隔下行,支配手掌尺侧半及尺侧一个半手指掌侧面皮肤(图 4-7)。

(三)桡神经

桡神经发自臂丛神经后束,缘于 $C_{5 \sim 8}$ 及 T_1 脊神经。桡神经在腋窝内位于腋动脉后方,折向下后外方,走入肱骨桡神经沟内,于肱骨外上髁上方约 10 cm 处,绕肱骨走向前方,至肘关节前方分为深浅两支。桡神经在手部分布于腕背、手背桡侧皮肤及桡侧三个半手指背面的皮肤(图 4-8)。

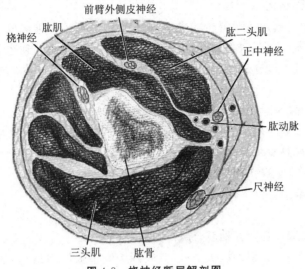

图 4-8　桡神经断层解剖图

二、超声解剖

(一)正中神经

采用高频线阵探头,短轴位放置于前臂正中,识别桡侧腕屈肌、指浅屈肌及指深屈肌。正中神经位于桡侧腕屈肌深面,指浅屈肌与指深屈肌之间,表现为一高回声椭圆形结构,呈蜂巢或筛底状,上下滑动探头,可追踪到正中神经走行。

(二)尺神经

采用高频线阵探头,短轴位放置于前臂正中偏尺侧,可见尺动脉搏动,尺神经位于尺动脉内侧,尺侧腕屈肌与指深屈肌之间,表现为高回声的椭圆形或者三角形结构,将探头自远端向近端移动,尺神经逐渐远离尺动脉。

(三)桡神经

采用高频线阵探头,短轴位放置于肘部,肘关节腔表现为线型低回声结构,肱肌及肱桡肌位于关节腔外上方。在肱肌及肱桡肌之间,桡神经表现为一条索状高回声结构,其深面为搏动的桡侧返动脉。

三、操作方法

(一)体位

患者平卧位,上肢外展。

（二）器材

高频线阵探头、无菌袖套及耦合剂、神经阻滞麻醉包、5 cm 长度 21～22 G 短斜面绝缘针一根。

（三）操作步骤

1.正中神经

（1）常规消毒铺巾，探头套无菌袖套，涂抹无菌耦合剂。

（2）探头短轴位置于前臂正中，识别桡侧腕屈肌、指浅屈肌及指深屈肌，正中神经位于肌肉间隙，表现为高回声椭圆形结构。

（3）若不易识别，可将超声探头置于前臂桡侧识别桡动脉，正中神经位于桡动脉内侧。

（4）采用平面内技术，于超声探头内侧或外侧进针均可，穿过肌肉到达正中神经下方，注入局麻药 2～3 mL，调整穿刺针到达正中神经上方，再次注入局麻药 2～3 mL，使神经被药液包绕。

2.尺神经

（1）常规消毒铺巾，探头套无菌袖套，涂抹无菌耦合剂。

（2）探头短轴位置于前臂尺侧，可见尺动脉搏动。尺神经位于尺动脉内侧，表现为高回声椭圆形或者三角形结构，调整探头至合适的位置。

（3）采用平面内技术，于探头内侧进针，到达尺神经底部注入局麻药 3～5 mL，若药物扩散不理想，调整穿刺针至神经上方注入局麻药 3～5 mL。

3.桡神经

（1）常规消毒铺巾，探头套无菌袖套，涂抹无菌耦合剂。

（2）探头短轴位置于肘部，识别肘关节腔，其表现为线型低回声结构。桡神经位于肘关节腔外上方肱肌及肱桡肌之间，表现为条索状高回声结构。

（3）采用平面内技术，于探头外侧进针，将穿刺针尖置于神经下方，避开桡侧返动脉，注入局麻药 2 mL，调整穿刺针至桡神经上方，再次注入局麻药 2～3 mL，使神经被药液包绕。

四、注意事项

（1）正中神经在前臂位于肌肉之间，有时难以识别。在肘部位于肱动脉内侧易识别，可由此向远端追踪。

（2）在尺神经沟进行尺神经阻滞，可造成神经压力伤，一般不作为首选。

（3）桡神经在肘部以下分为深、浅两支，所以，桡神经阻滞应选择在肘部及肘上。

（叶　纯）

第八节　超声引导腰丛神经阻滞

腰丛神经阻滞也称腰大肌间沟阻滞，是指经腰大肌后方筋膜层注入局麻药，阻滞腰丛全部主要神经——股神经、股外侧皮神经和闭孔神经。与前路股神经阻滞或血管旁"三合一"阻滞相比，腰丛神经阻滞麻醉和镇痛效果更为持续和肯定。其联合骶丛神经阻滞，可完全阻滞髋关节及全下肢，适用于髋关节、大腿、膝关节和小腿的手术。腰丛神经阻滞是一种高级神经阻滞技术，其主要困难在于腰丛位置深、神经丛范围大,成功阻滞需要大剂量的局麻药。虽然计算机断层扫描或X线检查可以提高准确性,但是考虑到手术室繁忙的工作环境、费用的增加及放射线暴露等因素,这些技术都不具有现实意义。超声仪器的发展及图像质量的提高,引起了人们对于超声引导腰丛神经阻滞的兴趣,临床实践观察证实,这种阻滞方式尤其适用于老年、虚弱、肥胖患者下肢手术的麻醉。

一、局部解剖

熟悉腰丛神经的解剖,对于掌握超声引导腰丛神经阻滞非常重要。腰丛神经走行于腰大肌间隙内,由 T_{12} 神经前支的一部分、$L_{1\sim3}$ 神经前支、L_4 神经前支的大部分组成,有时 L_5 神经前支的小部分也会加入。这些神经组合在一起,形成肋下神经、髂腹下神经($T_{13}\sim L_1$ 或 L_1 前支)、髂腹股沟神经($T_{13}\sim L_1$ 或 L_1 前支)、股外侧皮神经($L_{1\sim2}$ 或 $L_{2\sim3}$ 前支)、股神经($L_{1\sim4}$ 或 $L_{2\sim4}$ 前支)、生殖股神经($L_{1\sim2}$ 前支)、闭孔神经($L_{2\sim4}$ 前支)。腰大肌间隙的前壁是腰大肌;后壁是 $L_{1\sim5}$ 横突、横突间肌和横突间韧带;外侧为起自全部腰椎横突上的腰大肌纤维和腰方肌;内侧是 $L_{1\sim5}$ 椎体、腰椎间盘外侧面及起自椎体的腰大肌纤维。腰部的脊神经从椎间孔穿出后,在相应的两个横突中间(冠状面上)且在横突连线的前方 $1.5\sim2.0$ cm 处走行。腰丛阻滞一般在 $L_{2\sim3}$ 或 $L_{3\sim4}$ 横突之间进行。对于了解腰丛,腰大肌、腰方肌和竖脊肌是重要的肌肉标志,棘突、关节突和横突是重要的骨性标志(图 4-9)。

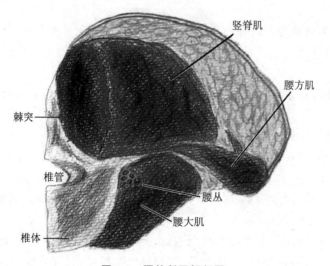

图 4-9 腰丛断层解剖图

二、超声解剖

成人选用低频凸阵探头,深度调节至 $7\sim12$ cm。儿童可选用高频线阵探头,深度调节至 $3\sim6$ cm。腰丛神经位置较深,部分成年人及老年人,分辨不清腰丛神经,此时可根据周围骨性结构和肌肉图像确认腰丛神经的位置。根据探头与脊柱的方向,探头与脊柱平行放置称纵向扫描,探头与脊柱垂直放置称横向扫描。

(一)纵向扫描下的解剖

探头放置于脊柱中线,识别 $L_5\sim S_1$ 间隙。沿中线向头端纵向移动探头,依次出现的连续性中断骨性标志,为 $L_{4\sim5}$、$L_{3\sim4}$ 间隙。于 $L_{3\sim4}$ 间隙向阻滞侧横向移动探头,由内向外显示的骨性标志分别为椎板间隙、关节突关节、横突根部,继续横向移动探头,显露 $L_{3\sim4}$ 横突间隙,横突的骨皮质表现为高回声,深面为无回声声影,其特征性表现为"三叉戟标志"。透过横突间的声窗,在其深面可见腰大肌,表现为高回声条纹伴典型低回声的肌肉影像。横突前方 $1\sim2$ cm 处,可见高回声线性结构的腰丛神经影像,排除横突深面的无回声影像阻挡,可发现其高回声线性声影是连续的。有些患者腰大肌肌肉组织比较致密,也会表现为高亮回声,可能会影响判断。当探头继续向头端移动,某些患者的 $L_{2\sim4}$ 水平常会发现肾脏下极,其特征性表现是随呼吸摆动。

(二)横向扫描下的解剖

选择低频凸阵探头,短轴位放置于 $L_{2\sim3}$ 或 $L_{3\sim4}$ 位置扫描,可见棘突、关节突关节、椎板及横突的骨性影像,探头向阻滞侧移动,可见竖脊肌、腰方肌和腰大肌的肌肉影像及横突、椎体的骨性影像。调节至合适的扫描深度,左侧可见腹主动脉影像,右侧可见下腔静脉影像。这些标志为定位腰丛神经提供了丰富的信息。向头侧或足侧缓慢移动探头,可见横突影像消失,此时扫描区域在两个横突之间,可清晰显示腰大肌、椎体及腰丛神经。腰丛神经表现为类三角形高回声结构。

三、操作方法

(一)体位

患者侧卧位,屈膝屈髋,阻滞侧位于上方。

(二)器材

低频凸阵探头、无菌袖套及耦合剂、神经阻滞麻醉包、10 cm 长度 $21\sim22$ G 短斜面绝缘针一根、周围神经刺激仪(选用)。

(三)操作步骤

分纵向扫描平面外技术和横向扫描平面内技术。它们各有特点,临床操作宜根据具体情况取长补短,灵活应用。

1.纵向扫描平面外技术

(1)常规消毒铺巾,探头套无菌袖套,涂抹无菌耦合剂。

(2)长轴位放置于 $L_{2\sim3}$ 或 $L_{3\sim4}$ 横突位置,辨识高回声线性结构的腰丛神经、血管及肾脏。

(3)识别腰丛神经后,固定探头,测量腰丛神经至皮肤的深度,设计进针路径,注意避开血管和肾脏。

(4)穿刺部位局麻,使用平面外技术缓慢进针,此时穿刺针在超声图像上仅显示为一个高回声的亮点,起初显示在屏幕的亮点,被认为是穿刺针针尖,继续进针的同时需微调探头,持续追踪针尖,同时又不会丢失腰丛神经影像。

(5)当针尖到达腰丛神经后,回抽无血及液体,缓慢注入局麻药 $15\sim20$ mL,超声图像可见低回声的局麻药液向两端扩散。

2.横向扫描平面内技术

(1)常规消毒铺巾,探头套无菌袖套,涂抹无菌耦合剂。

(2)短轴位放置于 $L_{2\sim3}$ 或 $L_{3\sim4}$ 位置扫描,缓慢向患侧纵向移动探头,依次辨识竖脊肌、腰方肌、腰大肌、关节突关节及椎体。

(3)识别腰丛神经后,固定探头,测量腰丛神经距离皮肤的深度,设计进针路径,注意避开血管和脏器。

(4)穿刺部位局麻,使用平面内技术进针,当针尖到达腰丛神经后,回抽无血及液体,缓慢注入局麻药 15～20 mL,超声图像可见低回声的局麻药液扩散。

四、注意事项

(1)腰丛神经位置较深,确定针尖影像位置非常重要。平面外技术只能观察针的横截面,在超声图像上表现为一个亮点。小幅度抖动穿刺针或将探头向穿刺针方向倾斜,以确认针尖的位置,进一步验证可注射少量生理盐水。平面内技术理论上可观察到针的全长,但有时与探头夹角较大,并不能清晰显示。通过加强模拟穿刺训练,设计合适的进针路径,更利于穿刺针的显影。

(2)腰椎旁区域血管丰富,使用超声辨识腰丛神经时,常发现周围有搏动的血管影像,为避免血肿和血管内注射,需开启彩色多普勒模式扫描,并记录血流位置。设计穿刺路径时需避开血管,减少反复穿刺,避免快速加压注射药物。

(3)扫描腰丛神经时,常可见肾脏下极,其表现为随呼吸摆动的椭圆形结构。设计穿刺路径时,应避免损伤肾脏。

(4)当超声图像不能良好地显示神经时,可采用横向扫描与纵向扫描相结合的方式,根据腰丛神经周围的解剖结构,判断腰丛神经的位置,联合神经刺激仪完成阻滞。

(5)腰丛神经阻滞技术要求较高,建议由有经验的医师实施,单次注射时使用局麻药量较大,易引起局麻药中毒反应,须备好急救措施。

(叶　纯)

第九节　超声引导骶丛神经阻滞

骶丛神经阻滞在下肢手术和疼痛管理方面有广泛的临床应用。与传统操作不同,超声引导骶丛神经阻滞相对简单容易,有较高的成功率。它可提供膝关节以下腿部除了由隐神经支配的内侧皮肤的完全麻醉,适用于膝、小腿、踝和足部的手术。联合腰丛神经阻滞可实现髋关节及全下肢的阻滞。

一、局部解剖

骶丛由腰骶干($L_{4～5}$)、骶神经($S_{1～5}$)及尾神经的前支组成。骶丛位于盆腔内,在骶骨及梨状肌前面,髂内动脉的后方。骶丛分支分布于盆壁、臀部、会阴部、股后部、小腿及足部皮肤,除直接发出肌支支配梨状肌、闭孔内肌、股方肌外,还发出下列分支:坐骨神经($L_{4～5}$,$S_{1～3}$)、臀上神经($L_4～S_1$)、臀下神经(L_5,$S_{1～2}$)、阴部神经($S_{2～4}$)、股后皮神经($S_{1～3}$)等(图 4-10)。

二、超声解剖

成人选用低频凸阵探头,深度调节至 8～12 cm。儿童可选用高频线阵探头,深度调节至 3～6 cm。在患侧髂后上棘与股骨大转子之间作一连线,探头放置于连线内 1/2 位置,超声图像上显示为一高回声连续的线性结构,深面为无回声声影,此为髂骨。缓慢向足侧平移探头,可见高回声连续的线性结构逐渐分离,其内侧为骶骨,外侧为髂骨,两块骨骼之间可见高回声团状结构的骶丛神经,其上覆盖梨状肌,表现为梭形高低回声相间的肌肉结构。骶丛神经周围血运丰富,开启多普勒模式扫描,可清晰观察到臀上动脉、臀下动脉的血流影像。

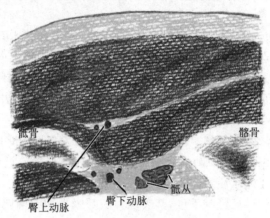

图 4-10　骶丛断层解剖图

三、操作方法

(一)体位

患者侧卧位,屈膝屈髋,阻滞侧位于上方。

(二)器材

低频凸阵探头、无菌袖套及耦合剂、神经阻滞麻醉包、10 cm 长度 21～22 G 短斜面绝缘针一根、周围神经刺激仪(选用)。

(三)操作步骤

(1)常规消毒铺巾,探头套无菌袖套,涂抹无菌耦合剂。

(2)短轴位放置于髂后上棘和股骨大转子连线内 1/2 位置,可见一高回声的连续的线性结构,缓慢向足侧平移探头,寻找表现为高回声团状结构的骶丛神经。

(3)开启彩色多普勒模式,扫描神经内侧的臀上动脉和臀下动脉,记录血流位置,测量骶丛神经至皮肤的距离,设计穿刺路径。

(4)一般采用平面内技术,于探头外侧进针,为避免损伤动脉,尽量加大穿刺针与探头的角度,针尖沿髂骨内侧下滑,突破梨状肌后,即可见到达骶丛神经,回抽无血后,缓慢注入局麻药10～15 mL。

四、注意事项

(1)因穿刺针与探头夹角较大,穿刺针不能清晰显影,可先穿刺至髂骨,记录深度,然后稍微回退穿刺针,调整角度沿髂骨内侧下滑,注射少量生理盐水以验证针尖位置。

(2)臀下动脉位于骶丛神经内侧,为避免损伤动脉,需设计合适的进针路径,针尖的目标是骶丛神经与髂骨之间。

(叶　纯)

第十节 超声引导股神经阻滞

股神经阻滞对于下肢手术的麻醉及术后镇痛有着重要的临床意义。因该神经分布和位置不定,盲穿有一定的失败率。使用超声引导行股神经阻滞,可达到可视化,操作过程相对简单,提高了成功率,减少了并发症。股神经阻滞适用于大腿前部与髌骨的手术、股四头肌肌腱修补术、膝关节镜手术,以及髌骨与股骨术后镇痛。与盲穿不同,其不需以股动脉搏动点为标志;可较清晰地观察股神经及其周围的解剖结构;穿刺过程中可实时显露穿刺针,尤其是针尖与神经的接触关系;实时监测局麻药的扩散情况;实时监测穿刺针与股动脉的距离,防止损伤股动脉和血管内注射。对于需留置导管的病例,超声引导下股神经、股动脉、髂筋膜等解剖结构显露清晰,穿刺针和导管的路径可实时监测,对于选择穿刺部位、调整导管与股神经的位置、局麻药的扩散状况等,均提供了良好的保障。

一、局部解剖

股神经是腰丛最大的分支。其自腰大肌外缘穿出,继而在腰大肌与髂肌之间下行,在腰大肌韧带中点稍外侧经腰大肌深面,股动脉外侧进入股三角区,随即分为数支:①肌支分布于髂肌、耻骨肌、股四头肌和缝匠肌;②有数条较短的皮支即股中间、股内侧皮神经,分布于大腿及膝关节前面的皮肤。最长的皮支为隐神经,伴随股动脉入内收肌管下行,穿出此管后至膝关节内侧下行,于缝匠肌下段渐出至皮下后,伴随大隐静脉沿小腿内侧面下行至足内侧缘,沿途分布于髌下、小腿内侧面及足内侧缘皮肤。另外,股神经也分布于膝关节和股动脉及其分支。在腹股沟韧带处,股神经于股动脉外侧下行,与股动脉之间有髂耻筋膜相隔,其下方为髂腰肌,其上覆盖有髂筋膜(图 4-11)。

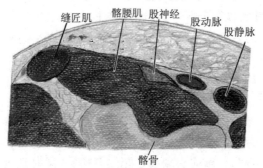

图 4-11 股神经断层解剖图

二、超声解剖

选择高频线阵探头,深度调节至 2～4 cm。探头平行于腹股沟韧带短轴位放置,扫查股动脉,其表现为搏动的圆形无回声结构。在股动脉外侧、髂腰肌凹陷处,可见表现为三角形或梭形高回声结构的股神经,与外侧和下方的髂腰肌影像明显不同。其上方覆盖有髂筋膜,表现为清晰的水平线性高回声结构。

三、操作方法

（一）体位

患者平卧位,患肢略外展外旋。操作者位于患侧,超声仪放置于健侧。

（二）器材

高频线阵探头、无菌袖套及耦合剂、神经阻滞麻醉包、5～10 cm 长度 21～22 G 短斜面绝缘针一根、周围神经刺激仪(选用)。

（三）股神经阻滞操作步骤

(1)常规消毒铺巾,探头套无菌袖套,涂抹无菌耦合剂。

(2)短轴位放置于腹股沟韧带位置,依次识别股动脉、股神经、髂腰肌、髂筋膜。

(3)在股动脉外侧,髂腰肌凹陷处,股神经表现为高回声三角形或梭形结构。

(4)采用平面内技术穿刺,于探头外侧进针。髂筋膜为致密的高回声结构,穿刺针与探头夹角过大时,不易显露针体,设计穿刺路径时,尽量平行于探头,以利于穿刺针的可视化。

(5)目视穿刺针突破髂筋膜,接近股神经,回抽无血,注入适量局麻药,使髂筋膜与股神经分离。

(6)针尖指向股神经上方,边进针边注药,当确认股神经上方被局麻药包裹后,稍退针抬高针尾,针尖指向股神经下方,继续边进针边注药,超声仪上可显示股神经被低回声药液包裹后的影像。局麻药总量为 15～20 mL。

(7)当局麻药围绕股神经扩散,会达到迅速有效的阻滞,这种征象被描述成"炸面圈"征。

(8)也可采用平面外技术,目标是股神经外侧,进针过程中注射少量局麻药或生理盐水,因液体表现为无回声,可起到对比作用。当确认针尖到达股神经外侧后,回抽无血,注入局麻药,观察药液扩散的影像。

（四）股神经置管术操作步骤

(1)采用平面内技术,观察髂筋膜及股神经,目标是将导管放置于髂筋膜下方的股神经附近。

(2)设计穿刺路径,进针突破髂筋膜后,边进针边注射 10～20 mL 生理盐水,分离髂筋膜、股神经及髂腰肌,目视无回声的生理盐水将髂筋膜和股神经充分分离,将导管置入到目标区域,超声仪可清晰显示导管的位置影像。

(3)通过导管注入生理盐水,根据需要适当调整导管位置。导管由无菌透明贴膜妥善覆盖。

四、注意事项

(1)股神经显露清晰与否,取决于探头的位置及角度。选择腹股沟韧带正上方,避免探头靠近腹腔或足侧。如果显示不清,稍微向头端或足端倾斜探头,同时适度加压和旋转,大多数情况下,可清晰显露股神经。

(2)股神经位于髂腰肌凹陷处,如果显示不清,可沿髂腰肌平面,在肌肉曲线的"下坡"位置仔细扫查,一般可清晰识别股神经。

(3)穿刺针先放置于股神经上方,贴近神经注射药物时,应避免神经内注射。根据成像的包裹效果,及时调整至股神经下方,继续给药,并随时调整针尖位置,一般可达到股神经漂浮的效果。

(4)股神经阻滞时,局麻药扩散并非必需包绕神经,局麻药在髂筋膜下、股动脉外侧扩散即可。

(5)穿刺过程中,实时观察穿刺针运行轨迹,避免神经损伤。建议使用低阻力注射器。高阻力注射可能会造成压力性损伤和化学性损伤。

(叶　纯)

第十一节　超声引导股外侧皮神经阻滞

股外侧皮神经支配大腿外侧大部分皮肤,阻滞后可满足大腿外侧浅层手术的需要,如皮肤移植术。联合股神经等阻滞可实现互相补充,提供下肢手术的麻醉并缓解止血带引发的疼痛。它还被作为一种诊断方法,用于诊断感觉异常性股痛或股外侧皮神经的神经痛。传统的股外侧皮神经阻滞属于"盲法"操作,依靠穿刺针的突破感判断神经位置,失败率较高。超声引导股外侧皮神经阻滞,可清晰地观察神经影像及阔筋膜,成功率有了较大提高。

一、局部解剖

股外侧皮神经起自 $L_{2\sim3}$ 脊神经前支的后股,是腰丛的分支。自腰大肌外缘伸出后,向下、向外斜行,穿过髂肌至髂前上棘,在其内侧穿过腹股沟韧带下方到达股部。然后沿缝匠肌外侧下行,在阔筋膜之下,距髂前上棘7~10 cm处穿出阔筋膜,并分出前后支。前支支配大腿至膝关节外侧皮肤,后支支配大转子至大腿中部以上的外侧皮肤。在腹股沟褶皱处,股外侧皮神经位于阔筋膜与髂筋膜之间,恰好位于缝匠肌的上方。继续在阔筋膜下方下行,股外侧皮神经逐渐向外侧走行于缝匠肌和阔筋膜张肌之间(图 4-12)。

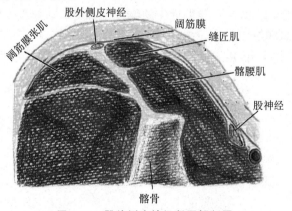

图 4-12　股外侧皮神经断层解剖图

二、超声解剖

选择高频线阵探头,深度调节至 1.5~3.0 cm。股外侧皮神经通常位于髂前上棘下方 2~5 cm,阔筋膜张肌和缝匠肌之间,发出 2~5 个分支。先将探头短轴位放置于髂前上棘,其骨皮质表现为高回声结构,深面为无回声声影。向足端缓慢移动探头,可见缝匠肌的起始部,其表现为一小的三角形肌肉影像,继续移动探头,可见缝匠肌外侧的肌肉影像,此为阔筋膜张肌,其上覆盖有阔筋膜,表现为高回声的线性结构。在阔筋膜张肌和缝匠肌之间,阔筋膜下方扫查股外侧皮神经。超声图像上股外侧皮神经的横断面表现不一,有时为几个或一簇低回声细小的类圆形结构,有时为高回声的类圆形结构,有时呈蜂窝状,有些患者很难找到神经的影像。

三、操作方法

(一)体位

患者平卧位,操作者位于患侧,超声仪放置于健侧。

(二)器材

高频线阵探头、无菌袖套及耦合剂、神经阻滞麻醉包、5 cm 长度 21～22 G 短斜面绝缘针一根。

(三)操作步骤

(1)常规消毒铺巾,探头套无菌袖套,涂抹无菌耦合剂。

(2)短轴位放置于髂前上棘,显露髂前上棘影像,向足端缓慢移动探头,显露股外侧皮神经。

(3)采用平面内技术,于探头外侧进针,穿过皮下组织及阔筋膜张肌,针尖到达阔筋膜张肌与缝匠肌之间时可能会有突破感,超声下可清晰显示针尖位于缝匠肌、阔筋膜张肌和阔筋膜形成的三角形区域。

(4)回抽无血,注射 5 mL 局麻药,可见三角形区域膨胀隆起。

(5)如果无法显示神经,将局麻药注射在三角形区域内即可。

四、注意事项

(1)确认针尖位于股外侧皮神经鞘膜内是成功的关键。如果针尖在阔筋膜张肌或缝匠肌的肌肉内,注射局麻药会影响阻滞效果。仔细观察超声仪上针尖的位置,当针尖位于肌肉内时,针尖回退或继续进针,注射少量局麻药,调整针尖的位置。重复该动作直到针尖到达正确的位置,目视局麻药在阔筋膜张肌和缝匠肌之间扩散。

(2)也可使用平面外技术,但由于操作过程中难以辨识针尖,进针过程中需注射少量生理盐水确认正确的针尖位置。

(叶　纯)

第五章

无痛治疗技术

第一节 无 痛 人 流

一、无痛人流概述

人工流产术是指妊娠 14 周内以人工的方法终止妊娠的手术。常用的人流术有吸宫术和钳刮术两种,前者适用于 10 周内的妊娠妇女,后者适用于 10～14 周的妊娠妇女。妊娠超过 14 周不能进行人工流产术,需要住院行引产手术。

人工流产术手术虽小,由于在手术时扩张宫颈管,负压吸引或刮宫壁过程中所引起的疼痛不适会导致患者产生紧张、恐惧、焦虑等心理应激反应而影响手术顺利进行。过去人流手术不使用麻醉,患者的痛苦比较大,并发症较多,除了伤害性刺激造成的疼痛、心理恐惧外,还可能引起人工流产综合征,主要表现为心率减慢、血压下降、恶心、呕吐、出汗、面色苍白,严重的可危及生命安全。随着人民生活物质水平的日益改善,对生活质量的要求也不断提高,患者在检查或治疗上对减轻痛苦的要求越来越强烈。新型麻醉药物的出现,使无痛人流术得以迅速发展和普及。无痛人流术是指在静脉全身麻醉下进行人工流产手术,患者在睡眠中接受手术,无任何痛苦,术后迅速苏醒,对手术过程无任何记忆。

相对于传统的人流手术,无痛人流术的优点:①解除患者生理上和心理上的痛苦;②解除手术医师的心理压力,有利于保证手术质量;③减少手术并发症,减低人流综合征的发生率,有利于保障患者的生命安全。

二、适应证

(1)初次妊娠、瘢痕子宫等估计手术需时较长的患者。

(2)多次流产术后精神紧张难以配合手术的患者。

(3)因高血压、心脏病不能耐受疼痛刺激的患者。

(4)对传统人流手术恐惧或不能忍受其中痛苦的患者。

(5)要求对手术过程无任何感觉的患者。

(6)不规则阴道流血需要诊断性刮宫(诊刮)的患者。

(7)长期放置同一宫内节育环需要取环的患者。

三、禁忌证

(一)相对禁忌证

(1)未按要求执行禁饮禁食等术前准备的患者。

(2)呼吸道评估预测困难气道或有呼吸道管理困难史需慎重。

(3)无人陪护的门诊患者。

很多患者手术当时才决定使用全身麻醉,未能按全麻要求禁饮禁食。丙泊酚有内在的抗呕吐作用,而全身麻醉后基本避免了人流综合征的出现,迷走神经反射性兴奋引起恶心呕吐概率也可极大降低。故只要不是饱胃的患者,未严格禁饮禁食行无痛人流术不是绝对的禁忌证。备好负压吸引等抢救措施,由经验丰富的麻醉医师进行麻醉,还是可以保证患者安全的。

(二)绝对禁忌证

(1)严重心脏疾病或心功能不全、心律失常的患者。

(2)严重呼吸系统疾病或肺功能不全,哮喘急性发作的患者。

(3)预计麻醉后可能有中重度上呼吸道梗阻并有困难气道史的患者。

(4)对手术所需麻醉药品过敏的患者。

四、术前评估

为保证患者安全和减少术后并发症,对接受门诊腔镜诊疗麻醉的患者术前进行充分评估非常必要。麻醉前要针对与麻醉实施有密切关系的全身情况和器官部位进行重点复查。根据麻醉前访视结果,将病史、体格检查和实验室检查资料与手术麻醉的安危联系起来,进行综合分析,可对患者的全身情况和麻醉手术耐受力作出比较全面的估计。值得注意的是患者精神状态的评估。很多要接受人流术的患者心理上都有很大负担,特别是年轻未婚女性,或者保胎失败不得不行清宫术的患者,失去胎儿的不舍和对于未来生育能力影响的忧虑,使这些患者非常敏感而紧张。有的患者不愿意摆好膀胱截石位或在清洗外阴时就惊叫喊疼甚至痛哭流涕。麻醉医师应在术前对患者的心理状态作好评估,给予耐心细致的解答和适当流露出关心都可以使患者得到一定的安慰,从而减少焦虑,产生对麻醉医师的信任,增加医从性。言语安慰无效精神异常紧张的患者,也可以在外阴清洗前就实施麻醉,不必坚持进窥器前才进行麻醉,以免增加患者的焦虑紧张。

五、术前准备

(1)人流术前准备:测量血常规和凝血功能,避免贫血和术中异常出血。治疗外阴炎症。

(2)麻醉前准备:禁饮禁食等常规麻醉前准备,稀释阿托品针备用。

(3)体位采用膀胱截石位。

六、麻醉方法

随着医疗技术的提高,现今人工流产术一般只需 5 分钟左右的时间。这短短 5 分钟对于接受流产手术的患者是"漫长"的煎熬。人工流产术中的疼痛主要来自阴道扩张、宫颈扩张和吸刮子宫壁引起的子宫收缩,主要经 $T_{10\sim12}$,$L_{1\sim2}$ 交感神经支和 $S_{2\sim4}$ 副交感神经支传导。手术的刺激除了可以引起强烈疼痛外,还会引起迷走(副交感)神经自身反射,出现迷走神经兴奋症状,对心脑血管系统的一系列影响,表现为心动过缓、心律失常、血压下降、面色苍白、大汗淋漓、头晕、胸闷等,严重时可危及患者生命安全。患者的焦虑和紧张会加重这种影响。无痛人流术选择的麻醉方法必须要解除流产术中的疼痛和不良影响。

对于无痛人流术的麻醉有如下要求:①麻醉方法安全、平稳,对生命体征、子宫回缩、出血量无影响;②麻醉药物效能确切,镇痛完全,患者术中无知晓,术后无不适;③麻醉药物起效快,代谢迅速无蓄积,患者苏醒快而完全;④麻醉药物无呼吸、循环抑制等不良反应,无任何后遗作用;⑤麻醉方法及药物能为手术创造有利条件,如有效松弛阴道和宫颈口等;⑥麻醉的操作和设备简单、费用实惠,适合在门诊开展。目前临床已经基本能达到上述要求。

(一)静脉全身麻醉

1.单凭丙泊酚静脉麻醉

丙泊酚是新型的静脉药物,镇静作用强,无镇痛作用,起效迅速,患者苏醒快而完全,苏醒后心情愉快。对循环和呼吸系统有轻微抑制作用,注射速度增加则抑制作用增强,宜缓慢推注。常用的方法有单次静脉注射,微量泵持续推注和靶控输注。

(1)单次静脉推注:丙泊酚 2.5～3.0 mg/kg 诱导剂量,20～50 秒内匀速静脉推注,待患者入睡、睫毛反射消失、呼吸平稳后开始进镜检查,如手术时间延长,可以追加丙泊酚 20～30 mg(每次)。

(2)微量泵持续推注:静脉持续泵注比单次静脉注射更容易维持血药浓度的稳定,且呼吸循环抑制的发生率也比较低。手术前采用丙泊酚 2.0～2.5 mg/kg 静脉注射,待患者入睡后静脉持续输注丙泊酚 2～10 mg/(kg·h),手术结束前停药。

(3)靶控输注:TCI 是智能化连续控制输注技术,由计算机自动算出诱导用量和诱导时间,使血液或血浆药物浓度快速达到所设定的目标浓度,并可根据需要随时调整给药,避免了诱导的时候血流动力学剧烈波动,而且维持麻醉时可以根据临床需要进行调节靶浓度,显示出计算的血药浓度,并自动补偿中断的药物输注,迅速达到预期靶浓度。还可预测患者清醒时间,并且能很好地控制麻醉深度,使麻醉过程平稳,减少循环和呼吸波动,使麻醉处于最佳状态。一旦停药,患者可迅速清醒。手术前将患者年龄、身高、体重输入 TCI 系统,设定丙泊酚血浆靶浓度为 5～6 μg/mL,手术结束前 1～2 分钟停药。如手术过程中患者有体动,可提高靶浓度 1～2 μg/mL 或者静脉单次追加 0.5 mg/kg。

2.丙泊酚复合其他药物麻醉

丙泊酚无镇痛作用,需要大剂量使用才能消除手术给患者带来的疼痛,随着剂量的增加,不良反应随之增加。伍用其他短效镇痛药可以消除包括钳夹宫颈、扩张宫颈和宫内吸引带来的疼痛,使麻醉效果更好,从而减少丙泊酚用量,不良反应更少。常用的镇痛药有芬太尼、舒芬太尼和瑞芬太尼。

(1)丙泊酚复合芬太尼麻醉:芬太尼为阿片类镇痛药,镇痛效价高,单次小剂量静脉注射作用时间短,对呼吸抑制轻,不抑制心血管系统。术前采用芬太尼 1 g/kg 静脉推注,30 秒后缓慢推注丙泊酚 1.5～2.5 mg/kg,待患者入睡、睫毛反射消失、呼吸平稳后开始手术,必要时追加丙泊酚 20～30 mg(每次)。

(2)丙泊酚复合舒芬太尼麻醉:舒芬太尼是芬太尼家族中镇痛作用最强的阿片类药物,呼吸抑制轻,血流动力学稳定性好,在组织中无明显蓄积现象。单次静脉注射后药物作用达峰时间为

5.6 分钟,半衰期为 3 分钟。术前采用舒芬太尼 0.2～0.3 μg/kg 静脉缓慢推注,30 秒后缓慢推注丙泊酚 1.0～2.0 mg/kg,待患者入睡、睫毛反射消失、呼吸平稳后开始手术,必要时追加丙泊酚 20～30 mg(每次)。

(3)丙泊酚复合瑞芬太尼麻醉:瑞芬太尼是一种新型 μ 受体激动药,镇痛作用强,代谢不依赖肝肾功能,起效迅速,作用时间短,消除快,重复用药无蓄积作用,非常适用于门诊手术麻醉。①方法一:静脉缓慢注射瑞芬太尼 0.6～0.8 μg/kg,接着缓慢推注丙泊酚 1.0～2.0 mg/kg 待患者入睡、睫毛反射消失、呼吸平稳后开始手术,必要时可追加瑞芬太尼 20～30 g 或者丙泊酚 20～30 mg(每次)。②方法二:瑞芬太尼 1.0 μg/kg 缓慢静脉注射持续 60 秒,随后静脉注射丙泊酚 1.0 mg/kg,以瑞芬太尼 0.1 μg/(kg·min)持续输注维持麻醉至负压吸引结束用药,待患者入睡、睫毛反射消失、呼吸平稳后开始手术,必要时追加丙泊酚 20～30 mg(每次)。③方法三:丙泊酚靶控输注,设定血浆靶浓度 3～4 μg/mL,复合瑞芬太尼靶控输注,设定血浆靶浓度为 2～3 ng/mL。待患者入睡、睫毛反射消失、呼吸平稳后开始手术。如手术过程中患者有体动,可提高丙泊酚靶浓度 1～2 μg/mL 或者静脉单次追加丙泊酚 20～30 mg(每次)。手术结束前停药。

有文献报道,在静脉推注瑞芬太尼的过程中,部分患者出现呛咳,可能与瑞芬太尼肌强直和呼吸抑制有关。另外,瑞芬太尼的呼吸抑制作用较强,与静脉注射的速度相关,复合丙泊酚时呼吸抑制更明显。二者复合用药时在降低血压方面也较为明显。麻醉诱导时应注意缓慢注射,必须要密切监测患者的呼吸和血压,出现情况及时处理。

(4)丙泊酚复合氯诺昔康麻醉:氯诺昔康是一种新型非甾体抗炎药,能减少前列腺素的合成和提高体内 5-羟色胺和内啡肽的浓度,降低中枢对疼痛的敏感性达到中枢性镇痛作用,无循环和呼吸抑制作用。氯诺昔康复合丙泊酚可以减少丙泊酚用量,还可以减轻人流术后的疼痛。手术前静脉注射氯诺昔康 8 mg,丙泊酚 2.0～2.5 mg/kg 缓慢推注,待患者入睡、睫毛反射消失、呼吸平稳后开始手术。如手术过程中患者有体动,可静脉单次追加丙泊酚 20～30 mg(每次)。

(5)丙泊酚复合氟比洛芬酯麻醉:氟比洛芬酯是一种新型静脉注射用脂微球非甾体抗炎药,可以靶向性地聚集在手术切口、损伤血管和炎症部位而增强药效,脂微球结构还可以缩短药物起效时间并控制药物释放,使药效延长,与丙泊酚合用于无痛人流术的麻醉,可以减少丙泊酚用量,减轻呼吸抑制等不良反应,还可以作为人流术后镇痛。术前静脉注射氟比洛芬酯 1 mg/kg,10 分钟后缓慢静脉注射丙泊酚 2.0～2.5 mg/kg,待患者入睡、睫毛反射消失、呼吸平稳后开始手术。如手术过程中患者有体动,可静脉单次追加丙泊酚 20～30 mg(每次)。

(6)丙泊酚复合 S-氯胺酮麻醉:S-氯胺酮对中枢系统的作用主要抑制丘脑-新皮质系统和大脑的联络径路,具有镇痛作用,对呼吸、循环影响较少。S-氯胺酮和丙泊酚联合用于人流术的麻醉,可以减少丙泊酚的用量,减少呼吸抑制的发生,减轻丙泊酚的降血压作用。术前静脉注射 S-氯胺酮 0.15 mg/kg,丙泊酚 2.0～2.5 mg/kg 缓慢推注,待患者入睡、睫毛反射消失、呼吸平稳后开始手术。如手术过程中患者有体动,可静脉单次追加丙泊酚 20～30 mg(每次)。

应用 S-氯胺酮后,麻醉恢复期中少数患者会出现恶心或呕吐,个别患者可呈现幻梦、错觉甚至幻觉,有时伴有谵妄、躁动现象,联用丙泊酚可减少这种中枢性反应。患者苏醒后可能有头晕等宿醉感。另外,S-氯胺酮可引起分泌物增多,麻醉中需加以注意。如开展无痛人流手术的单位条件有限,也可采用 S-氯胺酮麻醉,镇痛效果确切,对呼吸抑制小。但 S-氯胺酮会引起心率加快,血压上升,颅内压增高,且复苏时间可延长。麻醉医师使用时需谨慎观察患者。①方法一:S-氯胺酮 0.7 mg/kg 缓慢静脉注射,待患者入睡后开始手术。②方法二:缓慢静脉注射 S-氯胺酮

0.5 mg/kg,咪达唑仑 0.05 mg/kg,唐者入睡后开始手术。③方法三:手术前静脉注射阿托品 0.3 mg、安定 2 mg,S-氯胺酮 0.4 mg/kg 缓慢静脉注射,患者入睡后开始手术。

(7)其他:丙泊酚复合利多卡因麻醉,文献报道少量利多卡因联合丙泊酚应用,可以减少丙泊酚的注射痛。方法是 2% 利多卡因 2 mL 加入 1% 丙泊酚 20 mL 中,静脉注射丙泊酚 2.0～3.0 mg/kg 缓慢推注,待患者入睡、睫毛反射消失、呼吸平稳后开始手术。如手术过程中患者有体动,可静脉单次追加丙泊酚 20～30 mg(每次)。丙泊酚联合阿托品麻醉,可以扩张宫颈,有利于人流手术顺利进行。米索前列醇 400 g 术前 2 小时口服或阴道放置,或者米非司酮术前 24 小时口服 3 次,每次 50 mg,术前联合丙泊酚麻醉,可以松弛宫颈,减少手术出血。

3.单纯瑞芬太尼麻醉

瑞芬太尼 1.5 μg/kg 微量泵持续静脉注射 60 秒诱导,0.15 ug/(kg·min)持续输注维持麻醉至手术结束前停止用药。

有报道指出单纯瑞芬太尼麻醉,部分患者出现术中知晓,甚至有患者围术期始终清醒,有牵拉痛和感觉不适,加大瑞芬太尼剂量则呼吸抑制明显增加。建议瑞芬太尼复合丙泊酚等镇静药物麻醉,效果更好。

4.芬太尼复合咪达唑仑麻醉

芬太尼 1.0～1.5 μg/kg 稀释后缓慢静脉注射,2 分钟后给予咪达唑仑 0.1 mg/kg 稀释后缓慢静脉注射,待患者入睡、睫毛反射消失、呼吸平稳后开始手术。

咪达唑仑是苯二氮䓬类药,具有良好的镇静和顺行性遗忘作用,但与丙泊酚相比起效时间和达峰时间较迟,代谢较慢,用于需时 3～5 分钟的人工流产手术可能会造成离院时间延迟。有报道指出咪达唑仑 0.07～0.10 mg/kg 可造成中枢性呼吸抑制,在注射后 10 分钟内最明显,1 小时后恢复正常,稀释后缓慢注射可以大大减轻呼吸循环抑制作用,仍需引起麻醉医师注意。

5.依托咪酯麻醉

依托咪酯是短效静脉麻醉药,起效快,作用时间短,对呼吸和循环影响小,清醒迅速完全,无镇痛作用,不良反应有抽搐、恶心、呕吐和注射部位疼痛等。复合短效阿片类镇痛药,使麻醉效果更好,也可对抗依托咪酯的不良反应。①方法一:依托咪酯 0.3～0.5 mg/kg 缓慢静脉注射,待患者入睡、睫毛反射消失、呼吸平稳后开始手术,必要时追加 0.1 mg/kg。②方法二:芬太尼 1.0～1.5 μg/kg 缓慢静脉注射,随后依托咪酯 0.2～0.4 mg/kg 缓慢静脉注射,患者入睡、睫毛反射消失、呼吸平稳后开始手术,必要时追加 0.1 mg/kg。

(二)吸入全身麻醉

1.七氟醚吸入麻醉

七氟醚是一种新型吸入麻醉药,诱导和苏醒迅速,镇痛作用强大,无刺激气味,对呼吸循环抑制轻。术前使用专用的挥发罐以半开放式吸入浓度为 6%～8% 的七氟醚和大流量氧气(5 L/min)诱导,待患者意识消失后改用半紧闭模式吸入 2%～3% 七氟醚和中流量氧气(3 L/min)维持麻醉,手术结束前停止吸入七氟醚。

2.笑气吸入麻醉

笑气(N_2O)毒性小,对呼吸道无刺激,对心肺肝肾等重要器官无损害,镇痛效能强大而迅速,诱导和苏醒迅速。笑气无肌肉松弛作用,不影响宫缩。手术常规消毒时采用面罩紧闭式吸入 50% 笑气,待患者意识模糊后进行手术操作,手术结束前停止吸入笑气。

由于患者采用面罩吸入麻醉气体,很难做到完全紧闭,可能造成手术室内麻醉气体污染,是门诊手术室应用吸入全身麻醉药的最大不足。另外,麻醉气体吸入至产生麻醉效果需要一段时间,相比之下,静脉全身麻醉起效更为迅速。笑气的麻醉效能较弱,患者在术中可能一直保持清醒,无法达到患者术中完全不知晓的要求。患者复苏的时间也比用超短效静脉麻醉药全身麻醉的患者长。建议门诊手术还是采用静脉全身麻醉为佳。

麻醉科无痛人流手术占全部人流手术的 80% 以上。麻醉方法如下:患者入室后取膀胱截石位于检查床上。开放静脉通路,中流量鼻导管吸氧,连续监测心电图、心率、血压、脉搏氧饱和度。检查前静脉注射氯诺昔康 8 mg,以丙泊酚 2.5~3.0 mg/kg 在 20~50 秒内匀速静脉推注,待患者入睡、睫毛反射消失、呼吸平稳后开始进镜检查,如检查时间较长,出现睫毛反射或超过 5 分钟者,可以追加丙泊酚 0.3~0.5 mg/kg。麻醉诱导时采用鼻导管给氧,视呼吸情况给予手控辅助通气。检查中 SpO_2<90% 时采用面罩供氧手控辅助呼吸,SpO_2 恢复到 90% 以上后继续鼻导管吸氧。平均血压下降大于基础血压 30% 时或心率低于 55 次/分时予麻黄素 5 mg(每次)静脉注射。患者体动明显、平均血压高于基础血压 30 mmHg 或心率高于 120 次/分时予丙泊酚 0.5 mg/kg(每次)静脉推注。ECG 示心律失常马上结束检查,对症处理。检查结束后继续监测和吸入纯氧,保证充足的呼吸道通畅和氧供,直至患者清醒。患者在检查结束后 5 分钟左右清醒,对检查过程无任何记忆,苏醒后心情愉快,30 分钟左右离院。

接受人流手术或者诊断性刮宫的患者,术后由于子宫受刺激而收缩,仍觉得下腹胀痛不适,部分患者因疼痛剧烈引起迷走神经反射性兴奋,产生类似人流综合征的表现。本着一切以患者为中心的思想和人文关怀,无痛人流术的麻醉方案里应包含术后镇痛,使患者全身麻醉苏醒后,刚好衔接术后镇痛,真正做到整个过程的无痛舒适。适合作为无痛人流术术后镇痛的药物有氯诺昔康、氟比洛芬酯和帕瑞昔布等非甾体抗炎药。

七、并发症的预防与处狸

(一)呼吸抑制

人流手术有时会出现轻度低氧血症,原因为麻醉药物对呼吸有明显的抑制作用,可抑制患者对二氧化碳的通气反应,静脉注射时可发生呼吸暂停。一般为一过性,手术开始后的刺激会使患者的呼吸恢复或略微增快。芬太尼、瑞芬太尼和丙泊酚均有呼吸抑制的不良反应,使用时要注意适当减少用量,缓慢推注,避免严重呼吸抑制的发生。术中需要密切注意患者的呼吸和脉搏氧饱和度。如发现患者有呼吸抑制,应立即吸氧并采用面罩手控辅助呼吸,呼吸抑制多为一过性,待患者呼吸恢复正常,氧饱和度回升至 95% 再继续采用面罩或鼻导管吸氧。如患者持续呼吸抑制,应停用麻醉药物,吸氧并面罩手控辅助呼吸,必要时可气管插管或插入喉罩辅助呼吸至患者呼吸恢复正常。

(二)舌后坠

部分患者麻醉诱导后会出现舌根后坠,影响患者的呼吸。可轻轻托起患者的下颌,使患者呼吸道通畅。

(三)血压下降

丙泊酚可使外周血管阻力下降、心肌抑制、心排血量减少及抑制压力感受器对低血压的反应而引起血压下降。丙泊酚对循环功能的抑制呈剂量依赖性,并与注射速度呈正相关,因此应适当控制注射速度。如检查中患者血压比基础血压降低 30%,可静脉注射麻黄素 5~10 mg。

(四)人流综合征

人工流产手术扩张阴道、宫颈和吸刮子宫壁时,可能引起迷走神经兴奋,患者出现心率减慢,严重的可引起以心动过缓、心律失常、血压下降、面色苍白、大汗淋漓、头晕、胸闷等为主要表现的人流综合征,严重可危及患者生命安全。手术时患者紧张、焦虑,都有可能诱发和加重人流综合征的出现。接受无痛人流术的患者,处于麻醉状态,伤害刺激的传入被阻断,大大减少了人流综合征的出现。另外,手术操作动作要轻柔,避免过多刺激。麻醉中要密切注意心率变化,如出现心率减慢至 55 次/分,不合并血压降低的予静脉注射阿托品 0.20～0.25 mg,如合并血压下降的予静脉注射麻黄素 5～10 mg。必要时停止手术,可静脉注射肾上腺素,并作好心肺复苏的准备。

(五)恶心和呕吐

术后恶心、呕吐(PONV)可使患者恢复延迟甚至必须在门诊留观。丙泊酚有内在的止呕作用,发生恶心、呕吐的概率较小。一旦发生恶心可静脉注射止呕药如托烷司琼 2 mg。

(六)反流误吸

患者检查前均禁饮禁食,可以减少手术中出现反流误吸的概率。患者在静脉全麻的情况下,喉头反射迟钝,不一定能观察到呛咳的动作,麻醉医师需要特别注意。患者在检查过程中如出现呛咳和反流,应把患者推至侧卧位甚至半俯卧位,立即使用吸引器吸出胃液。如血氧饱和度下降,常规处理后不能回升,应果断行气管插管,机械控制呼吸,并予肺泡灌洗,防止出现吸入性化学性肺炎。

(高田田)

第二节　无痛胃肠镜

内镜检查应用镇静剂可追溯至 20 世纪 50 年代,当时内镜身而硬,对患者的刺激大。随着内镜设备的发展,对患者的不良刺激大大减少,很多患者可在无镇静或镇痛情况下完成操作,但有相当多的部分患者难以承受内镜对咽喉、胃肠的刺激。常规的纤维镜检查时,因内脏神经牵拉及置管过程的不适,导致患者恐惧、疼痛;交感神经系统活性的增强,使患者心率增快、血压增高,对患者产生不良影响,甚至不能耐受而拒绝或中断检查。特别是对一些年老体弱的患者,有可能造成心肺功能的损害。为此,临床上开始重新考虑内镜镇静镇痛的必要性。在监测下实施镇静、镇痛,可以解除患者的焦虑及恐惧情绪,从而提高围术期的安全性和舒适性,且术后恢复快,费用低。内镜镇静至少应在 Ramsay 分级 3 级以上,如要完全抑制咽喉反射应达 5 级或 6 级。

一、无痛胃肠镜检查的必要性

(1)社会的进步,人们对医疗操作舒适性和安全性要求的提高。

近年对于各项内窥镜检查和治疗,尤其是常用的消化内镜,"无痛"已成为患者能接受该项检查或治疗的首要条件,这给以"起效迅速苏醒快"为优势的静脉麻醉开辟了新的业务空间。

清醒镇静,该概念于 20 世纪 70 年代提出,其目的是让患者安静,不焦虑,注意力下降,遗忘,虽行动迟缓但仍具有语言交流和合作能力,可遵嘱作出反应,配合检查,即利用药物对患者中枢神经系统产生抑制,提高患者的耐受性和依从性,使内镜检查和治疗操作得以顺利进行。

(2)不断有新型短效镇静、镇痛药物的研制成功。

(3)临床上无创监测技术的发展。

二、镇静、镇痛的基本目标

(一)保障患者的安全

操作的不适和疼痛,导致患者的对抗,可导致出血,穿孔等并发症;在一些年老体弱或高血压冠心病患者,更可诱发心肺功能的损害,严重者可至严重心律失常、心跳停搏。Bosch 等人认为:非生理状态对内镜操作及检查结果产生较大影响,对这类患者给予适当的镇静,镇痛,能有效的降低患者的应激反应,稳定血流动力学,从而接近生理状态,这对患者,操作者及疾病的诊治均有益。

(二)尽量减轻患者的生理不适

在保证安全的前提下,尽量减轻不适,消除恐惧感,使患者接受检查,提高检查成功率。尽可能达到的止痛效果。

(三)适当的遗忘作用

消除对不良反应的记忆,使用适当药物,术后患者对检查过程失去记忆。

(四)尽早恢复生理状态

使患者尽早恢复神经系统功能,并使呼吸和循环功能保持稳定。

三、患者的准备及选择

(一)病情评估及准备

对于要求接受"无痛"内镜的患者应根据术前分级标准,即 ASA 分级标准,对患者重要脏器功能作出评估。ASA Ⅰ~Ⅱ级患者可较好耐受镇静,麻醉;ASA Ⅰ~Ⅳ级者则应在药物的选择,配伍,剂量和注药速度上谨慎选用,以防止并发症和意外的发生。

(二)术前禁食禁饮

应当在 4~8 小时以上。

四、实施镇静、镇痛技术的条件

(一)人员

临床经验丰富的麻醉医师或经过严格培训的临床医师。麻醉医师是最佳人选,因其具备丰富的使用麻醉药物,生命体征监测,呼吸道管理和急救复苏的经验。

(二)术中监测

对接受"无痛"内镜的患者,应持续吸氧,常规监测血氧饱和度,无创血压及心电图,防止低氧血症和低血压。内镜室必须配有氧气,加压面罩,气管插管用具,呼吸机或麻醉机,以及必要的急救药品,以确保患者安全。

(三)合理用药

由于"无痛"内镜所采用的药物,无论是镇静药,镇痛药,静脉麻醉药,对循环和呼吸系统均有一定的抑制作用,且三者之间有明显的协同作用。因此要严格控制药物的剂量和注射速度,配伍时,各药物剂量应酌减,缓慢推注。术时要不断对镇静状态评分,避免镇静,麻醉过深。

(四)术后观察

有条件者,可建立类似麻醉恢复室的场所,既可留观,又可及时处理可能发生的恶心呕吐,呼吸抑制等并发症。离院标准为神志完全清楚,定向及运动功能恢复良好,呼吸循环功稳定正常。告之患者及陪同注意事项并书写医嘱。

五、麻醉效能的评估

常用 Ramsay 分级法,根据镇静深度和对运动的反应分级。

1级,个别患者焦虑,躁动不安;2级,清醒,安静,合作;3级,安静入睡,仅对指令有反应;4级:入睡,对高声反应活跃,对轻叩眉间或声觉反应敏感;5级,入睡,对叩眉和声觉反应迟钝;6级,深睡眠或意识消失,处于麻醉状态。要完全抑制咽喉反射,往往需要深至5~6级的镇静,目前的内镜镇静术多维持在3级以上水平。

六、几种常用药物

(一)咪达唑仑

起效快,时效短,毒性低;抗焦虑和镇静作用强;顺行性遗忘作用强;无注射疼痛。其遗忘作用不依赖深度镇静而存在,产生遗忘作用的剂量为催眠剂量的 1/10。小剂量使用,0.075 mg/kg 对呼吸和循环功能影响较小。

(二)异丙酚

起效快,诱导平稳,作用时间短,具有一定的镇静 作用,镇痛作用甚微。静脉注射 30 秒意识消失,维持 2~6 分钟,苏醒快而完全,停药后 5~10 分钟即能清醒并作应答,无兴奋现象,不影响患者的时空定向力。但对心血管系统和呼吸系统有较为明显的作用,引起一过性的血压降低和呼吸抑制,呼吸暂停,低氧血症,一般认为与注药剂量和速度有关必要时托起下颌或加压给氧即可缓解。有注射疼痛,需从大静脉给药。

(三)芬太尼及其家族

芬太尼通过干扰视丘脑下部对痛刺激的传导而产生镇痛作用。起效快,静脉注射立即产生镇痛作用,持续 1.0~1.5 小时,作用强,是哌替啶的 200 倍。常用剂量 0.1~0.2 mg,一般不会引起呼吸抑制,与安定药,麻醉药等中枢抑制药合用时,因药物间的协同作用,药量宜酌减。芬太尼族中的舒芬太尼作用强度是芬太尼的 5~10 倍,持续时间是其 2 倍,且心血管状态稳定,更适用于老年人及心血管患者使用。

(四)依托咪酯

是一种快速作用的镇静催眠药。其心血管不良反应小,适用于心血管系统不稳定的患者。常用量为静脉注射 0.3 mg/kg,1 分钟后患者开始入睡,维持 5~10 分钟,由于制剂中含有丙二醇,注射局部有疼痛感,部分患者注射后肌肉僵直。

(五)S-氯胺酮

主要作用于大脑边缘系统,选择性抑制大脑联络系统和丘脑新皮层系统,表现为功能与脑电分离。由于其有明显的循环兴奋作用和精神方面的不良反应,且苏醒时间长,20 世纪 90 年代后期已逐步被异丙酚所代替。但其良好的镇痛效果,以小剂量与异丙酚配伍,用于临床消除异丙酚因无镇痛作用而引起的术中不安和躁动。

(六)有关联合用药

发挥药物协同作用,减少不良反应,降低医疗成本。

(七)拮抗药的应用

氟马西尼:苯二氮䓬类拮抗药。能迅速拮抗咪达唑仑的镇静催眠作用而保留其顺行性遗忘作用。用量为 0.1～0.5 mg。纳洛酮:阿片受体拮抗剂。用量为 0.1～0.4 mg。

七、实施方案

无痛胃肠镜检查(成年人):异丙酚 1～3 mg/kg;咪达唑仑 0.02～0.06 mg/kg＋异丙酚 0.5～1.5 mg/kg;咪达唑仑 0.02～0.06 mg/kg＋芬太尼 0.5～1.0 μg/kg;咪达唑仑 0.02～0.06 mg/kg＋异丙酚 0.5～1.0 mg/kg＋芬太尼 0.5～1.0 μg/kg。

(高田田)

第六章

神经外科麻醉

第一节 颅脑创伤手术的麻醉

一、颅脑创伤患者的临床特征

颅脑创伤通常发生在青少年、年轻人和 75 岁以上的老年人,在所有年龄组,男性遭受重度颅脑创伤的发生率是女性的两倍以上。

按照创伤发生时间,创伤性颅脑损伤可分为原发性颅脑损伤和继发性颅脑损伤。原发性颅脑损伤是创伤即刻发生,对颅骨和脑组织的机械撞击和加速减速挤压引起的颅骨骨折和颅内组织损伤,主要有脑震荡、弥散性轴索损伤、脑挫裂伤和原发性脑干损伤等。继发性颅脑损伤发生于创伤后数分钟、数小时或几天后,表现为起源于原发性颅脑损伤的一系列复杂过程,主要有脑缺血、缺氧、脑水肿和颅内血肿。颅内血肿按照来源和部位又分为硬脑膜外血肿、硬脑膜下血肿和脑内血肿等,加重损伤的因素还包括缺氧、高碳酸血症、低血压、贫血和高糖血症,这些因素大多是可以预防的。如果创伤后数小时或数天出现癫痫、感染和败血症可进一步加重脑损伤,必须及时防治。

硬脑膜外血肿通常是由车祸引起,原发性创伤撕裂脑膜中动、静脉或硬脑膜窦,可导致患者昏迷。受损血管发生痉挛和血栓时出血停止,患者可重新恢复意识,在接下来的几小时内血管再次出血,特别是动脉出血时,患者病情可迅速恶化,应立即开始治疗,常需紧急清除颅内血肿。静脉出血性硬脑膜外血肿发展相对比较缓慢。

急性硬脑膜下血肿的临床表现差异较大,轻者无明显表现,重者出现昏迷、偏瘫、去大脑状态和瞳孔放大,也可有中间清醒期。虽然硬脑膜下血肿的最常见原因是创伤,但是亦可源于凝血功能障碍、动脉瘤和肿瘤。如果 72 小时内患者出现症状称为急性,3~15 天内患者出现症状为亚急性,2 周后患者出现症状为慢性。亚急性或慢性硬脑膜下血肿大多见于 50 岁以上患者,有可能无头部创伤史。这些患者临床上表现为局部脑功能障碍、意识障碍或器质性脑综合征,急性硬脑膜外血肿多伴有颅内压(intracranial pressure,ICP)升高。在血肿清除前后需要积极治疗以纠正 ICP 升高及控制脑水肿和肿胀。

脑内血肿患者轻者无明显症状,重者可深度昏迷,大的孤立性血肿应及时清除。新鲜出血引起延迟性神经功能障碍者也应清除,但有可能预后不佳。根据脑损伤的程度,脑内血肿患者需要积极治疗以控制颅内高压和脑水肿。撞击伤和对冲伤通常导致脑挫伤和脑出血,一般不需要切除挫伤脑组织,但偶尔会切除挫伤的额叶或颞叶脑组织,以控制脑水肿和预防脑疝。

创伤性颅脑损伤患者的典型表现为颅内血肿形成、脑血管自主调节功能障碍、ICP 升高和脑血流(cerebral blood flow,CBF)降低。创伤局部 CBF 降低可导致脑细胞缺血缺氧,引起细胞毒性脑水肿,而创伤性颅脑损伤又常常伴有不同程度的血-脑屏障(BBB)破坏,并发血管源性脑水肿。由于颅腔是一个几乎封闭的结构,颅内血肿和脑水肿形成均可导致 ICP 升高,这时机体会启动代偿机制抑制 ICP 的增加,初期以减少颅内脑脊液(CSF)容量为主,后期全脑 CBF 进一步降低,形成缺血-脑水肿恶性循环,最终导致脑疝的发生。

创伤性颅脑损伤患者的预后与入院时格拉斯哥昏迷评分(GCS)、脑 CT 扫描表现、年龄、循环呼吸功能状态、继发性颅脑损伤的救治等因素有关。重度脑创伤(GCS≤8)患者的死亡率可达 33%,轻度(GCS 13~15)和中度(GCS 9~12)脑创伤患者大约 50% 可遗留残疾和认知功能障碍。

颅脑损伤的全身性影响是多种多样的,可使治疗复杂化,包括心肺[例如,气道阻塞、低氧血症、休克、急性呼吸窘迫综合征(acute respiratory distress syndrome,ARDS)、神经源性肺水肿、心电图改变]、血液(弥散性血管内凝血)、内分泌(垂体功能障碍、尿崩症、抗利尿激素异常分泌综合征)、代谢(非酮症高渗性糖尿病昏迷)和胃肠道(应激性溃疡、出血)。

由于出血、呕吐和脱水利尿治疗等,绝大多数创伤性颅脑损伤患者伴有不同程度的低血容量,但临床上患者大多表现为高血压,是机体为了维持 CBF 的代偿性反应,高血压反应又可引起反射性心动过缓。当创伤累及心血管运动中枢时可出现各种心律失常,当心电图出现高 P 波、P-R 间期和 Q-T 间期延长及深 U 波、S-T 段和 T 波改变、严重室性早搏或传导阻滞时,提示患者预后不良。

吸入性肺炎、液体超负荷和创伤相关的 ARDS 是颅脑创伤患者肺功能障碍的常见原因,也可出现突发性肺水肿。神经源性肺水肿主要表现为肺循环显著充血、肺泡内出血和蛋白水肿液,特点是发病迅速,与下丘脑病变、α肾上腺素能受体阻滞剂和中枢神经抑制密切相关。目前认为,神经源性肺水肿是由创伤后 ICP 增高造成交感神经强烈兴奋所致。针对心源性肺水肿的传统治疗方法常常对此无效,结果往往是致命的,其治疗包括药物或手术解除颅内高压、呼吸支持和液体管理等。

颅脑创伤患者可能存在有凝血功能异常,重度颅脑创伤和缺氧性脑损伤后有发生弥散性血管内凝血的报道,可能是由脑组织凝血活酶释放进入循环血液所致。治疗潜在性疾病通常可使凝血功能障碍自然恢复,偶尔需要输入冷沉淀、新鲜冷冻血浆、浓缩血小板和全血。

垂体前叶功能不全是颅脑创伤后的一个罕见并发症,创伤后尿崩症可引起延迟性垂体前叶激素障碍并需要进行替代治疗。颅脑创伤后更易出现垂体后叶功能障碍,颅面部创伤和颅底骨折后患者可出现尿崩症,临床表现为多尿、烦渴、高钠血症、高渗透压和尿液稀释,创伤后尿崩症通常是一过性的,治疗主要基于液体治疗。如果患者不能维持体液平衡,可补充外源性血管升压素。抗利尿激素异常分泌综合征(syndrome of inappropriate antidiuretic hormone secretion,SI-ADH)与低钠血症、血浆和细胞外液低渗透压、肾脏钠排泄和尿渗透压大于血浆渗透压等相关,患者出现水中毒表现(例如,厌食、恶心、呕吐、烦躁、性格改变、神经系统异常等)。这种综合征通常是出现于伤后 3~15 天,如果治疗得当病程一般不超过 15 天,治疗包括限制液体,可考虑输入高渗盐水。

许多因素可导致颅脑创伤患者容易发生非酮症高渗性糖尿病昏迷,例如,类固醇激素的应用、长期甘露醇治疗、高渗性鼻饲、苯妥英钠和液体摄入不足。非酮症高渗性糖尿病昏迷的诊断标准是:高糖血症、尿糖、无酮症、血浆渗透压高于 330 mOsm/kg、脱水和中枢神经系统功能障碍等。低血容量和压力过高直接威胁患者的生命。高糖血症通常对小剂量胰岛素的反应良好,对于患有 II 型糖尿病或有肾功能损害的老年患者可间断应用呋塞米预防脑水肿。

美国急诊医学会发表的院前急救管理指南,现已被院前急救人员和急诊医师广泛接受为治疗标准。目前主张在事故现场和救护车内就应开始急救治疗,根据美国颅脑创伤基金会对颅脑创伤的院前治疗指南,急救人员应遵循颅脑创伤救助指南,优先开始初级复苏(气道、呼吸和循环)、评估和治疗、维持呼吸道和血压。在转运患者之前,急救人员应进行合理评估和采取各种措施稳定病情,对于重度创伤患者建议直接运送至具有放射学检查条件和实施开颅手术的医院,最好能在创伤后 2~4 小时内进行颅内血肿清除术。

轻度创伤性颅脑损伤患者大多迅速恢复且不会遗留后遗症。如果无意识丧失史、无恶心或遗忘、神经学检查正常、帽状腱膜下肿胀较轻,患者可在其他人监护下回家观察。中度颅脑创伤患者一般可遵从指令,但可出现病情迅速恶化,应留院密切观察。重度颅脑创伤患者需要充分的心肺方面的生命支持,大多需要手术治疗。

脑实质的原发性损伤或生物力学创伤包括脑震荡、挫裂伤和血肿。必须指出,并非所有的严重颅脑创伤患者均需要手术治疗。虽然患者可能不需要手术处理的创伤,但是大多数患者均有脑水肿和脑挫伤,突发脑阻塞或充血可引起弥漫性脑肿胀。原发性损伤 24 小时后脑白质可出现细胞外间隙水肿。弥漫性脑水肿的非手术治疗包括过度通气、应用甘露醇或呋塞米、巴比妥类药物和 ICP 监测等。

凹陷性颅骨骨折及急性硬脑膜外、硬脑膜下和脑内血肿通常需要开颅手术治疗。慢性硬脑膜下血肿常常采用颅骨钻孔引流术。凹陷性颅骨骨折给予复位并在 24 小时内清创,以尽量减少感染的风险。在急诊室不要处理碎骨片和贯穿物,因为它们可引起静脉窦或硬脑膜窦填塞。

二、创伤性颅脑损伤手术的麻醉

创伤性颅脑损伤患者的麻醉处理原则是迅速恢复心肺和代谢功能、维持脑灌注压(CPP)和脑氧合、降低 ICP 和脑水肿、避免继发性脑损伤,并提供满意的手术条件。

(一)麻醉前评估

对创伤性颅脑损伤患者的诊治要争分夺秒,应在最短的时间内对患者的创伤程度、呼吸和循环状态进行快速评估,包括既往病史、受伤过程和时间、最后进食水时间、意识障碍的程度和持续时间、ICP 情况,以及是否并发颈椎、颌面部和肋骨骨折及内脏器官出血等。通过已有的辅助检查,例如,头颅 CT 扫描、MRI 检查、胸部 X 片、血常规、出凝血时间、血生化、电解质和动脉血气分析等迅速了解患者的一般状态并制订麻醉方案。

(二)呼吸管理

大多数轻、中度创伤性颅脑损伤患者的呼吸功能仍可维持稳定,无须实施紧急气管插管,应尽早给予面罩高流量吸氧,并密切观察,待麻醉诱导后进行气管插管。GCS≤8 分的创伤性颅脑损伤患者,应立即实施气管插管以保护呼吸道通畅、防止误吸、保证足够的通气,避免缺氧、低碳酸血症和高碳酸血症,不必等麻醉诱导后才进行气管插管。虽然气管插管可导致 ICP 进一步升高,但此时控制呼吸道和改善通气更为重要,不可因为顾虑对 ICP 的影响而延误。

气管插管前必须认真评估重度颅脑创伤患者的神经功能状态和合并伤情况。大约 2% 入院时诊断为闭合性头部创伤的患者合并有颈椎骨折,而 GCS≤8 分的患者合并颈椎骨折的发生率可高达 10%,侧位 X 线检查对颈椎骨折的漏诊率可达 20%,因此推荐同时摄前后位和齿状突位的颈椎 X 线片,据报道可使颈椎骨折的漏诊率降低至 7%。对此类患者进行气管插管有导致颈段脊髓损伤的风险,因此除非影像学检查及明确排除颈椎损伤,否则在气管插管过程中所有患者均应进行颈椎保护。虽然临床上常常推荐对饱胃、颈椎损伤和预计困难气道患者采用光导纤维支气管镜引导清醒气管插管,但是创伤性颅脑损伤患者通常不能合作而难以实行。

在怀疑颅底骨折、严重面部骨折和出血素质时,要避免实施经鼻气管插管。出现中耳腔出血、CSF 耳漏、乳突和眼周瘀斑时应强烈怀疑颅底骨折,颅底骨折时经鼻气管插管有可能将污染物直接带入脑组织,甚至导致脑损伤,因此应尽量避免。目前认为,颅脑创伤患者应以经口气管插管为主,气管插管时由助手用双手固定患者头部于正中位,保持枕部不离开床面可维持头颈部不过度后仰,颈部下方放置颈托也有助于保护颈椎。必须指出,颈椎固定可增加喉镜显露和气管插管操作的难度,而创伤性颅脑损伤患者对缺氧的耐受性很差,必须事先准备好应对困难气管插管的措施,例如,训练有素的助手和各种气管插管设备等,紧急时应迅速实施气管切开。

对于颅脑创伤患者,应保证 PaO_2 在 8.0 kPa(60 mmHg)以上,对于合并肺挫伤、误吸或神经源性肺水肿的患者,需要采用呼气末正压通气(PEEP)来维持满意的氧合,但应尽量避免过高的 PEEP,因为胸膜腔内压升高可影响脑静脉回流和增加 ICP。

一般认为过度通气可通过收缩脑血管和减少脑血容量而达到降低 ICP 的目的,并且通过过度机械通气使动脉血二氧化碳分压($PaCO_2$)维持在 3.3～4.0 kPa(25～30 mmHg)曾经一度是颅脑创伤患者救治的常规,但是近年来其临床应用价值受到了人们的广泛质疑。临床研究表明,颅脑创伤患者在伤后 24 小时内处于脑缺血状态,对于此类患者,过度通气可进一步减少 CBF 和加重脑缺血,所以美国颅脑创伤基金会指出:在创伤性颅脑损伤后的 5 天内,尤其是重度颅脑创伤患者,最初 24 小时内不进行预防性过度通气[$PaCO_2$≤4.7 kPa(35 mmHg)]。在难治性 ICP 升高患者应用过度通气控制 ICP 时,$PaCO_2$ 应维持在 4.0～4.7 kPa(30～35 mmHg),以降低脑缺血的相关风险。另外,过度通气的缩血管效应持续时间短暂,研究发现其降低 CBF 的效应仅能维持 6～18 小时,所以不应常规长期应用。目前的指南建议,在过度通气时应连续监测颈静脉球血氧饱和度或 CBF 指导治疗,而且不要使 $PaCO_2$ 降低至 3.3 kPa(25 mmHg)以下。对于创伤性颅脑损伤患者是否采用过度通气,应综合 ICP 和脑松弛等方面进行综合考虑,并且应尽量短时间使用。当患者临床情况不再需要或已有脑缺血的表现时,应将 $PaCO_2$ 恢复至正常水平,但是 $PaCO_2$ 恢复至正常水平也应逐步进行,因为快速升高 $PaCO_2$ 同样可影响生理。

(三)循环管理

控制呼吸道后应立即采取相关措施稳定心血管系统功能。颅脑创伤患者,尤其是年轻人,常常表现为高血压、心动过速和心排血量增加,还可出现心电图异常和致命性心律失常。颅脑创伤后肾上腺素血浆水平剧烈升高可能是导致高循环动力学反应和心电改变的主要原因,可静脉应用拉贝洛尔和艾司洛尔控制高血压和心动过速。

在一些颅脑创伤患者,严重 ICP 升高可导致高血压和心动过缓,称为 Cushing 三联征,在循环系统方面表现为高血压和心动过缓,是机体为了维持脑灌注的重要保护性反射(CPP=MAP-ICP),所以此时不可盲目地将血压降低至正常水平,因为如果 ICP 升高患者伴有低血压必然严重影响脑灌注。如果心率不低于 45 次/分，一般无需处理；如果应用抗胆碱药物治疗心动过缓，宜选用格隆溴铵，而阿托品则可通过 BBB 导致中枢抗胆碱综合征，患者表现为烦躁、精神错乱和梦幻，甚至可出现惊厥和昏迷，应避免用于创伤性颅脑损伤患者。

创伤性颅脑损伤患者出现心动过速和持续低血压大多提示伴有其他部位出血，应采取进行输液和输血治疗，必要时应用血管活性药物。

创伤性颅脑损伤早期 CBF 大多明显降低，然后在 24～48 小时内逐渐升高。创伤性颅脑损伤后脑组织对低血压和缺氧十分敏感，并且多项研究表明轻度低血压即可对患者的转归产生明显不良影响。所以，目前认为对创伤性颅脑损伤患者应给予积极的血压支持治疗。

正常人的平均动脉压（MAP）在 6.7～20.0 kPa（50～150 mmHg）范围内波动时，通过脑血管自主调节功能可使 CBF 保持恒定，而创伤性颅脑损伤患者的这一调节机制则可受到不同程度的破坏。研究表明，大约 1/3 的创伤性颅脑损伤患者的 CBF 被动地随 CPP 同步改变，所以此时维持 CPP 至少在 8.0 kPa（60 mmHg）以上对改善 CBF 十分重要[小儿推荐维持 CPP 在 6.0 kPa（45 mmHg）以上]。

对于无高血压病史的创伤性颅脑损伤患者，为了保证 CPP＞8.0 kPa（60 mmHg），在颅骨瓣打开前应维持 MAP 至少在 10.7～12.0 kPa（80～90 mmHg）以上。必须注意，血压过高则可增加心肌负担和颅内出血的风险，应给予降压治疗，但一定要小剂量分次进行，以防低血压的发生。手术减压后（打开颅骨瓣或剪开硬脑膜）ICP 降低至零，此时 CPP＝MAP，同时脑干压迫缓解，Cushing 反射消失，很多患者可表现为血压突然降低和心率增快，在此期应维持 MAP 高于 8.0～9.3 kPa（60～70 mmHg），可通过使用血管收缩药和加快输液提升血压。由于颅骨瓣打开后血压降低的程度很难预料，所以不提倡预先预防性应用升压药物。在关颅期一般需要将 MAP 维持在 9.3～10.7 kPa（70～80 mmHg）以上。

（四）液体治疗

常规开颅手术多大多提倡适当限制输液，以减少脑水含量和提供脑松弛。但是，此原则不适用于创伤性颅脑损伤患者。创伤性颅脑损伤患者常常伴有不同程度的低血容量，并且被代偿性高血压状态所掩盖，所以此时液体治疗不能仅以血压为指导，还要观察尿量和中心静脉压（CVP）等的变化，患者常常需要输入大量的液体，尤其是伴有其他部位出血时。

液体复苏时的顾虑是加重脑水肿，动物实验证实血浆总渗透压是影响脑水肿形成的关键因素。当血浆渗透压降低时，无论是正常的还是异常的脑组织均可发生水肿，这主要是因为钠离子不能通过 BBB。输入低于血浆钠离子浓度的含钠液会使水进入脑组织，增加脑水含量。因此，与 0.9％氯化钠溶液相比，0.45％氯化钠溶液和乳酸钠林格液更易引起脑水肿。使用大量等渗晶体液进行液体复苏可引起胶体渗透压降低，导致外周组织水肿。然而，在此方面脑和其他组织的表现明显不同，动物实验发现，在正常脑组织和某些脑创伤模型中，即使血浆胶体渗透压大幅度降低也不会引起脑水肿。由于 BBB 的独特结构，胶体渗透压对脑水移动的影响小于体液总渗透压。

在围术期应特别注意避免血浆渗透压降低，以防加重脑水肿。0.9％氯化钠溶液属轻度高渗液（308 mOsm/L），适用于神经外科手术中的液体治疗，但大量使用可引起高氯性酸中毒。虽然乳酸钠林格液可避免高氯性酸中毒的发生，但是它属于低渗液（273 mOsm/L），大量使用可引起血浆渗透压降低，所以在需要大量输液的情况下，可混合应用上述两种液体，并在手术中定期监测血浆渗透压和电解质作为指导。

关于创伤性颅脑损伤患者手术中晶体液和胶体液的选择一直存在有争议。一项随机对照研究曾经比较了在重症颅脑创伤患者应用 4％白蛋白和 0.9％氯化钠溶液的治疗效果,结果发现 0.9％氯化钠溶液组患者的预后明显优于白蛋白组,提示在重度颅脑创伤患者的液体复苏方面, 0.9％氯化钠溶液优于白蛋白。目前认为,对于出血量不大的患者无须输入胶体液,但需要大量输液时应考虑适当应用胶体液。胶体液可选择白蛋白、明胶和羟乙基淀粉等,前两种有引起变态反应的风险,而后者大量使用时可影响凝血功能,要注意创伤性颅脑损伤本身即可引发凝血功能异常。对于低血容量的颅脑创伤患者来讲,新鲜全血才是最佳的胶体液。

甘露醇和呋塞米均可用来降低脑组织细胞外液容量,甘露醇起效快且效果强,目前临床上通常是将其作为脑脱水治疗的首选,临床常用剂量是 0.25～1.0 g/kg。但是,对于 BBB 破坏严重的患者,使用甘露醇则有加重脑水肿的顾虑。因此,如果应用甘露醇后 ICP 明显降低或能够提供脑松弛,可考虑继续应用;如果无效或血浆渗透压已超过 320 mOsm/L,则不推荐继续使用。

近年来高渗盐水(3％或 7.5％)用于创伤性颅脑损伤患者的治疗效果引起了人们的广泛的兴趣,尤其是在多发创伤患者的急救方面。高渗盐水可降低 ICP 和升高血压,还可改善局部 CBF, 对颅脑创伤患者的低容量复苏极为有用。另外,高渗盐水对脑组织可产生与其他高渗溶液(如甘露醇)相似的渗透性脱水作用。但是,一项随机对照研究结果显示,与传统液体复苏方法相比,高渗盐水并无显著改善患者预后的作用。在某些情况下,如难治性 ICP 升高、需要提供脑松弛和维持血管内容量,高渗盐水可能优于其他脱水利尿药。长期使用高渗盐水的顾虑是血浆渗透压升高所致的生理紊乱,如意识障碍和惊厥等,需要进一步的研究以确定其量-效关系和安全性。

高糖血症与颅脑创伤患者的不良神经系统预后密切相关,所以应尽量避免单纯使用含糖溶液。

围术期应将颅脑创伤患者的血细胞比容维持在 30％以上,不足时应输入浓缩红细胞。闭合性颅脑创伤患者手术中可进行自体血液回收。小儿的血容量较小,单纯的帽状腱膜下血肿和头皮撕裂即可引起相对大量的失血,必须注意维持有效的循环血容量。

(五)手术中监测

1.常规监测

除 ECG、袖带血压、脉搏血氧饱和度、$P_{ET}CO_2$、体温和尿量等常规监测之外,还应定期进行血气、血细胞比容、电解质、血糖、血浆渗透压和凝血功能检查。但必须注意的是,尽早实施开颅手术对创伤性颅脑损伤患者至关重要,所以建立监测手段应以不延误手术治疗为原则。

原则上讲,急诊创伤性颅脑损伤手术患者均应进行有创动脉压监测,但是建议在麻醉诱导后进行。手术中需要大量快速输液的患者,应考虑进行深静脉穿刺置管,此时股静脉穿刺具有成功率高且不影响手术医师头部操作的优点,缺点是无法进行准确的 CVP 监测,而且增加下肢深静脉血栓的发生率,在这些方面颈内静脉和锁骨下静脉置管优于股静脉,但可影响手术医师的头部消毒,在实际工作中应根据具体情况综合考虑。

2.特殊监测

(1)脑电图(electroencephalogram,EEG):CBF 和脑氧饱和度显著降低均可导致 EEG 活动抑制和特征性改变,是诊断脑缺血的敏感指标。但是,麻醉医师必须知道,大多数麻醉药物均能呈剂量依赖性抑制 EEG,并且低温亦可通过降低脑代谢使 EEG 频率减慢。

(2)CBF 监测:大多数监测绝对 CBF 的方法均不适宜在手术中应用,临床上常用的经颅多普勒超声（transcranial Doppler，TCD）技术是监测相对 CBF 的方法，可连续无创性测量 Willis 动脉环大血管的血流速度，测量 CBF 的相对改变。另外，根据 TCD 的波形，还可定性评估 ICP、CPP、脑血流自动调节和脑血管对 CO_2 的反应性。

（3）ICP 监测：监测方法包括脑室切开术、蛛网膜下腔螺栓法、硬脑膜外探头和纤维光束脑实质内监测法等，其中纤维光束脑实质内监测法亦可同时监测脑温。

（4）体感诱发电位（sensoryevoked potentials，SEPs）：缺血缺氧可引起诱发电位的传导抑制，由于可监测到皮质下缺血，所以理论上 SEPs 较 EEG 有优势。低温和麻醉药物亦可影响皮质诱发电位，但是与 EEG 不同的是，SEPs 对静脉麻醉药的耐受性较强。

（5）脑组织氧合：将微电极置于脑实质内可监测创伤性颅脑损伤患者脑组织氧分压，有助于评估脑供氧和脑耗氧平衡，缺点是仅能反映局部而不是全脑的氧合水平。

（6）颈静脉球氧饱和度（$SjvO_2$）监测：正如上述，组织氧合监测仅可提供脑组织局部信息，而 $SjvO_2$ 监测可连续或间断评估全脑的氧供和氧耗平衡，有助于诊断手术中脑血流灌注不足和过度通气所致的脑缺血，目前在许多神经重症治疗中心已经成为常规。

（六）麻醉实施

1.麻醉诱导

所有颅脑创伤患者均应视为饱胃，虽然清醒气管插管是最安全的气道管理方法，但是在清醒、不合作和挣扎患者实施较为困难。事实上，对于颅脑创伤患者，最简单、快捷的气管插管方法是首先预吸氧，然后进行快速麻醉诱导，麻醉诱导中必须保持环状软骨压迫和头部处于正中位。

根据颅脑创伤者的心血管状况，几乎所有的静脉麻醉药均可用于麻醉诱导，如丙泊酚、硫喷妥钠、依托咪酯或咪达唑仑等。麻醉诱导的原则是快速建立气道、维持循环稳定和避免呛咳的方式，临床上常用快速麻醉诱导气管插管。首先给患者吸入 100% 氧气数分钟，静脉注射镇静催眠药物后立即给予气管插管剂量的肌肉松弛药，饱食患者不可进行加压通气，待自主呼吸停止即可实施气管插管操作。除非明确排除颈椎损伤，否则气管插管中应保持头部处于正中位，助手持续环状软骨压迫直到确认气管导管位置正确并套囊充气。

伴有低血容量的颅脑创伤患者应用丙泊酚实施麻醉诱导可引起明显的低血压，可选用依托咪酯或咪达唑仑；循环功能衰竭患者可不应用任何镇静催眠药物，置入喉镜前 90 秒静脉注射利多卡因 1.5 mg/kg 可减轻气管插管引起的 ICP 升高。

虽然琥珀胆碱可引起 ICP 升高，但是程度较轻且持续时间短暂，在需要提供快速肌肉松弛时仍不失为一个较好的选择。传统观点认为琥珀胆碱引起的肌颤可升高胃内压和增加反流的概率，但实际上其增加食管下段括约肌张力的作用更强，并不明显增加误吸的发生率。

颅脑创伤者紧急气管插管时肌肉松弛药的选择一直是存在争议的问题，琥珀胆碱可增加 ICP，然而在急性呼吸道阻塞、饱胃、需要气管插管后进行神经学检查的患者，快速起效和清除的琥珀胆碱的有益作用要超过短暂 ICP 升高带来的风险。

苄异喹啉类非去极化肌肉松弛药（如阿曲库铵）等可引起组胺释放，导致脑血管扩张，引起 CBF 和 ICP 升高，而全身血管扩张又可导致 MAP 和 CPP 降低，所以不主张应用于创伤性颅脑损伤患者。甾体类非去极化肌肉松弛药对 CBF 和 ICP 无直接影响，适用于创伤性颅脑损伤患者，但是泮库溴铵的解迷走作用可使血压升高和心率增快，用于脑血流自动调节机制损害的患者可明显增加 CBF 和 ICP，应谨慎。维库溴铵和罗库溴铵几乎不引起组胺释放，对血流动力学、

CBF、CMRO₂和ICP均无直接影响,尤其后者是目前临床上起效最快的非去极化肌肉松弛药,静脉注射1.0 mg/kg后大约60秒即可达到满意的气管插管条件,尤其适用于琥珀胆碱禁忌时的快速麻醉诱导气管插管。

2.麻醉维持和管理

麻醉维持的原则是不增加ICP、CMRO₂和CBF,维持合理的血压和CPP,提供脑松弛。除氯胺酮之外,静脉麻醉药均可收缩脑血管,而所有的吸入性麻醉药则均可引起不同程度的脑血管扩张和ICP升高。因此,当ICP明显升高和脑松弛不良时,宜采用静脉麻醉方法。如果选用吸入麻醉药,浓度宜低于1MAC。另外,气颅和气胸患者应避免使用氧化亚氮。

临床用量的阿片类药物对ICP、CBF和CMRO₂影响较小,可提供满意的镇痛作用并降低吸入麻醉药的用量,对于手术后需要保留气管插管的患者,阿片类药物的剂量可适当增大。头皮神经阻滞或手术切口局部麻醉药浸润阻滞有助于减轻手术刺激引起的血压和ICP突然增高,避免不必要的深麻醉。

血糖浓度宜维持在80～150 mg/dL,高于200 mg/dL时应积极处理。应定期监测血浆渗透压并将其控制在320 mOsm/L以下。常规应用抗酸药物预防应激性溃疡。创伤性颅脑损伤患者手术后有可能出现惊厥,如果无禁忌证,可考虑在手术中预防性应用抗惊厥药物,如苯妥英钠。

既往曾经将大剂量糖皮质激素应用于创伤性颅脑损伤患者,以期减轻脑水肿。2005年发表的一项有关重度颅脑创伤后使用糖皮质激素的国际性随机、安慰剂对照研究,观察了10 008例成年颅脑创伤患者早期静脉输注48小时甲泼尼龙对预后的影响,结果显示糖皮质激素组伤后2周内的死亡率和致残率均显著高于对照组,由此得出结论不再常规推荐糖皮质激素用于颅脑创伤的治疗。

颅脑创伤患者液体复苏的目标是维持血浆渗透压和循环血容量、避免胶体渗透压明显降低,应尽可能防治低血压,并维持CPP在8.0 kPa(60 mmHg)以上。目前推荐应用等渗晶体液恢复血容量,应避免输入含糖液体。动物和人体实验均提示高糖血症不利于缺血脑组织的转归。失血量大时应输入新鲜全血,血细胞比容至少应维持在30%～33%,以保证满意的氧供。

如果病情需要,可放置ICP监测探头,以指导液体复苏和预防ICP剧烈升高,降低ICP对改善CPP十分重要。

脑肿胀或手术部位脑膨出可影响手术操作,这可能是由于患者体位不当、合并对侧血肿、静脉回流障碍和脑室出血引起的急性脑积水等因素引起,应及时给予相应的处理。

3.麻醉恢复期管理

手术前意识清楚和手术过程顺利的患者,手术后可考虑早期拔管,并且拔管期应避免剧烈呛咳和循环功能波动。手术前意识障碍的患者,手术后宜保留气管导管,待呼吸循环状态良好、意识恢复时再考虑拔管。为了抑制保留气管导管所致的呛咳反射,在手术结束后可追加应用小剂量的镇静药物和阿片类药物。由于高血压、咳嗽或气管导管引起的屏气均可能引起颅内手术区出血,所以应尽量避免,可选用拉贝洛尔或艾司洛尔控制高血压,巴比妥类药物有助于患者镇静。创伤程度重,预计需要长时间机械呼吸支持的患者,应及时实施气管切开术。

(李　伟)

第二节 幕上肿瘤手术的麻醉

幕上肿瘤主要是指小脑幕以上所有脑组织中生长的肿瘤,包含范围广泛,肿瘤性质繁杂,更因累及多个功能区而具有其独特的病理生理学特性。其不同的病种和病变位置,临床症状多样,对麻醉的配合与要求也有所不同。本节阐述幕上肿瘤手术患者麻醉处理的相关问题。

一、解剖学和生理学特点

(一)幕上肿瘤的解剖学定位及其临床表现

幕上肿瘤位于小脑幕以上的肿瘤称为幕上肿瘤,包括颅前窝、颅中窝、大脑半球、鞍区、侧脑室及第三脑室的肿瘤,幕上肿瘤以额叶和颞叶者居多,其临床表现为颅内压(ICP)增高和肿瘤的定位体征。临床上常见的幕上肿瘤部位如下。

1.额叶肿瘤

额叶肿瘤发生率居幕上肿瘤的首位。临床表现是以精神症状为主,主要表现为记忆力减退、性格改变、定向力差、进行性痴呆、欣快、易激动等;大多有强握反射(抓住物体即握紧不放)和摸索征(有寻衣摸床现象)。可有癫痫发作,一般为大发作。如果肿瘤是位于主侧半球额下回后部(布罗卡区),可出现运动性失语(能理解他人语言而自己却不能用语言表达);肿瘤累及中央前回可导致对侧肢体不同程度的瘫痪,并可有局灶性癫痫发作;累及旁中央小叶可出现双下肢运动感觉障碍及大小便障碍。

2.顶叶肿瘤

单纯顶叶肿瘤的症状是以感觉障碍为主,主要表现为皮质感觉(如体形觉、重量觉等)的障碍,对侧半身浅感觉减退。可出现感觉性局限性癫痫。主侧半球肿瘤还可产生失读、失写、失算、失用症。

3.颞叶肿瘤

肿瘤累及颞叶前端内侧尤其是海马沟回时,常有精神运动性癫痫发作。累及主侧半球颞上回则可有感觉性失语。肿瘤累及视放射可出现幻视及视野障碍,表现为对侧同向偏盲和1/4象限盲。

4.枕叶肿瘤

枕叶肿瘤主要表现为视觉障碍,出现对侧同向偏盲,有时出现幻视。

5.丘脑肿瘤

丘脑肿瘤局部症状是以感觉障碍为主。病变对侧感觉障碍,以深感觉障碍最为明显,肢体轻瘫,半身自发性疼痛;病变侧感觉障碍性肢体共济失调,有舞蹈样动作或手足徐动症,被称为丘脑综合征(德热林-鲁西二氏综合征)。如果肿瘤向内发展则精神障碍较为明显,肿瘤向外发展影响内囊则出现"三偏"征(对侧偏瘫、对侧偏身感觉障碍、对侧同向偏盲)。

6.脑室肿瘤

侧脑室肿瘤可因堵塞室间孔,影响脑脊液(CSF)循环而早期引起颅内高压症。如果压迫大脑半球邻近结构可表现相应的症状、体征;第三脑室前部肿瘤常引起视力、视野、内分泌及代谢的改变;第三脑室后部肿瘤常压迫中脑而引起上视不能等;第四脑室肿瘤则表现为阵发性颅内高压(布隆斯区征,突然转动头部时出现间歇性头晕、眩晕、呕吐及视力障碍)及强迫头位(患者自己感到头部保持在某个位置时症状如头痛便减轻)等。

7.蝶鞍区肿瘤

蝶鞍区肿瘤主要导致内分泌症状和视觉症状,垂体腺瘤是其主要代表。根据不同类型的肿瘤分别产生巨人症、肢端肥大症、泌乳闭经、肾上腺皮质功能亢进、肥胖、性功能低下等。如果压迫视交叉即产生视野改变,最典型的是双颞侧偏盲、视力下降。位于鞍上的颅咽管瘤则表现为发育迟缓及其他内分泌功能减退,水、电解质平衡紊乱,因肿瘤压迫也可引起视力下降、视野障碍等。

8.中央区肿瘤

中央区肿瘤是指中央前回、中央后回区的肿瘤,临床表现为运动障碍,病变对侧上、下肢不同程度的瘫痪,温、痛、触觉障碍,局限性癫痫等。

(二)幕上肿瘤的性质

幕上肿瘤有原发和继发之分。原发性幕上肿瘤可源于颅内各种组织,例如,脑膜、脑血管、脑神经、体及胚胎残余组织等。其以胶质瘤最多、脑膜瘤次之,再次为垂体腺瘤、神经纤维瘤、脑血管畸形等。继发性幕上肿瘤以恶性肿瘤脑转移最为多见。

1.神经胶质瘤

神经胶质瘤是起源于脑部胶质细胞的恶性肿瘤,占脑部原发性肿瘤的 $30\% \sim 40\%$,是成年人最常见的原发性神经系统肿瘤,主要发生在大脑半球,偶见于脊髓。小脑和脑干的神经胶质瘤多见于小儿,其症状表现取决于侵犯的部位。

2.脑膜瘤

脑膜瘤占颅内肿瘤的 15%,好发于中年人,起源于蛛网膜细胞。良性、生长缓慢、分化良好且有完整包膜将脑组织剥离,界线明确,较少浸润周围脑组织,自颅底至大脑镰均可能发生。最常发生在矢状窦旁,其次为蝶骨翼、鞍旁、嗅沟、小脑脑桥角,有少数出现在脑室内。脑膜瘤具有促进相邻颅骨的成骨作用,可表现为骨肥厚的情形。另外,脑膜瘤血管丰富,血液供应大多是来自脑膜上血管。

3.转移癌

大约 70% 的转移性脑肿瘤是经血液扩散而来,并且大都为多发性肿块。转移癌的主要来源是肺、乳房、黑色素瘤,其次为消化道、肾脏、甲状腺的肿瘤等。好发位置是大脑或小脑的皮髓质交界处。MRI 检查可见周边水肿和中心坏死,$3\% \sim 14\%$ 的脑部转移癌可有出血的表现。

4.淋巴瘤

发生在脑部的原发性恶性淋巴瘤为非霍奇金肉瘤,呈高度细胞浸润且生长快速,常为多发性,好发位置是额叶、顶叶深部、基底神经核及视丘下。大多发生在肿瘤化学治疗(简称化疗)后免疫功能低下或器官移植后接受免疫抑制剂治疗的患者或者是艾滋病患者。根据肿瘤的位置、大小及数量来决定是否进行手术切除。脑部原发性恶性淋巴瘤通常对放射治疗(简称放疗)反应良好,肾上腺皮质激素和化学治疗也被广泛采用。

MRI 检查:由于肿瘤细胞成分多而间质液少,所以全部脉冲序列均表现为等或稍低信号,应特别注意与 T_2 加权相图像上其他低信号肿瘤相鉴别,包括脑膜瘤和原始神经外胚层肿瘤(如神经母细胞瘤、髓母细胞瘤、室管膜细胞瘤和松果体母细胞瘤等)。脑部原发性恶性淋巴瘤可累及深部中央灰质团,呈多灶性病变者还应与转移瘤相鉴别。

(三)幕上肿瘤对颅内压的影响

幕上肿瘤可导致颅腔内动力学改变。在最初病变较小、肿瘤生长缓慢时,颅腔内容积增加可通过 CSF 的回流和邻近的脑内静脉收缩进行代偿,从而阻止 ICP 升高。当病变继续扩大,代偿机制耗竭,肿瘤体积增加将导致 ICP 急剧升高。脑室受压到临界点后,患者表现为肿瘤很大,但是神经系统功能受损较轻,ICP 升高和脑组织中线结构移位。如果肿瘤继续增大,ICP 显著增加,则发展为肿瘤中心组织坏死出血和广泛的脑组织水肿。在这样的颅腔顺应性条件下,动脉压轻度增高即可引起脑血流(CBF)显著增加,进而引起颅腔内容积和 ICP 显著增加。当 ICP 增高达到临界点时,颅内容积继续有小量增加,ICP 将迅速增高。如果进行 ICP 监测,压力达到 $6.67 \sim 13.30$ kPa 时,则出现高原波,高原波反复出现,持续时间长,即为临床征象。

ICP 升高可对脑组织产生两种危害即脑缺血和脑疝。脑灌注压(CPP)等于平均动脉压(MAP)减 ICP。如果 ICP 升高大于 MAP 的增加,CPP 降低,进而引起脑缺血。ICP 升高的第二个重要效应就是导致脑疝。脑疝可分为:①大脑镰下疝,幕上大脑半球肿瘤可产生大脑镰下疝,扣带回移过中线,可造成楔形坏死。胼周动脉亦可受压移位,严重者可发生供应区脑梗死。②小脑幕切迹疝,即颞叶内侧沟回通过小脑幕切迹向颅后窝移位疝出。同侧动眼神经受压麻痹、瞳孔散大和光反应消失。中脑的大脑脚受压产生对侧偏瘫。有时对侧大脑脚压迫于小脑幕边缘或者岩骨尖,产生同侧偏瘫。脉络膜后动脉和大脑后动脉亦可受压引起缺血性坏死。最后压迫脑干可产生向下轴性移位,导致中脑和脑桥上部梗死出血,患者表现为昏迷、血压升高、脉搏缓慢、呼吸深而不规则,并可出现去大脑强直;最后呼吸停止、血压降低、心搏停止而死亡。③枕骨大孔疝,小脑幕下颅后窝肿瘤可导致枕骨大孔疝,小脑扁桃体向下移位疝出枕大孔。严重时延髓腹侧压迫于枕大孔前缘;幕上肿瘤亦可伴发枕大孔疝,导致延髓缺血,患者表现为昏迷、血压升高、脉搏缓慢而有力、呼吸深而不规则,随后呼吸停止、血压降低、脉速而弱、终致死亡。

二、手术前评估和手术前准备

(一)手术前评估

患者的手术前评估与其他患者相类似,需要额外注意的是与神经外科医师一起进行神经系统的评估。根据患者的神经功能、一般情况、手术方式制订麻醉计划。

1.手术前神经功能评估

神经功能评估的主要目的是估计 ICP 升高的程度、颅内顺应性和 CBF 自动调节能力损害的程度,以明确在脑缺血和神经损害发生前 ICP 和 CBF 的稳态自动调节能力储存的多少。目的是评估已经存在的永久性和可恢复的神经损害各有多少。与神经外科医师一起,详细了解患者的病史、体格检查和相关的影像学检查。了解手术中将采用的体位、手术入路和手术计划,进行手术前讨论。

2.患者的一般状况

幕上肿瘤手术患者的一般状况尚可。既往有心血管系统病史的患者,应特别注意防治。高血压患者需要注意血压的维持。幕上肿瘤切除术(脑膜瘤或海绵状血管瘤)出血较多,尤其涉及大血管时,手术前评估和准备尤为重要。呼吸系统:40% 的脑转移瘤是来自肺(原发性肿瘤、肺部肿瘤放疗和化疗后)。其他:长期使用肾上腺皮质激素治疗的患者,手术前需要注意肾上腺皮质激素补充治疗。患者的凝血功能必须正常,手术前停用阿司匹林不少于 7 天,氯吡格雷不短于

10 天。

(二)手术前准备

1.控制颅内高压、减轻脑水肿

对于手术前存在 ICP 急剧增高和脑疝危象的患者,需采取紧急脱水治疗,例如,快速静脉滴注 20％甘露醇、利尿药物和肾上腺皮质激素等,以缓解颅内高压和脑水肿。

2.改善患者的一般状态

因长期 ICP 增高、频繁呕吐、不能进食而出现脱水和电解质紊乱的患者,手术前应同时采取降低 ICP、静脉高营养和纠正电解质紊乱等措施,待全身状况改善 3～5 天和病情稳定后再实施开颅手术。由于中枢介导的内分泌紊乱,如垂体肿瘤合并血糖增高、颅咽管瘤合并尿崩症等,应根据病情进行必要的对症处理。

3.控制并预防癫痫

对于手术前出现癫痫的患者,需要应用抗癫痫药物和镇静药物控制癫痫发作,常用地西泮 10～20 mg 或丙戊酸钠 800 mg 缓慢静脉注射,也可配合冬眠合剂。颞叶或其他部位的脑肿瘤有导致癫痫的可能,但是如果患者无症状,可在手术前 2 天常规口服预防性抗癫痫药物。对癫痫持续状态可静脉应用 2.5％硫喷妥钠或德巴金缓慢静脉滴注以缓解发作,并推迟手术 1～2 天。

4.制定麻醉方案

对于幕上肿瘤手术患者,手术前制定麻醉方案的要点如下。①维持血流动力学和 CPP 稳定。②避免增加 ICP 的技术和药物。③建立满意的血管通路,以便进行监测和必要时应用血管活性药物或其他。④必要的监测:包括颅外监测(心血管系统的监测)和颅内监测(局部和整体环境的监测)。⑤良好的手术环境:创造清晰的手术野,配合手术中神经生理监测,必要时进行手术中唤醒。⑥决定麻醉方式:根据肿瘤的特点和手术要求决定麻醉方法;功能区肿瘤必要时采用手术中唤醒开颅手术。

三、麻醉方法及实施

(一)麻醉前准备

1.手术前用药

手术前持续应用肾上腺皮质激素治疗(垂体轴抑制患者)或其他常规用药(抗癫痫药、抗高血压药或其他心血管系统用药)。常规在手术间内应用麻醉前药物,静脉滴注麻醉性镇静药或镇痛药物,并静脉应用咪达唑仑 0.05 mg/kg。根据患者的心率应用抗胆碱能药物,例如,阿托品 0.5 mg 或盐酸戊乙奎醚 0.02 mg/kg。

2.开放血管通路

开放两条或两条以上的超大的血管通路,必要时进行中心静脉穿刺。

(1)中心静脉穿刺:可选用股静脉或颈内静脉。在肿瘤巨大、预计有大量出血危险的患者,可开放两条中心静脉。注意体位对静脉血液回流的影响,保持静脉通路通畅。尤其是体位对颈内静脉回流的影响,上头架后必须观察其血液回流情况,因为颈内静脉回流受阻可升高 ICP。

(2)动脉穿刺:可选用足背动脉或桡动脉穿刺。在肿瘤巨大、预计有大量出血危险的患者要首选桡动脉。一方面手术中可进行血气分析,以监测 $PaCO_2$(过度通气)、血糖浓度、血钾浓度和血红蛋白浓度等指标;另一方面可进行有创动脉压监测,时时监测血流动力学波动。

(3)颈内静脉血氧饱和度监测:使用光导纤维导管血氧饱和度仪可间断或持续监测脑部氧供

（SaO_2-SvO_2），以判断全脑血流灌注是否充分（假设 $CMRO_2$ 恒定不变）。

3.监测

（1）心血管系统：监测心电图；有创动脉压和 CVP；脉搏氧饱和度（SpO_2）。必要时放置 Swan-Ganz 导管监测肺毛细血管嵌压（PCWP）、心排血量和每搏心排血量，并连续测定混合静脉血氧饱和度（SvO_2）、$P_{ET}CO_2$（反映 $PaCO_2$ 的变化趋势，发现静脉气栓）；使用经食管电热调节器监测体温，适当控制体温，必要时进行控制性低温（大约 35 ℃）。插入导尿管。

（2）神经肌肉传递功能监测：不要在偏瘫侧肢体进行神经肌肉传递功能监测。在神经生理监测需要控制肌肉松弛药的使用时，需要进行 TOF 监测，以保持神经肌肉传递功能。

（3）呼出气体监测：包括吸入氧浓度（FiO_2）、呼出气 CO_2 曲线图、血气分析等监测，有助于手术中对呼吸功能的连续、全面和综合观察，为早期识别和及时处理各种呼吸功能异常提供保障。

（4）麻醉深度监测：吸入全身麻醉时，监测吸入麻醉药的呼气末浓度和 MAC。BIS 监测在神经电生理监测时尤为重要，既可避免由麻醉过浅所致的手术中知晓，又可避免麻醉过深而影响神经电生理监测的敏感性。听觉诱发电位也有利于对麻醉深度的判断。此外，熵和小波指数等新型麻醉深度测定方法的使用，也可为麻醉深度的判断提供借鉴。

（5）颅内环境和脑功能：颈内静脉血氧饱和度监测可了解脑供氧；诱发电位有利于监测特定中枢神经系统传导通路的完整性；脑组织氧分压监测（$btPO_2$）可了解脑缺血高危区域局部组织氧供是否充分；手术中超声监测 CBF、肿瘤血供及其确切位置；手术中 EEG 监测有助于发现麻醉患者全脑或局部脑缺血、缺氧的发生，并且是观察大脑癫痫放电的最好方法，而且能为手术切除癫痫病灶进行定位。

（二）麻醉诱导

1.目标

（1）控制通气（早期适度过度通气）。

（2）控制性低血压/抑制交感神经兴奋（避免知晓、充分镇痛和维持适当的麻醉深度）。

（3）保持最佳体位（对 ICP-容量曲线影响最小，确保脑静脉回流通畅）。通过注意上述细节，改善患者的颅腔内压力-容积曲线的状态，保证充足的 CPP，防止麻醉诱导期间 ICP 明显升高。

2.麻醉药物的选择

对于神经外科手术患者，麻醉药物的选择原则上应符合以下标准：①麻醉诱导深度快、半衰期短；②镇静、镇痛作用强，手术中无知晓；③不增加 ICP 和脑代谢；④不影响 CBF 及其对 CO_2 的反应（CBF-CO_2 应答反应）；⑤不影响血-脑屏障功能，无神经毒性作用；⑥临床剂量对呼吸抑制轻；⑦停药后苏醒迅速、无兴奋和手术后精神症状；⑧无残余作用。目前尚无完全符合上述标准的药物，因此需采用联合用药，以扬长避短。同时需要注意满意的通气、合适的体位安置和合理的血压调控等，以尽量达到上述标准。

3.推荐的麻醉诱导方案

麻醉诱导方案的选择应以不增加 ICP 和保持血流动力学稳定为前提。

4.体位

上头钉时疼痛刺激最强。充分镇痛（例如，单次静脉注射芬太尼 1～3 $\mu g/kg$ 或舒芬太尼 0.1～0.2 $\mu g/kg$ 或瑞芬太尼 0.25～0.50 $\mu g/kg$）、加深麻醉（如单次静脉注射丙泊酚 0.5 mg/kg）和局部麻醉浸润（0.5% 罗哌卡因）可有效抑制血流动力学波动。固定好气管导管，以防止意外性气管导管脱出或因气管导管活动而引起气道损伤。保护双眼，以防角膜损伤。

轻度头高位以利于颅内静脉回流;膝部屈曲可减轻对背部的牵拉。避免头颈部过度屈曲/牵拉(确保下颌与最近的骨性标志间距大于2横指)。过度牵拉头部易诱发四肢轻瘫、面部和口咽部严重水肿等,导致手术后拔管延迟(快速拔管几乎不可能)。如果头部侧放,应将对侧肩部用楔形或圆柱状物垫高,以预防臂丛神经牵拉伤。侧卧位、坐位和俯卧位手术均有特殊的注意事项。基本原则是避免一切潜在受压点受压,防止外周动脉、周围神经受压,保证气道通畅。

(三)麻醉维持

1.目标

(1)维持血流动力学和 CPP 稳定,避免升高 ICP。

(2)通过降低 $CMRO_2$ 和 CBF 来降低脑部张力,将颅内环境维持在理想状态,进行神经保护。

(3)避免中枢神经系统觉醒,维持足够的麻醉深度。

(4)配合神经电生理监测,避免麻醉过深影响监测敏感度。

(5)维持正常的体温。避免低温带来的寒战、感染、心肌受损等不良反应。

2.推荐的麻醉维持方案

(1)吸入全身麻醉:吸入全身麻醉不仅操作简单、适用范围广和成功率高,而且可控性强和苏醒快速。适用于"简单"手术(不伴有脑缺血、ICP 增高或脑水肿等问题)。麻醉维持早期进行轻度控制性通气;吸入麻醉药的吸浓度<1.5 MAC;避免联合应用氧化亚氮(N_2O)(脑刺激作用增强)。在进行神经电生理监测时,吸入麻醉药的浓度不宜过高,有资料证明,吸入七氟烷<0.5 MAC 时,对皮质体感诱发电位监测的影响轻微。因此,在需要监测皮质体感诱发电位的情况下,可进行静脉麻醉复合少量的吸入麻醉药。

(2)静脉麻醉:全身静脉麻醉可控性强、麻醉维持平稳、能够保护 $CBF-CMRO_2$ 耦联、降低 CBF 和 ICP 及减轻脑水肿,所以适用范围广泛。常用靶控输注(TCI)方法,药物选择以超短效药物(丙泊酚、瑞芬太尼)居多。但是,静脉麻醉的个体差异较大和操作麻烦,个别患者可发生苏醒延迟或自主呼吸恢复障碍,不可预见性强。对于手术中需要神经电生理监测的手术,与吸入全身麻醉复合应用效果更佳。

3.麻醉期间的管理

(1)切开硬脑膜前应做到适当的脑松弛方法:①充分供氧;②调整体位以利于颅内静脉回流;③维持肌肉松弛和麻醉深度适当;④过度通气使 $PaCO_2$ 维持在 3.3～4.0 kPa(25～30 mmHg);⑤必要时可在开颅前半小时静脉应用甘露醇1～2 g/kg,或加用呋塞米 10～20 mg。一般可做到脑松弛和 ICP 降低。

(2)硬脑膜切开后可适当减少用药量,并在手术结束前1～2小时停止使用长效麻醉性镇痛药,以利于手术结束后患者尽快清醒和防止手术后通气不足。吸入麻醉药异氟烷应先于七氟烷和地氟烷停止吸入。

(3)手术中间断应用非去极化肌肉松弛药,以防止患者出现体动,特别是在全凭静脉麻醉时为然。对上位神经元损伤的患者和软瘫患者,应避免肌肉松弛药应用过量。应用抗癫痫药物(如苯妥英钠)的患者对非去极化肌肉松弛药可能呈现拮抗,应酌情增大用药剂量或调整用药频率。

(4)手术中机械通气参数的设定:潮气量 8～12 mL/kg,每分通气量 100 mL/kg,呼吸次数成年人每分钟 10～12 次,保持 $P_{ET}CO_2$ 在 4.7 kPa(35 mmHg)左右。适当的过度通气有助于幕上肿瘤手术患者的手术后恢复。

(5)苏醒应迅速;不出现屏气或呛咳;控制恢复期高血压,常用药物有拉贝洛尔、艾司洛尔、尼莫地平、佩尔地平等,以降低颅内出血的危险。肌肉松弛剂拮抗药应在撤离头架和头部包扎完毕后使用。待患者自主呼吸满意恢复,吸空气后SpO_2不低于98%,呼之睁眼,能点头示意后,方可送回病房或PACU或ICU。

4.抗生素预防感染

在头皮切开前,静脉滴注苯唑西林或二代头孢菌素。对于长时间手术的患者,手术中可再次预防性应用抗生素。瘤腔较大或手术中出血较多的患者,需要放置脑室内引流或瘤腔内引流,有利于血性引流液的排出。

5.液体治疗和血液保护

液体治疗可达到血流动力学和CPP稳定的目的,在此前提下可为手术提供适当的脑松弛。但是,对于神经外科手术患者,手术中输液必须从血-脑屏障功能角度进行专门的考虑。①水能够自由通过血-脑屏障,因此血管内输水可增加脑组织含水量和升高ICP。等渗葡萄糖液代谢后可留下水分,在神经外科手术中应尽量避免使用。②大多数离子包括钠离子一般均不能透过血-脑屏障,其决定因素主要是血清总渗透浓度(在总血清渗透浓度中,胶体渗透压仅占一小部分,大约为1 mmol/L)。维持高于正常的血清渗透浓度能降低脑组织含水量,输入大量低渗晶体液则可增加脑组织含水量。③物质通过血-脑屏障的细胞运转过程取决于其分子质量,按浓度梯度由高向低运转。因此,大分子物质很难通过血-脑屏障,如清蛋白对脑组织细胞外液的效应影响很小。④一旦血-脑屏障受到损害(如低氧、头部外伤或肿瘤),则大分子物质可进入脑组织,结果是等渗胶体液和晶体液均可对脑水肿的形成和ICP产生同等的影响。因此,幕上肿瘤切除患者手术中液体管理的目标:维持正常的血容量、血管张力和血糖;Hct保持在大约30%;轻度高渗,手术结束时总血清渗透浓度<320 mOsm/L。

手术中应避免输注含糖溶液,可选择乳酸林格液(低渗)或6%羟乙基淀粉。预计大量出血的患者手术中可进行血液回收,并且在良性肿瘤患者可将回收的血液回输。必要时手术前还可进行自体采血和手术中回输。根据具体的手术中出血量来决定异体红细胞和异体血浆的输入,维持凝血功能和Hct。

(四)麻醉苏醒

1.目标

维持颅内或颅外稳态;预防脑出血,有效控制其诱因,如咳嗽、颅内吸引、呼吸对抗和血压升高等。苏醒期患者应表现安静、合作和能够服从指令。回顾性研究证实,影响手术后并发症的主要因素包括肿瘤严重程度评分(肿瘤位置、大小、中线移位程度)、手术中失血量和输液量、手术时间超过7小时和手术后通气。因此,呼吸恢复和手术中维持情况对麻醉苏醒期尤为重要。

2.快速苏醒的条件

对于手术前意识状态良好、心血管系统稳定、体温正常、氧合良好、手术范围不大、无重要脑组织的损伤、不涉及后组脑神经(Ⅸ-Ⅻ)的颅后窝手术和非巨大动静脉畸形切除(避免手术后恶性水肿)的患者,手术后可进行快速苏醒。

3.苏醒前的准备和判断

在持续应用超短效镇痛药物(如瑞芬太尼)或吸入麻醉药时,停药前需要注意镇痛药物的衔接。在手术结束前可追加应用长效镇痛药物,例如,芬太尼或舒芬太尼或曲马多,待患者呼吸和保护性反射恢复后,拔出气管导管,连接手术后镇痛泵。

4.完善的手术后镇痛处理

对于神经外科手术患者,手术后镇痛处理尤为重要,其对于避免躁动和减轻患者痛苦具有非常重要的意义。可选择多模式镇痛方式,以阿片类药物为主,根据患者一般状态和不同手术部位,可采用不同的药物配方。推荐的配方如下:①镇痛药物(芬太尼或舒芬太尼)+止吐药物(恩丹司琼);②镇痛药物(芬太尼或舒芬太尼)+非甾类抗炎药(氟比洛芬酯)+止吐药(恩丹司琼);③镇痛药物(芬太尼或舒芬太尼)+曲马多+止吐药(恩丹司琼)。

5.神经功能评估

进行一系列简单的基础性评估,包括四肢运动、瞳孔大小和对光反应、能否理解简单的词语并遵循指令,对时间和空间的定位等。

(五)小结

对于幕上肿瘤切除术的患者,麻醉的主要目标如下。

(1)维持正常的血容量和血管张力、正常的血糖浓度、轻度高氧和低碳酸血症、轻度高渗。进而维持非受损区脑组织的稳态平衡,保心血管系统稳定,实施有效的神经保护。

(2)维持健全的 CBF 自动调节功能,保存脑血管对 CO_2 的反应性。

(3)提供和维持一个"松弛的脑",具体方法如下:①降低 $CMRO_2$、CBF 和 CBV;②适度过度通气,维持 $PaCO_2 \approx 4.7$ kPa(35 mmHg);③严格控制 CPP;④CSF 引流;⑤应用静脉麻醉药;⑥渗透性治疗。

(4)手术后早期拔管,以便于早期和持续性神经功能评估,促进并发症的及时诊断和治疗。

四、脑室镜手术的麻醉

20 世纪 90 年代,微创外科学在医学领域逐步兴起,随着影像学、手术显微镜、神经导航、神经内镜、神经监测和手术器械等的发展与进步,神经外科也开始由显微神经外科阶段步入了微创神经外科(minimally invasive neurosurgery,MIN)阶段,并逐渐成为当代神经外科发展的主流。微创神经外科手术的概念是:在诊断和治疗神经外科疾病时以最小创伤的操作,最大限度地恢复患者的神经解剖、生理功能和心理功能,最大限度地为患者解决病痛,尽量减少医源性损伤和手术并发症。

脑室镜技术是微创神经外科领域的重要组成部分,在非交通性脑积水和脑室内病变治疗方面的应用越来越广泛。手术医师通过颅骨钻孔应用硬质或可曲内镜进入脑室或病变内部进行手术操作,主要适用于梗阻性脑积水的三脑室底部造瘘、内镜辅助的脑室分流、颅内囊性病变的穿刺抽吸,以及有分隔的慢性硬脑膜下血肿的清除、脑内血肿清除引流、脑脓肿冲洗引流和内镜辅助的显微外科手术等。

脑积水是神经外科的常见疾病,传统的治疗方法是行脑室-腹腔分流术,但创伤较大,部分患者可发生分流管损坏和堵塞等,往往达不到永久治愈的目的,而通过脑室镜手术在第三脑室底部造口,打通第三脑室和小脑幕下蛛网膜下腔,恢复患者的正常生理解剖结构,使梗阻的 CSF 重新流通,达到治愈的目的。此手术的主要特点是创伤小、手术后恢复快和成功率高达 90%。

与常规手术相比,脑室镜手术的最大优点是避免了开颅手术对脑组织的暴露、切开和牵拉,从而可明显减少对脑组织的损伤,并且治疗效果确切。但是脑室镜也有其固有的缺点,出血可明显影响其可见度,所以手术中应尽量损伤脑血管。另外,目前常用脑室镜的止血设备不尽完善,出现大出血大多需紧急开颅止血。

(一)手术前准备

实施脑室镜手术患者的手术前准备同其他神经外科手术患者,并应需注意脑积水未满意纠正患者可能伴有 ICP 增高的症状,如呕吐、头痛和意识改变等;长期呕吐的患者可能存在严重脱水或电解质紊乱,手术前应尽量予以纠正。手术前应用镇静药物需慎重,最好避免使用。

(二)手术中管理

麻醉的具体目标是手术中制动和保持心血管系统稳定;手术后快速苏醒,以便进行神经功能评定。尽管颅骨钻孔在局部麻醉或满意镇静下亦可完成,但是为了保证手术中制动最好还是选择全身麻醉。据报道,大约 15% 的脑室镜手术后患者出现苏醒延迟,所以应尽量避免应用苯二氮䓬类药物和其他长效镇静药物。部分患者可能在手术前已进行了脑室-腹腔分流术,在进行上腔静脉穿刺时一定要注意避开分流管。N_2O 有使脑室内气泡扩大的危险,应避免使用。

为了获得良好的手术视野,脑室镜手术中需要经内镜进行连续脑室内灌注清除血液和组织,最常用的灌注液为乳酸林格液和生理盐水,后者有引起发热和头痛等炎症反应的报道,灌注液体的种类和用量可影响 CSF 的成分,尤其是长时间手术,可能与手术后神经功能障碍有关。应预先将灌注液加温至 37 ℃,以预防大量液体灌入引起的脑温度降低。有研究发现,内镜内压过高与手术后患者苏醒延迟和手术后并发症有关,所以手术中应注意保持灌入液体和引流液体的平衡,以防过度灌注引起 ICP 急剧升高和脑循环障碍。由于距中心脑血管中枢较近,手术中容易发生心律失常、高血压和心动过缓,大多属自限性,暂停手术后即可缓解。另外,快速灌注可扩张第三脑室,导致脑组织移位和激动下丘脑的某些神经核引起急性循环功能衰竭,甚至心搏停止,所以必须准备好复苏药品,如阿托品和肾上腺素。如果手术中损伤基底动脉引起大出血,通过脑室镜很难止血,有引起死亡的报道,应立即转为开颅手术。

(三)手术后管理

多中心研究发现,脑室镜手术的死亡率仅为 0~1%,但手术中和手术后并发症的发生率为 5%~30%。尽管属于微创手术,脑室镜手术后也必须严密监测。暂时性神经功能障碍是最常见的手术后并发症,发生率可高达 38%,主要表现为苏醒延迟、高钾血症、精神错乱、瞳孔功能障碍、偏瘫和记忆丧失等。有婴幼儿内镜手术后数小时内发生呼吸停止的报道,故应进行呼吸监测。

研究发现,脑室镜手术后患者易发生尿崩症和下丘脑功能障碍,所以手术后应常规进行血电解质监测。晚期并发症(如脑膜炎和脑室炎)可显著增加患者的病死率,应注意预防和及时处理。

(李 伟)

第三节 垂体腺瘤手术的麻醉

下丘脑、鞍区的肿瘤因独特的解剖毗邻和病理特点有别于其他颅内占位性病变,此区域神经外科手术的麻醉管理,也有一定的特殊性。垂体腺瘤、颅咽管瘤、拉克囊肿、鞍区脑膜瘤、下丘脑胶质瘤等均是鞍区常见的颅内占位性病变。由于神经内分泌中枢、水盐代谢中枢和体温调节中枢密集于此,所以鞍区手术操作,包括手术牵拉、双极电凝和冷却滴水的温度刺激及手术期间脑组织长时间暴露等均是影响手术后预后的直接因素,根据影响的程度不同,患者可不同程度地出现水肿压迫症状、手术后电解质的紊乱和手术后体温异常等情况。因此,该区域肿瘤切除手术的麻醉管理,根据肿瘤性质的不同而各异。

就垂体腺瘤而言,尽管我们通常将其单一的一种疾病来讨论其临床麻醉问题,但要明确的是,垂体腺瘤包括很多种类型,每一类型分泌不同的内分泌激素,表现出不同的临床症候群,每一类型的垂体腺瘤各有其病理生理特点。因此,对于任何一种类型的垂体腺瘤,我们都应该"因型制宜",为每一类型的垂体腺瘤实施"量体裁衣"式的麻醉管理方法。

一、垂体的解剖特点

垂体位于颅中窝底蝶鞍内,呈横椭圆形,垂体被鞍膈分为鞍膈上部和鞍膈下部。我国成年人垂体的平均宽度为 14.1 mm、长度为 10.18 mm、高度为 5.11 mm。垂体表面包以由硬脑膜构成的被囊,通过垂体柄与丘脑下部相连。

垂体分腺垂体和神经垂体两部分,腺垂体包括远侧部、结节部和中间部,神经垂体包括神经部、漏斗部和正中隆起。神经垂体含有与神经胶质细胞相似的垂体细胞和从丘脑下部神经细胞发出的神经纤维。一般是将结节部和远侧部合称为垂体前叶,中间部和神经部合称为垂体后叶,漏斗干和正中隆起合称为漏斗。垂体柄是在鞍隔上部,大多呈向前下方斜行,位于下丘脑漏斗和垂体之间,由腺垂体的结节部和神经垂体的漏斗共同组成,类似圆柱形,正常垂体柄自上而下由粗变细,直径小于 4 mm,内含下丘脑垂体束,将下丘脑的视上核和室旁核分泌的抗利尿激素和催产素直接输送到神经垂体储存,垂体柄受损可导致垂体功能低下和尿崩症等垂体横断综合征。在垂体腺瘤手术中,或多或少总要影响到垂体后叶,这可以引起手术后垂体后叶素分泌不足,也是手术后尿量增多的主要原因。

垂体是由门静脉系和门外动脉系双重供血,与激素输送和神经内分泌功能调节密切相关。垂体动脉包括垂体上动脉和垂体下动脉。垂体上动脉由 Willis 环发出,垂体下动脉是由颈内动脉海绵窦段发出或起自颈内动脉脑膜垂体干,分内、外支,主要分布在垂体后叶和垂体柄下部,入垂体后与对侧垂体下动脉相吻合。垂体上、下动脉之间亦有吻合。在经蝶入路垂体腺瘤切除手术中,对鞍旁海绵窦区膜性结构的解剖学认识是手术成功的关键,海绵窦内有颈内动脉通过,如果伤及海绵窦段的颈内动脉,后果将不堪设想。

垂体门静脉是下丘脑分泌的调节垂体激素的各种释放因子和抑制因子到达垂体远侧部的直接通道。垂体门静脉是指正中隆起和漏斗干区域的毛细血管网汇集而成的若干小静脉,其下行至垂体远侧部,按其行程分为长门静脉和短门静脉;而后在垂体远侧部其再次形成毛细血管网。第二次毛细血管网汇集才形成垂体静脉。在向腺垂体输送下丘脑调节因子并接受垂体前叶分泌的激素后,血管丛汇集到垂体输出静脉,并回流入海绵窦。

二、垂体腺瘤的病理生理特点

垂体前叶大约占垂体的 75%,主要由几类腺上皮细胞构成,它们分泌特殊的激素,以维持机体的繁育、哺乳、生长代谢及甲状腺和肾上腺功能。垂体前叶嗜酸性粒细胞分泌生长激素、催乳素;嗜碱性细胞分泌促肾上腺皮质激素、促黑激素、促甲状腺激素、促黄体激素和促卵泡激素;嫌色细胞无内分泌功能。垂体后叶不具有内分泌功能,而是储存激素的场所,包括抗利尿激素和催产素。垂体腺增生是由于人的内分泌环境改变,如青春期、怀孕等刺激垂体腺体生长,是可逆性改变。

垂体腺瘤的发病机制有两种假说:下丘脑假说和垂体假说。前者认为,垂体腺瘤是控制垂体前叶功能的下丘脑功能紊乱或正常生理调节机制缺失所致;后者则认为是垂体自身细胞发生改变的结果。目前认为,垂体腺瘤发展可以分为两个阶段:首先垂体细胞发生突变,然后在内外因素作用下突变的细胞异常增殖,发展成垂体腺瘤。可以用单克隆细胞异常增殖来解释。目前还未找到垂体腺瘤真正的发病机制。

垂体腺瘤按照分泌激素类型可分为高功能垂体腺瘤和无功能垂体腺瘤,高功能垂体腺瘤又包括生长激素型垂体腺瘤、泌乳素型垂体腺瘤、皮质激素型垂体腺瘤、生殖激素型垂体腺瘤、甲状腺素型垂体腺瘤。但要知道,有相当部分的垂体腺瘤分泌两种或两种以上种类的激素,有报道:68%的生长激素型垂体腺瘤同时分泌生长激素和泌乳素,仅 32% 只分泌生长激素;而 97% 的泌乳素型垂体腺瘤只单纯分泌泌乳素,不复合分泌其他激素。所以,我们目前的定义只是相对的,通常是选取分泌水平占相对优势的激素类型为临床诊断依据。

通常认为垂体腺瘤是良性颅内占位性病变,易复发,但垂体瘤也有恶性,如垂体后叶细胞瘤,非常少见。

三、垂体腺瘤的新分类法

垂体腺瘤的分类方法目前有很多种,都有其临床价值。在垂体腺瘤大小的诊断标准中,Hardy 提出直径 10 mm 以下者为微垂体腺瘤,10 mm 以上者为大垂体腺瘤。Grote 提出直径超过 40 mm 者为巨大垂体腺瘤,并普遍被人们所接受。

多年来普遍接受的分类法是将垂体腺瘤分为两大类:功能性垂体腺瘤和无功能性垂体腺瘤,前者可有颅内占位病变的症状和神经内分泌功能改变,后者仅有颅内占位病变的症状。

随着检验学诊断水平的进步,在垂体腺瘤手术前的临床诊断分类中,通常是根据血清免疫组化的结果、临床表现和神经影像学进行综合诊断分类。相当比例的垂体腺瘤均表现为一种或几种激素异常分泌增多。在垂体腺瘤手术后的临床诊断分类中,通常是根据病理检查结果进行分类,按细胞的组织学染色情况可分为嗜酸性粒细胞、嗜碱性粒细胞、嫌色细胞,分别对应相应类型的垂体腺瘤诊断。

四、垂体腺瘤的临床特征

垂体腺瘤是常见的颅内肿瘤之一,占颅内肿瘤的 8%～15%,现通常认为在 10% 左右,发病率仅次于胶质瘤和脑膜瘤,占颅内肿瘤的第三位。男:女=1:2,成年人多发,青春期前发病者罕见。

垂体腺瘤的临床表现不能一概而论,在垂体腺瘤早期,常因肿瘤较小患者可无任何颅内占位症状,仅仅出现内分泌功能紊乱的症状,从而容易被患者所忽视。随着瘤体的增大,内分泌功能改变症状更加明显,主要表现为三大症状:①垂体本身受压的症状,造成其他垂体促激素分泌减少和相应周围靶腺体萎缩,表现为生殖功能低下和/或继发性甲状腺功能低下和/或继发性肾上腺皮质功能低下等。②垂体周围组织受压的症状,主要是压迫视交叉,患者可能存在颅内高压,主要表现为视力减退、视野缺损和眼底改变等。另外,还可因肿瘤生长到鞍外压迫颈内动脉和Willis 动脉环等组织产生血管神经性头痛。③垂体前叶功能亢进症状,以高泌乳素血症、肢端肥大症和皮质醇增多症多见。

五、垂体腺瘤患者的麻醉处理

虽然垂体腺瘤患者内分泌功能紊乱所致的独特表现（如库欣病和肢端肥大症）很容易被发现，但是满意的麻醉处理常常需要是以对每位患者的内分泌功能紊乱及其复杂的病理生理改变的充分理解为前提。所有患者均需要进行全面、认真的手术前评估；虽然有很多麻醉方案可供选择，但是麻醉药物的最终选择应该根据每位患者的具体情况而做出必要的调整（个体化）。

（一）泌乳素型垂体腺瘤患者的麻醉处理

1.临床表现

泌乳素型垂体腺瘤最为常见，占所有垂体腺瘤的 50％以上。高泌乳素血症是最常见的下丘脑-垂体紊乱表现。65％的泌乳素型垂体腺瘤是小泌乳素瘤，发生于女性，其余 35％的垂体腺瘤男女均可发生。除鞍区神经占位压迫症状之外，男性表现为性功能减退，女性表现为"溢乳-闭经-不育"三连征。

2.麻醉处理

泌乳素型垂体腺瘤患者，由于相关激素合成或分泌不足，可导致不同程度的代谢异常和有关脏器功能障碍，应激水平相对低下，对手术和麻醉的耐受性差。因此，手术前应补充糖皮质激素，以提高机体对药物的反应性。麻醉诱导和维持可适当减少镇静、镇痛药物的剂量，手术中亦可补充应用糖皮质激素。有学者曾遇到过一例顽固性低血压患者，麻醉诱导后出现低血压、手术中低血压对血管活性药物几无反应，后尝试追加甲强龙获得明显改善。另外，泌乳素型垂体腺瘤患者的麻醉苏醒期也较其他类型垂体腺瘤患者长。

（二）生长激素型垂体腺瘤患者的麻醉处理

1.临床表现

生长激素型垂体腺瘤起病隐匿，逐渐出现手足增大、鼻唇增大增厚、皮肤粗厚、皮质骨增厚、下颌骨增长等特有面容，从症状出现到最终确诊，平均 6～7 年，初次就诊的原因通常是腕管综合征或出现视野缺损。随着病程延长，患者均伴有不同程度的血压增高、心律失常、左心室肥厚、瓣膜关闭不全等心血管系统改变，手术后激素水平可逐步恢复正常，但心脏的器质性改变常常不可逆转。

2.困难气道问题

手术前访视应充分评估患者的气道，准备困难气道处理的相关措施。由于舌体肥厚、会厌宽垂，还有下颌骨过度增长，导致咬合不正、颅骨变形，即使应用最大号喉镜片也不能充分推开舌体，并且全部插入喉镜片提起会厌亦较困难，因此常常发生声门显露困难。国外的一项回顾性研究显示，在 746 例经蝶入路垂体腺瘤患者中，有 28 例发生了困难气道问题，占 3.8％，困难气道发生率并不比普通外科手术患者高。但是，在垂体腺瘤患者中，生长激素型垂体腺瘤患者困难气道的发生率三倍于其他类型垂体腺瘤患者。生长激素型垂体腺瘤患者困难气道的发生与性别、肿瘤大小无关。

3.麻醉处理

应激反应主要由交感神经-肾上腺髓质系统和下丘脑-垂体-肾上腺皮质系统参与，可见垂体是应激反应的重要环节。有学者认为，生长激素型垂体腺瘤患者的麻醉诱导和麻醉维持对镇静、镇痛的要求均较高，可能与高生长激素血症、高代谢有关，也可能与骨质增厚导致外科有创操作困难和耗时长久有关。

4.血糖问题

因垂体占位病变造成中枢性内分泌激素分泌异常,患者可出现糖尿病的临床表现。也有人认为垂体瘤性高糖血症是由抗激素因子所致。糖代谢紊乱是影响神经功能恢复的重要因素,高糖血症可加重乳酸酸中毒,造成脑组织的继发性损害。因此,手术中需要动态监测患者的血糖水平,必要时应用胰岛素进行干预,以促进手术中脑保护和手术后脑功能的恢复。

(三)皮质激素垂体腺瘤患者的麻醉处理

1.临床表现

皮质激素垂体腺瘤患者的典型表现是库欣综合征,是由腺垂体的促皮质激素腺瘤引起皮质醇增多的一种表现形式,患病比率男:女=1:5,女性主要是集中在孕产期年龄阶段,大于7岁的小儿如果出现库欣综合征,则大多是由垂体瘤所致。反之,小于7岁的小儿如果出现库欣综合征,则大多提示肾上腺肿瘤。1912年Haevey Cushing首次报道库欣综合征,并揭示此类患者大约80%是由于垂体促肾上腺皮质激素(adrenocorticotropic hormone,ACTH)分泌增多所致,其余20%是异位存在ACTH分泌功能的肿瘤所致,如燕麦细胞癌、支气管肿瘤、胰岛细胞瘤、嗜铬细胞瘤。

2.麻醉处理

皮质激素垂体腺瘤患者与生长激素型垂体腺瘤患者的麻醉处理基本一致,但此类患者的应激反应更剧烈,需要增强麻醉深度,并辅以尼莫地平、艾司洛尔等维护循环系统稳定。手术中将应激反应控制在一定程度内、保证内环境稳定、减少内分泌并发症和避免过强过久应激反应导致机体损伤是麻醉处理的重点所在。

3.血糖问题

手术中需要动态监测患者的血糖水平,将血糖水平控制在12 mmol/L以内,加深麻醉以削弱手术操作所致的强烈应激反应,降低交感神经-下丘脑-肾上腺轴的反应,使糖异生减少,抑制无氧酵解增强导致乳酸生成过多;逆转应激状态下机体胰岛素受体敏感性降低,减弱血糖水平升高的趋势,稳定机体糖代谢,以利于手术后脑功能的恢复。

六、麻醉对垂体前叶内分泌功能的影响

(一)麻醉对生长激素的影响

生长激素受控于生长激素释放激素与生长激素释放抑制激素,参与人体的糖、脂肪、蛋白质代谢和应激反应,血中半衰期为15~20分钟。许多临床资料表明,吸入麻醉对生长激素分泌的影响不明显。Agnila在动物试验中解释了这一现象,在吸入麻醉下生长抑素通过阻断生长激素释放激素的暂时升高,抑制生长激素的释放,停止吸入麻醉后,这种抑制作用消失,生长激素释放恢复正常。

有学者等在垂体腺瘤患者发现,非垂体区手术患者在停止吸入七氟烷15分钟后生长激素迅速升高;虽然泌乳素型垂体腺瘤患者的生长激素水平也升高,但幅度小于无垂体区病变的患者,说明无垂体区病变患者的生长激素应激水平高于垂体病变患者。傅润乔等发现,在全身麻醉下,正常颅内压(ICP)患者清除病灶时与慢性颅内高压患者同一时间点比较,正常ICP患者的生长激素水平明显高于慢性颅内高压患者。上述临床观察表明,麻醉对生长激素的分泌有一定影响,但对垂体区病变及慢性颅内高压患者的影响大于非垂体区病变及无ICP增高的患者。

(二)麻醉对泌乳素的影响

既往临床研究表明,麻醉和手术均可引起泌乳素的增高。有学者比较观察了非垂体区病变与垂体区病变患者麻醉和手术中不同时间点的泌乳素变化,发现非垂体病变颅内手术患者的泌乳素升高幅度明显大于垂体区病变患者($P < 0.05$)。傅润乔等亦报告,麻醉后慢性颅内高压患者的泌乳素升高幅度明显低于正常 ICP 患者。从而进一步说明,在麻醉及手术等应激状态下,泌乳素水平可明显升高,并且 ICP 正常患者的泌乳素升高幅度大于慢性颅内高压患者,非垂体病变患者的泌乳素升高程度亦大于垂体区病变患者。

(三)麻醉对促肾上腺皮质激素和皮质醇的影响

通常下丘脑的促肾上腺皮质激素释放激素(CRH)和垂体的 ACTH 及肾上腺皮质分泌的皮质醇之间存在长和短负反馈作用,三者之间相互协调,使机体的下丘脑-垂体-肾上腺皮质轴处于相对动态平衡。下丘脑-垂体-肾上腺皮质轴与应激反应最为密切,当机体受到侵袭时,刺激通过上行性传导纤维至脑和下丘脑,引起交感神经兴奋,使肾上腺释放肾上腺素,后者作用于垂体前叶,促进其分泌 ACTH,ACTH 又促使肾上腺皮质分泌肾上腺皮质激素,以促进周身各器官的功能与代谢,以适应应激状态之需要。麻醉与手术可引起不同程度的应激反应。

垂体腺瘤患者的手术前皮质醇水平常常是处于正常线或低于正常,并有神志淡漠少语等表现。经应用糖皮质激素(如地塞米松)进行替代治疗后,精神状态可有所好转。

手术前患者忧虑不安、疼痛和失眠等可通过大脑-下丘脑-垂体-肾上腺皮质轴的反馈作用使血浆皮质醇浓度升高,给予硝西泮 0.2 mg 或地西泮 0.2 mg 等使患者镇静则可使皮质醇血浆浓度与手术前一天相仿或降低;咪达唑仑不抑制肾上腺皮质功能;吗啡抑制下丘脑 CRH 分泌,能影响垂体 ACTH 分泌。

观察各种吸入麻醉药对血浆皮质醇浓度的影响发现,以纯氧加 0.5~1.0 MAC 的氟烷、安氟烷或异氟烷吸入麻醉时,血中皮质醇均降低;与氧化亚氮合用则血中皮质醇升高。这些结果提示,目前常用的吸入麻醉药对肾上腺皮质功能均具有抑制作用。傅润乔等在安氟烷或异氟烷麻醉期间发现,正常 ICP 患者麻醉后各观察时间点,血皮质醇水平逐渐升高,而慢性 ICP 增高患者不仅手术前的血浆 ATCH 水平明显低于正常 ICP 患者,而且麻醉后血皮质醇水平明显降低,两组比较麻醉前后各时期的血浆皮质醇水平均有明显差别,说明慢性颅内高压患者的血浆皮质醇应激能力低于正常人。

有研究发现,常用的肌肉松弛药对肾上腺皮质激素的分泌无影响。然而一些常用的静脉麻醉药例如硫喷妥钠、依托咪酯、大剂量芬太尼则对皮质醇或 ACTH 具有抑制作用。

(四)麻醉对甲状腺激素的影响

通常认为,生理状态下是通过下丘脑促甲状腺激素释放激素(TRH)-垂体促甲状腺激素(TSH)-甲状腺(T_3、T_4)轴的反馈作用调节机体的代谢过程。但是,70%以上的 TRH 是存在于大脑的非下丘脑区,许多脑干运动核和脊髓运动神经元,甚至胃肠道也存在 TRH,所以有人认为 TRH 可能具有某种神经递质作用,例如,对去甲肾上腺素、多巴胺、5-羟色胺的兴奋和抑制作用。Teba 等在狗失血性休克模型实验中发现,应用 TRH 治疗可明显增高平均动脉压、心排血量和外周血管阻力,但机体氧耗量无变化;同时 β-内啡肽的水平明显增高加。另有研究发现,TRH 可增加失血性、神经性和内毒素性休克的血压和生存率。虽然大鼠注射硫喷妥钠 30 分钟后 TSH 含量降低,但是人体却未发现硫喷妥钠全身麻醉对 TSH 分泌和血中水平具有明显影响。

目前大多数人认为,吸入麻醉药氟烷、安氟烷和异氟烷均可使血清 T_4 水平升高,但是并不增

加甲状腺的 T_4 分泌,说明增多的 T_4 可能是从周围组织内尤甚从肝脏动员转移而来。有研究发现,全身麻醉下实施胸腔手术期间 T_3 明显降低,rT_3 在手术后第 1 天明显升高,TSH、T_4 无明显改变。傅润乔等发现,在安(异)氟烷静吸复合麻醉中,正常 ICP 患者开颅后 TSH 明显增高,而慢性颅内高压患者的手术前 TSH 值明显低于正常 ICP 患者。另外,麻醉后各观察时间点的 TSH 也明显低于正常 ICP 患者。目前尚未见到有关 TSH 型垂体腺瘤的报道。

上述临床资料说明,非垂体区病变患者的应激水平高于垂体病变者,ICP 正常患者的应激水平高于慢性颅内高压患者。麻醉与手术刺激对垂体前叶细胞的内分泌功能具有较大影响。

七、垂体腺瘤患者的气道管理

(一)垂体腺瘤患者气道的特点

一般来讲,各种垂体腺瘤手术患者均可应用快速麻醉诱导气管插管方式。但是有两种情况需要特别注意:一是皮质醇增高型垂体腺瘤,二是生长激素型垂体腺瘤。其中生长激素型垂体腺瘤更应该注意。

皮质醇增高型垂体腺瘤的患者常常出现满月脸等皮质醇增多的表现,患者较肥胖和面部较大可导致面罩通气困难。

生长激素型垂体腺瘤患者可出现肢端肥大症的表现。由于生长激素持续分泌过多,可导致骨、软组织和内脏过度生长,头颅、面容宽大,下颌突出延长,咬合不良等;舌、咽、软腭、悬雍垂和声带肥厚可引起睡眠呼吸暂停综合征,并易导致高血压而产生心脏、胃肠道和肾脏疾病。

肢端肥大症患者麻醉诱导时,可因肥厚的舌体和咽喉组织等松弛、塌陷而导致呼吸道梗阻。呼吸道管理较为困难,其病残率和病死率要比非肢端肥大症增加 3 倍。此类患者麻醉诱导时面罩通气和气管插管操作均十分困难,面罩通气的漏气发生率高,常常必须双手紧扣面罩、置入口咽通气道和加大氧流量才可勉强维持通气,少部分患者甚至可因严重呼吸道梗阻而发生面罩通气困难。

由于肢端肥大症患者的气道解剖结构异常和中枢因素,手术后容易发生睡眠呼吸暂停综合征,所以手术结束后必须彻底清除气道分泌物,并且拔管后更应仔细观察和监护,尤其是呼吸道分泌物情况和咽喉部水肿程度。

(二)手术前气道评估

垂体腺瘤患者麻醉前,需要通过病史复习、体格检查和影像学进行严格的气道评估,以识别患者围术期发生面罩通气和气管插管困难的危险。

1.原则

根据美国麻醉医师协会制定的《困难气道管理实用规则》对于手术前已预知的困难气道患者,特别强调在镇静处理、气道局部麻醉和保留自主呼吸的状态下实施气管插管;在全身麻醉且无自主呼吸的患者发生困难气管插管时,应在面罩通气保证满意气体交换的前提下,选用各种可用的气管插管技术。对于严重困难气道患者,如果气管插管失败且面罩通气无效,应及时采用紧急肺通气技术,如经气管喷射通气、喉罩通气道(LMA)和联合导气管等。

2.清醒气管插管技术

对于手术前评估预计存在困难气道的患者,大多数麻醉医师主张在镇静和气道局部麻醉下进行气管插管。原则上,无气管插管成功把握者不得轻易进行全身麻醉诱导,安全的处理是保持患者清醒和自主呼吸,妥善完成气管插管后再实施全身麻醉。

(1)采取清醒气管插管的原因:虽然清醒气管插管较为费时,患者也不易接受。但对于已知的困难气道患者,采用清醒气管插管有以下三个理由:①清醒患者能较好地维持自然气道的通畅。②清醒患者能维持足够的肌肉张力,使上气道组织相互独立,便于识别,如舌根、会厌、喉、咽后壁等。而在应用全身麻醉和肌肉松弛药后,肌张力下降,上气道组织结构塌陷,如舌后坠,不利于对声门的识别和面罩通气中气道的开放。③由于清醒患者可以满意维持气道和自主呼吸,所以能够给麻醉医师提供足够的操作时间和机会,减轻其心理负担,并减少因忙乱所致不当处理情况的发生。

(2)患者的准备:清醒气管插管成功的关键条件就是准备工作充分,以使患者安静合作,喉头对刺激无反应。适当的准备工作包括患者的心理准备、完善的气道局部麻醉、应用抑制气道分泌的药物和适量的镇静药物等。

(3)常备器械:麻醉科应有一个困难气道处理专用器械箱或推车,每天常规检查一次,以确保在紧急情况下随时可能使用。其器械项目参考如下:①面罩和简易呼吸器。②各种类型和型号的喉镜,包括直形喉镜、弯形喉镜或特殊形式的硬式直接喉镜,每种喉镜至少配有大、中、小三种喉镜片。③各种类型和型号的通气道,包括口咽和鼻咽通气道、光导纤维支气管镜(FOB)引导气管插管专用通气道等。④各种型号的气管导管。⑤各种气管插管引导器,如可进行喷射通气的空心引导芯、弹性橡胶引导芯、光索等,这些器械有助于控制气管导管前端的方向。⑥FOB。⑦逆行引导气管插管所需的器械。⑧紧急情况下进行紧急通气所需的设施,如 LMA、经气管喷射呼吸器、联合导气管等。⑨紧急气管切开器械。

(4)气管插管方法的选择:清醒气管插管的方法很多,其选择可根据麻醉科医师对各种气管插管技术的熟练程度、现有仪器设备及患者的具体情况而定。

(三)全身麻醉气管插管技术

如果患者不合作,或拒绝清醒气管插管,而且可以应用面罩进行满意的肺通气,则可进行全身麻醉诱导。

1.手术前准备

一般手术前准备和气管插管准备同清醒气管插管,但在预计为喉显露和气管插管极度困难的患者,应准备 FOB、应急气道、经气管高频喷射通气装置等。

2.麻醉用药原则

(1)对于预测重度困难气管插管的患者(Ⅳ级喉显露)和需要应用 FOB 引导气管插管的患者,主要采用全凭静脉麻醉和吸入麻醉。使麻醉深度达到吞咽反射消失,而自主呼吸不受明显的影响,必要时停止麻醉后患者可很快清醒。

(2)对于无面罩通气困难、喉显露为Ⅱ、Ⅲ级的困难气管插管患者,可在满意预氧后进行常规麻醉诱导,于完全肌肉松弛状态下进行气管插管操作。如果气管插管失败或困难气管插管的程度比预计的严重,应采用面罩给氧3~5分钟,待自主呼吸恢复,改吸入麻醉或丙泊酚全凭静脉麻醉进行气管插管。

3.常用的气管插管方法

(1)直接喉镜:在所有的气管插管技术中,直接喉镜是麻醉医师最为熟悉的方法,但对清醒患者的刺激较大,需要对患者进行良好的准备,包括良好的局部麻醉,充分的镇痛镇静,大小合使的喉镜片。由于肢端肥大症患者的下颌骨变长,尤其在男性患者往往需要选择大号喉镜;肢端肥大症患者的舌体较大,常常影响操作者的视野,应当尽量将舌体挡于口腔一侧。当声门显露不佳时,如呈Ⅱ级或Ⅲ级喉显露时,可由助手在颈部进行喉外部压迫操作,大多可使直接喉镜视野有不同程度的改善。对于直接喉镜仅能显露部分喉结构或完全不能显露喉结构的患者,需要在气管导管内放置插管芯,以使气管导管维持预应用的固定形状,在高位喉头患者时,常需将插管芯和气管导管塑形成J形或鱼钩状。

在插入直接喉镜后,对于喉显露Ⅱ级和Ⅲ级(可见杓状软骨或会厌)的困难气管插管患者,可将带有插管芯并已满意塑形的气管导管前端置于会厌下,在中线位置向上、向前盲探声门,待呼吸气流声出现(完全肌肉松弛患者可用轻压胸廓法听呼吸气流声),即可向前进一步推送气管导管,以使气管导管顺利滑入声门。

(2)光索引导气管插管技术:大量临床应用表明,在常规气管插管操作中,光索至少与采用直接喉镜一样有效;在操作熟练应用的情况下,光索较直接喉镜更好、更准确和更易被患者耐受。在选择合适光索芯的情况下,其可用于所有年龄患者的气管插管操作。在困难气管插管患者,可将光索与FOB、插管型喉罩通气道和直接喉镜等联合应用。目前光索引导气管插管已被ASA推荐作为直接喉镜气管插管失败但面罩通气满意患者控制气道的第一选择。

(3)FOB引导气管插管技术:在清醒患者实施FOB引导经口气管插管时,可在患者口腔内放置专用的通气道,以防止患者咬伤FOB镜干。然后,将气管导管插入专用通气道内,直至其前端位于通气道的中下1/3处;通过气管导管插入FOB,直至看到声门;然后将FOB插入气管内,并沿镜干推送气管导管直至其前端到达隆突上2~3cm处。

在全身麻醉患者实施FOB引导经口气管插管时,可使用内镜操作专用面罩供给100%的氧。通过面罩的自封性隔膜将FOB插入气管插管专用通气道;面罩放在患者面部以通常方式维持呼吸。当FOB进入气管内时,沿FOB将气管导管经面罩的自封性隔膜孔推送入气管内,在气管导管到达合适位置后,退出FOB,然后在口唇周围握持气管导管,移去内镜操作专用面罩。

在FOB插管的过程中,可让助手辅助将患者的下颌提起以增加咽部的空间有助于插管成功概率。在FOB成功地置入气管后,可能会出现气管导管置入困难,可以将气管导管连同镜体逆时针旋转90°,常常可解决这一问题。

(4)逆行引导气管插管技术:该技术是利用穿刺针作环甲膜穿刺,然后将引导管和/或丝经穿刺针向头侧插入气道内,使引导管和/或丝逆行通过声门抵达口腔或鼻咽腔,将它们从口牵出,然后将气管导管套在引导管和/或丝外,借此做引导,沿其将气管导管经过声门而插入气管内。但是此法的创伤较大不易常规使用。

(5)特殊喉镜气管插管技术:目前已有多种设计用于困难气管插管的特殊喉镜,常用的有视可尼硬质光导纤维喉和可视喉镜等。

1)硬质光导纤维喉镜:包括Shikani、Levitan和Bonfils等,能通过目镜观察声门,结合了光索和FOB的优点,具有操作简便和快捷可视的优点,设计的主要目的是处理困难气管插管。气管插管前,将适当型号的气管导管套在其镜干上并用导管固定器固定。气管插管时,操作者站在患者头端,采用左手提起下颌,右手持视可尼并从中线将镜体即气管导管插入,沿舌体表面推进并通过目镜寻找会厌和声门等解剖结构,在清楚显露声门后,将气管导管前端置入声门并插入气管内。

2)视频喉镜:近年来视频喉镜在气道管理中的应用逐渐广泛。其主要优点:①喉部显露更加容易。由于视频喉镜的摄像头是位于镜片前端,可直接将镜片前端的组织结构通过光导纤维传递至外接的显示器上,而不必自口腔外观看咽喉深部的组织结构,拉近了观察喉部的距离和避免了直接喉镜前端的盲区,从而使喉部显露更加容易。②可改善喉部显露分级。在困难气道患者,其达到的喉部显露分级可较直接喉镜降低Ⅰ～Ⅱ级。另外,在应用视频喉镜显露喉部时,联合应用喉外部压迫操作可进一步改善喉部显露分级。③操作简单易学。由于视频喉镜的操作技术基本上同直接喉镜,因此所有能够熟练应用直接喉镜的麻醉医师均能应用此项技术,而不需进行特殊训练。④气管插管损伤小。由于视频喉镜镜片的独特设计,所以可明显降低显露喉部所需的上提用力。据知,降低喉镜的上提用力可减少对患者口、咽部结构的损伤。

与FOB相比,应用视频喉镜进行气管插管时的突出优点:①操作技术简单,且属于直视操作;②对气管导管的类型没有限制;③较少受口腔和咽部血液、分泌物的影响;④插入气管导管时一般不会发生声门上受阻的情况,而在FOB引导气管插管时则十分容易发生该问题,尤其是在所选择的气管导管型号与FOB镜干的直径相差悬殊的情况下。

(四)手术中和手术后气道管理

无论是经额开颅(因额窦开放)还是经蝶手术,手术中均有血液流入口腔的可能。另外,经蝶手术后伤口渗液亦有流入口腔的可能。所以,气管插管后必须将气管导管套囊满意充气,以防止血液和液体流入气管内,减少手术后呼吸道并发症的发生。

麻醉维持方法可直接影响拔管期的气道安全,所以麻醉药物的选择一定有利于手术后气道管理。目标是手术后患者迅速苏醒、减少躁动和循环波动,以及尽早获得良好的拔管条件等。根据经验,应用丙泊酚维持麻醉是最佳的选择,如果使用吸入麻醉,手术结束前要提前停用转换为静脉输注丙泊酚维持。

手术结束后,必须将患者口腔内的分泌物完全吸除干净,待通气量接近于手术前水平、$P_{ET}CO_2 < 6.0$ kPa(45 mmHg)、$SpO_2 > 95\%$、肌力恢复、完全清醒且吞咽反射后方可拔除气管导管。

(五)特别提示

(1)对于实施经蝶垂体瘤切除术的患者,手术前访视除一般常规之外,一定要告知患者手术将添堵鼻孔,手术后只能用口呼吸,必要时可让患者提前练习。另外,还应告知患者,手术后清醒时咽喉部留置导管,还有尿管,需要配合。这样,患者清醒后在医护人员提示下一般能够配合,很少躁动;同时也能很好地张口呼吸,避免因不能适应张口而出现缺氧和二氧化碳蓄积。

(2)无论麻醉技术多么完美(事实上也并非如此),均无法解决手术后气道不通畅的问题,而且存在分泌物和血液流入咽喉部的危险。个别出现鞍隔硬脑膜破损的患者,血液和空气亦可进入颅腔,患者手术后的清醒程度可能受到影响,因不适躁动耗氧量增加,镇静药物的安全剂量难以掌握。内分泌功能改变及变化程度难以预料,苏醒延迟、通气不足、拔管后嗜睡时有发生。因此,在手术后清醒拔管后数小时内,气道问题仍然是危及患者安全的重要因素。必须在麻醉恢复室或ICU严密观察,常规监测SpO_2、心电图、动脉血气和电解质。

(3)垂体瘤切除术患者的气道管理不能被简单地理解为肢端肥大症所致困难气道的处理,还涉及内分泌功能低下影响意识水平、手术后延迟性舌后坠、心脏肥大有发生心功能衰竭危险等。

总之,麻醉医师对神经外科知识的了解、及时正确的判断力、合理应用各种技术,比掌握各种气管插管技术本身更为重要。

(李 伟)

第四节 癫痫手术的麻醉

一、概述

世界卫生组织(WHO)对癫痫的定义是：癫痫是多种病因导致的具有发作性症状的脑病。一般分为原发性癫痫和继发性癫痫。原发性癫痫是指无大脑结构或代谢异常，但有遗传因素的癫痫；继发性癫痫是由脑疾病或损伤，例如，创伤、肿瘤、脑炎、脑血管病或缺血缺氧等引起的以癫痫为主要症状的疾病。

药物治疗仍然是癫痫患者的主要治疗手段，只有在药物治疗无效或不能耐受药物不良反应的局限性病灶患者，才是神经外科手术治疗的适应证。癫痫的神经外科手术治疗主要分为三种：癫痫灶切除术、癫痫放电传导通路阻断术和提高癫痫放电阈值的手术。癫痫外科手术亦可根据是否需要脑电图(EEG)监测和电刺激分为需要 EEG 监测和电刺激、仅需要 EEG 监测和不需要 EEG 监测三种类型。手术中需要 EEG 监测和电刺激的手术主要是感觉、运动区的癫痫灶切除术和前颞叶切除术；手术中仅需要 EEG 监测的手术包括非功能区的单纯癫痫灶切除术、选择性海马杏仁核切除术、多处软脑膜下横切术；手术中不需要 EEG 监测的手术包括大脑半球切除术、胼胝体切开术、Forel 核毁损术和增强癫痫放电的手术(包括迷走神经刺激术、小脑刺激术、脑移植术等)。另外，为了配合癫痫的神经外科手术治疗，更加准确地定位癫痫灶，也常常在正式手术前 1~2 天进行相关皮质电极植入术，以进行 24 小时皮质视频脑电生理监测。

自 1886 年 Victor Horsley 首次成功应用氯仿麻醉为 3 例癫痫患者实施局部皮质病灶切除术以来，随着麻醉药物、监测手段和生物医学工程技术的不断进展，癫痫手术患者的麻醉处理日臻完善，目前已能顺利完成几乎所有癫痫患者的麻醉。

癫痫手术一般是采用全身麻醉，其优点是患者舒适、不动，循环呼吸系统监测完善，可控制颅内压(ICP)，并可同时应用诱发电位监测或是手术中唤醒麻醉技术，以观察和保护患者的感觉、运动功能。另外，全身麻醉也适用于小儿癫痫患者。

只有颅内电极植入术、立体定向手术、迷走神经刺激术、小脑刺激术等创伤小、时间短的手术可采用局部麻醉技术，亦称清醒镇静/神经安定镇痛麻醉。另外，切除功能区(尤其是语言功能区)占位病变引发的癫痫病灶，可采用手术中唤醒麻醉，又称为麻醉-清醒-麻醉技术。

二、麻醉药物与癫痫患者的脑电活动

所有的全身麻醉药和部分局部麻醉药均可对脑电活动产生影响。随着浓度变化，大多数全身麻醉药均可诱发 EEG 频率、波幅和波形的改变。一般来讲，麻醉药物可产生一种可逆的与意识障碍病理状态极为相似的电生理学改变，不同麻醉药物所致的 EEG 改变特征不尽相同，而癫痫患者的发病机制在某种意义上也是基于神经结构的异常脑电信号改变。因此，探讨麻醉药物与癫痫患者 EEG 变化之间的关系是一件十分复杂的工作。

(一)全身麻醉药对脑电图影响的规律性

全身麻醉药对 EEG 活动的影响各异，但是随着麻醉深度增强，EEG 的变化还是有其规律可循。一般来讲,随着麻醉深度增强,脑电活动呈慢波化,波幅加大。清醒时 EEG 是以 α 波为主,给药后迅速出现快波期(因目前大多采用多种药物联合快速麻醉诱导,此期持续时间短暂,常不宜捕获),接着 EEG 振幅增加,节律明显变慢,α 波和 β 波频率减少,δ 波频数增加,θ 波变化不明显,此期为适合手术的临床麻醉期;随着麻醉加深,脑电活动可出现爆发性抑制,直至完全停止活动。

(二)麻醉药物对脑电图影响的特异性

不同麻醉药物对中枢神经系统的影响各异,即使是相同种类的麻醉药物其对 EEG 的影响也存在一定的差异,加之中枢神经系统的高度复杂性,而目前采用的监测手段 EEG 又相对粗糙,使得麻醉药物对中枢神经系统的影响变得错综复杂,这里仅是提供经典药物对脑电活动的基本影响,至于具体患者、具体药物应用、手术中和手术后引发的脑电活动改变,以及这些改变是否具有临床意义或者是否需要处理均需根据具体情况进行分析判断。

1.吸入麻醉药

吸入麻醉药呈剂量依赖性抑制脑电活动,临床少见低剂量兴奋期。临床常见吸入性麻醉药对脑电活动的影响特点如下。

(1)安氟烷:惊厥性棘波是安氟烷深度麻醉的特征性改变,较高浓度(3.0%~3.5%)的安氟烷甚至可导致阵挛性抽搐,所以癫痫患者麻醉时应慎用安氟烷。

(2)异氟烷:不诱发惊厥样棘波活动,是癫痫灶切除患者常用的麻醉维持用药。在低浓度异氟烷麻醉时可出现广泛的 β 波,1.5 MAC 时产生突发性脑电活动抑制,超过 2 MAC 时出现等电位 EEG。癫痫患者在异氟烷麻醉下,手术中皮质 EEG 棘波的频率明显低于手术前,但当手术中皮质 EEG 棘波的频率大于 1 次/分时,仍可较好地反映清醒状态下皮质 EEG 棘波出现的频率。另外,据报道异氟烷可用于控制癫痫持续状态。在临床上,1.0~1.3 MAC 的异氟烷可较好地用于癫痫患者的麻醉维持。

(3)七氟烷:七氟烷适用于成年人和小儿麻醉诱导,虽然可导致癫痫样 EEG 改变,但明显弱于安氟烷。有研究发现,0.7~1.3 MAC 的七氟烷可安全应用于癫痫患者的麻醉维持。

(4)地氟烷:地氟烷无致癫痫作用,在浓度超过 1.25 MAC 时可对 EEG 产生明显的抑制作用,并且地氟烷已成功用于癫痫持续状态的治疗。与七氟烷不同,快速增高地氟烷浓度并不导致癫痫样 EEG 改变。

(5)氧化亚氮:吸入 50%~70%氧化亚氮-氧不诱发 EEG 的明显改变,仅导致 α 波节律消除,出现以 β 波为主的快波脑电活动,伴随有 θ 波出现;吸入浓度达 80% 时,出现高波幅慢波活动。一般认为,氧化亚氮作为麻醉维持用药对癫痫患者的棘波活动几无影响。但是,将 50% 的氧化亚氮与 1.5 MAC 的七氟烷复合用于癫痫手术患者的麻醉时,癫痫患者 EEG 棘波的频率低于单纯应用 1.5 MAC 的七氟烷时。

2.静脉麻醉药

(1)巴比妥类药物:由于巴比妥类药物的不良反应较大,目前大多数药物已不再用于镇静和催眠。但是,在临床麻醉中,一些超短效巴比妥类药物如硫喷妥钠仍在应用,长效巴比妥类药物仍应用于癫痫的治疗。应用巴比妥类药物后,正常的 α 波常被快速的 β 波替代,进一步增大剂量可出现 δ 波,随后出现突发的抑制和电静止。低浓度时硫喷妥钠具有一定的致癫痫作用,可使癫痫患者产生突发性快棘波,大剂量时则具有抗癫痫作用。硫喷妥钠和苯巴比妥钠均可用于治疗手术后癫痫和癫痫持续状态,但不改变远期疗效。

(2)丙泊酚:丙泊酚麻醉诱导对EEG的影响存在剂量相关性,低浓度时β波增多,此后可出现高频率的δ波和突发性抑制。丙泊酚具有起效快、作用时间短、解痉镇静的抗癫痫效应。在癫痫患者,抑制EEG棘慢波出现所需的丙泊酚血浆浓度为6.3 μg/mL,此时可出现EEG的爆发性抑制。当慢速静脉注射丙泊酚产生镇静作用时,EEG的常见表现是β波活动增多,低剂量丙泊酚对癫痫和非癫痫患者均具有一定的致癫痫性,可激发癫痫波,并可用于手术中癫痫灶的定位。丙泊酚可有效用于对地西泮治疗无效的癫痫持续状态。在北京天坛医院,丙泊酚是癫痫手术患者麻醉维持的主要静脉麻醉药之一。

(3)依托咪酯:依托咪酯是一种超短效的咪唑酯类镇静药物,麻醉中60%～87%的患者可出现神经兴奋症状,并可出现癫痫棘波或症状,在癫痫患者可诱发癫痫样EEG改变和症状,可用于手术中癫痫灶的定位。对于有癫痫病史的患者,应用依托咪酯则要谨慎,只有在大剂量时依托咪酯才具有抗癫痫作用。

(4)苯二氮䓬类药物:苯二氮䓬类药物是用于抗癫痫活动的主要药物之一,特别是地西泮类药物应用最多,目前尚未见其在麻醉中或麻醉后出现癫痫。地西泮是通过抑制癫痫灶放电电位向皮质扩散,不能消除癫痫灶的放电。皮质脑电(ECG)监测发现,地西泮用量为0.5 mg/kg时,未见对癫痫灶电位具有抑制作用。地西泮能够抑制癫痫灶电位向皮质广泛扩散,有助于癫痫灶定位和确定切除范围。咪达唑仑具有抗癫痫作用,持续静脉输注可有效应用于控制癫痫持续状态。

(5)阿片类药物:阿片类药物对EEG的影响呈剂量依赖性,大剂量可导致癫痫发作或EEG出现棘波。在应用阿片类药物进行麻醉诱导的患者,60%可出现癫痫样EEG改变,其中40%有明显的EEG异常,深部脑电获得在给药后2分钟时最容易发生改变。所以,在癫痫患者用阿片类药物需要慎重。10 μg/kg的芬太尼和50 μg/kg的阿芬太尼均能诱发明显的癫痫样脑电活动,尤其是海马部位。单次静脉注射雷米芬太尼2.5 μg/kg亦可诱发明显的EEG棘波活动,所以三种阿片类药物均可用于帮助手术中癫痫灶的定位。但是,目前尚不清楚阿片类药物致癫痫作用的机制,也不清楚所诱发的棘波是否代表癫痫灶活动。

(6)氯胺酮:一般认为,氯胺酮作为非竞争性NMDA受体相关性通道阻滞剂,可激发癫痫波,可用于手术中癫痫灶的定位。氯胺酮具有一定的脑保护作用,能够减少癫痫发作相关的脑损害。但是,由于氯胺酮可使中枢神经系统兴奋,有时甚至可发生肢体阵发性强直性痉挛或全身惊厥,所以用于癫痫手术患者麻醉诱导时应配伍用咪达唑仑,以避免出现癫痫大发作。氯胺酮本身具有明显的抗癫痫作用,可用于癫痫持续状态的治疗。

3.局部麻醉药

局部麻醉药对EEG具有双向影响,血浆浓度低时利多卡因具有抗癫痫作用,但在高浓度时则有兴奋作用,甚至可诱发癫痫发作,但诱发癫痫常常是发生在超过中毒剂量时,而且首先出现抽搐等中枢神经兴奋症状。因此,手术中进行皮质脑电生理监测时应尽可能避免应用大剂量的局部麻醉药。

4.肌肉松弛药

一般认为神经肌肉阻滞对癫痫活动无明显影响。手术中不应用电刺激的患者可持续应用肌肉松弛药,但需要电刺激的患者在癫痫灶切除或通路切断前最好是应用中、短效肌肉松弛药,保证需要刺激时患者拇内收肌肌力可迅速恢复到正常的90%。大部分非去极化肌肉松弛药与抗癫痫药物之间具有拮抗作用,在长期接受药物治疗的癫痫患者中,非去极化肌肉松弛药的作用时间可缩短一半,这是因为大部分抗癫痫药物均是肝脏药酶诱导剂,从而加快非去极化肌肉松弛药的代谢。同时,癫痫手术中常用的皮质类固醇药物亦可缩短肌肉松弛药的作用时间。

(三)诱发电位与麻醉

一般来讲,癫痫病灶切除术较少应用诱发电位监测,如果手术中需要应用诱发电位监测(如运动区功能监测,手术中唤醒麻醉监测),则需注意影响诱发电位监测的相关因素。

(四)手术中癫痫灶定位

1.麻醉药物对癫痫灶定位的影响

(1)已经证实,在较低吸入浓度(1 MAC左右)时,吸入麻醉药异氟烷、七氟烷和地氟烷对癫痫灶定位无影响。

(2)静脉麻醉药物:丙泊酚、依托咪酯和阿片类药物在临床剂量对癫痫灶定位影响较小。

(3)临床用量的局部麻醉药对癫痫灶定位影响较小。

(4)肌肉松弛药对癫痫灶定位无影响。

(5)氯胺酮禁用于癫痫灶定位患者。

2.皮质 EEG 描记

剪开硬脑膜后,将电极直接放置在可能的癫痫灶及其邻近的皮质部位描记 EEG,还可将微电极插入皮质或海马或杏仁核放置深部电极。

3.药物诱发癫痫灶描记

如果皮质脑电描记不能确定癫痫灶,可应用小剂量药物诱发的方法,例如,美索比妥 10～50 mg、硫喷妥钠 25～50 mg、丙泊酚 10～20 mg 或依托咪酯 2～4 mg。如果患者已经全身麻醉,可给予阿芬太尼 20～50 μg/kg 或安氟烷。

三、麻醉前准备

(一)癫痫患者施非癫痫灶治疗手术

1.麻醉前准备

癫痫并非手术禁忌证,当患有其他疾病需要手术治疗时,麻醉选择基本同于非癫痫患者,但手术前应特别重视抗癫痫药物治疗和手术前评估。

2.麻醉方法的选择

根据非癫痫治疗手术需要选择麻醉方法,但必须备好抗癫痫发作的药物。

(二)癫痫患者施癫痫治疗手术

1.麻醉前准备

(1)全身一般情况的评估和准备同一般神经外科手术评估和准备。

(2)需要特殊注意的问题:①与癫痫相关的精神疾病。②应用的抗癫痫药物类型、时间、用量及相关不良反应情况。长期服用抗癫痫药物的患者可能有药物性肝脏损害、骨髓抑制(粒细胞减少或再生障碍性贫血)及皮疹、嗜睡等不良反应。控制癫痫的长效药物应在手术前一周开始逐渐减量或停药,此期间可选用短效抗癫痫药物(如咪达唑仑、丙泊酚或硫喷妥钠等)预防或控制癫痫发作。应用药物控制癫痫应特别注意剂量,以癫痫控制而无明显呼吸抑制为准。长时间应用抗癫痫药物可能存在凝血功能异常,较多见的是应用丙戊酸钠可能存在纤维蛋白原降低。③对手术中需要进行脑电生理监测的患者,除了个别癫痫发作十分频繁者,手术前一天应停用任何具有抗癫痫作用的长效镇静药物,至少于手术前48小时停用抗癫痫药物。④除非抢救性急诊手术,对手术当日麻醉前癫痫发作的患者,应延期手术。⑤注意患者癫痫发作的特征。⑥手术前脑电生理监测。⑦癫痫患者的精神状态,如焦虑等。⑧患者知情和配合,如手术中可能需要短时清醒,但是该过程短暂而无痛。

(3)手术前用药:①一般不需要特殊手术前用药。②高度紧张患者可应用小剂量的镇静或镇痛药物,如咪达唑仑(0.3 mg)、芬太尼(0.05 mg)、盐酸戊乙奎醚(0.02 mg/kg)或东莨菪碱(0.3 mg)等。虽然有人认为手术前应用苯二氮䓬类药物可影响手术中脑电生理监测的结果,但是有学者的经验小剂量咪达唑仑对脑电生理监测无明显影响。③不宜应用大剂量的氯丙嗪或阿托品等,因为其可诱发异常 EEG。④推荐手术前应用糖皮质激素,如地塞米松 10 mg 或甲泼尼龙 80 mg。⑤如果患者手术前出现癫痫发作,首选药物为苯巴比妥、苯妥英钠和地西泮,如苯巴比妥 130 mg 静脉注射(速度<100 mg/min)。

2.麻醉选择

根据手术特点和患者的具体情况综合考虑。

四、癫痫手术的麻醉

(一)全身麻醉

1.基本原则

根据手术特性、手术中是否应用脑电生理监测和诱发电位监测及患者的特点,可选用吸入麻醉、静脉麻醉和静吸复合麻醉。麻醉管理和监测的基本原则:①避免应用可诱发癫痫的药物;②适当增加麻醉药物用量;③长时间手术应考虑给予抗癫痫药物;④过度通气可诱发癫痫发作,除非手术需要,应尽量予以避免;⑤由于麻醉药物和手术中生理状态改变可影响抗惊厥药物的血浆浓度,手术后有发生癫痫的可能。

2.全身麻醉的实施

(1)麻醉诱导和气管插管:癫痫手术患者的麻醉诱导大多采用复合用药的方法,基本同普通神经外科手术患者,但应适量降低影响脑电生理监测药物的用量(如苯二氮䓬类药物),常用的药物组合是镇静催眠药物、减轻气管插管心血管反应的药物和肌肉松弛药。气管插管操作应迅速轻柔,防止血压升高和心率增快。必要时可考虑应用纤维光导喉镜实施气管插管。较大手术应进行中心静脉置管和动脉置管监测;手术中出血较多者应充分备血和准备手术中自体血液回收装置。

(2)麻醉维持:麻醉维持可选择吸入麻醉、静脉麻醉或者静吸复合麻醉方式。已经证明,应用 0.7~1.3 MAC 七氟烷/异氟烷实施吸入麻醉是安全的,并且对脑电生理监测影响较小;丙泊酚和瑞芬太尼/芬太尼/舒芬太尼组合的全凭静脉麻醉(TIVA)是安全有效的麻醉维持方法,并且对脑电生理监测的影响小;而静吸复合麻醉则可综合两者的优势。手术中进行硬脑膜外或皮质脑电(ECoG)监测时应适当降低麻醉药物浓度。长期应用抗癫痫药物的患者可能需要增加阿片类药物的用量。手术中适量应用肌肉松弛药,以中短效非去极化肌肉松弛药为主,可酌情减量或延长追加时间。但是,必须注意,因为患者长期应用抗癫痫药物,对肌肉松弛药具有一定的拮抗作用,在浅麻醉状态下患者可能因不能耐受气管导管而出现肌肉紧张或呛咳,有导致手术失败或使患者受到伤害的可能。因此,麻醉科医师应了解常规剂量肌肉松弛药的作用时间在此类患者可明显缩短或效应明显减弱。如果需要依靠肌肉松弛药来预防肌肉强直,则应增加肌肉松弛药剂量,同时应用神经肌肉传递功能监测确定患者的肌肉松弛状态。

如果手术中需要进行诱发电位监测,要适当降低麻醉药物浓度,适时停用肌肉松弛药。在等待残余肌肉松弛作用恢复或应用肌肉松弛药拮抗药期间,需严密观察患者并适当增大阿片类药物用量。手术中 MRI 检查需要特殊仪器,应注意防护。

手术开始前,如果采用唤醒麻醉技术,需进行耳颞神经、枕神经、颞浅神经、框上神经和滑车神经阻滞;手术切皮部位常规局部浸润阻滞;药物常用 0.5%～1.0%罗哌卡因。另外,剪开硬脑膜前,对硬脑膜区实施局部麻醉也至关重要。

根据相关统计资料,癫痫病灶切除术患者手术中的平均出血量大约为821 mL,除非肿瘤继发癫痫,手术中自体血常可全程回收。但是,由于目前手术入路和手术技巧的提高,手术中出血量有减少的趋势。

有临床研究证明,除非应用特殊抗癫痫药物或患者处于癫痫临床发作,BIS 监测基本上可反映患者的麻醉深度。

手术中癫痫大发作大多是与应用皮质电刺激有关,手术中电刺激前预防性应用小剂量巴比妥类药物(如硫喷妥钠)、咪达唑仑或丙泊酚具有良好的效果;手术后癫痫发作与血液中抗癫痫药物水平改变有关,据报道癫痫患者手术后的血浆药物浓度可明显降低,所以手术后立即应用抗癫痫药物并及时监测血浆药物浓度具有重要意义。应用药物控制癫痫发作时,如果发生呼吸抑制,应立即气管插管给氧和人工呼吸,出现循环功能抑制时应酌情应用血管活性药物。

(3)麻醉苏醒:TIVA 麻醉的苏醒快而平稳,有利于神经功能的观察,如果无特殊要求,可在手术室内拔管,指征同其他神经外科手术,但应注意避免过度呛咳和诱发癫痫发作。手术近结束缝合硬脑膜时,可适当应用抗呕吐药物(如昂丹斯琼),必要时可追加小剂量中长效镇痛药物(如芬太尼、曲马多、凯纷等),以避免停用短效镇痛药物而引起的躁动。手术中应用肌肉松弛药的患者,手术结束时应给予适量的拮抗药,应避免为恢复自主呼吸而减少通气量,导致体内二氧化碳(CO_2)过度蓄积。手术后送患者入麻醉恢复室观察,强烈建议采用患者自控静脉镇痛方式进行手术后镇痛。

(二)手术中唤醒麻醉

手术中唤醒麻醉又称麻醉-清醒-麻醉技术,是在局部麻醉基础上发展而来,需要特殊注意的问题如下。

(1)在开颅和关颅期间采用全身麻醉,控制或不控制通气,采用吸入麻醉或静脉麻醉。

(2)采用喉罩通气道或气管插管控制气道。

(3)手术中神经功能检测时,患者完全清醒,拔出气道辅助设备。

(4)切除肿瘤后,重新开始全身麻醉,置入气道辅助设备。但是,如果患者的头部固定,重新置入气道辅助设备的难度增加。

(5)大多联合应用丙泊酚和瑞芬太尼维持麻醉。

(6)BIS 监测对唤醒麻醉非常有帮助,BIS 值 70 以上常可唤醒。

(三)局部麻醉

局部麻醉即清醒镇静/神经安定镇痛麻醉,麻醉管理的基本原则如下。

(1)手术前患者良好的心理准备,并且手术医师、麻醉科医师和手术室护士均与患者进行良好的沟通。

(2)进入手术室后常规监测和吸氧。

(3)注意患者体位舒适。

(4)手术开始前进行耳颞神经、枕神经、颞浅神经、框上神经和滑车神经阻滞;手术切皮部位常规局部浸润阻滞;局部麻醉药常用 0.5%～1%罗哌卡因。

(5)手术中尽量减少输液,并避免输入含糖液体,导尿并非常规。

(6)采用短效静脉麻醉药复合阿片类药物,如静脉输注丙泊酚[25～100 μg/(kg·min)]和瑞芬太尼[0.012 5 μg/(kg·min)]。

(7)严密观察患者的呼吸和循环功能。

(8)必要时给予抗呕吐药物(如昂丹斯琼)和镇静镇痛药物(如右旋美托咪啶)。

(9)手术过程的非药物治疗手段包括经常安慰患者、间断地允许患者活动、事先告知下一步可能出现的噪音或疼痛等。

(10)后备计划,如果患者不能继续合作或是出现颅内出血或癫痫持续发作等,则可选用喉罩通气道或气管插管麻醉等方案。

(11)手术接近结束时可应用苯二氮䓬类药物,以提供镇静和遗忘作用。

(李　伟)

第五节　帕金森手术的麻醉

一、术前准备

术前充分评估患者的病情,包括步态异常、颈部强直和吞咽困难。了解抗帕金森病药物使用情况,如美多巴或苯海索应继续服用至术前。

二、监测

除一般监测外,帕金森病患者长时间大手术应做动脉穿刺置管测压和颈内静脉置管测定中心静脉压,定期动脉血气分析。使用左旋多巴的患者应重点监测心电图,积极防治心律失常。由于帕金森患者体温调节异常,容易发生低体温,故长时间大手术应监测体温,注意保温。

三、全身麻醉诱导

帕金森患者全身麻醉诱导的应注意:①评估有无颈部强直和困难气道,采取应对措施。②帕金森病患者常有吞咽功能障碍,易引起反流误吸,严格术前禁食,快速顺序诱导。③常用静脉麻醉药、麻醉性镇痛药、非去极化肌松药及吸入麻醉药均可用于帕金森患者。④避免应用诱发和加重帕金森病症状的药物,如麻黄碱、氟哌利多、甲氧氯普胺、氟哌啶醇、利舍平、氯胺酮、氯丙嗪等药物。

四、麻醉管理

长时间外科手术中,由于治疗药物左旋多巴的半衰期极短(1～3小时),为了使患者在围术期保持体内稳定的左旋多巴药物浓度,在术中可通过鼻饲加倍剂量的美多巴或苯海索,并维持至术后2天。

术毕拔管前应确保肌松药作用已完全消失。拔管时应注意防治呕吐和误吸。避免使用新斯的明,因其使乙酰胆碱积聚,从而加重帕金森病。术后应尽快恢复服用抗帕金森病药物。

(李　伟)

第七章

心脏外科麻醉

第一节　冠状动脉粥样硬化性心脏病手术的麻醉

一、病理生理简述

缺血性心脏病指心肌相对或绝对缺血而引起的心脏病,其中约 90% 因冠状动脉粥样硬化引起;约 10% 为其他原因如冠状动脉痉挛、冠状动静脉瘘、冠状动脉瘤、冠状动脉炎等引起。因冠状动脉粥样硬化及冠状动脉痉挛引起的缺血性心脏病,简称冠心病,我国 40 岁以上人群中的患病率为 5%～10%。

(一)心脏代谢的特点

(1)心肌耗氧量居全身之冠,静息时可达 7～9 mL/(100 g·min)。

(2)冠脉血流量大,静息时成人为 60～80 mL/(100 g·min),最高达 300～400 mL/(100 g·min)。

(3)毛细血管多,与心肌纤维比例达1∶1。

(4)心肌富含肌红蛋白,每克心肌含 1.4 mg,从中摄取大量氧。

(5)心肌富含线粒体,对能量物质进行有氧氧化而产生 ATP,当心肌耗氧量增加时,氧摄取率并不增加,而是靠增加冠脉血流量来补充氧,如果后者未能相应增加,即可出现心肌缺氧;心肌也可从脂肪酸、葡萄糖、乳酸等获取部分能量物质。

(6)一旦心肌缺血,供应心脏的血流不能满足心肌代谢需要时即可引起代谢紊乱,主要是高能磷酸化合物生成明显减少,而代谢中间产物在心肌中堆积,从而引起心肌损伤。

(二)心肌氧供需失衡

冠状动脉粥样硬化及各种原因引起冠状动脉损伤时,冠状动脉狭窄、血栓形成、血流受阻、血流量下降、含氧量下降。增加心肌耗氧的因素:①心率加快,增快次数越多,耗氧量越大,且因心室舒张期缩短,可影响血液充盈和心肌灌注。②心肌收缩力增强,耗氧量增加。③心室壁收缩期或舒张期张力增加,都使氧耗量上升。

(三)冠心病心肌功能、代谢与形态改变

(1)冠脉供血不足区域的局部可表现收缩期膨出,由此降低心功能。缺血时间越长,膨出范围越扩大,心肌收缩舒张越降低,可致心泵功能减弱,心排血量减少,严重者出现心力衰竭;95%

心肌梗死局限于左室的某部位,承受收缩期高压力和较大的血流剪切应力冲击。

(2)心肌缺血时,心肌高能磷酸化合物减少,缺血 15 分钟时 ATP 下降 65%,缺血 40 分钟时下降 90%以上;同时细胞膜离子通透性改变,K^+ 外流,Ca^{2+}、Na^+、Cl^- 等内流入细胞,导致膜电位消失。

(3)心肌坏死时,心肌细胞内的各种酶释入血循环;其中心肌肌钙蛋白(cTn)与 CK-MB 是心肌梗死标志物,尤其是 cTn 具有高度灵敏性和特异性。据此,可对心肌梗死做出确诊。心肌肌钙蛋白 I(cTnI)可在 3~6 小时从血中检出,持续 7~10 天;心肌肌钙蛋白 T(cTnT)在 6 小时检出,敏感性稍差,持续10~14 天。CK-MB 是心肌坏死的早期标志物,在梗死发生 4 小时内其水平升高,峰值出现在 18~24 小时,3~4 天恢复正常。CPK 正常值上限为总 CPK 的 3%~6%;6~9 小时的敏感性可达 90%,24 小时后敏感性接近 100%。

(4)传统血清酶化验包括谷氨酸酰乙酸转氨酶(ALT,AST),乳酸脱氢酶(LDH),肌酸激酶(CK)等;血脂代谢检查包括胆固醇、低密度脂蛋白和高密度脂蛋白等,均证明与冠心病的发病与程度密切相关。冠心病发病和死亡与胆固醇含量高、低密度脂蛋白含量高及高密度脂蛋白含量低呈正相关。此外,乳酸产生增多可出现心肌酸中毒、糖酵解增强和脂肪氧化障碍,也有诊断价值。

(5)心肌缺血时,心肌细胞线粒体肿胀,出现无定形致密颗粒、肌膜破裂、胞核溶解和消失、心肌坏死。根据缺血程度心肌细胞坏死可表现为可逆或不可逆性变化。病理可分心肌透壁性梗死和非透壁性梗死,后者仅累及心内膜下层。

(四)心肌梗死过程中的并发症

(1)心律失常,检出率 64.3%,包括各种心律失常,如室上性、室性心动过速,房性、室性心动过缓,以及Ⅰ度至Ⅲ度房室传导阻滞。

(2)心功能不全的程度取决于梗死面积大小。梗死面积占左心室心肌 25%以上者,20%~25%可出现心力衰竭;梗死面积≥40%时可出现心源性休克,发生率 10%~15%。

(3)心脏组织破损可能在心肌梗死后 1 周发生,常见室间隔穿孔,多数因前降支闭塞引起,因右冠状动脉及左旋支闭塞也可引起。室间隔穿孔尤其在老年合并高血压者,突然的左向右分流可导致血流动力学骤变,左心负荷增加而发作急性肺水肿甚至左心衰竭。如因右冠脉后降支供血不足,由其单独供血的后内侧乳头肌可发生断裂,从而引起急性二尖瓣严重反流,发生率 25%~50%,病死率 48%。

(4)室壁瘤可因心肌梗死区的心肌收缩力降低,或愈合期纤维组织替代心肌组织,在心脏收缩压力的作用下梗死区组织膨出而形成室壁瘤,发生率 10%~38%,可能继发室壁瘤破裂,好发部位在左心室前壁或心尖侧壁,如果破口小或有血栓与心包粘连,可形成假性室壁瘤。

(5)由心肌梗死区内膜面可出现血栓形成,多见于前壁和心尖部梗死病例,常于心肌梗死后10 天内发生;血栓脱落可引起脑动脉、肺动脉、肢体及内脏血管栓塞,发生率为 5%左右。

(6)心脏破裂可因急性心包压塞而猝死,占心肌梗死病死率的 3%~13%,常发生在心肌梗死后1~2 周,好发部位在左室前壁下 1/3 处。

二、术前评估与准备

(一)临床征象与检查

(1)手术前应了解患者的心理状态、对手术的理解程度与疑虑问题;属何种精神类型,乐观开朗与悲观脆弱对术后康复有密切关系。手术可诱发精神失常,冠心病手术也不例外,何况还有CPB 的不利因素。1999 年调查 398 例 CPB 手术,术后第 1 天的神经精神并发症总发病率为35.4%,术后 10 天仍有 5.5%。398 例中,101 例为冠心病手术,占 25.4%,术后第 1 天发生神经精神并发症者为 45.5%,10 天为 7.9%,且其严重程度远比先心病和瓣膜病者为高。

(2)心脏功能评估可按常规分级:Ⅰ 级(体力活动不受限,一般活动无症状);Ⅱ 级(一般活动引起疲劳、心悸、呼吸困难或心绞痛;休息时感觉舒适);Ⅲ 级(轻活动即感心悸、呼吸困难、心绞痛,休息后缓解);Ⅳ 级(休息时也有症状或心绞痛)。

(3)在常规 12 导联心电图中,心肌梗死可出现有 Q 波及无 Q 波两种特征:有 Q 波提示透壁性心肌梗死,无 Q 波表示为非透壁性或心内膜下心肌梗死;T 波、ST-T 段及 R 波常出现改变,或呈传导异常。但心电图在相当一部分心肌梗死患者仍属正常,因此不能完全根据心电图改变来判断病情。

(4)射血分数(EF):有整体射血分数和局部射血分数之分。整体射血分数指左室或右室收缩期射出的血量占心室舒张末期容量的百分比,是临床常用的心功能指标,主要反映心肌收缩力,在心功能受损时它比心排血量指标敏感。成人正常左室射血分数(LVEF)为 60%±7%,右心室射血分数(RVEF)为 48%±6.0%。一般认为 LVEF<50% 或 RVEF<40% 即为心功能下降。心肌梗死患者若无心力衰竭,EF 多在 40%~50%;如果出现症状,EF 多在 25%~40%;如果在休息时也有症状,EF 可能<25%。EF 可通过左心室导管心室造影获得,也可通过超声心动图、核素心脏池造影、超高速 CT 和磁共振检查获得。

(5)心脏舒张功能是心室耗能量的主动过程,用心室顺应性表示。左心室舒张功能失调是冠心病早期征象,先于收缩功能减退出现,对了解心功能有帮助,可通过多普勒超声和核素检查,或左心导管检查获得。

(6)冠状动脉造影:目前还是最为重要的诊断手段,可提供明确而具体的病变程度和部位。通过计算血管直径可了解其截面积(狭窄程度)。如血管直径减少 50%,其截面积减少 75%;直径减少 75%,截面积减少达 94%。

(7)X 线检查:可了解肺部及心脏扩大等情况。心脏扩大者,70% 以上患者的 EF<40%。

(8)心肌梗死后血液生化标志物:在近年已采用以蛋白质量为主的检测,取代了以往以酶活性为主的检测。

(二)手术危险因素

影响手术效果的危险因素如下:①年龄大于 75 岁。②女性,冠脉细小,吻合困难,影响通畅率。③肥胖。④EF<40%。⑤左冠状动脉主干狭窄>90%。⑥术前为不稳定性心绞痛,心力衰竭。⑦合并瓣膜病、颈动脉病、高血压、糖尿病、肾及肺疾病。⑧心肌梗死后 7 天内手术。⑨PTCA后急症手术。⑩再次搭桥手术;或同期施行其他手术。

(三)术前治疗与用药检查

据统计,自 1974—1997 年共施行冠心病搭桥手术 1401 例,其中术前并存陈旧性心肌梗死者占 66.9%;吸烟及肺功能低下占 49.7%;高血压占 47.1%,糖尿病占 12.2%。冠心病搭桥手术前应对这些并存症予以积极治疗和准备。

(1)重点保护心肌功能,保证心肌氧供需平衡,避免心绞痛发作。常用药物:①硝酸酯类,如硝酸甘油。②钙通道阻滞剂,如硝苯地平、尼卡地平、尼莫地平、地尔硫䓬,维拉帕米等。③β 肾上腺素能受体阻断药,如普萘洛尔、美托洛尔、艾司洛尔等。

(2)术前对中、重度高血压患者应采取两种以上降压药治疗,包括利尿药、β受体阻滞剂、钙通道阻滞剂、血管紧张素转换酶抑制剂、α受体阻断剂等,应一直用到手术前,不宜突然停药,否则反可诱发心肌缺血、高血压反跳和心律失常。

(3)糖尿病患者:在我国因冠心病而死亡者占 22.9%,比非糖尿病的冠心病患者高 5~10 倍。糖尿病合并高血压者约有 50% 并存自主神经病态,使心脏对血管容量变化的代偿能力降低,临床表现心血管系不稳定。①糖尿病主要有两型:胰岛素非依赖型糖尿病,可通过控制饮食或服降糖药治,但术前 12 小时应停止服药;胰岛素依赖型糖尿病,术前需用胰岛素治疗,手术治疗的标准为无酮血症酸中毒,尿酮体阴性,空腹血糖小于 11.1 mmol/L(200 mg/dL),尿糖阴性或弱阳性,24 小时尿糖定量 5~10 g。采用胰岛素治疗者应尽量避用β受体阻滞剂,否则可因α受体兴奋反而抑制胰岛素分泌,糖耐量更趋异常,诱发或加重低血糖反应。②高血糖可使缺血性脑损伤恶化,增加糖尿病手术患者的病死率。缺血细胞以葡萄糖无氧代谢为底物,产生大量乳酸,使细胞 pH 下降,使细胞膜损伤增大。高血糖可影响伤口愈合,影响白细胞的趋化、调整和吞噬作用,术后康复受影响。③术前、术中及术后应重复检查血糖,根据血糖值给胰岛素:胰岛素(U/h)= 血糖(mg/dL)÷150。也可先用微量泵按 5% 葡萄糖 1.0 mg/(kg·min)相当于 1.2 mL/(kg·h)输注,然后根据血糖测定值加用相应的胰岛素(表 7-1)。此外,每输入 1 L 葡萄糖液加入 KCl 30 mmol,以补偿钾的细胞内转移。输注胰岛素前先冲洗输液管道以减少管道吸收胰岛素,保证剂量准确。④长期应用鱼精蛋白锌胰岛素的糖尿病患者,CPB 术后应用硫酸鱼精蛋白时有可能发生变态反应,重者甚至死亡。因此,应先用小剂量鱼精蛋白拮抗试验,即将鱼精蛋白 1~5 mg 缓慢在 5 分钟以上注入,观察无反应后再缓慢注入预计的全量。

表 7-1　糖尿病患者调整胰岛素标准

血糖值(mg/dL)	胰岛素输入量[U/(kg·h)]	血糖值(mg/dL)	胰岛素输入量[U/(kg·h)]
200~250	0.015	300~350	0.045
250~300	0.030	350~400	0.060

注:1 mg/dL=0.055 mmol/L

(4)对吸烟者,术前应禁烟 2 个月以上。如果合并呼吸系感染,先积极治愈后再手术。

(5)冠心患者常长期使用一系列治疗药物,术前应进行检查。①服用阿司匹林或含阿司匹林药者,术前 1 周应停止使用,以免手术中渗血加剧。②术前必须抗凝者,改用肝素一直到术前。③术前洋地黄治疗者,除合并心动过速不能停药外,最好在术前 12 小时停用。④长期使用利尿药者,最好在术前数天起停药,以便调整血容量及血钾。⑤口服降糖药者,至少自术前 12 小时起停药。⑥慢性心力衰竭或肝脏淤血者,常缺乏凝血因子,术前给予维生素 K 或新鲜冷冻血浆补充。

三、麻醉管理

(一)麻醉原则

用于冠心病手术的麻醉药应具备以下特点:不干扰血流动力学,不抑制心肌,不引起冠状动脉收缩,不经肺肝肾脏排出,无毒性,麻醉起效快、消失也快,兼有术后镇痛作用,但目前尚无完全符合上述特点的麻醉药。因此,需严格掌握冠心病麻醉特点(即保持氧供耗平衡,避免氧供减少,氧耗增加),采取合理复合用药原则来完成手术。有人观察到,冠脉搭桥患者进手术室时的心肌缺血发生率为 28.0％～32.5％,麻醉诱导期为 46％～48％,心肺转流前为 39.3％,转流后为 32.1％。提示掌握冠脉搭桥手术的麻醉具有相当的困难性。

(二)麻醉前用药

对冠心病患者必须尽量做到减轻其恐惧不安心理,给予安慰和鼓励,以防血压升高、心率加快甚至诱发心绞痛。术前晚睡前应给催眠药。术日晨可用地西泮 5～10 mg 口服,或咪达唑仑 5～10 mg 肌内注射,吗啡 0.05～0.20 mg/kg 和东莨菪碱 0.2～0.3 mg 肌内注射。对心脏储备能力低下的患者吗啡用量应适当减少。东莨菪碱需慎用于 70 岁以上老人,因可能引起精神异常。术前尚需根据病情给予抗高血压药、抗心绞痛药如阿替洛尔、异山梨酯、合心爽、硝酸甘油等。

(三)CPB 冠脉搭桥手术的麻醉

患者平卧变温毯手术床,面罩吸氧,安置心电图、脉搏氧饱和度、桡动脉测压、中心静脉压等监测。必要时做肺动脉插管监测。

(1)麻醉诱导药可选用咪达唑仑、地西泮、依托咪酯、芬太尼等。单纯吸入麻醉药或静脉麻醉药往往不能减轻围术期应激反应,加用芬太尼可弥补此缺陷,用量为 10～20 μg/kg。应用较大剂量芬太尼的同时或先后,应注射肌松药,以防胸腹肌僵直不良反应。肌松药常用哌库溴铵(阿端),维库溴铵等。

(2)如果手术在小切口或胸腔镜下施行,要经右颈内静脉置入两个带球囊导管,一个为术中施行冠状静脉窦逆灌心停跳液使用;另一个插入肺动脉供监测压力用;麻醉维持可用较大剂量芬太尼20～40 μg/kg,辅以丙泊酚微量泵持续输注或间断静脉注射,或再吸入低浓度异氟烷或恩氟烷。随着体外转流时间延长,往往血压逐渐升高,可经心肺机或中心静脉管注射地西泮、丙泊酚、氯胺酮、压宁定、尼卡地平,或其他短效降压药处理。

(3)我们观察到,在 CPB 手术中的血流动力学可维持平稳,但 CPB 中及后的机体氧代谢有明显改变,表现氧耗上升、氧摄取率和乳酸浓度明显升高,脑氧饱和度明显降低,这与非生理性灌注 CPB 带来的应激反应和炎症反应有关。

(4)在停 CPB 后常出现心率加快、心排血量增加、氧供氧耗与氧摄取率都明显上升,乳酸浓度继续升高,提示机体尚处于氧债偿还阶段。因此,冠心病搭桥 CPB 手术前后必须保证足够的通气和供氧,维持满意的血压,停 CPB 后及时恢复血红蛋白浓度和血红细胞比容积,保证足够的血容量,维持中心静脉压平稳,需要时应用硝酸甘油,以维护心脏功能。

(四)非 CPB 下冠脉搭桥手术的麻醉

1967 年非 CPB 下左乳内动脉与左前降支搭桥手术获得成功,由于其操作技术较难、手术条件要求较高,开展较缓慢,直到 20 世纪 90 年代中期随着手术技术和器械条件等的进步,非 CPB 下搭桥手术今已有迅速发展。北京阜外医院在 1996 年完成首例非 CPB 搭桥手术,其麻醉处理与 CPB 搭桥手术者基本相同:①以静吸复合或静脉复合麻醉为主,由于无 CPB 刺激,芬太尼用量可减少,总量 5～30 μg/kg,辅以吸入低浓度麻醉药或静脉短效麻醉镇痛药。②为手术游离乳内动脉方便,有时需用双腔支气管插管施行术中单肺通气。③以往为提供心跳缓慢的手术操作条件,常用腺苷、钙通道阻滞剂或 β 受体阻滞剂,以控制心率在 35～60 次/分;如今已采用心脏固定器,而不再需要严格控制心率,由此提高了麻醉安全性。④手术在吻合血管操作期间往往都出现血压下降,以吻合回旋支时最为明显。⑤搭右冠状动脉桥时常出现心率增快,同时肺毛细血管楔压上升,中心静脉压增高,左、右心室每搏做功指数减少,提示左及右室功能减弱,需应用 α 肾上腺素受体激动剂如去氧肾上腺素或去甲肾上腺素等调整血压,但乳酸含量仅轻微增高,脑氧饱和度无明显变化。提示非 CPB 手术中的氧代谢紊乱和缺氧程度比 CPB 手术者轻,术毕可早期拔管。⑥有人采用硬膜外麻醉-全麻联合麻醉,认为可阻断心胸段交感神经,利于减轻应激反应,减少全麻药用量,且又可施行术后镇痛,但应注意有发生硬膜外血肿的可能。⑦近年在非 CPB 下还开展 CO_2 激光、钬激光和准分子激光穿透心肌打孔再血管化术,使心腔内血液经孔道灌注心肌以改善缺氧。其主要适用于因冠脉病变严重无法接受冠脉搭桥手术者、PTCA 者、全身状况很差者,或作为冠脉搭桥手术的一种辅助治疗。

(五)危重冠心患者的辅助循环

冠心病患者心脏功能严重受损时,需依靠辅助循环措施,以减少心脏做功,提高全身和心肌供血,改善心脏功能,使用率为 1%～4%。北京阜外医院自 1974—1998 年共施行冠脉搭桥手术1 704 例,其中 25 例(1.5%)术后需行左心机械辅助(22 例为左心辅助+IABP,3 例为单纯左心辅助),辅助时间最短 30 分钟,最长 72 小时,平均(568±918)分钟。经辅助循环后 19 例(76%)脱离 CPB 机,其中 12 例(48%)出院。辅助循环的成功主要取决于其应用时机,以尽早应用者效果好。适应证为术前心功能不全,严重心肌肥厚或扩张;术中心肌缺血时间>120 分钟;术终心脏指数<2.0 L/(m² · min);术终左心房压>2.7 kPa(20 mmHg);术终右心房压>3.3 kPa(25 mmHg);恶性室性心律失常;术终不能脱离 CPB。

常用的辅助循环方法有以下几种。①主动脉内球囊反搏(IABP):为搭桥手术前最常用的辅助循环措施,适用于术前并存严重心功能不全、心力衰竭、心源性休克的冠心病患者,由此可为患者争取手术治疗创造条件。将带气囊心导管经外周动脉置入降主动脉左锁骨下动脉开口的远端,导管与反搏机连接后调控气囊充气与排气,原理是心脏舒张期气囊迅速充气以阻断主动脉血流,促使主动脉舒张压升高,借以增加冠脉血流,改善心肌供氧;心脏收缩前气囊迅速排气,促使主动脉压力、心脏后负荷及心排血阻力均下降,由此减少心肌耗氧。②人工泵辅助有滚压泵、离心泵两种。滚压泵结构简单,易于操作,比较经济,缺点是细胞破坏较严重,不适宜长时间使用。离心泵结构较复杂,但细胞破坏少,在后负荷增大时可自动降低排出量,生理干扰较轻,适用于较长时间使用,但也只能维持数天。③心室辅助泵有气驱动泵和电动泵两型。气驱动型泵流量大,适于左、右心室或双心室辅助,但泵的体积大,限制患者活动。近年逐渐采用可埋藏型电动型心室辅助泵,如 Heartmate(TCI)和 Nevacor,连接在心尖以辅助左心功能。④常温非 CPB 搭桥手术中,有时出现心率太慢和血压太低而经药物治疗无效者,可继发循环衰竭,此时可采用微型轴流泵,根据阿基米德螺旋原理采用离心泵驱动血液以辅助循环,常用 Hemopump 和 Jarvik 泵。在轴流泵支持下施行常温冠脉搭桥手术,可比 CPB 下手术的出血少,心肌损伤轻。轴流泵的优点是用患者自体肺进行血液氧合;不需要阻断主动脉;不存在缺血再灌注损伤;降低心脏负荷,减少心肌耗氧,增加心肌血流,增强心肌保护;减少肝素用量,减少手术出血。但轴流泵本身在目前尚需继续探索和改进。

四、术后管理

(一)保证氧供

(1)维持血压和心脏收缩功能,必要时辅用小剂量儿茶酚胺类药。同时保证足够的血容量,使 CVP 维持满意水平。应用小剂量硝酸甘油,防止冠脉痉挛和扩张外周血管。

(2)维持血红蛋白浓度,手术顺利者维持 80 g/L 和 Hct 24% 水平,可不影响氧摄取率、混合静脉血氧张力及冠状窦氧张力。但在以下情况:①心功能不全,无力提高心排血量或局部血流。

②年龄＞65 岁。③术后出现并发症而增加机体耗氧。④术后需机械通气辅助呼吸等严重情况时。

（3）维持血气及酸碱度正常，充分供氧，监测 pH，调整呼吸机参数使血气达到正常水平。积极治疗酸中毒、糖尿病及呼吸功能不全。

（二）减少氧耗

（1）保持麻醉苏醒期平稳，避免术后期过早减浅麻醉，应用镇静镇痛药以平稳渡过苏醒期。

（2）预防高血压和心动过速，针对性使用 α 受体阻滞剂，β 受体阻滞剂（美托洛尔），钙通道阻滞剂等短效药。如果仍出现血压升高，试用小剂量硝普钠，但应注意术后患者对硝普钠较敏感，需慎重掌握剂量。心率以控制在小于 70 次/分，其心肌缺血率约为 28%，而心率高于110 次/分者则可增至 62%。

（三）早期发现心肌梗死

冠脉搭桥患者围术期心肌缺血率为 36.9%～55.0%，其中 6.3%～6.9%发生心肌梗死。临床上对小范围局灶性心肌梗死不易被发现；大范围者则引起低心排综合征或重度心律失常，其中并发心源性休克者 15%～20%，病死率高达 80%～90%；并发心力衰竭者为 20%～40%。早期发现心肌梗死具有重要性，其诊断依据有以下几点。①主诉心绞痛：无原因的心率增快和血压下降。②心电图出现 ST 段及 T 波改变，或心肌梗死图像。③心肌肌钙蛋白(cTn)、CK-MB、肌红蛋白(Myo)、核素扫描^{99m}Tc-焦磷酸盐心肌热区心肌显像可支持早期心肌梗死的诊断，有重要价值。

（四）术后镇痛

心脏手术后创口疼痛不仅患者痛苦，更可引起机体各系统一系列病理生理改变。①患者取强迫体位，导致肌肉收缩，肺活量减少，肺顺应性下降，通气量下降，容易缺氧和 CO_2 蓄积。②患者不能有效咳嗽排痰，易诱发肺不张和肺炎。③患者焦虑不安、精神烦躁、睡眠不佳，可使体内儿茶酚胺、醛固酮、皮质醇、肾素-血管紧张素系统分泌增多，引起血管收缩、血压升高、心率加快、心肌耗氧增加；还可引起内分泌变化，使血糖上升，水钠潴留、排钾增多。④引起交感神经兴奋，使胃肠功能抑制，胃肠绞痛、腹胀、恶心、尿潴留等。综上所述，对冠脉搭桥手术后施行镇痛具有极重要意义。

临床习用肌内注射吗啡施行术后镇痛，存在不少缺点需要改进。1999 年 Loick 等报道70 例搭桥手术后，用三种术后镇痛方法，25 例用硬膜外腔给镇痛药，24 例用静脉持续输注镇痛药，21 例用常规肌内注射吗啡法作为对照；以血流动力学、血浆肾上腺素、去甲肾上腺素、氢皮质酮、心肌肌钙蛋白 T、心肌酶和心电图等作为观察指标，比较其心脏缺血发生率，对照组＞70%，静脉持续镇痛组 40%，硬膜外镇痛组为 50%，提示镇痛组的各指标变化均明显低于对照组，证明术后镇痛可减少心肌缺血改变，提高冠心病手术疗效。近年开展芬太尼或吗啡患者自控镇痛（PCA）法，患者根据自己的感受而按需用药，用药量减小，效果更好。

（焦凤梅）

第二节　缩窄性心包炎手术的麻醉

一、病情特点与估计

心包由脏层与壁层纤维浆膜构成，两层浆膜之间的腔隙称心包腔，内含 15～25 mL 浆液。

心包可因细菌感染、毒性代谢产物、心肌坏死波及心外膜等原因而发生炎症,偶尔因外伤而引起炎症。

(1)心包感染的主要菌源为结核菌和化脓菌,有的在度过急性感染期后逐渐演变为慢性缩窄性心包炎,其特点是渗出物机化、纤维性变;钙盐沉积于冠状沟、室间沟、右心室和膈面;两层心包粘合成一层坚实盔甲状的纤维膜,逐渐增厚形成瘢痕和钙化,厚度一般为 0.5 cm,重者可达2.0 cm。

(2)由于心脏长时间受坚硬纤维壳束缚和压迫,跳动受限,心肌可出现不同程度萎缩、纤维变性、脂肪浸润和钙化,收缩力减弱,舒张期心室充盈不全、心室压上升而容量减少,导致心排血量下降,脉压缩小,心脏本身和全身供血障碍,心率代偿加快。

(3)左心室受压可影响肺循环,出现肺淤血而通气换气功能下降。

(4)心脏腔静脉回血受阻,尤以腔静脉入口和房室环瘢痕狭窄者,回心血量严重受阻,可致上腔静脉压增高,头、面、上肢、上半身血液淤滞和浮肿;如果下腔静脉回流严重受阻时,腹腔脏器淤血肿大,下肢水肿胀,胸、腹腔渗液。

(5)临床症状因病因不同、发病急缓、心脏受压部位和程度等不同而各异。如结核性缩窄性心包炎往往起病缓慢,但自觉症状进行性加重,同时有低热、食欲缺乏、消瘦等结核病症状,包括劳动时呼吸困难、全身无力、腹胀、下肢水浮肿,重症者出现腹水、全身情况恶化、消瘦、血浆蛋白减少、贫血、恶病质。

(6)体征:呈慢性病容或恶病质、面部水浮肿、黄疸或发绀;吸气时颈静脉怒张,端坐呼吸;腹部膨隆、肝脏肿大压痛、漏出液性腹水;下肢凹陷性水肿、皮肤粗糙;心音遥远但无杂音,心前区无搏动,脉搏细速,出现奇脉(即脉搏在吸气时明显减弱或消失,是心脏舒张受限的特征)、血压偏低、脉压缩小,可测出吸气期血压下降,静脉压升高;叩诊胸部有浊音,漏出液性胸腔积液,呼吸音粗,有啰音。

(7)X线:心脏大小多无异常,心影外形边缘平直,各弓不显,心包钙化(占 15%～59%),心脏搏动弱或消失,上腔静脉扩张,肺淤血,胸腔积液约55%。

(8)CT:可了解心包增厚程度。

(9)超声心动图:为非特异性改变,可见心包增厚,心室壁活动受限,下腔静脉及肝静脉增宽等征象。

(10)心电图:T波平坦、电压低或倒置,QRS 低电压,可在多导联中出现;T波倒置提示心肌受累,倒置越深者心包剥离手术越困难;常见窦性心动过速,也可见心房颤动。其他检查有心导管、心血管造影、核素心肌灌注显像等检查。

二、术前准备

缩窄性心包炎为慢性病,全身情况差,术前应针对具体情况进行全面性积极纠正。特殊准备包括以下几方面。

(1)胸腔积液、腹水经药物治疗效果不显时,为保证术后呼吸功能,可在术前1～2天尽量抽尽胸腔积液;腹水也可在术前1～2天抽吸,但抽出量不宜过多,速度应避免过快,否则容易发生血压下降。术前抽出胸腔积液、腹水,除改善通气功能外,还有防止心包缩窄一旦解除后,因胸腔积液、腹水大量回吸入体循环而诱发急性心力衰竭的危险。

(2)对结核性心包炎首先抗结核病治疗,最好经3～6个月治疗待体温及血沉恢复正常后再手术。若为化脓性心包炎，术前应抗感染治疗，以增强术后抗感染能力。

（3）准备呼吸循环辅助治疗设施。特别对病程长，心肌萎缩，估计术后容易发生心脏急性扩大、心力衰竭者，应备妥机械呼吸机及主动脉球囊反搏（IABP）等设施。术中可能发生严重出血，或心室纤颤，需准备抢救性体外循环设备。

（4）备妥术中监测设备，包括无创动脉血压、心电图、脉搏血氧饱和度、呼气末 CO_2 等；必要时准备有创动脉血压、中心静脉压等监测。化验监测包括血气分析、血常规、血浆蛋白、电解质等，对围术期应用利尿剂者尤其重要，对维持血钾水平，预防心律失常和恢复自主呼吸有利。记录尿量、检验尿液，了解血容量和肾功能。

三、麻醉方法

缩窄性心包炎患者多数全身虚弱，麻醉前用药以不引起呼吸、循环抑制为准。术前晚及手术当日晨可给予镇静催眠药以充分休息。麻醉前 30 分钟一般可用吗啡 0.1 mg/kg 和东莨菪碱 0.2～0.3 mg 肌内注射。

（1）麻醉诱导：对缩窄性心包炎患者是极其重要的环节，由于血压偏低和代偿性心动过速，循环代偿功能已十分脆弱，处理不当可能猝死。因此，必须在严密监测血压、心电图下施行缓慢诱导方法，备妥多巴胺、去氧肾上腺素等药，根据当时情况随时修正麻醉用药处理方案。诱导前应尽早面罩吸氧；诱导必须掌握影响循环最小、剂量最小、注药速度最慢的原则，避免血压下降和心动过缓，可采用羟丁酸钠、依托咪酯或氯胺酮结合芬太尼诱导；肌松药以选用影响循环轻微而不减慢心率的药物，如泮库溴铵，借以抵消心动过缓，也可选用影响血压心率较小的阿曲库铵。

（2）麻醉维持：以采用对循环影响轻的芬太尼为主的静吸复合或静脉复合麻醉。对心功能较好的患者可在手术强刺激环节（如切皮、劈开胸骨或撑开肋骨）时，加吸低浓度异氟烷、七氟烷或地氟烷；肌松用泮库溴铵、哌库溴铵或阿曲库铵等维持。

（3）麻醉期管理：首先需严格管理液体入量；在心包完全剥离前执行等量输液或输血原则；待剥离开始至完成期间应及时改为限量输液原则，否则可因心包剥脱、心肌受压解除、腔静脉回心血量骤增而引起心脏扩大，甚至诱发急性心脏扩大、肺水肿、心力衰竭。因此，除严格控制液体入量外，有时还需及时施行洋地黄制剂及利尿药治疗。心包剥离过程中手术刺激可诱发心律失常，应立即暂停手术，静脉注射利多卡因治疗。如果血压偏低，采用微量泵持续输注小量正性肌力药。机械通气的潮气量避免过大，以防进一步阻碍回心血量而引起血压下降。

（4）手术结束后应保留气管插管在 ICU 继续机械通气，维持正常血气水平，控制输液输血量，继续强心、利尿，保护心脏功能，防止低钾、低钠，应用止血药以减少术后出血量。

（焦凤梅）

第三节　心脏瓣膜病手术的麻醉

心脏瓣膜病是多见病，发病原因较多，包括风湿性、非风湿性、先天性、老年性退变及冠状动脉粥样硬化等，其中以风湿病瓣膜病最为常见。在初发急性风湿热的病例中，有 50%～75%（平均 65%）患者的心脏受累；其余虽当时未见心脏明显受累，但以后 20 年中约有 44% 仍然发生瓣膜病。在 20～40 岁人群患心脏病者，约 70% 为风湿性心脏病。成人风湿性心脏病中，1/3～1/2 病例可无明显风湿病史。风湿热后可累及心脏瓣膜，甚或侵犯其附属结构（包括瓣膜环、腱索、乳头肌），主要病理改变为胶原纤维结缔组织化和基质部非化脓性炎症。

一、病情、病理特点与估计

（一）二尖瓣狭窄

正常二尖瓣瓣口面积 4～6 cm²，瓣孔长径 3.0～3.5 cm，静息时约有 5 L 血液在心脏舒张期通过瓣口。

（1）风湿性瓣膜病变包括前后瓣叶交界粘连、融合；瓣膜增厚、粗糙、硬化、钙化、结疤；腱索缩短、黏着；左心房扩大血液潴留。风湿性炎症也可使左心房扩大，左心房壁纤维化及心房肌束排列紊乱，导致传导异常，并发心房颤动和血栓形成。房颤使心排血量减少 20%；血栓一般始于心耳尖，沿心房外侧壁蔓延。

（2）瓣口缩小可致左心房压上升，左心房扩张；由于左心房与肺静脉之间无瓣膜，因此肺静脉压也上升而迫使支气管静脉间交通支扩大，血液从肺静脉转入支气管静脉而引起怒张，可能发生大咯血。同时肺毛细血管扩张淤血及压力上升，导致阻塞性肺淤血、肺顺应性下降、通气/血流比减少，血氧合不全，血氧饱和度下降。肺毛细血管压超过血胶体渗透压 2.7～3.7 kPa（20～28 mmHg），可致肺间质液淤积而出现肺水肿。

（3）肺静脉高压先引起被动性肺动脉压上升，以后肺小动脉痉挛，属代偿性机制；但随时间延长，肺小动脉由功能性痉挛演变为器质性改变，包括内膜增生、中层增厚、血管硬化和狭窄、肺血管阻力增加、肺血流量减少，肺循环阻力增高可高达接近体循环压力，右心负荷增加，肺动脉干扩大，右心室肥厚扩大，右房压上升，甚者可致三尖瓣相对关闭不全而导致右心衰竭及外周静脉淤血；另外由于心肌炎或心肌纤维化也可导致右心功能不全。

（4）二尖瓣狭窄患者的左室功能大部分保持正常，但 1/3 患者的射血分数低于正常；由于右心室功能不全，或室间隔收缩力减低，也影响左心功能，长期的前负荷减少可使左室心肌萎缩和收缩力减低。

（5）二尖瓣狭窄的病理生理特点：左心室充盈不足，心排血量受限；左心房压力及容量超负荷；肺动脉高压；右心室压力超负荷致功能障碍或衰竭；多伴心房颤动，部分有血栓形成。

（二）二尖瓣关闭不全

二尖瓣结构包括瓣叶、瓣环、腱索、乳头肌、左心房和左心室。

（1）二尖瓣任何结构发生病变时，即可引起二尖瓣关闭不全。其主要系风湿热引起的瓣膜后遗症包括瓣叶缩小、僵硬、瘢痕形成；瓣环增厚、僵硬；腱索缩短，融合或断裂；乳头肌结节变和淀粉样变、缩短、融合、功能失调。此外，当二尖瓣后叶黏着于二尖瓣环而与左心房相连，导致左心房扩大可牵引后叶移位而发生关闭不全。左心室扩张使乳头肌向外下移位，导致二尖瓣环受牵拉和扩张，也可发生反流。

（2）二尖瓣关闭不全时，左心室收缩期血液除向主动脉射出外，部分血液反流回左心房，重者可达 100 mL，因此左心房容量和压力增高；最初左心泵功能增强，肌节数量增加，容量和重量增大。左心房扩大时，75% 发生心房颤动。一旦左心室功能下降，每搏量减少，反流增剧、肺淤血，可引起肺动脉高压、右心室过负荷及心力衰竭。

（3）临床症状主要来自肺静脉高压和低心排血量。在慢性二尖瓣关闭不全时，只要维持左心功能,左心房与肺静脉压可有所缓解,临床症状较轻。急性二尖瓣关闭不全时,由于发病急而左心房、左心室尚未代偿性扩大,此时容易出现左心房功能不全,左心室舒张末压增高和左心房压顺应性降低,临床上可早期出现肺水肿。急性二尖瓣关闭不全多因腱索或乳头肌断裂或功能不全引起。腱索断裂可在原有瓣膜病基础上发生;也可因二尖瓣脱垂、外伤及感染性心内膜炎引起;也可因冠心病供血不足、心肌梗死引起。

(4)二尖瓣关闭不全的病理生理特点:左心室容量超负荷;左心房扩大;右心衰竭、肺水肿;左心室低后负荷;多伴有心房颤动。

(三)主动脉瓣狭窄

正常主动脉瓣口面积 $3\sim4\ cm^2$,孔径 2.5 cm。主动脉瓣狭窄可因风湿、先天畸形或老年退变而引起。

(1)风湿炎症使瓣叶与结合处融合,瓣沿回缩僵硬,瓣叶两面出现钙化结节,使瓣口呈圆形或三角形,在狭窄的同时多数伴有关闭不全。

(2)瓣口狭窄后,左心室与主动脉压差 >0.7 kPa(5 mmHg)(系正常值);随着狭窄加重,压差也增大,重者可大于 6.7 kPa(50 mmHg)。由于左心室射血阻力增加,左心室后负荷加大,舒张期充盈量上升,心肌纤维伸展、肥大、增粗呈向心性肥厚,心脏重量可增达 1 000 g,致心肌耗氧增加,但心肌毛细血管数量并不相应增加。因左心室壁内小血管受到高室压及肥厚心肌纤维的挤压,血流量减少;左心室收缩压增高而动脉舒张压降低,可影响冠状动脉供血,严重者可因心肌缺血而发作心绞痛。

(3)当左心室功能失代偿时,心搏量和心排血量下降,左心室与主动脉间压差减小,左心房压、肺毛细血管压、肺动脉压、右心室压及右心房压均相应升高,临床上可出现低心排综合征。

(4)如果伴发心房颤动,心房收缩力消失,则左心室充盈压下降。

(5)主动脉狭窄的病理生理特点为排血受阻,左心室压超负荷,心排血量受限;左心室明显肥厚或轻度扩张;左心室顺应性下降;心室壁肥厚伴有心内膜下缺血;心肌做功增大,心肌需氧增高。

(四)主动脉瓣关闭不全

主动脉瓣或主动脉根部病变均可引起主动脉瓣关闭不全。

(1)慢性主动脉瓣关闭不全的 $60\%\sim80\%$ 是风湿病引起,瓣叶因炎症和肉芽形成而增厚、硬化、挛缩、变形;主动脉瓣叶关闭线上有细小疣状赘生物,瓣膜基底部粘连。其他病因有先天性主动脉瓣脱垂、主动脉根壁病变扩张、梅毒、马方综合征、非特异性主动脉炎及升主动脉粥样硬化等。

(2)主动脉瓣关闭不全时,左心室接纳从主动脉反流的血液每分钟可达 $2\sim5$ L 之多,致使舒张期容量增加,左心室腔逐渐增大,肌纤维被动牵长,室壁增厚,左心室收缩力增强,左心室收缩期搏出量较正常高,此时左心室舒张末压可暂时不上升。但一旦左心失代偿,即出现舒张末压上升,左心室收缩力、顺应性及射血分数均下降;左心房压、肺小动脉楔压、右心室压、右心房压均随之上升,最后发生左心衰竭、肺水肿,继后出现右心衰竭。因主动脉舒张压下降可直接影响冠脉供血,可出现心绞痛症状。

(3)急性主动脉瓣关闭不全可因感染性心内膜炎、主动脉根部夹层动脉瘤或外伤引起,由于心脏无慢性关闭不全过程的代偿性左心室心肌扩张和肥厚期,因此首先出现左心室容量超负荷,最初通过增快心率、外周阻力和每搏量取得代偿,但心肌氧耗剧增;随后由于左心室充盈压剧增,左心室舒张压与主动脉压差缩小,收缩压及舒张压均下降,同样冠脉血流量也下降而致心内膜下缺血加重,最后出现心力衰竭。

(4)主动脉关闭不全的病理生理特点为左心室容量超负荷;左心室肥厚、扩张;舒张压下降,降低冠状动脉血流量;左心室做功增加。

(五)三尖瓣狭窄

三尖瓣狭窄多系风湿热后遗症,且多数与二尖瓣或主动脉瓣病变并存,由瓣叶边沿融合,腱索融合或缩短而造成。其他尚有先天性三尖瓣闭锁或下移 Ebstein 畸形。

(1)因瓣口狭窄致右心房淤血、右心房扩大和房压增高。由于体静脉系的容量大、阻力低和缓冲大,因此右心房压在一段时间内无明显上升,直至病情加重后,静脉压明显上升,颈静脉怒张,肝大,可出现肝硬化、腹水和水肿等体循环淤血症状。

(2)由于右心室舒张期充盈量减少,肺循环血量、左心房左心室充盈量均下降,可致心排血量下降而体循环血量不足。

(3)由于右心室搏出量减少,即使并存严重二尖瓣狭窄,也不致发生肺水肿。

(六)三尖瓣关闭不全

三尖瓣关闭不全多数属于功能性,继发于左心病变和肺动脉高压引起的右心室肥大和三尖瓣环扩大,由于乳头肌、腱索与瓣叶之间的距离拉大而造成关闭不全;因风湿热引起者较少见。①其瓣膜增厚缩短,交界处粘连,常合并狭窄;因收缩期血液反流至右心房,使右心房压增高和扩大。②右心室在舒张期尚需接纳右心房反流的血液,因此舒张期容量负荷过重而扩大。③当右心室失代偿时可发生体循环淤血和右心衰竭。

(七)肺动脉瓣病变

肺动脉瓣狭窄绝大多数属先天性或继发于其他疾病,常与其他瓣膜病变并存,且多属功能性改变,而肺动脉瓣本身的器质性病变很少;因风湿热引起者很少见。在风湿性二尖瓣病、肺源性心脏病、先心病动脉导管未闭(VSD)、室间隔缺损(PDA)、马方综合征、特发性主肺动脉扩张、肺动脉高压或结缔组织病时,由于肺动脉瓣环扩大和肺动脉主干扩张,可引起功能性或相对性肺动脉瓣关闭不全。因瓣环扩大,右心容量负荷增加,最初出现代偿性扩张,当失代偿时可发生全身静脉淤血和右心衰竭。

(八)联合瓣膜病

侵犯两个或更多瓣膜的疾病,称为联合瓣膜病或多瓣膜病。

(1)常见的原因是风湿热或感染性心内膜炎,往往先只有一个瓣膜病,随后影响到其他瓣膜。例如,风湿性二尖瓣狭窄时,因肺动脉高压而致肺动脉明显扩张时,可出现相对性肺动脉瓣关闭不全;也可因右心室扩张肥大而出现相对性三尖瓣关闭不全。此时肺动脉瓣或三尖瓣瓣本身并无器质病变,仅只是功能及血流动力学发生变化。又如主动脉瓣关闭不全时,由于射血增多可出现主动脉瓣相对性狭窄;由于大量血液反流可影响二尖瓣的自由开放而出现相对性二尖瓣狭窄;也可因大量血反流导致左心室舒张期容量负荷增加,左心室扩张,二尖瓣环扩大,而出现二尖瓣相对性关闭不全。

(2)联合瓣膜病发生心功能不全的症状多属综合性,且往往有前一个瓣膜病的症状部分掩盖或减轻后一个瓣膜病临床症状的特点。例如,二尖瓣狭窄合并主动脉瓣关闭不全比较常见,约占10%。二尖瓣狭窄时的左心室充盈不足和心排血量减少,当合并严重主动脉瓣关闭不全时,可因心排血量低而反流减少。又如二尖瓣狭窄时可因主动脉瓣反流而使左心室肥厚有所减轻,说明二尖瓣狭窄掩盖了主动脉瓣关闭不全的症状,但容易因此而低估主动脉瓣病变的程度。又如二尖瓣狭窄合并主动脉瓣狭窄时,由于左心室充盈压下降,左心室与主动脉间压差缩小,延缓了左心室肥厚的发展速度,减少了心绞痛发生率,说明二尖瓣狭窄掩盖了主动脉瓣狭窄的临床症状,如果手术仅解除二尖瓣狭窄而不矫正主动脉瓣狭窄,则血流动力学障碍可加重,术后可因左心负担骤增而出现急性肺水肿和心力衰竭。

(九)瓣膜病合并冠心病

部分瓣膜患者可并存冠心病,因此增加了单纯瓣膜手术的危险性。有人采取同期施行二尖瓣手术与冠脉搭桥手术,占 $15\%\sim20\%$。有医院曾对 550 例瓣膜患者于术前施行冠状动脉造影检查,结果并存冠状动脉 50% 以上狭窄者占 13.8%,其中发生于 $40\sim49$ 岁者占 8.8%,$50\sim59$ 者占 12.8%,$60\sim69$ 岁者占 20.9%。可见在瓣膜手术前如果未发现冠心病,则十分危险。有学者曾遇 1 例二尖瓣置换术后收缩无力,不能有效维持血压,经再次手术探查证实右冠状动脉呈索条状,当即施行右冠状动脉搭桥,术后心脏收缩恢复有力,顺利康复。为保证术中安全和术后疗效,对瓣膜病患者凡存在下列情况者:心绞痛史、心电图缺血性改变、年龄 50 岁以上者,术前均应常规施行冠状动脉造影检查。

(十)瓣膜病合并窦房结功能异常

多次反复风湿热链球菌感染,可形成慢性心脏瓣膜病,部分可合并心房颤动,有的可合并窦房结功能异常。对心肺分流术(CPB)瓣膜手术患者在麻醉诱导前,将心电图二级食管电极经鼻腔置入食管,以观察 P 波最大的位置,测定三项指标:窦房结恢复时间(SNRT),正常小于 1 500 毫秒;校正窦房结恢复时间(CSNRT),正常为小于 550 毫秒;窦房结传导时间(SACT),正常为小于 300 毫秒。如果出现上列任何一项异常者,即可判为窦房结功能异常,且这种异常往往在 CPB 手术后仍然保持。风湿性瓣膜患者即使术前为窦性心律,但由于麻醉药物的影响及手术致心肌损伤等原因,常会出现窦房结功能异常。因此,术中保护窦房结功能具有重要性,可采取下列保护措施:①维持满意的血压,以保证窦房结供血。②手术操作尽量避免牵拉和压迫窦房结组织,特别在处理上腔静脉插管或阻断时尤需谨慎。③缩短阻断心脏循环的时间。④在阻断心肌血流期间要定时充分灌注停跳液,以使心肌均匀降温,可保护窦房结组织。

二、手术前准备

(一)患者的准备

1.心理准备

无论瓣膜成形术或瓣膜置换术都使患者经受创伤和痛苦;置换机械瓣的患者还需要终身抗凝,给患者带来不便。这些都应在术前给患者从积极方面解释清楚,给以鼓励,使之建立信心,精神安定,术前充分休息,做到在平静的心态下接受手术。

2.术前治疗

(1)除急性心力衰竭或内科久治无效的患者以外,术前都应加强营养,改善全身情况和应用强心利尿药,以使血压、心率维持在满意状态后再接受手术。

(2)术前存在呼吸道感染或局灶感染者需积极防治,手术应延期进行。

(3)长期使用利尿药者可能发生电解质紊乱,特别是低血钾,术前应予调整至接近正常水平。

(4)重症患者在术前 $3\sim5$ 天起应静脉输注极化液(含葡萄糖、胰岛素和氯化钾)以提高心功能和手术耐受力。

(5)治疗药物可根据病情酌情使用,如洋地黄或正性肌力药及利尿药可用到手术前日,以控制心率、血压和改善心功能。但应注意,不同类型的瓣膜病有其各自的禁用药,如β受体阻滞剂能减慢心率,用于主动脉瓣或二尖瓣关闭不全患者,可能反而增加反流量而加重左心负荷;心动过缓可能促使主动脉瓣狭窄患者心搏骤停。二尖瓣狭窄合并心房颤动,要防止心率加快,不应使用阿托品;主动脉瓣狭窄患者不宜使用降低前负荷(如硝酸甘油)及降低后负荷(钙通道阻滞剂)的药物以防心搏骤停。

(6)术前合并严重病窦综合征、窦性心动过缓或严重传导阻滞的患者,为预防麻醉期骤发心脏停搏,麻醉前应先经静脉安置临时心室起搏器。

(7)对药物治疗无效的病情危重或重症心力衰竭患者,在施行抢救手术前应先安置主动脉内球囊反搏(IABP),并联合应用正性肌力药和血管扩张药,以改善心功能和维持血压。

3.麻醉前用药

除抢救手术或特殊情况外,应常规应用麻醉前用药,包括术前晚镇静安眠药。手术日晨最好使患者处于嗜睡状态,以消除手术恐惧。麻醉前用药不足的患者其交感神经处于兴奋状态,可导致心动过速等心律失常,同时前负荷增加和左心负担加重,严重者可因之诱发急性肺水肿和心绞痛,从而失去手术机会。一般麻醉前可用吗啡 0.2 mg/kg,东莨菪碱 0.3 mg;如若患者心率仍快,麻醉后可再给东莨菪碱。

(二)麻醉前考虑

1.二尖瓣狭窄手术

(1)防止心动过速,否则舒张期缩短,左心室充盈更减少,心排血量将进一步下降。

(2)防止心动过缓,因心排血量需依靠一定的心率来代偿每搏量的不足,若心动过缓,血压将严重下降。

(3)避免右侧压力增高和左侧低心排,否则心脏应变能力更小,因此对用药剂量或液体输入量的掌握必须格外谨慎。

(4)除非血压显著下降,一般不用正性肌力药,否则反而有害;有时为保证主动脉舒张压以维持冠脉血流,可适量应用血管加压药。

(5)房颤伴室率过快时,应选用洋地黄控制心率。

(6)保持足够的血容量,但又要严控输入量及速度,以防肺水肿。

(7)患者对体位的改变十分敏感,应缓慢进行。

(8)术后常需继续一段时间呼吸机辅助通气。

2.二尖瓣关闭不全手术

(1)防止高血压,否则反流增加,可用扩血管药降低外周阻力。

(2)防止心动过缓,否则反流增多。

(3)需保证足够血容量。

(4)可能需要用正性肌力药支持左心室功能。

3.主动脉瓣狭窄手术

(1)血压下降时,可用血管收缩药维持安全的血压水平。

(2)除非血压严重下降,避免应用正性肌力药。

(3)避免心动过缓,需维持适当的心率以保证冠脉血流灌注。

(4)避免心动过速,否则增加心肌氧需而形成氧债。

(5)保持足够血容量,但忌过量。

（6）对心房退化或丧失窦性心律者应安置起搏器。

4.主动脉瓣关闭不全手术

（1）防止高血压,因可增加反流。

（2）防止心动过缓,否则可增加反流和心室容量及压力,同时降低舒张压而减少冠脉供血。

（3）降低周围阻力,以降低反流量。

（4）需保证足够的血容量。

5.多瓣膜病或再次瓣膜置换手术

（1）麻醉诱导应缓慢,用芬太尼较安全,需减量慎用吸入麻醉药。

（2）因粘连重,手术困难,出血较多,需维持有效血容量。

（3）心脏复苏后多数需正性肌力药及血管扩张药支持循环。

（4）注意维持血清钾在正常浓度,预防心律失常。

（5）术后约 1/3 患者需安置心表起搏器。

6.带起搏器手术患者

对瓣膜病合并窦性心动过缓、房室传导阻滞患者,术前多已安置起搏器;对部分双瓣置换或再次瓣膜置换手术患者也需安置起搏器;某些先天性心脏病如二尖瓣关闭不全、法洛四联症等手术也需安置起搏器。起搏器可受到外界的干扰和影响,包括非电源及电源因素。非电源因素如血液酸碱度、血内氧分压及电解质变化,都影响起搏阈值。电源因素如雷达、遥测装置、高频装置等电磁波的干扰。术中应用电烙是常规止血方法,对已安置起搏器的患者术中原则上应避用电烙止血,以防发生心室纤颤或起搏器停止工作,但不易做到,故需加强预防措施:①手术全程严密监测心电图,尤其在使用电烙时需提高警惕。②开胸过程或安置起搏器前仔细充分止血,以减少以后使用电烙的次数。③使用电烙前暂时关闭或移开起搏器,尽量缩短电烙的时间。④万一发生心律失常,首先停用电烙,如仍不恢复则心内注药,按摩心脏,电击除颤。

（三）麻醉药物选择

镇痛安眠药,吸入麻醉药及肌肉松弛药对心脏及血管都产生各自不同的作用。对瓣膜患者选择麻醉药物应作全面衡量,考虑以下几方面问题:①对心肌收缩力是抑制还是促进。②对心率是加快还是减慢;某些病例因心率适度加快而可增加心排血量;心率减慢对心力衰竭、心动过速或以瓣膜狭窄为主的病例可能起到有利作用,但对以关闭不全为主的瓣膜病则可增加反流量而降低舒张压,增加心室容量和压力,使冠状动脉供血减少。③是否扰乱窦性心律或兴奋异位节律点,心律失常可使心肌收缩力及心室舒张末期容量改变,脑血流及冠状血流出现变化,见表7-2。④对前负荷的影响,如大剂量吗啡因组胺释放使血管扩张,前负荷减轻,对以关闭不全为主的瓣膜病则可能引起低血压;对以狭窄为主的瓣膜病也应维持一定的前负荷,否则也可因左室充盈不足而减少心排血量。⑤用血管收缩药增加后负荷,对以关闭不全为主的瓣膜病可引起反流增加和冠脉血流减少,从而可加重病情,此时用血管扩张药降低后负荷则有利于血压的维持。⑥对心肌氧耗的影响,如氯胺酮可兴奋循环,促进心脏收缩及血压升高,但增加心肌氧耗,选用前应衡量其利弊。

表 7-2 心律失常对脑血流及冠状血流影响

	减少脑血流量（%）	减少冠脉血流量（%）
房性或室性期前收缩	8～12	5～25

续表

	减少脑血流量(%)	减少冠脉血流量(%)
室上性心动过速	14	35
心房颤动伴室率快	23	40
室性心动过速	40～75	60

三、麻醉管理

(一)麻醉诱导

瓣膜患者都有明显的血流动力学改变和心功能受损,麻醉诱导必须谨慎操作,要严密监测桡动脉直接测压、心电图和脉搏血饱和度。选择诱导药以不过度抑制循环、不影响原有病情为前提:①对轻及中等病情者可用地西泮、咪达唑仑、依托咪酯、芬太尼诱导;肌松剂可根据患者心率选择,心率不快者可用泮库溴铵,心率偏快者用阿曲库铵、哌库溴铵等。②对病情重、心功能Ⅲ～Ⅳ级患者,可用羟丁酸钠、芬太尼诱导,不用地西泮,因可引起血压下降。③对心动过缓或窦房结功能差者,静脉注射芬太尼或羟丁酸钠可能加重心率减慢;对主动脉瓣关闭不全患者可引起血压严重下降,也影响冠状动脉供血而发生心律失常,因此可改用小剂量氯胺酮诱导,对维持血压和心率较容易。④最好应用气相色谱-质谱仪检测血中芬太尼浓度。有学者曾用诱导剂量芬太尼20 μg/kg和泮库溴铵 0.2 mg/kg,即使不用其他辅助药也能满意完成诱导,注入后 1 分钟测得的血芬太尼浓度为 52.6 ng/mL。据报道血芬太尼浓度≥15 ng/mL 时,血压升高及心动过速的发生率小于 50%。

(二)麻醉维持

麻醉维持可采用以吸入麻醉为主,或以静脉药物为主的静吸复合麻醉。①对心功能差的患者以芬太尼为主,用微量泵持续输注,或间断单次静脉注射用药。②对心功能较好者,以吸入麻醉药为主,如合并窦房结功能低下者可加用氯胺酮。③诱导持续吸入 1% 恩氟烷,我们曾采用NORMAC 吸入麻醉药浓度监测仪观察,1 小时后呼出气恩氟烷浓度平均 0.61%,吸入 2 小时后平均0.71%;CPB 前平均 0.77%,CPB 结束时平均仅 0.12%,此时临床麻醉深度明显减浅。如果采用芬太尼 50 μg/kg 复合吸入异氟烷麻醉,并采用膜肺 CPB(45±8.9)分钟,异氟烷的排出浓度低于 0.1%。提示采用膜肺排出异氟烷的速度远较鼓泡式肺者为缓慢。④我们在静脉注射芬太尼 20 μg/kg 诱导后,血芬太尼浓度立即达到 52.6 ng/mL,随后用微量泵持续输注芬太尼,劈胸骨前血芬太尼浓度为 23.6～24.1 ng/mL,转流后降为(3.6±0.8)ng/mL,较转流前下降72%。可见无论吸入麻醉药或静脉麻醉药,经体外转流后其血内浓度都急剧下降,提示麻醉减浅。因此,在体外转流前、中、后应及时加深麻醉,静脉麻醉药可直接注入 CPB 机或经中心静脉测压管注入;吸入麻醉药可将氧气通过麻醉机挥发罐吹入人工肺。

(三)减少术中出血措施

瓣膜置换手术的出血量往往较多,应采取减少术中出血措施,尽量少用库血。①测试单瓣置换手术的库血输注量平均 860 mL,如果施行自体输血,平均仅需库血 355 mL;双瓣置换手术需输库血平均 1 260 mL,如果施行自体输血,平均仅需库血 405 mL。②如果采用自体输血结合术中回收失血法,则库血输注量可更减少。在麻醉后放出自体血平均每例(540±299)mL,术中回收出血,再加 CPB 机余血经洗涤后回输,平均每例输注自体血(777±262)mL,围术期输注库血量可减少 52.5％。③CPB 前及中应用抑肽酶,也可显著减少术中出血,效果十分明显。

四、术后急性循环衰竭并发症

复杂心脏 CPB 手术后,容易突发急性心脏功能衰竭或血容量急剧减少,循环难以维持,患者生命难以保证,其中严密监测、尽早发现、抓紧抢救是手术成功的关键。

(一)CPB 手术后的临床监测与早期诊断

对下列临床监测情况需高度重视:①精神状态异常,表现为烦躁、躁动、精神恍惚,反应淡漠甚至昏迷。②肢体紧张度异常或瘫痪。③皮肤颜色变暗甚至青紫。④心电图示心率减慢或心律失常,甚至呈等电位直线。⑤尿量减少或无尿。⑥动脉压急剧下降或脉压很小,需首先排除测压管道不通畅、凝血或误差等情况。⑦中心静脉压突然降低或严重升高,需首先排除液体未输入或输入过多过速。⑧检查心表起搏器或辅助循环装置的工作是否正常,排除其故障。⑨胸腔引流液突然急剧增加,鉴别引流液性质是否与血液接近。⑩血红蛋白浓度明显下降;血清钾很低或很高;血气 pH 下降,呼吸性或代谢性酸中毒;ACT 显著延长等。

(二)急性循环衰竭的抢救措施

心搏骤停或严重心低排综合征的临床表现为无脉搏、无呼吸、无意识状态,提示血液循环已停止,全身器官无灌流,首先大脑受到缺血严重威胁。因此,必须采取紧急抢救措施,包括:①尽早心肺复苏(CPR),施行有效胸外心脏按压、人工呼吸及应用针对性药物。②主动脉内球囊反搏(IABP),常用于瓣膜术后急性心低排综合征,以支持心脏充盈,减少心肌氧需,增加冠脉灌注,从而改善血流动力学及心肌供血。尽早开始是抢救成功的关键。③急症体外循环再手术,常用于瓣膜术后出血,常见左房顶破裂,左室后壁破损,瓣周漏、卡瓣等情况。有学者在 1984－1995 年期间共施行 CPB 手术 18 513 例,其中急症 CPB 抢救手术 130 例,占 0.7％。Rousou 在 1988－1993 年间 3 400 余例 CPB 手术中,有 16 例急症 CPB 抢救再手术,存活率56.3％,以往 13 例只施行 CPR 抢救,存活率仅 15.4％。提示及时采用 CPB 再手术抢救可明显提高生存率。④在心脏或肺脏功能严重衰竭时,应用体外膜肺氧合(ECMO)抢救具有明显提高生存的效果,可使肺脏和心脏做功减少,全身供血恢复,不致缺氧,文献有使用 ECMO 长达 1 个多月而获得成功的报道。

(焦凤梅)

第四节　先天性心脏病手术的麻醉

一、先天性心脏病的病理生理

先天性心脏病(简称先心病)种类繁多,同种病变之间的差别也很大。病理生理取决于心内分流和阻塞性病变引起的解剖和生理变化。从血流动力学角度可以分以下四种类型:分流性病变、梗阻性病变、反流性病变和混合性病变。

(一)分流性病变

分流性病变的病理生理特点是在体循环和肺循环之间存在交通,通过交通产生分流。分流可能是某种病变的主要表现,也可能是减轻某种严重病变症状的代偿现象。分流包括心内分流

（如房间隔缺损、室间隔缺损）、心外分流（如动脉导管未闭和体肺侧支）。分流的流速取决于分流两端的压力梯度和相关的血管床血管阻力，而分流量的大小取决于解剖缺损的大小。

（1）非限制性分流：解剖缺损较大，两端压力梯度较小，分流量的大小主要由影响分流的血管床的阻力决定。

（2）限制性分流：解剖缺损较小，分流量较为固定，血管床阻力对分流的影响不明显。

（二）梗阻性病变

梗阻性病变可发生在主动脉和肺动脉的瓣膜上、瓣膜或瓣膜下。无论左侧还是右侧心室流出道发生梗阻性病变，都会引起相应心室的肥厚和扩大。心肌肥厚则氧需增加，最后发展到冠状动脉供血不足，可导致心肌缺血。

（1）右侧梗阻病变：早期即发生肺血流减少和可能出现低氧血症。长期低氧引起凝血功能异常和侧支循环的形成等。

（2）左侧梗阻病变：表现为心排血量下降和体循环灌注不足，长期可引起左心室肥厚导致心肌缺血或纤维化。任何影响心率和容量的因素，都可能诱发心肌缺血和心脏骤停。

（3）动力性梗阻和固定性梗阻：动力性梗阻（右心室流出道梗阻和肥厚性心肌病）的心肌收缩性降低可以减轻梗阻的程度。固定的梗阻（肺动脉闭锁或瓣膜狭窄）的程度不受心肌收缩性的影响。

（三）反流性病变

反流性病变可以是先天的（如艾伯斯坦畸形、房室通道缺损和二尖瓣裂等），但更常见的是因先天性心脏病变而带来的继发改变。长期的容量和压力负荷引起心脏解剖和生理改变，导致瓣膜反流。反流量的大小取决于心脏的前负荷、后负荷和心率。

（四）混合性病变

混合性病变是先天性的缺陷引起氧合血和非氧合血在心腔或大血管内混合，如三尖瓣闭锁、单心室、共同动脉干和肺静脉畸形引流等。由于存在非限制性的血流交通，肺血管阻力和体循环血管阻力则明显影响分流量。

二、麻醉前准备

（一）术前禁饮食

（1）小于 6 个月患儿，可在术前 4 小时喂奶和固体食物，术前 2 小时喂清水（如苹果汁、糖水或白水）。

（2）6 个月～3 岁患儿，可在术前 6 小时喂奶和固体食物，术前 2～3 小时喂清水。

（3）3 岁以上患儿，术前 8 小时可食奶和固体食物，3 小时喝清水。

（二）手术室内准备

1.麻醉操作时室内温度

麻醉操作使小儿身体大部分暴露在空气中，半岁以内小儿应使室内温度保持在 23 ℃以上，变温毯保温，新生儿最好使用保温气毯。

2.麻醉相关仪器准备

麻醉机、吸引器、监护仪和急救设备（如除颤器）常规检查、待用。

3.呼吸参数设定

潮气量 10～12 mL/kg；呼吸次数：新生儿 30～35 次/分，2 岁以内 25～30 次/分，2～5 岁

20～25次/分,5～12岁18～20次/分。

(三)气管插管准备

经鼻气管插管易于固定,便于口腔护理,患儿易于耐受,可用于带管时间长的患儿。但操作要轻柔,以免鼻腔出血。注意鼻道的清理,避免鼻内容物堵塞和污染气管导管。经口腔插管适于带管时间短的患儿。低压气囊导管对于预防术后肺内感染和避免气管压伤更为有利。

1.导管内径(mm,ID)选择

早产儿2.5～3.0;新生儿3.0～3.5;1个月～6个月3.5～4.0;6个月～1岁4.0～4.5;1～2岁导管为4.5～5.0;2岁以上可以按4＋年龄/4计算。

2.鼻腔插管深度(cm)

(1)早产儿:鼻翼至耳垂的距离＋2;0～4岁为10＋体重(kg)/2;4岁以上为14＋年龄/2。

(2)气管导管上有刻度,点状线一般为鼻插管和口插管深度之间的标记。

(3)口腔插管深度为鼻腔插管深度减2cm。

(4)气管导管插入后要在听诊双肺呼吸音对称后方可固定。

3.插管物品准备

(1)气管导管:准备所插导管和上、下0.5号的气管导管各1根。

(2)吸痰管两根:粗的插入导管内作引导管,细的用来气管内吸痰。

(3)喉镜、镜柄和插管钳,润滑油和棉签等。

4.插管后处理

用吸痰管排除胃内气体;双眼涂抹眼药膏保护眼睛。

(四)常规准备的紧急用药

山莨菪碱(2 mg/mL)、10％葡萄糖酸钙、异丙肾上腺素(4 μg/mL)、麻黄碱(1.5 mg/mL)、去甲肾上腺素(4 μg/mL)或去氧肾上腺素(40 μg/mL)。

三、麻醉管理

(一)基础麻醉

患儿接入手术室后一般采取以下两种方法使其安静入睡,然后连接心电图、脉搏血氧饱和度和无创血压袖带监护,再立即进行动脉和外周静脉穿刺置管。

(1)吸入七氟烷:先面罩吸入8％的七氟烷诱导入睡,然后降低吸入浓度至5％,保持气道通畅。

(2)氯胺酮5～7 mg/kg和阿托品0.01～0.02 mg/kg或盐酸戊乙奎醚注射液0.02～0.04 mg/kg混合肌内注射。

(二)麻醉诱导

(1)诱导药物:患儿开放静脉后可开始静脉诱导。常用药物有咪达唑仑、维库溴铵、芬太尼和地塞米松等。

(2)面罩通气时,可以根据病种和患儿当时状态选择吸入氧浓度。新生儿和左向右分流量大的患儿尽量避免吸入纯氧,依赖动脉导管循环的患儿可吸入低浓度氧或空气。

(3)气管插管:插管动作要轻柔,注意小儿最狭窄处在声门下,送入导管困难时,及时更换小0.5号气管导管。

（三）麻醉维持

（1）麻醉用药：可以间断给予阿片类药（芬太尼、舒芬太尼）、肌松药（维库溴铵、哌库溴铵等）和镇静药（咪达唑仑等），或经体外循环机给予异氟烷。

（2）一个月以上的小儿在体外循环中可用丙泊酚（200 mg）加氯胺酮（50 mg）静脉输注。

（四）特殊注意事项

（1）存在心内分流病变，尤其是右向左分流，在静脉给药时，要注意排气避免气栓。

（2）高危出血风险或预计时间较长的体外循环手术，建议准备血小板。

（3）先心病小儿静脉注射肝素后，动脉和静脉血的 ACT 值在一定时间内存在很大差别，故 ACT 测定应以静脉血为准。

（4）常温非体外全麻手术，常规准备自体血回输装置。

四、呼吸管理

（1）可以采取容控或压控通气模式，吸呼比 1 :（1~2），气道压力不宜超过 30 cmH$_2$O。

（2）发绀患儿吸入氧浓度 80% 以上；严重左向右分流患儿吸入氧浓度 50% 以下。

（3）欲行体-肺动脉分流术者，在避免缺氧的情况下，尽量吸入 30%~50% 的低浓度氧，以观察和比较分流前后的氧供情况。

（4）增加肺血管阻力轻度高碳酸血症、调节通气量使呼气末 CO$_2$ 分压在 6.0~7.3 kPa（45~55 mmHg）、吸入低浓度氧或空气。

（5）降低肺动脉压力吸入高浓度氧、轻度过度通气、呼气末 CO$_2$ 分压维持在 3.3~4.0 kPa（25~30 mmHg）等。

（6）体外循环期间静态膨肺，气道压力维持在 0.5~0.8 kPa（5~8 cmH$_2$O），氧流量 0.3~0.5 L/min，氧浓度 21%。

（7）开始通气前气管内吸痰，开放升主动脉适时膨肺，但压力不宜超过 3.0 kPa（30 cmH$_2$O）。明显肺不张时，膨肺偶可达到 4.0 kPa（40 cmH$_2$O），但要避免肺损伤。

五、循环管理

（一）心率和心律

1.维持循环稳定的参考心率

（1）体外循环前：新生儿 150 次/分以上；6 个月以内婴儿在 130 次/分以上；2 岁以内小儿 120 次/分以上；3 岁以内小儿在 110 次/分以上；5 岁以内小儿在 100 次/分以上。

（2）体外循环后：新生儿 160 次/分以上；6 个月以内婴儿在 140 次/分以上；3 岁以内小儿在 130 次/分以上；5 岁以内小儿在 110 次/分以上。

2.药物不能维持满意心率，往往需要安装临时起搏器

（1）窦性心动过缓时，起搏电极放置在心房外膜，可维持满意的心排血量。

（2）心房和房室传导阻滞时，电极需放置在心室外膜。

（3）瓣膜反流时，需要安装双腔临时起搏器，心房和心室均需放置起搏电极。

3.室上性心动过速治疗（小儿心脏手术中较易发生）

（1）喷洒冰水在窦房结区，有时可以暂时缓解。

（2）适当牵拉窦房结区，可以部分中止发作。

(3)使用去氧肾上腺素、腺苷(50 μg/kg)、美托洛尔等治疗。

(4)顽固性室上性心动过速,可持续静脉输注艾司洛尔[负荷量:250~500 μg/kg,维持量:50~300 μg/(kg·min)]。

(5)严重影响循环时,可以电击(同步或非同步)除颤复律。

(二)体外循环前重症小儿维持循环稳定

(1)发绀患儿可以给予5%碳酸氢钠(2 mL/kg)+5%葡萄糖液共50 mL输注。

(2)低血容量者,可以适量补充5%清蛋白和洗涤浓缩红细胞。

(3)肺内分流过多者,外科适当束缚肺动脉,增加体循环流量。

(4)肺血过少者,以补充容量为主,适当增加外周血管阻力。

(5)必要时补充钙剂和持续输注正性肌力药(如多巴胺)支持。

(三)脱离体外循环机困难的处理

1.重度肺动脉高压

(1)适当过度通气,不使用PEEP;吸入NO。

(2)通过中心静脉输注血管扩张药,降低肺动脉压;左心房管输注血管加压药物,提高灌注压。

(3)适当给予碳酸氢钠维持血液偏碱状态。

(4)维持足够的右室前负荷。

2.左心功能异常

(1)根据左心房压缓慢还血,维持较快的心率,降低左室前负荷。

(2)在使用其他血管活性药基础上,可以经左心房管加用肾上腺素输注。

(3)心律存在问题时使用双腔起搏器为宜。

(四)重症患儿体外循环后循环维持

(1)根据心脏饱满程度和左、右心房压回输机器血。

(2)鱼精蛋白中和后最好使用洗涤后的红细胞。

(3)通气调整肺循环血管阻力。

(4)使用正性肌力药或其他血管活性药。

(5)必要时持续输注葡萄糖酸钙(5~10 mg/h)。

(五)体外循环后早期反常性血压

(1)部分患儿体外循环后出现主动脉压和外周动脉压反转现象,术后可以持续数小时而逐渐恢复正常。

(2)停机过程中外周动脉压过低时,要进行主动脉根部测压:①当主动脉根部压与外周动脉压差别大时,先缓慢还血以补充容量,不急于加大正性肌力药的剂量。如果还血主动脉根部压力增高,左心房压也升高,而外周动脉压无变化时,有可能主动脉插管过粗,需尽快调整停机,拔出主动脉插管。②主动脉根部压与外周动脉压均低时,输血后左心房压升高,往往存在心功能异常,需调整呼吸循环状态,加大正性肌力药物的支持。

六、凝血管理

(一)鱼精蛋白中和肝素

(1)鱼精蛋白和肝素之比为(1.0~1.5)mg:100 U。

(2)重度肺动脉高压者可经主动脉根部或左心房管推注鱼精蛋白,亦同时可推注葡萄糖酸钙(15～30 mg/kg)。

(3)静脉推注鱼精蛋白要缓慢,一旦推注过程中血压逐渐下降,暂停推注鱼精蛋白。心率未减慢者可首选推注钙剂和小量回输机血。伴心率有减慢者,首选山莨菪碱处理,必要时给予小量肾上腺素。

(二)改善凝血功能(重症手术和长时间体外循环手术)

(1)手术切皮前即持续输注抑肽酶和乌司他丁。

(2)推注鱼精蛋白后,立即开始输入血小板和血浆。

(3)渗血明显多时,可使用凝血酶原复合物和纤维蛋白原等。

(4)输入洗涤的机器剩余血,而非肝素化的机血。

七、其他管理

(一)手术室内吸入 NO 的注意事项

(1)有效吸入浓度$(10～80)\times10^{-6}$,吸入接口在气管导管与螺纹管的弯接头处。

(2)NO 流量＝吸入浓度×分钟通气量/NO ppm(NO 入口呼吸环路内时)。

(3)NO ppm 为 NO 钢瓶内的浓度(我院小儿手术室内 NO 瓶浓度为 100×10^{-6})。

(4)新鲜气体流量不得小于 2 倍分钟通气量,以保证有毒气体 NO 的排除。

(5)如存在心肌抑制和顽固性低血压,需立即停止吸入 NO。

(二)微量泵输注常用药液的配制(50 mL 液体所含药量,单位:mg)

(1)多巴胺/多巴酚丁胺:体重(kg)×3。

(2)肾上腺素:体重(kg)×0.3。

(3)异丙肾上腺素:体重(kg)×0.03。

(4)硝酸甘油:体重(kg)×0.9(新生儿 kg×3)。

(5)米力农:体重(kg)×0.6/0.9/1.2×负荷量体重(kg)×25～50 μg,需在复温时经体外循环机注入。

(三)药物输入速度计算

(1)当 50 mL 药液中药物含量是体重(kg)×3 mg 时,泵入 1 mL/h 相当于输入速度:$1 \mu g/(kg \cdot min)＝kg×3(mg)÷50(mL)÷60(min)÷kg×1\ 000(\mu g)$。

(2)其他按配制的倍数不同,用上式依次推算。

(四)补充碳酸氢钠的计算方法

(1)补碱按细胞外液总量来补充:即补碱量(mmol)＝Kg×ΔBE×0.2。

(2)1 g NaHCO$_3$＝12 mmol HCO$_3^-$;1 g NaHCO$_3$＝20 mL 5%NaHCO$_3$。

(3)故补 5%的碳酸氢钠量(mL)＝Kg×ΔBE×0.2×20/12＝Kg×ΔBE/3。

(五)补充氯化钾的方法

(1)低钾小儿补钾量安全范围:0.2～0.5 mmol/(kg・h)。

(2)小儿钾浓度:＞3.0 mmol/L 不主张积极补钾。

(3)50 mL 不同浓度的溶液含钾量:3‰,2 mmol;6‰,4 mmol;9‰,6 mmol;12‰,8 mmol;15‰,10 mmol;30‰,20 mmol。

(4)安全补钾速度简易用法:30‰KCl 每小时泵入毫升数≤体重数;15‰KCl 每小时泵入毫

升数≤2倍体重数。

八、不同病种先心病的麻醉

(一)动脉导管未闭(PDA)

1.病理生理

(1)分流量的大小取决于导管的直径和体血管阻力(SVR)与肺血管阻力(PVR)之比值(SVR/PVR)。

(2)动脉导管分流,使主动脉舒张压降低,心肌灌注减少。

(3)主动脉分流使肺血增多,左心室舒张末容量增大,导致左心室扩张、肥厚和舒张末压力升高。

(4)当左心房压增高时导致肺水肿,肺血管阻力增高,从而右心负荷增加。

2.外科处理

(1)小婴儿常温全身麻醉下导管结扎或切断缝合术,左后外侧切口。

(2)年龄大的合并严重肺动脉高压的患者,一般在体外循环下正中切口行导管闭合术。

(3)大部分单纯 PDA 可以在放射科介入封堵。

3.麻醉管理

(1)同时监测右上肢和股动脉血压,辅助判断主动脉缩窄和避免外科误操作。

(2)常温全麻结扎动脉导管时,可用硝普钠控制性降压,平均动脉血压可暂时维持在 5.3～6.7 kPa(40～50 mmHg)。

(3)深低温低流量体外循环经肺动脉缝闭时,采取头低位,避免主动脉进气和利于头部灌注。

(二)主-肺动脉间隔缺损

1.病理生理

(1)与动脉导管未闭相似。

(2)分流直接从主动脉灌入肺动脉,缺损较大,分流量多。

(3)缺损较大时,早期即出现充血性心力衰竭。

(4)肺动脉高压和肺血管阻塞性病变发生早。

2.外科处理

(1)体外循环下缺损修补。

(2)深低温停循环。

3.麻醉管理

(1)小婴儿体外循环前控制肺血流,使氧饱和度维持在 80％～85％。

(2)体外循环前控制肺血流量呼吸管理外,外科可临时环缩肺动脉,增加肺血管阻力。

(3)术前存在营养不良和肺血管病变严重者,麻醉诱导时吸 80％以上浓度的氧,呼吸管理要避免诱发肺动脉高压危象。

(4)体外循环后要降低肺血管阻力,镇静、适当过度通气。

(5)使用硝酸甘油、米力农,必要时吸入 NO。

(三)共同动脉干

1.病理生理

(1)主动脉和肺动脉共干,同时给冠状动脉、肺动脉和体循环动脉供血。根据肺动脉在共干上的发出位置不同分为 4 型。一组半月瓣连接两个心室。

(2)新生儿初期,随着 PVR 的下降,肺血流逐渐增加,最后导致充血性心力衰竭(CHF)。

(3)肺静脉血和体循环静脉血通过室间隔缺损不同程度双向混合。

(4)肺血过多,心脏做功增加,舒张压降低,容易发生心肌血供不足。

(5)婴儿早期即可发生肺血管梗阻性病变。

2.外科处理

(1)由于肺动脉高压出现早,新生儿期是外科手术的最佳时间。

(2)从共干根部离断肺动脉,修补共干;修补室间隔缺损;使用带瓣同种血管重建右心室-肺动脉通道。

(3)术后早期病死率 5%～18%。

(4)由于残余室缺和共干瓣膜狭窄或反流,可能出现右心功能不全。

(5)由于修补室缺或右心室切口,易发生完全性右束支阻滞、完全性房室传导阻滞、房室交界性心动过速等心律失常。

3.麻醉管理

(1)体外循环前的管理与主-肺动脉间隔缺损相似。

(2)存在 CHF 可使用正性肌力药支持。

(3)使用大剂量芬太尼麻醉(大于 50 $\mu g/kg$),以保持血流动力学稳定。

(4)术中尽量维持 Qp/Qs 平衡,避免过度通气和吸入高浓度氧。

(5)当平衡难以调整时,手术者可暂时压迫肺动脉来限制肺血流,以改善体循环和冠状动脉灌注。

(6)已经有明显肺动脉高压的较大婴儿,麻醉中吸入氧浓度可提高到 80% 以上。

(7)体外循环后,大部分患儿需要正性肌力药支持,降低心脏前后负荷,维护左右心脏的功能。

(8)由于此类患儿常合并有 DiGeorge 综合征,静脉持续输注钙剂有利于维持循环稳定。

(9)体外循环后,要适当过度通气,纯氧通气,纠正酸中毒和吸入 NO。

(10)术后镇静和机械通气至少 24 小时,以避免发生肺动脉高压危象。

(四)房间隔缺损(ASD)

1.病理生理

(1)分流量取决于缺损的大小和右心室与左心室的相对顺应性。

(2)右心室容量超负荷,导致右心室肥厚,顺应性逐渐下降。

(3)肺血增多,随年龄增长,肺血管发生病变。

(4)分流量大的发生房性心律失常的比例增加。

(5)肺动脉高压发生较晚,一般 10 岁以内没有症状,很少发展为 Eisenmenger 综合征。

2.外科处理

(1)常规外科治疗体外循环下房间隔直视修补。

(2)杂交手术右侧胸部切口显露右心房,在食道超声的引导下,经右房直接将封堵器置于缺损处。

(3)部分 ASD 可以在放射科介入封堵。

3.麻醉管理

(1)由于婴幼儿期很少有心肺功能改变,所以麻醉无特殊要求。

(2)体外循环后不可以参考中心静脉压值回输液体,以免发生急性肺水肿。

(3)杂交手术是常温全麻下进行,注意保温,准备自体血回输装置。

(4)放置封堵器过程中,位置不当时可引起二尖瓣位置异常,血压会发生明显变化。

(5)无特殊情况,一般不需使用正性肌力药和血管活性药。可以手术室内气管拔管。

(五)室间隔缺损(VSD)

1.病理生理

(1)缺损分 4 种类型:膜周型、肺动脉干下型、肌型和混合型。VSD 是最常见的先天性心脏病(占 20%)。

(2)缺损大小与临床症状相关。肺血多,常表现左心室肥厚。

(3)心脏杂音由大变弱甚至消失,是肺动脉压进行性增高的发展过程。

(4)限制性 VSD 分流量取决于缺损的大小和左右心室间压力差。

(5)非限制性 VSD 分流量仅依赖于 PVR/SVR 之比,左右心室间无压差。

(6)15% 的患者在 20 岁左右发展为不可逆的严重肺血管梗阻性病变。

(7)非限制性 VSD 婴儿在生后 3 个月内可发生 CHF。

2.外科处理

(1)正中或右侧胸部切口,体外循环直视下 VSD 修补。

(2)杂交手术正中切口开胸,在 TEE 的引导下,直接经右心室放入封堵器。

3.麻醉管理

(1)非限制 VSD 小婴儿麻醉管理,体外循环前要适当限制肺血流,避免肺损伤和体循环灌注不足。

(2)严重肺动脉高压患儿要防止 $PaCO_2$ 增高,以避免肺动脉压进一步升高,肺血流减少。脱离体外循环机困难时,首先排除外科因素(残留 VSD 和存在 PDA),联合使用正性肌力药和血管活性药。留置左房管为脱离体外循环机时泵入药物使用。术后早期加强镇静镇痛,降低肺血管的反应性。

(3)房室传导阻滞时有发生,常用山莨菪碱和异丙肾上腺素治疗,必要时使用临时起搏器。

(4)有明显心室肥厚和扩大者,常需使用多巴胺、多巴酚丁胺、米力农和硝酸甘油等药物。

(六)心内膜垫缺损

1.病理生理

(1)心内膜垫缺损可分为部分、过渡和完全 3 型。常伴发各种综合征,如 21-三体综合征、Noonan 综合征和 Elisvan Creveld 综合征。

(2)部分型心内膜垫缺损(PECD)发生 CHF 取决于左向右分流量和二尖瓣反流程度。

(3)过渡型的症状相对最轻。

(4)完全型心内膜垫缺损(TECD)缺损为非限制性,早期即可出现肺动脉高压或 CHF。

2.外科处理

(1)PECD 可在 2～5 岁时修补,手术与房间隔缺损类似,二尖瓣反流纠正如何影响术后效果。

(2)TECD 最佳手术期为 3～6 个月,较为安全,控制 CHF,防止发生肺血管梗阻性病变和减轻瓣环扩张。根治手术:体外循环下闭合房间隔和室间隔缺损,修复两个房室瓣。对反复肺内感染和解剖上不能做双心矫治的,先行肺动脉环缩手术,再择期二期手术。

3.麻醉管理

(1)体外循环前控制肺血流,限制吸入氧浓度和防止过度通气。

(2)TEE评估矫治后房室瓣功能和心室功能。

(3)术中放置左心房测压管,指导容量管理和使用正性肌力药等血管活性药物。

(4)体外循环后肺动脉高压的处理:吸入100%的氧,过度通气,用大剂量阿片类药加深麻醉,吸入NO。适当给予碳酸氢钠可以降低肺动脉压力。对于吸入NO无反应的肺动脉高压,可能对硫酸镁有效,初始剂量20 mg/(kg·h)。

(5)大部分脱离体外循环时需要正性肌力药支持。

(6)脱离体外循环机困难,可以从左房管使用缩血管药物,而右房管使用血管扩张药。

(7)对于有房室瓣反流和残余VSD,使用米力农和降低后负荷。

(8)房室传导功能异常者,使用房室顺序性起搏对于减少房室瓣反流和改善心脏功能有益。

(七)右室双出口

1.病理生理

(1)大动脉转位型(Taussig-Bing畸形)肺动脉下VSD,伴有或不伴有主动脉狭窄。表现类似伴有VSD的大动脉转位(TGA)。肺血流增加,易发生CHF和肺血管病变。

(2)伴大VSD型主动脉下VSD,不伴有肺动脉狭窄。由于肺血管阻力低,故肺血过多。

(3)法洛四联症型主动脉下VSD,伴有肺动脉狭窄。肺血流梗阻为固定性。

2.外科处理

(1)室间隔修补+将肺动脉与左心室连通+大动脉调转术。

(2)室间隔修补+将主动脉与左心室连通。

(3)姑息手术Block-Taussig分流术;肺动脉环缩术。

(4)单心室矫治分期双向格林和全腔静脉与肺动脉吻合术。

3.麻醉管理

(1)肺血过多者应注意避免降低肺血管阻力,维持脉搏氧饱和度在80%~85%。

(2)肺血少者应注意改善肺血流,避免增加肺血管阻力。

(3)围术期肺动脉高压者需过度通气、吸入100%的氧、适当碱化血液、深镇静和保持肌松。

(4)及时诊断和处理心律失常。

(5)常需使用正性肌力药物支持。

(八)肺静脉畸形引流

1.病理生理

(1)部分性肺静脉畸形引流。病理生理变化与单纯的房间隔缺损类似。左向右分流导致肺血增加,右心房和右心室扩大,肺动脉扩张。分流量大小取决于参与畸形引流的肺静脉支数,畸形引流的肺叶,肺血管阻力和右心房室的顺应性。

(2)完全性肺静脉畸形引流。完全性肺静脉畸形引流分四型:心上型、心内型、心下型和混合型。肺血管梗阻性病变发生早。伴有梗阻的肺静脉畸形引流,患儿生后的第一周即出现明显的发绀和呼吸窘迫,需紧急外科治疗。无梗阻的肺静脉畸形引流,肺血过多,轻微发绀。氧饱和度一般为85%~90%。右侧房室扩张,限制性的卵圆孔(或房间隔缺损)供给左心容量,左心发育小。室间隔向左侧移位,导致左室心排血量进一步减少。

2.外科处理

(1)部分性肺静脉畸形引流无症状和无房间隔缺损,分流量少,可不手术。左向右分流量较大,Qp∶Qs大于2∶1,需要外科手术治疗。反复肺内感染,尤其是伴有"镰刀"综合征的,需要外科手术治疗。

(2)完全性肺静脉畸形引流有梗阻的一旦诊断明确,需要急诊外科手术治疗。无引流梗阻伴有限制性房水平分流的,需要行房间隔切开或球囊扩张术,以及药物治疗,在1岁内择期行矫治术。

(3)有非限制性房水平分流的,可择期1岁内行矫治术。

(4)部分患者可能需要深低温停循环下行修补术。

(5)外科手术一般是切开和扩大肺静脉畸形连接处,与左心房吻合。

3.麻醉管理

(1)部分性肺静脉畸形引流的麻醉类似于肺血多的 ASD。

(2)完全性肺静脉畸形引流:体外循环前吸入100%的氧,过度通气,纠正代谢性酸中毒,使用正性肌力药维持循环稳定。体外循环后吸入 NO,降低肺血管阻力。防止肺动脉高压危象(过度通气,吸入100%的氧,碱化血液,充分镇静和肌松)。严重肺动脉高压可以使用硫酸镁和前列腺素 E_1。体外循环后,避免左房压过高,维持低水平血压有助于防止未适应的左心过度负荷所致损伤。术前存在肺水肿,体外循环产生的炎性反应,采用压力控制通气的方式,给予适当变化的 PEEP,改善肺的顺应性。使用正性肌力药物如多巴胺,多巴酚丁胺和肾上腺素等,使用降低肺血管阻力和体循环阻力药物如米力农、硝酸甘油和酚妥拉明等,减少心脏做功和增加心排血量。使用药物或临时起搏器最佳化心率和节律,减轻左心室负荷。

(九)主动脉瓣狭窄

1.病理生理

(1)重度的主动脉瓣狭窄常与左心发育不良并存。

(2)重度单纯的主动脉瓣异常新生儿常有心内膜下纤维弹性组织增生(开始于胎儿期)。心肌的舒张功能下降,使左室舒张末容积减少,射血分数降低。

(3)中等程度的主动脉瓣狭窄,左心明显肥厚扩大。

(4)跨瓣压差大于6.7 kPa(50 mmHg)的为重度,常表现呼吸困难,代谢性酸中毒和心源性休克。

2.外科处理

(1)新生儿重度主动脉狭窄需要急诊经皮球囊扩张术才能存活,等待进一步的外科治疗。

(2)非重度狭窄的年长患儿一般可行主动脉瓣修补或置换(Ross 手术)。

3.麻醉管理

(1)心肌肥厚,注意维持心肌氧供与氧耗的平衡。

(2)避免心动过速,以免影响心脏舒张期充盈。

(3)积极处理心律失常,心房功能的异常严重影响心排血量,可以静脉注射利多卡因,冷盐水心脏表面刺激和超速起搏处理心律失常,严重影响循环的心律失常,需紧急电转复。

(十)主动脉瓣下狭窄

1.病理生理

(1)主动脉瓣下狭窄常在生后1年内发现,是进行性发展的疾病。

（2）梗阻程度与年龄相关。

（3）50%的患儿伴有主动脉反流。

2.外科处理

（1）手术切除纤维性隔膜或狭窄环。

（2）由于病情发展较快,且易发生主动脉瓣反流,故多主张早期手术治疗。

（3）术后易发生轻度主动脉瓣反流,狭窄复发率较高。

3.麻醉管理

（1）管理类似于主动脉瓣狭窄。

（2）降低心肌氧耗,维持氧供需平衡。

（3）保证心脏的前后负荷,避免低血压的发生。

（十一）主动脉瓣上狭窄

1.病理生理

（1）常合并脏器动脉狭窄,部分患者合并 Wiliam 综合征（智力低下、特殊面容和高钙血症）。

（2）狭窄部常累及冠状动脉窦,易造成冠状动脉缺血。有猝死的危险。

2.外科处理

切开升主动脉狭窄内膜,自体心包加宽补片。

3.麻醉管理

同主动脉瓣狭窄。

（十二）主动脉缩窄

1.病理生理

（1）典型的主动脉缩窄位于左锁骨下动脉远端到动脉导管开口的周围。

（2）严重主动脉缩窄在生后的最初几周内可出现呼吸困难和呼吸衰竭。狭窄远端体循环低灌注、代谢性酸中毒。动脉导管的闭合可以导致左室后负荷急剧增加,引起 CHF 和心源性休克。

（3）中度缩窄出现症状较晚,逐渐出现缩窄近端体循环高血压和左心功能不全。

2.外科处理

（1）左侧开胸主动脉修补左锁骨下动脉片翻转成形术;缩窄切除端端吻合术;人工补片主动脉成形术等。

（2）并发症术后高血压;残余狭窄或再复发;截瘫;动脉瘤形成。

3.麻醉管理

（1）新生儿最初几天,由于动脉导管未闭,上、下肢的压差不明显。

（2）新生儿左心室衰竭需静脉持续输注前列腺素 E_1 来维持动脉导管开放。

（3）重度狭窄的小儿术前需要气管插管机械通气,以减轻心、肺做功。

（4）减少肺血的呼吸管理（高二氧化碳通气、限制吸入氧浓度）。

（5）纠正酸中毒和使用正性肌力药来维护心脏功能。

（6）常温全身麻醉,术中监测右侧上肢动脉压和下肢股动脉压。

（7）术中中心温度不宜超过 37.5 ℃,且可以适度降温至 35 ℃。

（8）动脉阻断或钳夹动脉前,静脉注射肝素 200 U/kg（ACT＞200 秒）,并使用自体血回收装置。

（9）动脉阻断或钳夹后,注意控制血压和维护心脏功能。

(10)术后早期可出现高血压,持续 2 周左右,可使用血管扩张药和β受体阻滞剂。

(十三)主动脉弓中断

1.病理生理

(1)主动脉弓中断可分为三型。A 型:中断末端紧靠左锁骨下动脉远端。B 型:中断位于左锁骨下动脉和左颈总动脉之间。C 型:中断位于无名动脉和左颈总动脉之间。

(2)新生儿早期可无症状,一旦动脉导管闭塞,则出现 CHF 和代谢性酸中毒。

(3)27%的患儿合并 DiGeorge 综合征(低钙血症、胸腺缺如、面部发育异常)。

2.外科处理

(1)深低温体外循环。

(2)深低温停循环+区域性脑灌注。

(3)一期手术根治。

3.麻醉管理

(1)一经诊断静脉持续输注前列腺素 E_1,使用正性肌力药和利尿药。

(2)麻醉选择以大剂量阿片类药为主,维持循环的稳定。

(3)动脉压选择左、右上肢和下肢同时监测。

(4)使用血液回收装置、新鲜冰冻血浆和血小板。

(5)体外循环后需要正性肌力药物支持。

(6)DiGeorge 综合征体外循环后需要补充较大剂量钙。

(十四)三尖瓣下移(Ebstein 畸形)

1.病理生理

(1)三尖瓣瓣叶下移至右心室腔,右心房扩大,右心室房化,右心室腔发育异常。可发生右心功能不全。常有卵圆孔未闭和房缺,可产生右向左分流。

(2)新生儿早期血流动力学不稳定,随着肺动脉阻力的降低,可有改善。

(3)易发生室上性心律失常、右束支传导阻滞和预激综合征(10%~15%)。

2.外科处理

(1)三尖瓣成形术适于前瓣叶发育好,右室腔发育尚可者。

(2)Starnes 手术适于重症新生儿。扩大房间隔缺损,闭合三尖瓣口,建立体肺分流。

(3)严重右心系统发育不良,可行分期单心室生理根治术或一个半心室矫治术。

3.麻醉管理

(1)维持前负荷,避免心肌抑制和外周血管扩张。

(2)麻醉以大剂量阿片类药(芬太尼)为主,辅以低浓度异氟烷。

(3)体外循环前易发生室上性心律失常,有时需要紧急建立体外循环。

(4)由于右心房室严重扩张肥厚,体外循环后易发生室性心律失常,故可预防性持续输入利多卡因或胺碘酮。

(5)使用正性肌力药米力农、多巴酚丁胺等改善右心功能。

(6)术后早期充分镇静和镇痛。

(十五)法洛四联症

1.病理生理

(1)病理解剖特点:非限制性室间隔缺损;右心室流出道梗阻(RVOT);主动脉骑跨;右心室

肥厚。

（2）RVOT 程度不同，表现为发绀轻重有别，梗阻轻的可无发绀。

（3）缺氧发作与 RVOT 梗阻性质有关：动力性梗阻是由于漏斗部肥厚和心室异常肌束形成。漏斗部痉挛引起急性的肺血减少，低氧的静脉血分流至体循环，表现缺氧发作。固定性梗阻由肺动脉瓣增厚，发育不良和二瓣化导致肺血减少引起。

（4）肺动脉瓣完全梗阻（肺动脉瓣闭锁）时，肺血流来源于 PDA、支气管动脉和体肺侧支。

（5）常有主肺动脉或分支不同程度的发育不良。

（6）常合并的畸形房间隔缺损，动脉导管未闭，完全性的心内膜垫缺损，多发室间隔缺损。

（7）少见合并畸形永存左上腔，冠状动脉起源异常和左、右肺动脉起源异常。

2.外科处理

（1）姑息手术体-肺动脉分流术。

（2）根治手术。

（3）问题和并发症室缺残余漏；房室传导阻滞；右心室流出道残余狭窄；灌注肺和低心排综合征。

3.麻醉管理

（1）缺氧发作防治：术前避免过度控制液体摄入，麻醉前 2～4 小时可以喝适量的清水。发绀较重者，麻醉诱导后，经静脉持续输入碳酸氢钠 1～2 mL/(kg·h)。5%清蛋白（20%清蛋白 10 mL＋林格液 30 mL）扩充容量。心率过快，氧饱和度迅速降低时，可用艾司洛尔（10 mg/mL）单次静脉注射，剂量 0.5～1.0 mg/kg；氧饱和度迅速降低，心率快，血压也明显降低时，可用去氧肾上腺素（20 μg/mL），单次静脉注射 1～10 μg/kg。

（2）麻醉管理原则：使用降低心肌兴奋性的麻醉药物，吗啡类药麻醉为主。避免使用明显降低外周血管阻力药物。手术使右心室解剖发生改变，功能受到影响，常需要正性肌力药支持。心室压力测定收缩压 RV/LV＞0.7，常需要重新进行右心室流出道的疏通。体外循环时间较长时，肺血管阻力增加，可采取降低肺血管阻力的处理。由于右心室流出道的疏通和肺血管阻力较低，以及左心室术前发育较差，体外循环后，左心房压有时偏高。此时一般需要微量泵持续输注肾上腺素，根据左心房压适当限制循环容量。术前发绀较重者，体外循环后渗血可能较多，常需输入血浆、血小板和止血药等促进凝血功能。对房室传导紊乱，需要安置临时起搏器。

（十六）大动脉转位（TGA）

1.病理生理

（1）循环特点：肺循环与体循环关系为平行循环，而非顺序循环。两循环之间的交通有房间隔、室间隔或动脉导管未闭，是患儿赖以生存的条件。两循环之间的交通为通常为双向分流。

（2）分类。①室间隔完整 TGA（TGA-IVS）：若限制性的房水平分流量，可影响动脉氧饱和度。在伴有非限制性的 PDA 时，动脉氧饱和度较高，但容易发生 CHF。在伴有 ASD 和 PDA 分流不能满足机体氧需时，患儿表现为酸中毒和循环衰竭。②室间隔缺损 TGA（TGA-VSD）：房水平的混合是左心房到右心房；室水平的混合是从右心室到左心室，但也存在双向分流；易发生 CHF。一般 4～6 周肺血管阻力达到生后最低，故是有症状 CHF 期。伴有主动脉梗阻的易早期发生肺血管病变。③室间隔缺损和解剖左心室流出道梗阻 TGA（TGA-VSD/LVOTO）：常伴有室间隔缺损，LVOTO 限制肺血流，并决定肺循环和体循环血流的平衡。梗阻导致肺血减少可发生发绀。

2.外科处理

(1)TGA-IVS:应在生后 3 周内行解剖矫治术(ASO);酸中毒、循环衰竭患儿需要机械通气和持续静脉输注前列腺素 E_1 维持动脉导管开放,球囊房间隔扩开术为增加房水平的血混合。以上处理无效,提示存在肺动脉高压,需急诊外科治疗。三周以上则根据术中测压结果决定一期手术或二期手术。左心室收缩压大于右心室收缩压的 60%,则行一期手术。左心室收缩压占右心室收缩压的 50%~60%,一期手术后可能需要辅用 ECMO 治疗。左心室收缩压小于右心室收缩压的 50%,则行二期手术治疗:一期行肺动脉环缩术,同时加做改良的 BT 分流术,训练左心室功能。在训练 1~2 周内尽快行二期矫治术(ASO)。

(2)TGA-VSD:6 个月内行 ASO 和 VSD 修补术。6 个月以上导管检查评估肺血管阻力决定是否可行 ASO 手术。

(3)TGA-VSD/LVOTO:根据年龄和狭窄程度决定做 REV、Nikaidoh 和 Rasteli 手术。

3.麻醉管理

(1)ASO 手术:多为新生儿和婴儿手术,注意保温,避免酸中毒。前列腺素 E_1 使用直到开始体外循环。避免使用对心脏功能抑制作用较强的药物。体外循环后避免高血压,收缩压维持在 6.7~10.0 kPa(50~75 mmHg)。尽量低的左心房压 0.5~0.8 kPa(4~6 mmHg),来维持适当的心排血量。维持较快心率,避免心动过缓。体外循环后需要正性肌力药和血管活性药的支持。

(2)REV、Nikaidoh 和 Rasteli 手术:一般为 TGA(VSD 和 LVOTO),患儿年龄相对较大,心脏功能较好。手术难度大,时间较长,创伤面大,渗血较多,需要输入血小板、凝血酶原复合物和血浆等。备洗红细胞机,在鱼精蛋白中和后使用。需要血管活性药支持,多巴胺和多巴酚丁胺等。较易发生肺动脉瓣反流,给予降低肺血管阻力处理(呼吸管理和药物)。

(3)肺动脉环缩术+BT 分流术:常温全麻下手术,备自体血回输装置。动脉压力监测在非锁骨下动脉分流侧(一般在左侧)或股动脉。环缩后右心室收缩压为主动脉收缩压的 60%~80%。需要正性肌力药支持。

(十七)矫正性大动脉转位

1.病理生理

(1)心房与心室连接不一致和心室与大动脉连接不一致。

(2)常合并畸形:室间隔缺损,肺动脉瓣狭窄伴解剖左心室流出道狭窄,以及三尖瓣畸形导致的解剖右心室房室瓣反流。

2.外科处理

(1)功能性矫治术纠正伴随的其他畸形(如室间隔缺损)。

(2)解剖矫治术包括双调转手术(心房调转+动脉调转,心房调转+Nikaidoh 手术)和双调转+双向格林手术。

3.麻醉管理

(1)解剖矫治术手术时间较长,调整好麻醉深度。

(2)食道超声和压力测定可以发现腔静脉和肺静脉梗阻。

(3)放置房室顺序起搏电极,在术中和术后心率和循环的维持起重要作用。

(4)手术开始即持续静脉微量泵输入抑肽酶和乌司他丁,停机后输入血小板和血浆等促进凝血功能。

(十八)左心发育不良综合征

1.病理生理

(1)二尖瓣狭窄或闭锁,左心室严重发育不良,主动脉瓣狭窄或闭锁,主动脉根部细小。

(2)体循环血运来源于未闭的动脉导管。生后肺血管阻力的降低,使体循环灌注受损。

(3)体循环阻力代偿增高,肺血容量进一步增加。代谢性酸中毒和器官功能紊乱。

(4)肺充血和组织低灌注,可导致突然的动脉导管闭合。患儿常常在生后1个月内死亡。

2.外科处理

(1)介入治疗(替代NorwoodⅠ):包括动脉导管放置支架,然后适当扩大房间隔缺损以改善体循环血供,待患儿6个月后再行NorwoodⅡ、Ⅲ期手术。

(2)NorwoodⅠ期手术:一般在生后1个月内进行;手术将房间隔切除开;近端肺动脉与升主动脉吻合,同种血管补片扩大主动脉弓。体肺分流(或右心室-肺动脉人工血管),需要深低温停循环(18～20 ℃)。

(3)NorwoodⅡ期手术:在NorwoodⅠ期手术后,生后4～10个月进行双向Glenn或Hemi-Fontan手术。

(4)NorwoodⅢ期手术:在NorwoodⅡ期手术后,在生后18～24个月进行全腔肺动脉吻合术或Fontan手术。

(5)心脏移植根治,供体心脏包括整个动脉弓,但供体来源有限。

3.麻醉管理

(1)持续静脉输入前列腺素E_1[0.02～0.1 μg/(kg·min)]直到开始体外循环。

(2)麻醉诱导开始即给予正性肌力药支持心脏功能[多巴胺2～5 μg/(kg·min),肾上腺素0.02～0.05 μg/(kg·min)]。

(3)动脉监测避免使用右侧桡动脉(体肺分流影响测压)。

(4)麻醉以吗啡类药为主,小量的镇静药为辅。

(5)体外循环开始至术后恢复期,适当使用α受体阻滞剂改善体循环的器官灌注。

(6)SvO_2的监测对于调整体肺循环的平衡和器官灌注至关重要。

(7)体外循环后改变体循环血管阻力更容易调整Qs/Qp。

(8)维持较高血红蛋白,满足器官的氧供。

(9)停体外循环早期使用新鲜血浆和血小板促进凝血功能。

4.ECMO使用

(1)排除外科原因,经过调整体肺循环的平衡和使用正性肌力药均不能满足脏器的氧供。

(2)脑氧饱和度持续低于40%,SvO_2低于30%。

(3)一般ECMO术后支持时间48～96小时。

(十九)单心室

1.病理生理

(1)一个心室腔通过两个房室瓣或共同房室瓣与两个心房连接。

(2)体循环和肺循环的静脉血在心室水平完全混合。

(3)SVR与PVR的平衡和心排血量影响脏器的氧供。

(4)肺血过多时,氧饱和度>85%,肺顺应性减低,心室扩张,低心排。

(5)肺血过少时,氧饱和度<75%,发绀,心肌缺氧,心排血量减少。

2.外科处理

(1)肺动脉束带术:适于肺血多者,减少肺血,为后期手术治疗做准备。

(2)体肺分流术:适于肺血少者,增加肺血,为后期手术做准备。

(3)双向 Glenn 手术:上腔静脉与肺动脉端侧吻合,减轻单心室的容量负荷。

(4)全腔静脉-肺动脉吻合术:在双向 Glenn 手术的基础上,使用外管道使下腔静脉和主肺动脉端端吻合。生理水平上达到根治的目的。

3.麻醉管理

(1)双向 Glenn 手术:一般不需要体外循环辅助,常温,全身麻醉。颈内静脉穿刺点要尽量取高位,留置双腔套管不宜过深,以避免影响手术操作。双腔套管用于测压和术后持续输入硝酸甘油,降低肺动脉压。股静脉留置双腔套管,为输入血管活性药(多巴胺)和备快速输液使用。阻断血管前给予肝素(200～400 U/kg)吻合结束后鱼精蛋白可以按 1∶(0.5～0.8)的比例中和。上腔静脉阻断期间,尽管经导管引流上腔血至右心房,但上腔静脉压仍然较高 2.7～5.3 kPa(20～40 mmHg),故应维持较高体循环压力,以保障脑灌注。备自体血简易回输装置;术中失血较多时,从股静脉快速输血补液。手术开始后即经股静脉泵入多巴胺 2～3 μg/(kg·min),在体循环压力低时可增至5～8 μg/(kg·min)。吻合后,需要输入 5% 清蛋白、血浆和红细胞提高上腔静脉压(肺动脉压)在 1.9～2.1 kPa(14～16 mmHg),以维持循环的稳定。呼吸管理降低肺血管阻力,必要时吸入 NO。

(2)全腔静脉-肺动脉吻合术:体外循环辅助或非体外循环下常温全身麻醉完成手术。体外循环辅助下吻合术麻醉管理较容易。非体外循环下手术需颈内静脉和股静脉均留置套管,为使用血管活性药和快速输血补液用。呼吸管理降低肺血管阻力,必要时吸入 NO。吻合后需要输入 5% 清蛋白、血浆和红细胞提高静脉压(肺动脉压)在 1.9～2.1 kPa(14～16 mmHg)以维持循环的稳定。

(焦凤梅)

第八章

胸外科麻醉

第一节　食管手术的麻醉

食管起自颈部环状软骨水平,终止于第 11 或 12 胸椎,直径约 2 cm,长 25 cm。在颈部位于气管后,进胸后微向左侧移位,在主动脉弓水平又回到正中,在弓下再次向左移位并通过膈肌。行程中有三个狭窄,分别位于颈部环状软骨水平、邻近左侧支气管水平与穿过膈肌水平。食管外科将食管人为地分为三段,即环状软骨水平至进胸水平($C_6 \sim T_1$)为颈段食管,胸廓内部分($T_{1\sim10}$)为胸段食管,膈肌水平以下为腹段食管。

食管手术的麻醉应考虑患者的病理生理、并存的疾病与手术性质。大部分食管手术操作复杂。术前反流误吸造成呼吸功能受损伤、食管疾病本身影响进食造成营养不良。食管疾病常伴吞咽困难与胃食管反流,因而气道保护是食管手术麻醉应考虑的重点。

一、麻醉前评估

食管手术术前访视中应注意的问题主要有以下三方面:食管反流、肺功能与营养状况。

(一)食管反流

食管功能障碍易引起反流,长期的反流易导致慢性误吸。对有误吸可能的患者应进行肺功能评价并进行合理治疗。反流的主要症状有胃灼热、胸骨后疼痛或不适。对反流的患者麻醉时应进行气道保护。行快速诱导时应采用环状软骨压迫的手法,或采用清醒插管。麻醉诱导时采用半坐位也有一定帮助。

(二)肺功能

食管疾病引起反流误吸的患者多存在肺功能障碍。恶性食管疾病的患者常有长期吸烟史。对这些患者应行胸部 X 线检查、肺功能检查与血气分析了解肺功能状况。术前应行胸部理疗、抗生素治疗、支气管扩张药治疗,必要时可使用激素改善肺功能。

(三)营养状况

食管疾病因吞咽困难导致摄入减少,加上恶性疾病的消耗,患者有不同程度的营养不良。营养不良对术后恢复不利,因此术前应改善患者的营养状况。

二、术前用药

食管手术术前药的使用原则与一般全身麻醉术前药的使用原则相同。由于反流误吸的可能增加,这类患者术前镇静药的用量应酌情减量。由于手术刺激造成分泌的增加,抗胆碱药(阿托品 0.4 mg 或胃肠宁 0.2 mg 肌内注射)的使用非常必要。为防止误吸还应使用抗酸药(西咪替丁或雷尼替丁)与胃动力药。

三、监测

手术需要的监测水平主要根据患者病情、手术范围、手术方式及手术中发生意外的可能性大小确定。麻醉医师的经验也是决定监测水平的影响因素。常规监测心电图、血压与血氧饱和度。应建立可靠的静脉通道。对需要长时间单肺通气的患者与术中术后需要严密观察心血管功能的患者应行有创血压监测。液体出入量大及手术对纵隔影响明显的应考虑中心静脉置管。

四、内镜食管手术的麻醉

大部分食管手术术前需要接受胃镜检查明确病变的位置与范围。在食管狭窄病例,胃镜检查还能起到扩张性治疗的作用。

电子胃镜诊断性检查的麻醉并不复杂,大多数病例仅在表面麻醉下接受胃镜检查。由于患者存在一定程度的吞咽困难,胃镜检查中镇静药的使用应谨慎。使用镇静药一定要保留患者的气道保护性反射。

对不能配合表面麻醉的患者与行普通胃镜检查的患者多实施全身麻醉。选择较细的气管导管固定于一侧口角一般不妨碍胃镜检查。根据气管插管的难易程度可选择清醒插管与静脉快速诱导插管。麻醉维持可采用吸入麻醉、静脉麻醉或静脉吸入复合麻醉,为保证患者制动,可采用中短效肌肉松弛药。手术结束后拮抗肌肉松弛药,待患者完全清醒后拔管。

胃镜检查术后疼痛很轻,术后镇痛的意义不大。对反流明显的患者应采用半坐位。

在病情严重不能耐受手术的患者,为解决吞咽问题可采用食管支架技术。食管支架的放置不需开胸,一般在胃镜辅助下放置。食管异物的取出同样多在胃镜辅助下实施,不需开胸。

五、开胸食管手术的麻醉

食管手术采用的手术入路较多,腹段食管手术仅通过腹部正中切口即可,麻醉原则与腹部手术麻醉相同。大部分食管手术为胸段食管手术,需要开胸,部分手术甚至需要颈胸腹部联合切口(如 IvorLewis 手术)。由于左侧主动脉的干扰,食管手术多采用右侧开胸。为创造理想的手术野,减轻对肺的损伤,麻醉一般采用单肺通气。

对一些肺功能差不能耐受开胸的患者可采用颈部与腹部联合切口的术式。经颈部与膈肌食管裂孔游离食管并切除。但此术式游离食管时对后纵隔的刺激可导致明显的循环功能抑制,游离食管还可能造成气管撕裂,因此临床上应用较少。

食管切除后一般以胃代替。在胃不能与食管吻合的情况下需要与空肠或结肠吻合,使手术难度增加,手术切口自然需要开胸与开腹联合。空肠一般用于游离移植,需要显微外科参与。代结肠的位置可以在皮下、胸骨后或胸内肺门前后。

开胸食管手术的麻醉一般采用全身麻醉。应根据手术范围与患者病情选择使用麻醉药。范围大的手术还可考虑胸部硬膜外麻醉辅助全身麻醉及用于术后镇痛。

麻醉诱导应充分考虑误吸的可能,做好预防措施。为方便手术操作,开胸手术应尽量使用隔离通气技术。

手术中麻醉医师应了解外科医师的操作可能带来的影响,并与外科医师保持密切交流。手术操作可能导致双腔管或支气管堵塞囊位置改变影响通气,对纵隔的牵拉与压迫可导致循环功能的剧烈变化。手术中遇到上述情况,麻醉医师应及时提醒外科医师,双方协作尽快解决问题。

手术近结束时应留置胃管,胃管通过食管吻合口时应轻柔,位置确定后应妥善固定,避免移动造成吻合口创伤。留置胃管的目的在于胃肠减压,保护吻合口。

六、麻醉恢复

由于存在误吸的可能,拔管应在患者吞咽、咳嗽反射恢复,完全清醒时进行。因此,拔管前应拮抗肌肉松弛药,有良好的术后镇痛。

拔管时机的选择需考虑患者病情与手术范围。术前一般情况好,接受内镜检查、憩室切除等短小手术的患者多在术后早期拔管。气管食管瘘手术后气道需要一段时间的支持,因此拔管较晚。为促进呼吸功能恢复,拔管前应有良好镇痛。

对于不能短时间内拔管的患者应考虑将双腔管换为单腔管。换管一般在手术室进行,换管要求一定的麻醉深度。采用交换管芯的方法较简便,一些交换管芯还能进行喷射通气。有条件时亦可在气管镜帮助下换管。

七、术后并发症

食管手术后并发症主要来自三方面,术前疾病影响导致的并发症、麻醉相关并发症与手术相关并发症。

(1)术前因反流误吸造成肺部感染、继发性哮喘使肺功能降低的患者术后拔管困难。营养不良的患者肌力恢复慢易造成术后脱机困难。

(2)麻醉相关的并发症主要为麻醉诱导与拔管后的误吸。应掌握严格的拔管指征。拔管时患者应清醒,能排除分泌物,有良好的镇痛作用。拔管时采用半坐位利于引流,可减少误吸的发生。术后疼痛影响分泌物排除造成局部肺不张、肺炎时可能需要再次插管进行呼吸支持。

(3)手术相关并发症与手术方式有关。术后吻合口瘢痕形成可导致食管狭窄,可采用扩张治疗。胃镜检查可能导致食管穿孔,食管穿孔引起纵隔炎可能危及患者生命,应禁食禁水并静脉注射抗生素治疗,必要时行食管部分切除。食管切除手术的术后并发症还包括吻合口漏。

（王　前）

第二节　气管手术的麻醉

气管、支气管与隆突部位的疾病经常需要手术治疗。这些部位手术的麻醉有一定特殊性,麻醉医师必须了解该部位疾病的病理生理与手术特点,以制订麻醉计划。本节不包括气管切开手术的麻醉。

气管手术麻醉中应用的通气方式可总结为以下五种。①经口气管插管至病变气管近端维持通气:该法适于短小气管手术。由于气管导管的存在,吻合气管时手术难度增加。插入气管导管时对病变的创伤可能导致呼吸道急性梗阻。②间断喷射通气:经口插入细气管导管或手术中放置通气导管至远端气管或支气管行喷射通气。该法利于手术操作,但远端通气导管易被肺内分泌物阻塞,喷射通气还可能造成气压伤。③高频正压通气:该法与间断喷射通气类似。④体外循环:由于需要全身抗凝,可能导致肺内出血,现基本不用。⑤手术中外科医师协作在远端气管或支气管插入带套囊的气管导管维持通气。该法目前应用最普遍。

一、气管疾病

先天性疾病、肿物、创伤与感染是气管疾病的常见病因。先天性疾病包括气管发育不全、狭窄、闭锁与软骨软化。肿物包括原发肿物与转移肿物。原发肿物以鳞状细胞癌、囊腺癌与腺癌多见。转移肿物多来自肺癌、食管癌、乳腺癌及头颈部肿瘤。创伤包括意外创伤与医源性创伤。气管穿通伤与颈胸部顿挫伤可损伤气管,气管插管与气管切开也可造成气管损伤。气管手术中居首位的病因是气管插管后的气管狭窄,气管肿物次之。

二、近端气管手术的麻醉

近端气管切除重建手术一般采用颈部切口与胸部正中切口。由于手术操作使气管周围支持组织松弛,在气管插管未通过气管病变的情况下可能引起气道完全梗阻。麻醉诱导插管后静脉吸入复合维持麻醉。暴露病变气管后向下分离,切开气管前 10 分钟停用氧化亚氮。于气管前贯穿气管全层缝一支持线,缝支持线时气管导管套囊应放气以防损伤。在气管切口下 2 cm 处穿结扎线,切开气管后外科医师将手术台上准备好的钢丝强化气管导管插入远端气管。连接麻醉机维持麻醉与通气。病变气管切除后,以缝合线牵拉两气管断端,麻醉医师通过患者头颈部俯屈可帮助两气管断端接近。如果切除气管长,两气管断端不能接近,应行喉松解使气管断端接近。气管断端采用间断缝合,所有缝合线就位后彻底吸引气管内的血液与分泌物,快速拔出远端气管的气管导管,同时将原经口气管插管管口越过吻合口,麻醉与通气改此途径维持。缝合线打结后应检查是否漏气。气管导管交换中应防止气管导管进入一侧支气管。

手术结束待患者完全清醒后拔除气管导管。由于手术室条件好,气管导管最好在手术室拔除。吻合口水肿较常见,因而拔管前应准备纤维气管镜与其他再插管的物品。拔管后气道通畅、病情稳定后应送入 ICU 继续严密观察,ICU 应做好再插管的准备。为减轻吻合口张力,患者应保持头俯屈体位。

三、远端气管与隆突手术的麻醉

靠近隆突部位的气管切除与隆突成形术一般采用右侧开胸入路,必要时行左侧单肺通气。麻醉的一般原则与近端气管手术相同。手术中通气可以采用全程单肺通气与部分单肺通气:全程单肺通气采用单腔气管导管或双腔管行支气管插管;部分单肺通气则需要手术中交换气管导管,即开始行双肺通气,暴露病变气管后手术台上行支气管插管后单肺通气。病变切除吻合口缝合线就位后拔除支气管插管,同时将主气管内的气管导管向下送入支气管,吻合完毕再将气管导管退回主气管内。手术结束后拮抗肌肉松弛药,待自主呼吸良好,患者清醒后在手术室拔管。拔管时同样应准备纤维支气管镜等再插管的设备。

四、术后恢复

气管手术后患者应在 ICU 接受密切监护。进入 ICU 后最好行胸部 X 线检查以排除气胸。患者应保持头俯屈的体位减轻吻合口张力。面罩吸入湿化的高浓度氧气。隆突手术影响分泌物排出,必要时可使用纤维支气管镜辅助排痰。术后吻合口水肿可引起呼吸道梗阻,严重时需要再插管。由于体位的影响,ICU 插管最好使用纤维支气管镜。术后保留气管导管的患者应注意气管导管的套囊不应放置于吻合口水平。需要长时间呼吸支持的患者可考虑气管切开。

靠近喉部位的气管手术后易出现喉水肿,表现为呼吸困难、喘鸣与声嘶。治疗可采用改变体位(坐位)、限制液体、雾化吸入肾上腺素等措施,喉水肿严重时需要再插管。

术后疼痛治疗的方案应根据手术方式、患者痛阈与术前肺功能确定。近端气管手术的术后镇痛可采用镇痛药静脉注射、肌内注射及患者自控给药的方式。远端气管与隆突手术的术后镇痛可选择硬膜外镇痛、胸膜内镇痛、肋间神经阻滞镇痛与患者自控镇痛等方式。

患者在 ICU 过夜,病情稳定后可返回病房。

(王　前)

第三节　肺切除手术的麻醉

一、术前准备

肺切除术常用于肺部肿瘤的诊断和治疗,较少用于坏死性肺部感染和支气管扩张所引起的并发症。

(一)肿瘤

肺部肿瘤可以是良性、恶性,或者为交界性。一般情况下只有通过手术取得病理结果才能明确肿瘤性质。90％的肺部良性肿瘤为错构瘤,通常是外周性肺部病变,表现为正常肺组织结构紊乱。支气管腺瘤通常为中心型肺部病变,常为良性,但有时亦可局部侵袭甚至发生远处转移。这些肿瘤包括类癌、腺样囊性癌及黏液表皮样癌。肿瘤可阻塞支气管管腔,并导致阻塞远端区域反复性肺炎。肺类癌起源于 APUD 细胞,并可分泌多种激素,包括促肾上腺皮质激素(ACTH)、精氨酸加压素(AVP)等。类癌综合征临床表现不典型,有时更类似于肝转移征象。

肺的恶性肿瘤可分为小(燕麦)细胞肺癌(占 20％,5 年生存率为 5％～10％)和非小细胞肺癌(占 80％,5 年生存率为 15％～20％)。后者包括鳞状细胞癌(表皮样癌)、腺癌和大细胞(未分化)癌。上述肿瘤均最常见于吸烟者,但腺癌也可发生于非吸烟者。表皮样瘤和小细胞肺癌常表现为支气管病变的中央型肿瘤;腺癌和大细胞肺癌则更多表现为常侵犯胸膜的周围型肿瘤。

1.临床表现

肺部肿瘤的临床症状有咳嗽、咯血、呼吸困难、喘鸣、体重减轻、发热及痰液增多。发热和痰液增多表明患者已出现阻塞性肺炎。胸膜炎性胸痛或胸腔渗出表明肿瘤已侵犯胸膜;肿瘤侵犯纵隔结构,压迫喉返神经可出现声音嘶哑;侵犯交感神经链可出现霍纳综合征;压迫膈神经可使膈肌上升;如压迫食管则出现吞咽困难,或出现上腔静脉综合征。心包积液或心脏增大应考虑肿瘤侵犯心脏。肺尖部(上沟)肿瘤体积增大后可因侵犯同侧臂丛的 $C_7 \sim T_2$ 神经根分支,而导致肩痛和/或臂痛。肺部肿瘤远处转移常侵及脑、骨骼、肝脏和肾上腺。

肺癌尤其是小细胞肺癌,可产生与肿瘤恶性扩散无关的罕见症状(癌旁综合征),其发生机制包括异位激素释放及正常组织和肿瘤之间的交叉免疫反应。如果异位激素分泌促肾上腺皮质激素(ACTH)、精氨酸加压素(AVP)及甲状旁腺素,则分别会出现库欣综合征、低钠血症及低钙血症。Lambert-Eaton(肌无力)综合征的特征是近端性肌病,肌肉在反复收缩后肌力增强(不同于重症肌无力)。其他的癌旁综合征还有肥大性骨关节病、脑组织变性、周围性神经病变、移动性血栓性静脉炎及非细菌性心包炎。

2.治疗

手术是可治性肺部肿瘤的治疗选择之一。如果非小细胞肺癌未侵及淋巴结、纵隔或远处转移,则可选择手术切除;相反,小细胞肺癌很少选择手术治疗,因为确诊时几乎无可避免地出现转移,小细胞肺癌多选用化疗或化疗与放疗结合治疗。

3.肿瘤的可切除性或可手术性

肿瘤的可切除性取决于肿瘤的解剖学分期,而肿瘤的可手术性则取决于手术范围和患者的生理状况。确定肿瘤的解剖学分期有赖于胸片、CT、支气管镜和纵隔镜等检查结果。同侧支气管旁和肺门淋巴结转移的患者可接受切除手术治疗,但同侧纵隔内或者隆突下淋巴结转移者的切除手术则受到争议。对于斜角肌、锁骨上、对侧纵隔或对侧肺门淋巴结转移者,一般均不予手术切除。如无纵隔转移,则有些医疗中心亦对肿瘤采取包括胸壁在内的扩大性切除;同样,无纵隔转移的肺尖部(上沟)肿瘤经过放疗后亦可手术切除。手术范围的确定原则是既要达到最大限度地治疗肿瘤,亦要保证手术后足够的残肺功能。在第 5 或 6 肋间隙经后路开胸实施肺叶切除术是大多数肺部肿瘤选择的手术方式;对于小的周围型肺部病变或肺功能储备差的患者可选择肺段切除和肺楔形切除手术。如肿瘤侵犯左、右主气管或肺门则需实施患侧全肺切除术。对于近端型肺部病变及患者肺功能较差者可选择袖状肺切除术来取代全肺切除术,即切除受累的肺叶支气管及部分左或右主支气管,并在切除后将远端支气管与近端支气管进行吻合。肿瘤累及气管时可选考虑实施袖状肺切除术。肺叶切除术的死亡率为 2%～3%,而全肺切除术的死亡率为 5%～7%。右全肺切除术的死亡率较左全肺切除术高,可能是因为右侧手术切除了更多的肺组织。胸部手术后发生死亡大多数是心脏原因引起。

4.全肺切除术的手术原则

全肺切除手术可行性虽然是一个临床问题,但术前肺功能检查结果可为手术方式的选择提供初步的参考意义,根据术前患者肺功能受损程度可预测患者手术风险大小。表 8-1 列出了实施全肺切除术患者术前肺功能检查中各指标的意义。如果患者虽未达到上述标准但又需施行全肺切除术,则应进行分区肺功能检查。评价全肺切除术可行性的最常用指标是术后第 1 秒用力呼气量预计值(FEV_1),如果 FEV_1 预计值>800 mL 即可手术。在第 1 秒用力呼气量中各肺叶所占的比例与其血流量百分数有很好的相关性,而后者可用放射性核素(^{133}Xe,^{99m}Tc)扫描技术进行测量。

$$术后 FEV_1 = 剩余肺叶的肺血流量百分数 \times 术前总 FEV_1$$

一般来说,病肺(虽无通气但有血流灌注)切除后不仅不会影响患者的肺功能,反而还可改善血氧饱和度。如术后第 1 秒用力呼气量(FEV_1)预计值小于 800 mL 但还需行全肺切除术,术前应评价残肺的血管能否耐受相对增加的肺血流,但目前尚无此类评价。如果患者术前肺动脉压超过 5.3 kPa(40 mmHg)或氧分压低于 6.0 kPa(45 mmHg),则不易行全肺切除术;此类患者可行患侧肺动脉阻塞介入治疗。

表 8-1 全肺切除术患者术前肺功能检查中各指标的意义

检查	患者高危因素
动脉血气	$PCO_2 > 6.0$ kPa(45 mmHg)(呼吸空气);PO_2 <6.7 kPa(50 mmHg)
FEV_1	<2 L
术后预计 FEV_1	<0.8 L 或<40%(预计值)
FEV_1 / FVC	<50%(预计值)
最大呼吸容量	<50%(预计值)
最大氧耗量	<10 mL/(kg·min)

注:FVC 为用力呼吸容量

全肺切除术后的并发症常涉及呼吸和循环系统,术前有必要对这两个系统的功能进行评价。如患者能登上 2～3 层楼而无明显气喘则提示其可耐受手术,不需其他进一步检查。患者活动时的氧耗量可作为预测术后患病率和死亡率的有用指标,如氧耗量大于 20 mL/kg 的患者术后发生并发症的可能性较小;如氧耗量低于 10 mL/kg 的患者手术后患病率和死亡率则极高。

(二)感染

肺部感染常表现为肺部单个结节或空洞样病变(坏死性肺炎)。为了排除恶性病变或明确感染类型,临床上常需实施开胸探查术。而对于抗生素治疗无效、反复性脓胸及大咯血等空洞性病变可行肺叶切除术。产生此类表现的肺部感染既可能是细菌(厌氧菌、支原体、分枝杆菌、结核),也可能是真菌(组织胞质菌、球孢子菌、隐球菌、芽生菌、毛霉菌及曲霉菌)。

(三)支气管扩张

支气管扩张是一种支气管长期扩张状态,是支气管长期反复感染和阻塞后的终末表现。常见病因有病毒、细菌和真菌等感染,误吸胃酸及黏膜纤毛清除功能受损(黏膜上皮纤维化及纤毛功能异常)。扩张后支气管的平滑肌和弹性组织被富含血管的纤维组织代替,故支气管扩张患者容易咯血。对于保守治疗无效的反复大量咯血且病变定位明确后可手术切除病变。如果患者的病变范围较大则可表现为明显的慢性阻塞性通气障碍特征。

二、麻醉管理

(一)术前评估

接受肺组织切除术的患者大部分均有肺部疾病。吸烟对慢性阻塞性通气障碍和冠心病患者均是重要的危险因素,接受开胸手术的许多患者常合并存在这两种疾病。术前实施心脏超声检查不仅可评估患者的心脏功能,同时可确定是否有肺心病的证据(右心扩大或肥厚);如果在心脏超声检查时应用多巴酚丁胺可有助于发现隐匿性冠心病。

对于肺部肿瘤患者应仔细评估肿瘤局部扩张引起的局部并发症和癌旁综合征。术前应仔细审阅胸片、CT 及磁共振等检查结果。气管或支气管的偏移会影响气管插管和支气管的位置。气道受挤压的患者麻醉诱导后可能会引起通气障碍。肺实变、肺不张及胸腔大量渗液均可导致低氧血症,同时应注意肺大疱和肺脓肿对麻醉的影响。

接受胸科手术治疗的患者术后肺部和心脏并发症发生率均增加。对于高危患者而言，如果术前准备充分在一定程度上可减少术后并发症。外科手术操作或肺血管床面积减少致右心房扩张均可导致围术期心律失常，尤其是室上性心动过速。这种心律失常的发生率随年龄和肺叶切除面积的增加而增加。

对于中、重度呼吸功能受损的患者术前应慎用或禁用镇静药。虽然抗胆碱类药物（阿托品 0.5 mg 或格隆溴铵 0.1～0.2 mg 肌内注射或静脉注射）可使分泌物浓缩及增加无效腔，但可有效地减少呼吸道分泌物，从而可提高喉镜和纤维支气管镜检查时的视野质量。

（二）术中管理

1.准备工作

对于心胸手术来说，术前的准备工作越充分，就越能避免发生严重的后果。其中最常见的包括肺功能储备差、解剖上的异常、气道问题和单肺通气时患者很容易出现低氧血症，事先通盘考虑必不可少。另外，对于基本呼吸通路的管理，还需要事先准备一些东西，比如说各种型号的单腔和双腔管、支气管镜、CPAP、大小型号的麻醉插管的转换接头、支气管扩开器等。

如果手术前准备从硬膜外给患者使用阿片类药物，那么应该在患者清醒时候进行硬膜外穿刺，这比将患者诱导之后再进行操作要安全。

2.静脉通路

对于胸科手术，至少需要一条畅通的静脉通路，最好是在手术侧的深静脉通路，包括血液加温器，如果大量失血还需要加压输液装置以保证快速补液。

3.监测

一侧全肺切除的患者、切除巨大肿瘤特别是肿瘤已经侵犯胸壁的患者和心肺功能不全的患者需要直接动脉测压，全肺切除或巨大肿瘤切除的患者可以从深静脉通路放置 CVP 监测，CVP 可以反映血管容量、静脉充盈状态和右心功能，可以作为补液的一个指标。肺动脉高压或左心功能不全的患者可以放置肺动脉导管，可以通过影像学保证肺动脉导管没有放置到要切除的肺叶里面。要注意的是不要将 PAC 的导管放置到单肺通气时被隔离的肺叶里面，这样会导致显示出的心排血量和混合静脉血氧气张力不正确。在肺叶切除患者中要注意 PAC 的套囊会明显增加右心的后负荷，降低左心的前负荷。

4.麻醉诱导

对于大多数患者，面罩吸氧后使用快速静脉诱导，具体使用什么药物由患者术前的状态决定。在麻醉深度足够之后使用直视喉镜，避免支气管痉挛，缓和心血管系统的压力反射，这可以通过诱导药物、阿片类药物或两者同时使用来实现。有气道反应性的患者可以用挥发性吸入药物来加深麻醉。

气管内插管可以在肌松剂的帮助下进行，如果估计插管困难，可以准备支气管镜。尽管传统的单腔管能适用于大多数的胸科手术，单肺通气技术还是使得它们变得更容易。但如果外科医师的主要目的是活检而不是切除，采用单腔管更合理，可以在气管镜活检之后再放置双腔管代替单腔管。人工正压通气可以帮助防止肺膨胀不全，反常呼吸和纵隔摆动，同时还能帮助控制手术野以利于手术完成。

5.体位

在诱导、插管、确定气管导管的位置正确之后，摆位前还要保证静脉通路的通畅和监护仪的正常工作。大多数的肺部手术患者采用后外切口开胸，术中患者侧位，正确的体位很重要，它能避免不必要的损伤和利于手术暴露。患者下面的手臂弯曲,上面的手臂升到头上,将肩胛骨从手术范围拉开。在手臂和腿之间放置体位垫,在触床的腋窝下放置圆棍,保护臂丛,同时还要小心避免眼睛受压,避免损伤受压的耳朵。

6.麻醉维持

现在使用的所有麻醉方法都可以保证胸科手术的麻醉维持,但是大多数的麻醉医师还是使用一种吸入麻醉药(氟烷、七氟烷、异氟烷或地氟烷)和一种阿片类药物的复合麻醉。吸入麻醉药的优点在于:①短期的剂量依赖式的支气管扩张作用。②抑制气道反应。③可以吸入高纯度的氧气。④能快速加深麻醉。⑤减轻肺血管收缩带来的低氧血症。吸入麻醉药在浓度变化小于1 MAC的范围对 HPV 影响很小。阿片类药物的优点有对血流动力学影响很小、抑制气道反应、持续的术后镇痛效应。如果术前已经使用了硬膜外的阿片类药物,那么静脉使用要注意用量以免引起术后呼吸抑制。一般不推荐使用氧化亚氮,因为这会使吸入氧气的浓度下降。与吸入性麻醉药一样,氧化亚氮会减轻肺血管收缩带来的低氧血症,而在一些患者中还会加剧肺动脉高压。去极化肌松药的使用在麻醉维持过程中能保持神经肌接头的阻断作用,这有效地帮助外科医师将肋骨牵开。在牵开肋骨的时候要保持最深的麻醉深度。牵拉迷走神经引起的心动过缓可以通过静脉使用阿托品来解除。开胸时静脉回心血量会因为开胸侧的胸腔负压减少而下降,这可以通过静脉补液速度得到纠正。

对于一侧全肺切除的患者要严格控制输液量。输液的控制包括基本量的补充和失血的损耗两个方面,对于后者通常输注胶体液或是直接输血。侧位的时候输液有一个"低位肺"现象,就是指在侧位的时候液体更容易在重力的作用下向位于下面的肺集中。这个现象在手术中尤其是在单肺通气的时候会增加下位肺的液体流量并加重低氧血症。另外,不通气肺由于外科操作的影响再通气的时候容易发生水肿。

在肺叶切除中,支气管(或残存的肺组织)通常会被一个闭合器分离。残端通常要在 3.0 kPa(30 cmH$_2$O)的压力下检验是否漏气。在肋骨复位关胸的时候,如果使用的是单腔管,手动控制通气可以帮助避免使用肋骨闭合器的时候损伤肺边缘。在关胸前,要手动通气并直视观察确认所有的肺已经充分膨开。随后可以继续使用呼吸机通气直至手术结束。

(三)术后管理

1.一般管理

大多数患者术后都拔管以免肺部感染。有些患者自主呼吸未能恢复不能拔除气管导管,需要带管观察以待更佳的拔管时间。如果使用的是双腔管,术毕的时候可以换成单腔管进行观察。如果喉镜使用困难可用导丝。

患者术后一般在 PACU、ICU 观察病情。术后低氧血症和呼吸性酸中毒很常见。这通常是由外科手术对肺造成的压迫或由于疼痛不敢呼吸引起的。重力作用下的肺部灌注和封闭侧肺的再通气水肿也很多。

术后约有 3% 的患者出现出血,而死亡率占其中的 20%。出血的症状包括胸腔引流的增加(>200 mL/h)、低血压、心动过速和血小板容积下降。术后发生室上性心律失常很多,需要及时处理。急性右心衰竭可以通过降低的心排血量和升高的 CVP、血容量减少和肺动脉楔压的变化表现出来。

常规的术后管理包括右侧半坡位的体位、吸氧(40%~50%)、心电监护、血流动力学监测、术后的影像学检查和积极的疼痛治疗。

2.术后镇痛

肺部手术的患者术后使用阿片类药物镇痛和与之相关的呼吸抑制的平衡是一个矛盾。对于进行胸科手术的患者而言,阿片类药物比其他的方法具有更好的镇痛效果。注射用的阿片类药物静脉给药只需要较小的剂量,而肌内注射则剂量要大得多。另外,使用患者自控镇痛(PCA)也是个不错的办法。

长效的镇痛药,如0.5%的罗哌卡因(4~5 mL),在手术切口的上下两个肋间进行封闭也能收到很好的镇痛效果。这可以在手术中直视下进行,也可以在术后操作。这个方法还能改善术后的血气结果和肺功能检查,缩短住院时间。如果略加以变化,还可以在术中采用冰冻镇痛探头,在术中对肋间神经松解进行冰冻,达到长时间镇痛的效果。不足的是这种方法要在24~48小时之后才会起效。神经的再生在一个月左右。

硬膜外腔注射阿片类药物同时使用局麻药也有很好的镇痛效果。吗啡5~7 mg与10~15 mL盐水注射可以维持6~24小时的良好镇痛。腰段硬膜外阻滞的安全性更好,因为不容易损伤脊髓根,也不容易穿破蛛网膜,但这只是理论,只要小心操作,胸段硬膜外阻滞同样是安全的。当注射亲脂性的阿片类药物如芬太尼时,从胸段硬膜外腔注射比腰段具有更好的效果。有些临床医师提议多使用芬太尼,因为这种药物引起的迟发性呼吸抑制较少。但不管是从哪个部位注射药物进行镇痛,都要密切监测以防并发症。

有些学者提出了胸膜腔内镇痛的方法,但遗憾的是,临床看来这并不可行,可能是由于胸管的放置和胸腔内出血。

3.术后并发症

胸科手术的术后并发症相对多见,但大多数都是轻微的,并可以逆转。常见血块和黏稠的分泌物堵塞呼吸道,会引起肺膨胀不全,所以需要及时吸痰,动作轻柔。严重的肺膨胀不全表现为一侧肺或肺叶切除后的支气管移动和纵隔摆动,这时候需要治疗性的支气管镜,特别是如果肺膨胀不全合并大量的黏稠分泌物。一侧肺或肺叶切除之后还常常导致小的裂口存在,这多是由关胸不密合引起的,多在几天内自动封闭。支气管胸膜瘘会导致气胸和部分肺塌陷,如果在术后24~72小时发生,通常是由于气管闭合器闭合不牢所致。迟发的则多是由于闭合线附近气管组织血运不良发生坏死或是感染所致。

有些并发症少见但需予以足够的重视,因为它们是致命的,术后出血是重中之重。肺叶扭转可以在患侧肺叶部分切除,余肺过度膨胀时自然发生,它导致肺静脉被扭转,血液无法回流,很快就会出现咯血和肺梗死。诊断方法是靠胸片发现均匀的密度增高及支气管镜下发现两个肺叶的开口过于靠近。在手术侧的胸腔还可能发生急性的心脏嵌顿,这可能是由于手术后两侧胸腔的压力差造成的严重后果。心脏向右胸突出形成嵌顿会引起腔静脉的扭转从而导致严重的低血压和CVP的上升,心脏向左胸突出形成嵌顿则会在房室结的位置造成压迫,导致低血压、缺血和梗死。心脏X线片的表现是手术侧的心影上抬。

纵隔手术的切除范围大,会损伤膈神经、迷走神经和左侧喉返神经。术后膈神经损伤会表现为同侧的膈肌抬高影响通气,全胸壁切除同样会累及部分膈肌造成类似的结果并合并连枷胸。肺叶切除一般不会导致下身瘫痪。低位的肋间神经损伤会导致脊髓缺血。如果胸腔手术累及到硬膜外腔,还会产生硬膜外腔血肿。

(四)肺切除的特殊问题

1.肺大出血

大量咯血指的是 24 小时从支气管出 500～600 mL 以上的血量,所有咯血病例中只有 1%～2%是大咯血。其通常在结核、支气管扩张、肿瘤或是经气管活检之后发生。大咯血是手术急症,大多数病例属于半择期的手术而非完全的急诊手术,即便如此,死亡率还是高达 20%以上(如果用内科药物治疗,死亡率高于 50%)。必要时可对相关的支气管动脉进行栓塞。最常见的死亡原因是气道内的血块引起的窒息。如果纤维支气管镜不能准确定位,那么患者有必要进入手术室行刚性气管镜检查。可以人工堵塞支气管暂时减缓出血或使用激光对出血部位进行烧灼止血。

患者需要保持侧卧位,维持患侧肺处于独立的位置达到压迫止血的目的,要开放多条大容量静脉通路。麻醉术前药一般不需给予清醒患者,因为他们通常都处于缺氧状态,保持持续吸入纯氧。如果患者已经插管,可以给予镇静药帮助患者预防咳嗽。另外,套囊或其他的气管栓子要放置到肺被切除后。如果患者还没有实行气管插管,那就行清醒下气管插管。患者通常会吞咽大块的血块,所以要把他们当作饱胃的患者来处理,插管时要取半右上位并持续在环状软骨上加力。双腔管有助于分隔患侧肺和正常肺,还能帮助将两侧肺独立切除互不干扰。如果放置双腔管困难,也可以放置大管径的单腔管。Univent 管是内带可伸缩的气管套囊的单腔管,也可应用。如果气管腔有大块的血栓,可以考虑使用链激酶将其溶解。如果有活动性的出血,可以使用冰盐水使其流速减慢。

2.肺大疱

肺大疱可以是先天的,也可以继发于肺气肿。大型的肺大疱可以因为压迫周围肺组织从而影响通气。最大的麻醉风险来源于这些肺大疱的破裂形成张力性气胸,这可以发生在任意一侧肺。诱导期间保持患者的自主通气直到双腔管套囊已将两侧肺隔离。许多患者无效腔增大,所以通气是要注意防止二氧化碳蓄积。氧化亚氮要避免使用,因为那会导致肺大疱破裂,表现为忽然出现的低血压、支气管痉挛和气道压峰值的升高,需要立即放置胸腔引流管。

3.肺脓肿

肺脓肿源于肺部感染、阻塞性的肺部肿瘤和全身性感染的散播。麻醉要点是尽快隔离两侧肺以免感染累及对侧。静脉快速诱导、插入双腔管保持患侧肺的独立,立即将两侧套囊充气,保证在翻身摆体位的时候脓肿不会播散。在术中对患侧肺多次吸引也可以尽量减少对侧肺的感染机会。

4.支气管胸膜瘘

支气管胸膜瘘继发于肺切除术、肺部气压伤、肺脓肿穿破和肺大疱破裂。绝大多数患者采用保守治疗,只有胸腔引流和全身的抗生素治疗失败的患者需要手术治疗。麻醉的重点是考虑患者的通气障碍、必要时使用正压通气、可能存在的张力性气胸和肺脓肿对对侧肺的污染。肺脓肿由于多在瘘口附近,所以术后很快就会被吸收。

有些临床学者建议如果存在大的瘘就在清醒时插入双腔管,或是经静脉快速诱导插管。双腔管可以隔离两肺、可以对健侧肺单肺通气,对于麻醉处理很有帮助。术后可以在条件允许时拔管。

（王　前）

第四节　肺移植手术的麻醉

一、术前准备

肺移植是终末期的肺部疾病或肺动脉高压的治疗手段。接受此手术的患者一般都有呼吸困难并且预后很差。适应证随原发病的不同而不同。肺移植主要的病因：①肺泡纤维化；②支气管扩张；③慢性阻塞性肺气肿；④α_1-抗胰岛素物质缺失；⑤肺淋巴瘤；⑥特发性肺间质纤维化；⑦原发性肺动脉高压；⑧Eisenmenger 综合征。手术例数受合适的供体数量限制。患者大多在静息时或仅有轻微活动后即出现气短并有静息状态下的缺氧[$PaCO_2<6.7$ kPa(50 mmHg)]和氧需求量增加。进行性 $PaCO_2$ 增加也很常见。患者可能有呼吸机依赖。心肺联合移植不是必需的，因为患者的右心功能不全可以在肺动脉高压得以纠正后好转，但患者要求左心功能良好，没有冠心病和其他严重疾病。

单肺移植一般被用于慢性阻塞性肺疾病的患者，双肺移植则被应用于肺泡纤维化、肺气肿和血管性疾病的患者。年轻的患者做双肺移植的较多。Eisenmenger 综合征的患者需要做心肺联合移植。

供体器官的选择基于大小和 ABO 配型。血清病毒学检查也必不可少。

二、麻醉管理

（一）术前处理

术前处理应有效调和受体与供体的状态，尽量减少移植缺血时间，避免移植前非必要的麻醉时间延长。术前可给予口服环孢霉素、抗酸剂、H_2 受体拮抗剂和甲氧氯普胺。患者通常对止痛药敏感，所以术前药通常可以等患者进入手术室之后再给。诱导前还可给予咪唑硫嘌呤。

（二）术中处理

1.监护

与心脏手术一样，术中的有创监测要注意无菌原则。由于三尖瓣反流的存在，放置漂浮导管监测 PAC 会有一定难度。深静脉穿刺应在诱导后完成，因为患者在清醒时通常难以平卧。当手术进行到肺切除时，要及时将漂浮导管后撤（如果漂浮导管是放置在手术侧），在移植完毕后可以把它重新放回肺动脉。要注意避免静脉液体中进入气泡。卵圆孔未闭的患者由于右心室动脉高压的存在有发生栓塞的危险。

2.诱导和麻醉维持

采取头高位，可选快速诱导，也可用氯胺酮、依托咪酯和阿片类药物的一种或几种进行慢诱导，这样可以避免血压骤降。使用琥珀酰胆碱或其他非去极化肌松药插管。从诱导到插管完毕要保持回路内压力，避免通气不足和高碳酸血症，以免进一步导致肺动脉高压。低血压要使用血管活性药物（多巴胺等）维持而避免液体扩容。

麻醉维持通常是阿片类药物的持续输注，可结合或不结合使用吸入麻醉药。术中通气困难常见，进行性 $PaCO_2$ 升高时有发生。呼吸机要适时调节，维持动脉 pH 的正常以免出现碱中毒。

肺泡纤维化的患者分泌物很多,要及时吸痰。

3.单肺移植

单肺移植可以不用进行体外循环,取后外侧切口,置左侧双腔管或单腔管,术中行单肺通气。是否采用体外循环取决于术中对于患侧肺的夹闭和与之对应的肺动脉夹闭时的反应,如果出现持续的血氧饱和度<88%,或是忽然出现的肺动脉高压,提示需要体外循环。前列腺素 E_1、硝酸甘油等可用于控制肺动脉高压防止右心衰竭。有时也必须使用多巴胺来维持血压。如果确实需要体外循环,左侧开胸则行股动脉-股静脉短路,右侧开胸则行右心室-主动脉短路。

供体肺切除后,将其与受体进行肺动脉、肺静脉和气管吻合,用网膜包裹帮助血供恢复。所有工作结束后可用支气管镜对吻合口进行观察。

4.双肺移植

双肺移植可用一个"蚌壳式"的胸廓切除,正常的体外循环很少用到。如果患者 CO_2 张力长期高则容易导致碱中毒,常需静脉给予酸剂。

5.移植后处理

供体肺吻合后,双肺通气得以恢复,移植后气道压以维持双肺膨胀良好为佳。吸入氧气浓度应小于60%。通常用甲泼尼龙,以免血管痉挛。在保存液被冲出供体肺时常常会引起高钾血症。移植后停止体外循环,将漂浮导管放回到肺动脉,适当给予肺血管活性药物和收缩药物是必需的。移植前后,经食管超声心动图可以帮助诊断左、右心衰竭的发生和判断肺血流情况。

移植会扰乱神经反射、淋巴回流和支气管血液循环。呼吸节律不会受影响,但隆突以下的咳嗽反应会消失,部分患者会出现气道反应增高。肺血管收缩很常见。淋巴回流的阻断可导致肺水增多和移植肺的水肿。术中补液要最少化。支气管血液循环受阻则会导致吻合口缺血坏死。

(三)术后处理

术后处理应尽早拔管,最好行胸段硬膜外镇痛。术后常发生急性应激反应、感染、肾衰竭和肝衰竭。肺功能恶化可能继发于应激反应和再灌注损伤。偶尔需要暂入氧舱。为鉴别应激和感染,需时常进行气管镜检和气管镜下的活检。院内革兰阴性杆菌、巨细胞病毒、假丝酵母菌、曲霉菌和间质性浆细胞肺炎菌为感染的常见病原。其他的并发症包括外科并发症如膈神经损伤、迷走神经损伤和左侧喉返神经损伤。

(王　前)

第五节　纵隔肿瘤手术的麻醉

上、前、中纵隔的汇合处正好位于上腔静脉中段、气管分叉、肺动脉主干、主动脉弓及心脏的头侧面。对于成人,这个区域的大部分肿瘤是支气管肺癌和淋巴瘤的肺门淋巴结转移;而婴幼儿多为良性的支气管囊肿、食管重叠或者畸胎瘤。这个区域的肿瘤可以引起气管隆嵴处的气管支气管树、肺动脉主干及心房(和上腔静脉)的压迫和阻塞。胸部 CT 是最重要的诊断方法,因为它可以确定这些关键组织的压迫程度和大小。纵隔肿瘤麻醉中最常见的并发症为气道压迫,一篇综述中 22 例患者有 20 例出现气道梗阻。虽然气道梗阻是最主要的症状,但常常此时其他两到三个器官也有不同程度受压和存在并发症的潜在可能性,麻醉中如不特别注意,也没有丰富经验,每一个并发症都有可能危及生命,引起急性衰竭和死亡。总之,纵隔肿瘤麻醉的主要处理原则是:尽可能选择局部麻醉;全麻前尽可能进行化疗或放疗;如果必须全麻,应用纤维支气管镜检查气管支气管,并且清醒插管并保持自主呼吸。下面将分别讨论主要并发症及其麻醉管理。

一、气管支气管压迫

大部分引起气道梗阻的前纵隔肿瘤源自淋巴组织。但是,也有一部分源自囊液瘤、畸胎瘤、胸腺瘤和甲状腺瘤等良性病变。在进行化疗或放疗之前应做组织学诊断。大部分有气道梗阻的纵隔肿瘤患者,首先需要面临诊断手术的麻醉(如颈部或斜角肌的淋巴活检、霍奇金病的开腹活检)。重要的是,术中出现严重气道问题的患者不是术前均有呼吸道受压症状。

这些患者的麻醉管理有两点要优先考虑。

第一,肿瘤压迫气道常常可危及生命,因为压迫阻塞通常发生在气管分叉处,位于气管导管的远端,打断自主呼吸可导致气道梗阻。对于有气管压迫和扭曲的患者,气管插管时,若导管口贴在气管壁上或者导管通过狭窄部分时,管腔被完全堵塞或形成一锐角,均可引起气道完全阻塞。考虑到全麻存在潜在的致死性气道阻塞可能,因此手术时尽量首选局部麻醉。

第二,淋巴瘤对化疗或放疗的反应通常极佳,胸片显示治疗后肿瘤显著缩小,症状也有所好转。有些患者即使不活检,其细胞性质也有较大可能预知。因此,如有可能淋巴瘤患者应在全身麻醉前进行化疗或放疗。

如果肿瘤位于上、前和中纵隔,患者表现呼吸困难和/或不能平卧而需活检,则尽可能选择局麻。如细胞类型对化疗或放疗敏感,在进一步外科治疗前,应先行化疗或放疗。经过这些治疗后,应仔细复习肿瘤的放射学表现,并对肺功能做出动态评估。

如果患者没有呼吸困难且能平卧,应做 CT 扫描、流速-容量环及超声心动图检查以评估肿瘤的解剖和功能位置。如果三种检查结果之一呈阳性,即使没有症状,活检时也应选择局麻。

如果使用全麻,那么诱导前应在局麻下以纤维支气管镜对气道进行评估。纤维支气管镜外套加强型气管导管,在纤维支气管镜检查完以后,插入气管导管。全麻诱导采用半斜坡卧位。整个手术保留自主呼吸,避免使用肌松剂,以防胸腔内压力波动过大,使已软化的气管支气管系统发生塌陷。在场人员应该具备快速改变患者为侧卧或俯卧位的能力。应随时准备好一硬质通气支气管镜,以通过远端气管和隆突部位的梗阻,同时应备好体外循环相关人员和设备。

术后前几个小时,必须严密观察患者,因器械操作后肿瘤水肿而体积增大,有可能发生气道阻塞而需再次插管和机械通气。

二、肺动脉和心脏的压迫

纵隔肿瘤压迫肺动脉和心脏的情况非常罕见,因肺动脉干部分被主动脉弓和气管支气管所保护。

肺动脉压迫的处理原则与气管支气管压迫一样。因这类患者需诊断性操作(如组织活检),故大多数患者是第一次施行麻醉。这些患者的术前评估同支气管压迫患者。若知道细胞类型或高度怀疑,首先可考虑放疗;若可能,所有诊断性操作应在局麻下进行,若患者要求全麻或患者在仰卧位、坐位、前倾位甚至俯卧位时症状加重,期间可考虑给予全麻,并且整个过程中保留自主呼吸,维持良好的静脉回流、肺动脉压和心排血量。可考虑增加容量负荷和给予氯胺酮等来维持静脉回流、肺动脉压和心排血量。术前也需备好体外循环。

三、上腔静脉综合征

上腔静脉综合征是由上腔静脉的机械阻塞引起。上腔静脉综合征的发生原因按发病率多少包括支气管肺癌（87%）、恶性淋巴瘤（10%）、良性病变（3%），如中心静脉高价营养管、起搏器导管产生的上腔静脉血栓、特发性纵隔纤维化、纵隔肉芽肿及多结节性甲状腺肿。上腔静脉综合征的典型特征：由于外周静脉压增加[可高达 5.3 kPa（40 mmHg）]引起上半身表浅静脉怒张；面颈部、上肢水肿；胸壁有侧支循环静脉和发绀。静脉怒张在平卧时最明显，但大多数病例在直立时静脉也不会像正常人一样塌陷。颜面部水肿明显，眼眶周围组织肿胀以至于患者不能睁开双眼，严重的水肿掩盖了静脉扩张症状。大部分患者有呼吸道症状（呼吸急促、咳嗽、端坐呼吸），这是由于静脉淤血和黏膜水肿阻塞呼吸道引起，这些均是预后不良的征兆。同样地，患者精神行为改变也是脑静脉高压和水肿特别严重的征象。发展慢的上腔静脉阻塞，症状出现也较隐蔽；急性阻塞时，所有的症状进展极明显。上腔静脉综合征最典型的放射学特征为上纵隔增宽。静脉造影可以确诊（但不是病因学诊断），病因学诊断可通过开胸探查、胸骨切开、支气管镜、淋巴活检等方式来确诊。

大部分伴有上腔静脉综合征的恶性肿瘤患者可先行化疗和放疗（指未完全阻塞的患者）。但是，对于完全阻塞或几乎完全阻塞的患者（通常表现为脑静脉高压和/或呼吸道阻塞的症状）及经放疗、化疗后无效的患者，应考虑行旁路术或采用正中胸骨切口手术切除病变。这种手术通常非常困难，因为组织分界不清，解剖变形，中心静脉压异常高及出现不同程度纤维化。

拟行上腔静脉减压术的患者麻醉前评估应包括仔细的呼吸道检查。面颈部的水肿同样可以出现在口腔、口咽部和喉咽部。另外，呼吸道还可能存在外部的压迫和纤维化，正常运动受限，或存在喉返神经损害。如果疑有气道压迫，应行 CT 扫描。

为减轻气道水肿，患者以头高位护送到手术室。在麻醉诱导前，所有患者均行桡动脉穿刺置管。根据患者情况术前可从股静脉置入中心静脉导管或肺动脉导管，至少应在下肢建立一大口径静脉通道。术前用药仅限于减少分泌物。麻醉诱导方法取决于气道评估结果。如果诱导前患者必须保持坐位才能维持呼吸，那么应选择使用纤维支气管镜或喉镜清醒插管。

术中最主要的问题是出血。相当多的失血是由于中心静脉压太高。由于术野组织的解剖变形，手术相当困难，随时可能发生动脉出血。因此，当胸骨切开时手术室内应有备血。

术后，特别是纵隔镜、支气管镜检后上腔静脉的压迫并没解除，则可能发生急性呼吸衰竭而需气管插管和机械通气。这种急性呼吸衰竭的机制还不清楚，但最可能的原因是：上腔静脉综合征可引起急性喉痉挛和支气管痉挛；呼吸肌功能受损（恶性病变患者可能对肌松药有异常反应）；肿瘤加重了气道的阻塞。因此，这些患者在术后几小时应密切监护。

（王 前）

第九章

普外科麻醉

第一节　甲状腺手术的麻醉

　　甲状腺是重要的内分泌腺之一,主要分泌甲状腺激素,对机体的代谢、生长发育、神经系统、心血管系统和消化系统等具有重要的作用。甲状腺的功能受诸多因素的调节,甲状腺激素分泌增加或减少均可导致机体内分泌代谢紊乱。一些甲状腺疾病可通过手术治疗,许多手术患者也可伴随甲状腺功能障碍,故应了解甲状腺解剖生理特点和甲状腺手术的麻醉特点,选择适当的麻醉方法和麻醉药物,保证患者术中安全,防止各种并发症发生。

一、甲状腺手术麻醉的特点

(一)甲状腺的解剖和生理特点

　　人类甲状腺起源于第一对咽囊之间的内胚层,胚胎第 5 周在咽底壁出现一正中突起,即为甲状腺原基,以后逐渐向下凹陷形成甲状腺囊,并向下发展至颈前方。甲状腺位于颈前下方软组织内,大部分位于喉及气管上段两侧,其峡部覆盖于第 2～4 气管软骨环的前面。有时甲状腺向下深入胸腔,称为胸骨后甲状腺,当其肿大时,常压迫气管引起呼吸困难。甲状腺由许多球形的囊状滤泡构成。滤泡衬以单层上皮细胞,滤泡细胞分泌甲状腺素和三碘甲状腺原氨酸,二者释放进入血液后,即组成甲状腺激素。而滤泡旁细胞则分泌降低血钙水平的激素,即降钙素。

　　甲状腺激素的主要生理功能:①促进细胞内氧化,提高基础代谢率,使组织产热增加。甲状腺激素能促进肝糖原酵解和组织对糖的利用;促进蛋白质的分解,如骨骼肌蛋白质分解,出现消瘦和乏力;并增加脂肪组织对儿茶酚胺和胰高血糖素的脂解作用,加快胆固醇的转化和排泄。正常的基础代谢率为±10％。②维持正常生长发育,特别对脑和骨骼发育尤为重要。甲状腺功能低下的儿童,表现为智力下降和身材矮小为特征的呆小病。③对心血管系统影响:甲状腺激素能增强心肌对儿茶酚胺的敏感性。④对神经系统的影响:甲状腺功能亢进时可出现易激动,注意力不集中等中枢神经系统兴奋症状。⑤对消化系统影响:甲亢时食欲亢进,大便次数增加,此与胃肠蠕动增强及胃肠排空加快有关。

(二)甲状腺手术麻醉特点

　　甲状腺手术麻醉方法的选择应考虑以下几个因素:①甲状腺疾病的性质和手术范围。②甲状腺功能状况。③有无声带麻痹,气管、大血管和神经受压及对通气功能影响。④患者全身状况及其他并发症。⑤患者的精神状况和合作程度。

对于不伴有呼吸道压迫症状的甲状腺功能亢进的患者,可采用局部浸润麻醉或颈丛神经阻滞,对病情复杂或伴有全身器质性疾病或不合作者选用气管内全身麻醉。

二、甲状腺肿瘤手术

甲状腺肿瘤包括甲状腺囊肿、甲状腺良性肿瘤及恶性肿瘤。甲状腺良性肿瘤包括甲状腺腺瘤、良性畸胎瘤等,多发生于 20～40 岁的女性,病理变化主要包括滤泡性和乳突状腺瘤及不典型腺瘤,以滤泡性腺瘤最常见。多数患者无任何症状或稍有不适而被发现颈部肿物,多数为单个、表面光滑、边界清楚、无压痛、可随吞咽上下移动,罕见巨大瘤体可产生邻近组织器官受压。部分甲状腺腺瘤可发生癌变,癌变率为 10%～20%,因此,主张早期手术治疗。对于单个小瘤体,可采用局部浸润或颈丛神经阻滞,或颈部硬膜外阻滞,必要时静脉辅助镇静或镇痛药物。术中保持患者清醒以利于配合手术医师检查声带功能,避免喉返神经损伤。

甲状腺恶性肿瘤主要包括:①乳头状腺癌(60%～70%),好发于年轻女性,且易发生颈部淋巴结转移,患者多无自觉症状,且生长缓慢,故一般就诊较晚。②滤泡状腺癌(约占 20%),可发生于任何年龄,但以年龄较大者多见。多为单发,边界不清,较少发生淋巴结转移,多经血液转移到肺和骨骼。此类患者需行原发病灶切除及颈部淋巴结清除术,故常选用气管内麻醉。③未分化癌(10%～15%),常见于老年人,恶性程度甚高,极易发生颈部淋巴结和血液转移。可广泛侵犯周围邻近组织和器官,患者常伴有呼吸困难、吞咽困难、颈静脉怒张等。一般选择放疗。对某些晚期患者,由于局部压迫症状严重,如出现严重呼吸困难,需要手术治疗以解除气管压迫,一般在表面麻醉下行清醒气管插管,保持呼吸道通畅后再施行手术。

三、甲状腺功能亢进症手术

甲状腺功能亢进症是由各种原因导致正常甲状腺素分泌的反馈机制失控,导致循环中甲状腺素异常增多而出现以全身代谢亢进为主要特征的疾病总称。根据引起甲状腺功能亢进的原因可分为原发性、继发性、高功能腺瘤 3 类。原发性甲状腺功能亢进症最常见,其发病机制目前认为可能是一种自身免疫性疾病。患者年龄多在 20～40 岁,甲状腺弥漫性肿大,两侧对称,且常伴有眼球突出。

(一)麻醉前评估

麻醉前访视患者时,可根据其症状、体征及实验室检查评估其甲状腺功能亢进症的严重程度。

1.临床表现

(1)性情急躁,容易激动,失眠,双手平行伸出时出现震颤。

(2)食欲亢进,但却体重减轻、怕热、多汗、皮肤潮湿。

(3)脉搏快而有力(休息及睡眠时仍快)、脉压增大、病程长者可出现甲亢性心脏病,严重病例可出现心房颤动,甚至充血性心力衰竭。

(4)突眼征常发生于原发性甲状腺功能亢进症患者,双侧眼球突出、眼裂开大,上下眼睑不能完全闭合,以致角膜受损,严重者可发生溃疡甚至失明。

(5)甲状腺弥漫性对称性肿大,严重者可压迫气管等,但较少见,可扪及震颤,并闻及血管杂音。

(6)内分泌紊乱,无力、易疲劳等。

2.特殊检查

(1)基础代谢率。常用计算公式:基础代谢率=(脉率+脉压)-111。测定时应在完全安静、空腹时进行(一般是早晨清醒后未起床时),正常值为±10%,增高 20%～30% 为轻度甲亢,30%～60% 为中度,60% 以上为重度。

(2)甲状腺摄[131]I率测定:正常甲状腺 24 小时内摄取[131]I量为人体总量的 30%～40%,如果 2 小时内甲状腺摄取[131]I量超过人体总量的 25%,或 24 小时超过人体总量的 50%,且吸[131]I高峰提前出现,均可诊断甲亢。

(3)血清 T_3、T_4 含量测定:甲亢时,血清 T_3 可高于正常 4 倍左右,而 T_4 仅为正常值的 2 倍半。

(4)促甲状腺素释放激素(TRH)兴奋试验,静脉注射 TRH 后,促甲状腺激素不增高,则有诊断意义。

3.病情评估

根据上述临床表现及特殊检查,以及是否曾发生甲状腺危象等可以对病情严重程度作一评估。一般应经过一段时间抗甲状腺功能亢进药物治疗,待病情稳定后才考虑手术,否则,围术期间易发生甲状腺危象。如果甲状腺功能亢进症症状得到基本控制,则可考虑手术,具体为:①基础代谢率小于+20%。②脉率小于 90 次/分,脉压减小。③患者情绪稳定,睡眠良好,体重增加等。

(二)麻醉前准备

1.药物准备

药物准备是术前降低基础代谢率的重要措施。有两种方法:①先用硫脲类药物降低甲状腺素的合成,并抑制机体淋巴细胞自身抗体产生,从而控制因甲状腺素升高而引起的甲亢症状。待甲亢症状被基本控制后,改用碘剂(Logul液)1～2 周,再行手术。②开始即服用碘剂,2～3 周后甲亢症状得到基本控制,便可进行手术。

硫氧嘧啶类药物包括甲硫氧嘧啶和丙硫氧嘧啶,每天 200～400 mg,分次口服,咪唑类药物,如他巴唑、卡比马唑每天 20～40 mg,分次口服。碘剂含 5% 碘化钾,每天 3 次,第 1 天每次 3 滴,以后每天每次增加 1 滴,至每次 16 滴为止。由于抗甲状腺药物能引起甲状腺肿大和动脉性充血,手术时易出血,增加了手术的困难和危险,因此服用后必须加用碘剂 2 周,使甲状腺缩小变硬,有利于手术操作。必须说明的是,碘剂的作用在于抑制蛋白水解酶,减少甲状腺球蛋白的分解,从而抑制甲状腺素的释放,并减少甲状腺的血流量。但停用碘剂后甲状腺功能亢进症状可重新出现,甚至比原来更严重,因此,凡不准备实施手术者,不要服用碘剂。对于上述两种药物准备无效者或不能耐受者,现主要加用 β 受体阻断药,如普萘洛尔。普萘洛尔能选择性地阻断各种靶器官组织上的 β 受体对儿茶酚胺的敏感性,而改善甲状腺功能亢进症的症状,剂量为每 6 小时口服一次,每次 20～60 mg,一般 1 周后心率降至正常水平,即可施行手术。由于普萘洛尔在体内的有效半衰期不足 8 小时,所以最后一次口服应在术前 1～2 小时,手术后继续服用 1 周左右。对于患哮喘、慢性气管炎等患者忌用。

2.麻醉前用药

根据甲状腺功能亢进症状控制的情况和将采用的麻醉方法综合考虑,一般来说,镇静药用量较其他病种要大。可选用巴比妥类或苯二氮䓬类药物，如咪达唑仑 0.07～0.15 mg/kg。对某些精神高度紧张拟选择气管内麻醉的患者，可加用芬太尼 0.1 mg、氟哌利多 5 mg 肌内注射，具有增强镇静、镇痛、抗呕吐的作用。为了减少呼吸道分泌物，可以选用 M 受体阻滞药，一般选用东莨菪碱。应该强调的是，对于有呼吸道压迫或梗阻症状的患者，麻醉前镇静或镇痛药应减少用量或避免使用。

(三)麻醉方法的选择

1.局部浸润麻醉

局部浸润麻醉对于症状轻，病程短或经抗甲状腺药物治疗后，病情稳定，无气管压迫症状，且合作较好的患者可采用局部浸润麻醉，特别适应于微创手术。选择恰当浓度的局麻药，一般不加肾上腺素，以免引起心率增快，甚至心律失常。充分皮内、皮下浸润注射，虽然可完全消除手术所致疼痛刺激，但由于甲状腺功能亢进症患者精神紧张状态确非一般，加上甲状腺手术体位和术中牵拉甲状腺组织引起不适反应，术中必须静脉注射镇痛或镇静药，故现在已极少采用局部浸润麻醉于甲状腺功能亢进症患者。

2.颈丛神经阻滞或连续颈部硬膜外阻滞

颈丛神经阻滞的麻醉效果较局部浸润麻醉优良，一般可获得较好的麻醉效果，但仍未摆脱局部麻醉的缺点，如手术牵拉甲状腺时患者仍感不适，此外，若手术时间较长者，麻醉作用逐渐消退，需要加用局部浸润麻醉或重新神经阻滞等。颈部硬膜外阻滞能提供最完善的镇痛效果，同时因阻滞心脏交感神经更利于甲状腺功能亢进患者，可用于防治甲状腺危象，更适应于手术前准备不充分的患者。术中可适量辅以镇痛药及镇静药，如芬太尼及氟哌利多等，以减轻术中牵拉甲状腺所致的不适反应。手术中可能因硬膜外阻滞平面过广、静脉辅助药作用等出现呼吸抑制。故麻醉期间需严密观察患者呼吸功能变化，避免呼吸道梗阻及窒息发生，同时准备气管插管用具。

3.气管内麻醉

气管内麻醉是目前采用最广泛的麻醉方法。适合于甲状腺较大或胸骨后甲状腺肿，伴有气管受压、移位、术前甲状腺功能亢进症状尚未完全控制或精神高度紧张不合作的患者。气管内麻醉能确保患者呼吸道通畅，完全消除手术牵拉所致的不适，增加了手术和麻醉安全性。不足之处是术中无法令患者配合以确定是否损伤喉返神经，此外，若患者术中发生甲状腺危象则体征可能不够明显，必须予以重视。总之，应根据病情选择合理的麻醉药物和麻醉诱导方式并完成气管内插管术，且采用必要的监测技术，使患者平稳渡过手术期。

(1)全身麻醉诱导和气管插管术：困难气管内插管常发生于甲状腺手术患者，麻醉前应有足够的思想和技术准备，包括准备不同内径的气管导管、不同型号的喉镜，甚至纤维支气管镜。对于有呼吸道压迫症状者，宜选择表面麻醉下清醒气管内插管。对于大多数甲状腺功能亢进症患者，若症状控制较好，且不伴有呼吸道压迫症状者，可采用快速诱导气管内插管。但必须注意，凡具有拟交感活性或不能与肾上腺素配伍的全麻药，如乙醚、氟烷、氯胺酮均不宜用于甲状腺功能亢进患者。其他药物，如硫喷妥钠、异丙酚、琥珀胆碱、恩氟烷、异氟烷等均可选用。麻醉诱导过程中充分吸氧去氮，诱导务必平稳，避免屏气、呛咳，插管困难者可借助插管钳、带光源轴芯或纤维支气管镜等完成气管插管。有气管受压、扭曲、移位的患者，宜选择管壁带金属丝的气管导管，且气管导管尖端必须越过气管狭窄平面。完成气管插管后，应仔细检查气管导管是否通畅，防止导管受压、扭曲。甲状腺手术操作不仅可使声带及气管与气管导管壁彼此摩擦，而且可直接损伤气管壁，易引起喉头气管炎症，导致声嘶、喉痛，甚至喉痉挛、喉水肿而窒息。另一方面术后创面出血也可压迫呼吸道,这些因素均可导致患者术后呼吸道梗阻。

(2)全身麻醉维持:恩氟烷、异氟烷、地氟烷、七氟烷、芬太尼、维库溴铵、罗库溴铵等,对甲状腺功能几乎无影响,且对心血管功能干扰小,对肝、肾功能影响小,可优先考虑使用。至于麻醉作用较弱的药物,如氧化亚氮、普鲁卡因,对甲状腺功能亢进的患者可能有麻醉难以加深的可能,必须增加其他药物或复合以恩氟烷或异氟烷吸入或异丙酚静脉点滴。一组来自因垂体瘤所致的继发性甲状腺功能亢进症的研究表明,麻醉维持选择较高浓度异丙酚 $8 \sim 10$ mg/(kg·h),可达到较恰当的动脉血浓度($2 \sim 4$ μg/mL),此时异丙酚的清除率也较高(2.8 L/min)。而乙醚、氟烷和氯胺酮则禁用或慎用于甲状腺功能亢进患者。

(3)气管拔管:手术结束后待患者完全清醒,咽喉保护性反射业已恢复后方可考虑拔除气管导管。由于出血、炎症、手术等诸因素,拔除气管导管后,患者可突然发生急性呼吸道梗阻。为预防此严重并发症,必须等患者完全清醒后,首先将气管导管退至声门下,并仔细观察患者呼吸道是否通畅,呼吸是否平稳,如果情况良好,则可考虑完全拔除气管导管,并继续观察是否出现呼吸道梗阻。如果一旦出现呼吸道梗阻,则应立即再施行气管插管术,以保证呼吸道通畅。

四、并发症防治

(一)呼吸困难和窒息

呼吸困难和窒息多发生于手术后 48 小时内,是最危急的并发症。常见原因:①手术切口内出血或敷料包扎过紧而压迫气管。②喉头水肿,可能是手术创伤或气管插管引起。③气管塌陷,由于气管壁长期受肿大甲状腺压迫而发生软化,切除大部分甲状腺后,软化之气管壁失去支撑所致。④喉痉挛、呼吸道分泌物等。⑤双侧喉返神经损伤。临床表现为进行性呼吸困难,发绀甚至窒息。对疑有气管壁软化的患者,手术结束后一定待患者完全清醒,先将气管导管退至声门下,观察数分钟,如果没有呼吸道梗阻出现,方可拔管气管导管。如果双侧喉返神经损伤所致呼吸道梗阻,则应行紧急气管造口术。此外在手术间或病房均应备有紧急气管插管或气管造口的急救器械,一旦发生呼吸道梗阻甚至窒息,可及时采取措施以确保呼吸道通畅。

(二)喉返神经或喉上神经损伤

喉返神经或喉上神经损伤手术操作可因切断、缝扎、牵拉或钳夹喉返神经后造成永久性或暂时性损伤。若损伤前支则该侧声带外展,若损伤后支则声带内收,如两侧喉返神经主干被损伤,则可出现呼吸困难甚至窒息,需立即行气管造口以解除呼吸道梗阻。如为暂时性喉返神经损伤,经理疗及维生素等治疗,一般 $3 \sim 6$ 个月可逐渐恢复。喉上神经内支损伤使喉部黏膜感觉丧失而易发生呛咳,而外支损伤则使环甲肌瘫痪而使声调降低,一般经理疗或神经营养药物治疗后可自行恢复。

(三)手足抽搐

手足抽搐因手术操作误伤甲状旁腺或使其血液供给受累所致,血钙浓度下降至 2.0 mmol/L以下,导致神经肌肉的应激性增高而在术中或术后发生手足抽搐,严重者可发生喉和膈肌痉挛,引起窒息甚至死亡。发生手足抽搐后,应立即静脉注射 10%葡萄糖酸钙 $10 \sim 20$ mL,严重者需行异体甲状旁腺移植。

(四)甲状腺危象

在甲亢未经控制或难以良好控制的患者,由于应激使甲亢病情突然加剧的状态即为甲亢危象。可发生于各个年龄组的患者,以老年人多见。甲亢危象是一种危重综合征,危及甲亢患者的生命,常因内科疾病、感染、精神刺激、分娩、手术、创伤、[131]I 治疗、甲状腺受挤压等原因而诱发。其发生率可占甲亢患者的 2%～8%,死亡率高达 20%～50%。围术期出现高热(＞39 ℃)、心动过速(＞140 次/分,与体温升高不成比例)、收缩压增高、中枢神经系统症状(激动、谵妄、精神病、癫痫发作、极度嗜睡、昏迷),以及胃肠道症状(恶心、呕吐、腹泻、黄疸)等,应警惕甲亢危象的发生。与手术有关的甲亢危象可发生于术中或术后,多见于术后 6～18 小时。由于甲状腺危象酷似恶性高热、神经安定药恶性综合征、脓毒症、出血及输液或药物反应,应注意鉴别。术后甲亢危象的患者临床常表现为烦躁不安、神志淡漠,甚至发生昏迷。少数患者临床表现不典型,可表现为表情淡漠、乏力、恶病质、心动过缓,最后发展为昏迷,称为淡漠型甲亢危象,临床应高度警惕。

(1)预防措施:充分有效的术前准备是预防围术期甲亢危象的关键。应用抗甲状腺药物进行对症治疗和全身支持疗法。

(2)静脉滴注 10% 葡萄糖液和氢化可的松 300～500 mg。

(3)明确诊断后即经胃管注入甲巯咪唑,首剂 60 mg,继用 20 mg,每 8 小时 1 次。抗甲状腺药物 1 小时后使用复方碘溶液(Lugol 液)5 滴,每 6 小时 1 次,或碘化钠 1.0 g,溶于 500 mL 液体中静脉滴注,每天1～3 g。

(4)有心动过速者给予普萘洛尔 20～40 mg 口服,每 4 小时 1 次。艾司洛尔为超短效 β 受体阻滞剂,0.5～1.0 mg/min 静脉缓慢注射,继之可根据心率监测,泵注维持治疗。严重房室传导阻滞、心源性休克、严重心力衰竭、哮喘或慢性阻塞性肺疾病患者忌用。有心力衰竭表现者可使用毛花苷 C 静脉注射,快速洋地黄化有助于治疗心动过速和心力衰竭,亦可应用利尿剂和血管扩张药(如尼卡地平、乌拉地尔)降压和降低心脏负荷。

(5)对症处理:保持呼吸道通畅,增加吸入氧浓度,充分给氧。高热者积极降温,必要时进行人工冬眠,抑制中枢及自主神经系统兴奋性,稳定甲状腺功能,降低基础代谢率。冬眠药物可强化物理降温效果,但应避免水杨酸盐降温,因大量水杨酸盐也会增加基础代谢率。纠正水、电解质和酸碱平衡。注意保证足够热量及液体补充(每天补充液体 3 000～6 000 mL)。

(6)若应用上述治疗措施仍不见效,病情恶化时,可考虑施行换血疗法、腹膜透析或血液透析。

(五)颈动脉窦反射

颈动脉窦是颈内动脉起始处的梭形膨出,在窦壁内富含感觉神经末梢,称之为压力感受器。甲状腺手术刺激该部位时,可引起血压降低,心率变慢,甚至心搏骤停。术中为了避免该严重并发症发生,可采用局麻药少许在颈动脉窦周围行浸润阻滞,否则一旦出现,则应暂停手术并立即静脉注射阿托品,必要时采取心肺复苏措施。

(贺 鹏)

第二节 甲状旁腺手术的麻醉

一、甲状旁腺的解剖和生理

甲状旁腺来源于内胚层,上下甲状旁腺分别发生于第Ⅳ和第Ⅲ咽囊。一般情况下,共 4 个甲状旁腺,它们通常位于甲状腺的外科囊内,紧密附着于左右两叶甲状腺背面的内侧。每个甲状旁腺的体积长5~6 mm,宽3~4 mm,厚2 mm,重30~45 mg。甲状旁腺的血液供应一般来自甲状腺下动脉。甲状旁腺分泌甲状旁腺素,其生理作用是调节体内钙磷代谢,与甲状腺滤泡旁细胞分泌的降钙素一起维持体内钙磷平衡。

二、甲状旁腺的病理生理

引起原发性甲状旁腺功能亢进的甲状旁腺病变有腺瘤(约占85%),增生(约占14%),腺癌(约占1%)。甲状旁腺功能亢进在临床上可分为3种类型:①肾型甲状旁腺功能亢进,约占70%,主要表现为尿路结石,与甲状旁腺功能亢进时尿中磷酸盐排出较多,有利于尿石形成有关。②骨型甲状旁腺功能亢进,约占10%。表现为全身骨骼广泛脱钙及骨膜下骨质吸收。X线片显示骨质疏松、变薄、变形及骨内多个囊肿。患者病变骨常感疼痛,易发生病理性骨折。③肾骨型甲状旁腺功能亢进,约占20%,为二者的混合型。表现为尿路结石和骨质脱钙病变。此外,有部分患者可合并消化性溃疡、胰腺炎和胆石症,严重者可出现甲状旁腺危象。

三、甲状旁腺功能亢进手术的麻醉

(一)病因及分类

PTH的分泌量主要受血钙水平的反馈调节。甲状旁腺功能亢进症(甲旁亢)是指由PTH分泌量过多导致高钙血症、低磷血症、骨质损害和肾结石等综合病症,可分原发性和继发性两种。原发性甲旁亢由甲状旁腺本身病变引起的PTH过度分泌,以高钙血症和低磷血症为特征。甲状旁腺本身病变包括甲状旁腺腺瘤(80%)和增生(15%),甲状旁腺癌罕见,其中90%以上伴发甲旁亢。甲状旁腺囊肿更罕见,占甲状旁腺肿瘤的1.5%~3.2%。多见于35~65岁人群,女性为男性2~3倍,尤其是绝经后妇女更易发生。继发性甲旁亢是由于各种原因所致的低钙血症,刺激甲状旁腺,使之增生肥大,分泌过多PTH,常见于慢性肾功能不全、维生素D缺乏、骨软化症等。尚有异位甲旁亢,由甲状旁腺以外的组织分泌PTH或类似活性物质而引起。肺、胰腺、乳腺癌和淋巴组织增生性疾病的组织是常见的异位病灶。

(二)临床表现、诊断及治疗

常见的甲旁亢症状有倦怠、四肢无力等神经肌肉系统症状;食欲缺乏、恶心、呕吐、便秘、胃十二指肠溃疡等消化系统症状;烦渴、多尿、肾结石、血尿等泌尿系统症状;骨痛、背痛、关节痛、骨折等骨骼系统症状。伴随症状有皮肤瘙痒,痛风,贫血,胰腺炎和高血压。但也有少数患者无症状。

甲旁亢起病缓慢,早期往往无症状或仅有非特异的症状,诊断主要依据临床表现和实验室检查,高钙血症、低磷血症和高尿钙是诊断甲旁亢的主要依据。近年来,采用PTH的测定有助于判断高钙血症是否由甲状旁腺功能亢进所引起。

手术切除过多分泌PTH的肿瘤或增生的甲状旁腺组织是治疗甲旁亢最有效的手段。

(三)术前评估与准备

(1)肾脏功能损害是甲旁亢患者常见的严重并发症。约65%的甲旁亢患者合并肾结石(磷酸盐或草酸盐),约10%的甲旁亢患者有肾钙盐沉着症。因此,有80%~90%的甲旁亢患者均有不同程度的肾功能损害。术前应注意血尿素氮、肌酐及尿比重,以评估肾功能损伤情况及相应的电解质失衡对心血管系统的影响,如高血压、室性心律失常、QT间期缩短等。

(2)甲状旁腺功能亢进患者多因长期厌食、恶心、呕吐和多尿等原因导致严重脱水和酸中毒,术前应尽可能予以纠正。

(3)术前应注意预防和处理高钙血症危象,通常甲旁亢患者必须先行内科治疗,给予低钙、高磷饮食,控制高钙血症,将血钙降至 3.5 mmol/L 以下的安全水平,并以钠制剂拮抗钙的作用。高钙血症易导致心律失常,在降低钙浓度的同时应给予相应治疗。

(4)由于 PTH 可动员骨钙进入血液循环,造成骨组织内钙含量下降,引起骨质疏松,同时患者亦可能存在病理性骨折,因此在搬运、安置患者体位及麻醉插管操作时,应注意操作轻柔,避免给患者造成意外伤害。

(四)麻醉选择与术中管理

甲旁亢患者手术麻醉对麻醉药物和麻醉方法的选择没有特殊要求,主要应根据患者自身的病理生理改变和手术情况决定。对定位明确、无异位甲状旁腺、无气管压迫患者,身体状况较好可选用局麻或颈神经丛阻滞。对于全身情况差、严重肾功能不全、电解质紊乱或心功能障碍患者,局麻和颈丛阻滞影响更小。对探查性手术或多发性肿瘤,以及有气管压迫与恶心、呕吐的患者,宜选择全身麻醉。气管内插管全身麻醉具有保持气道通畅,充分给氧和防止二氧化碳蓄积的优点。

麻醉方法和管理基本类同于甲状腺手术,但应考虑此类患者多有肾功能不全,因此在选择麻醉药物时应注意到患者的肾功能状态,由于氟元素对肾脏有毒害作用,不宜使用异氟烷、七氟烷。甲旁亢患者多有肌无力症状,由于高钙血症可引起神经肌肉接头对去极化肌松药敏感,对非去极化肌松药存在抵抗现象,故有肌张力降低的患者,应酌情减少肌肉松弛药的使用剂量。首次肌松效应不易预测,可以小剂量用药并根据肌松效应来决定临床用量,建议使用周围神经刺激器监测神经肌肉接头功能,以指导肌松剂的应用。因为术中需仔细分离和鉴别甲状旁腺腺体或肿瘤,有时甚至需打开纵隔探查和等待病理报告,时间冗长,注意全麻维持的平稳。

术中牵扯气管,在颈动脉窦附近操作时,患者可出现血压下降及心率减慢须暂停手术,在其附近用局麻药封闭,同时适当加深麻醉,静脉注射阿托品,遇有严重低血压时,可用血管收缩药如麻黄碱。术中应加强监测,严密观察病情变化,尤其是加强心血管功能、心电图的监测,但心电图监测 QT 间期并不是血钙浓度改变的可靠指标。术中应注意观察患者的呼吸、心律变化,维持水、电解质平衡。

术中需做好高钙血症危象的预防和急救准备。血钙异常增高是甲旁亢特征性表现的病理生理学基础。在血浆总蛋白为 65 g/L 的患者,血清钙>3.75 mmol/L 即有诊断意义。血钙达 3 mmol/L 时,一般患者均能很好地耐受。血钙>3.75 mmol/L 即可发生高钙血症危象。患者出现精神症状如幻觉、狂躁甚至昏迷,四肢无力,纳差,呕吐,多饮,多尿,抑郁,心搏骤停,广泛的骨关节疼痛及压痛。X 线片可见纤维囊性骨炎、虫蚀样或穿凿样改变。若抢救不力,可发生高钙猝死。因此,血钙>3.75 mmol/L 时,即使临床无症状或症状不明显,也应当按照高钙血症危象处理。处理措施:输液扩容,纠正脱水(补充生理盐水 2 000~4 000 mL/d,静脉滴注);在恢复正常血容量后,可给予呋塞米 40~80 mg/(2~4)h,利尿并抑制钠和钙的重吸收;应用糖皮质激素;依据生化检测结果,适量补充钠、钾和镁;必要时可行血液透析或腹膜透析降钙。在严重高钙血症或一般降钙治疗无效时,可静脉给予二磷酸盐(如羟乙膦酸钠)或依地酸二钠(EDTA)或硫代硫酸钠等。

(五)术后处理

(1)术后应注意呼吸道通畅、适当给氧和严密观察病情,以防止喉返神经损伤、血肿压迫等因素导致的术后呼吸道梗阻。

（2）术后2～3天内仍需注意纠正脱水，以维持循环功能的稳定。术后2～3天内继续低钙饮食，并密切监测血钙变化。手术成功者，血磷迅速恢复正常，血钙和血PTH则多在1周内降至正常。

（3）甲旁亢术后亦可并发短暂或永久性的低钙血症，其发生率有报道为13%～14%。血钙于术后1～3天内降至过低水平，患者可反复出现口唇麻木和手足搐搦，应每天静脉补给10%葡萄糖酸钙30～50 mL。症状一般于5～7天改善。若低钙持续1个月以上，提示有永久性甲状旁腺功能低下，则必须按甲状旁腺功能减低症进行长期治疗。

（张　珺）

第三节　乳房手术的麻醉

一、乳房解剖及生理概要

成年未婚妇女乳房呈半球形，位于胸大肌浅面，在第2～6肋骨水平的浅筋膜浅、深层之间。乳头位于乳房的中心，周围色素沉着区称为乳晕。乳腺有15～20个腺叶，每个腺叶分成很多腺小叶，腺小叶由小乳管和腺泡组成，是乳腺的基本单位。小乳管汇至乳管，乳管开口于乳头。乳腺是许多内分泌腺的靶器官，其生理活动受垂体、卵巢及肾上腺等内分泌腺的影响。妊娠及哺乳期乳腺明显增生，腺管延长，腺泡分泌乳汁。乳房的淋巴网甚为丰富，淋巴液最后输出至锁骨下淋巴结、胸骨旁淋巴结、肝脏及对侧乳房。

二、乳房手术的麻醉

乳房的疾病包括多乳头、多乳房畸形、急性炎症、脓肿、囊性增生、良性和恶性肿瘤等。一般根据手术范围、大小及患者全身状况来选择相应的麻醉方法。

（一）局部浸润麻醉

局部浸润麻醉适用于手术范围小而合作的患者，如乳房纤维腺瘤切除，疑有癌变的乳房肿瘤作活组织病检等。

（二）硬膜外阻滞

硬膜外阻滞适用于手术范围大或不适宜行全身麻醉的乳癌根治手术患者。一般选择T_2～T_3间隙穿刺向头侧置管，若能选择0.25%的罗哌卡因，适当控制容量，则能最大限度地减少对运动神经纤维的阻滞而减轻对呼吸的抑制。尽管如此，麻醉期间必须加强对呼吸功能的监测，避免发生呼吸抑制。

（三）全身麻醉

对于产后哺乳的妇女所患急性乳腺炎或脓肿，需行切开引流术，可选择全凭静脉麻醉，如异丙酚2.0～2.5 mg/kg，或氯胺酮2 mg/kg，辅以少许麻醉性镇痛药，如芬太尼2～4 μg/kg静脉注射。麻醉期间保持呼吸道通畅，预防喉痉挛、呼吸抑制等并发症出现。对于乳癌根治术，特别是需扩大清扫范围者常选择全身麻醉，静脉快速诱导后插入喉罩或气管导管，控制或辅助呼吸，术中加强对失血量的监测,必要时输血。

若有条件,手术结束后应将患者送至苏醒室密切观察,直至呼吸、循环功能稳定。因乳房手术后有许多因素影响呼吸功能,如高位硬膜外阻滞对呼吸影响,全身麻醉药的残余作用,胸部敷料包扎压迫等均影响患者肺通气与换气功能。此外,必要时可给患者提供 PCA 服务,有利于患者早日康复。

（张　珺）

第四节　腹部手术的麻醉

一、腹部手术的麻醉特点

(一)腹腔内脏的神经支配

腹腔内脏器官受交感神经和副交感神经双重支配,内脏痛和牵拉反应与这些神经分布有密切关系。

1.交感神经

内脏大神经起自脊髓胸 4～10 节段,终止于腹腔动脉根部的腹腔节,部分纤维终止于主动脉肾节和肾上腺髓质。内脏小神经起自脊髓 $T_{10\sim12}$ 节段,终止于主动脉肾节。内脏最小神经起自胸 12 节段,与交感神经干一并进入腹腔,终止于主动脉肾节。由腹腔神经节、主动脉肾节等发出的节后纤维分布至肝、胆、胰、脾、肾等实质器官和结肠脾曲以上的肠管。腰交感干由 4～5 对腰节组成,节上的分支有腰内脏神经,终止于腹主动脉丛及肠系膜丛等处,其节后纤维分布于结肠脾曲以下的肠管和盆腔脏器,部分纤维随血管分布至下肢。盆腔神经丛来自骶 2～3 骶节和尾节所发出的纤维。

2.副交感神经

中枢位于脑干的副交感神经核及骶部 2～4 节段灰质的副交感核。迷走神经的腹腔支参与肝丛、胃丛、脾丛、胰丛、肾丛及肠系膜上下神经丛的组成,各丛分别沿同名血管分支达相应脏器。结肠脾曲以下肠管和盆腔脏器受骶 2～4 副交感节前纤维组成的直肠丛、膀胱丛、前列腺丛、子宫阴道丛等支配。

3.重要腹腔内脏的神经支配

重要腹腔内脏的神经支配见表 9-1。在结肠脾曲以上肠管和肝、胆、胰、脾等手术时,椎管内麻醉要阻滞内脏神经交感神经支,阻滞平面应达 $T_4\sim L_1$,但迷走神经支不可能被椎管内麻醉所阻滞。为消除牵拉结肠脾曲以上肠胃等内脏的反应,可辅用内脏神经局麻药局部封闭。结肠脾曲以下肠管和盆腔脏器的手术,阻滞平面达 $T_8\sim S_4$,交感神经和副交感神经可同时被阻滞。

表 9-1　重要腹腔内脏的神经支配

器官	神经	沿内脏神经的传入路径	节前纤维
胃、小肠、横结肠	交感	腹腔丛→内脏大、小神经→$T_6\sim L_1$ 脊髓后角	$T_6\sim L_1$ 脊髓侧角
	副交感	迷走神经→延髓束核	迷走神经背核

187

器官	神经	沿内脏神经的传入路径	节前纤维
降结肠、直肠	交感	腰内脏神经和交感干骶部分支，到达 $L_1 \sim L_2$ 脊髓后角	$T_{12} \sim L_3$ 脊髓侧角
	副交感	肠系膜下丛，盆丛→盆内脏神经→$S_2 \sim S_4$ 脊髓后角	$S_2 \sim S_4$ 副交感核
肝、胆、胰	交感	腹腔丛→内脏大、小神经→$T_4 \sim T_{10}$ 脊髓后角	$T_4 \sim T_{10}$ 脊髓侧角
	副交感	迷走神经→延髓束核	迷走神经背核

(二)腹部手术特点和麻醉要求

(1)腹部外科主要为腹腔消化系统疾病的手术。消化道主要功能是消化、吸收、代谢；清除有毒物质；参与机体免疫功能；分泌多种激素调节消化系统和全身生理功能。因此，消化器官疾病必然导致相应的生理功能紊乱及全身营养状态恶化。

(2)胃肠道每天分泌大量消化液，含有相当数量电解质，一旦发生肠道蠕动异常或肠梗阻，消化液将在胃肠道内潴留；或因呕吐、腹泻等，导致大量体液丢失，细胞内、外液的水和电解质锐减，酸碱平衡紊乱。

(3)消化道肿瘤、溃疡或食管胃底静脉曲张，可继发大出血。除表现呕血、便血外，胃肠道可潴留大量血液，失血量难以估计。麻醉前应根据血红蛋白、尿量、尿比重、血压、心率、脉压、中心静脉压等指标补充血容量和细胞外液量，并做好大量输血的准备。

(4)胆道疾病多伴有感染、阻塞性黄疸和肝损害。麻醉时应注意肝肾功能的维护，出凝血异常及自主神经功能紊乱的防治。

(5)急腹症如胃肠道穿孔，急性胆囊炎，化脓性胆管炎，胆汁性腹膜炎及肝、脾、肠破裂等，病情危重，需急诊手术。急腹症手术麻醉的危险性、意外及并发症的发生率，均比择期手术高。应尽可能在术前短时间内对病情做出全面估计和准备。

(6)严重腹胀、大量腹水、巨大腹内肿瘤患者，当术中排出大量腹水、搬动和摘除巨大肿瘤时，腹内压容易骤然下降而发生血流动力学及呼吸的明显变化。

(7)腹内手术中牵拉内脏容易发生恶心、呕吐。呕吐或反流误吸是腹部手术麻醉常见的死亡原因。胃液、血液、胆汁、肠内容物都有被误吸的可能。会导致急性呼吸道梗阻，吸入性肺炎或肺不张、误吸综合征和急性肺损伤等严重后果。

(8)良好的肌肉松弛是腹部手术麻醉的重要条件。

(三)腹部手术常用的麻醉方法

腹部手术患者具有年龄范围广，病情轻重不一及并存疾病不同等特点，故对麻醉方法与麻醉药物的选择，需根据患者全身状况，重要脏器损害程度，手术部位和时间长短，麻醉设备条件及麻醉医师技术的熟练程度作综合考虑。

1.局部麻醉

局部麻醉适用于短小手术及严重休克患者。可用的局麻方法有局部浸润麻醉，区域阻滞麻醉和肋间神经阻滞麻醉。腹腔内手术中还应常规施行肠系膜根部和腹腔神经丛封闭。本法安全，对机体生理影响小，但阻滞不易完善，肌松不满意，术野显露差，故使用上有局限性。

2.脊麻

脊麻适用于下腹部及肛门会阴部手术。脊麻后尿潴留发生率较高，且禁忌证较多，故基本已被硬膜外阻滞所取代。

3.连续硬膜外阻滞

连续硬膜外阻滞为腹部手术常用的麻醉方法之一。该法痛觉阻滞完善;腹肌松弛满意;对呼吸、循环、肝、肾功能影响小;因交感神经被部分阻滞,肠管收缩,手术野显露较好;麻醉作用不受手术时间限制,并可用于术后止痛,故是较理想的麻醉方法,但内脏牵拉反应较重,为其不足。

4.全身麻醉

随着麻醉设备条件的改善,全身麻醉在腹部手术的选用日益增加,特别是某些上腹部手术,如全胃切除,腹腔镜手术,右半肝切除术,胸腹联合切口手术及休克患者手术,均适于选用全身麻醉。由于患者情况不同,重要器官损害程度及代偿能力的差异,麻醉药物选择与组合应因人而异。目前常用方法有静吸复合全麻、神经安定镇痛复合麻醉、硬膜外阻滞与全麻复合麻醉等。麻醉诱导方式需根据患者有无饱胃及气管插管难易程度而定。急症饱胃者(如进食、上消化道出血、肠梗阻等),为防止胃内容误吸,可选用清醒表麻插管。有肝损害者或3个月内曾用过氟烷麻醉者,应禁用氟烷。胆道疾病术前慎用吗啡类镇痛药。

二、胃肠道手术的麻醉

(一)麻醉前准备

(1)胃肠道疾病,特别是恶性肿瘤患者,术前多有营养不良、贫血、低蛋白血症、浮肿、电解质异常和肾功能损害。麻醉前应尽力予以调整,以提高患者对手术、麻醉的耐受性,减少术后并发症。

(2)消化道溃疡和肿瘤出血患者多并存贫血,如为择期手术,血红蛋白应纠正到100 g/L以上,血浆总蛋白到60 g/L以上,必要时应给予小量多次输血或补充清蛋白。

(3)消化道疾病发生呕吐、腹泻或肠内容物潴留,最易发生水、电解质及酸碱平衡紊乱,出现脱水、血液浓缩、低钾血症,上消化道疾病易出现低氯血症及代谢性碱中毒;下消化道疾病可并发低钾血症及代谢性酸中毒等。长期呕吐伴有手足抽搐者,术前术中应适当补充钙和镁。

(4)为避免麻醉中呕吐、误吸及有利于术后肠功能恢复,对幽门梗阻的患者术前应常规洗胃;胃肠道手术宜常规行胃肠减压。

(5)麻醉前用药需根据麻醉方式和病情而定。对饱胃及可能呕吐者,应避免用药量过大,以保持患者的意识和反射。

(二)麻醉处理

1.胃十二指肠手术

硬膜外阻滞可经 $T_{8\sim9}$ 或 $T_{9\sim10}$ 间隙穿刺,向头侧置管,阻滞平面以 $T_4\sim L_1$ 为宜。为清除内脏牵拉反应,进腹前可适量给予氟芬或杜氟合剂,或哌替啶及东莨菪碱。上腹部手术的阻滞平面不宜超过 T_3,否则胸式呼吸被抑制,膈肌代偿性活动增强,可影响手术操作。此时,如再使用较大量镇痛镇静药,可显著影响呼吸功能而发生缺氧和二氧化碳蓄积,甚至发生意外。因此,麻醉中除应严格控制阻滞平面外,应加强呼吸监测和管理。腹部手术选用全麻时,宜选择麻醉诱导快,肌松良好,清醒快的麻醉药物。肌松药的选择及用药时间应合理掌握,需保证进腹探查、深部操作、冲洗腹腔及缝合腹膜时有足够的肌肉松弛,注意药物间的相互协同作用,加强呼吸、循环、尿量、体液等变化和维护水、电解质,酸碱平衡的管理。

2.结肠手术

右半结肠切除术选用连续硬膜外阻滞时,可选 $T_{11\sim12}$ 间隙穿刺,向头侧置管,阻滞平面控制

在 $T_6 \sim L_2$。左半结肠切除术可选 $T_{12} \sim L_1$ 间隙穿刺,向头侧置管,阻滞平面需达 $T_6 \sim S_4$。进腹探查前宜先给予适量辅助药,以控制内脏牵拉反应。选择全麻使用肌松药时,应注意与链霉素、新霉素、卡那霉素或多黏菌素等的协同不良反应(如呼吸延迟恢复)。结肠手术前常需多次清洁洗肠,故应注意血容量和血钾的变化。严重低钾血症可导致心律失常,术前数小时应复查血钾,麻醉中需有心电图监测。

3.直肠癌根治术的麻醉

手术需取截石位。经腹会阴联合切口,选用连续硬膜外阻滞时宜用双管法。一点取 $T_{12} \sim L_1$ 间隙穿刺,向头置管;另一点经 $L_{3\sim4}$ 间隙穿刺,向尾置管。先经低位管给药以阻滞骶神经,再经高位管给药,使阻滞平面达 $T_6 \sim S_4$,麻醉中适量应用辅助药即可满足手术要求。麻醉中应注意体位改变对呼吸、循环的影响,游离乙状结肠时多需采用头低位,以利于显露盆腔,此时应注意呼吸通气情况,并常规面罩吸氧。术中出血可能较多,要随时计算出血量,并给予及时补偿。

(三)麻醉后注意事项

(1)腹部手术结束,需待患者各项生命体征稳定后方可送回术后恢复室或病房;麻醉医师须亲自检查呼吸、血压、脉搏、四肢末梢温度颜色及苏醒程度,向主管手术医师和值班护士交待清楚后,方可离开患者。

(2)患者尚未完全清醒或循环、呼吸功能尚未稳定时,应加强对呼吸、血压、中心静脉压、脉搏、尿量、体温、意识、皮肤颜色、温度等监测,并给予相应处理。术后应常规给予氧治疗,以预防术后低氧血症。

(3)麻醉手术后应立即进行血常规、红细胞比积、电解质、血气分析等检查,并依检查结果给予相应处理。

(4)持续静脉补液,手术当天的输液量(包括术中量),成人为 3 500～4 000 mL,如术中有额外出血和体液丢失,应依出量予以补充调整。热量供应于成人大手术后为 209.2 kJ/(kg·d) [50 kcal/(kg·d)];小手术后为 167.4 kJ/(kg·d)[40 kcal/(kg·d)]。术前营养差的患者,术后应给予肠道外高营养治疗。

(5)术后可能发生出血、呕吐、呃逆、尿潴留和肺部并发症,须予以重视和防治。

三、胆囊、胆道疾病手术

(一)麻醉前准备

(1)重点应检查心、肺、肝、肾功能。对并存疾病特别是高血压病、冠心病、肺部感染、肝功能损害、糖尿病等应给予全面的内科治疗。

(2)胆囊、胆道疾病多伴有感染;胆道梗阻多有阻塞性黄疸及肝功能损害,麻醉前都要给予消炎、利胆和保肝治疗。阻塞性黄疸可导致胆盐、胆固醇代谢异常,维生素 K 吸收障碍,致使维生素 K 参与合成的凝血因子减少,发生出凝血异常,凝血酶原时间延长。麻醉前应给维生素 K 治疗,使凝血酶原时间恢复正常。

(3)血清胆红素升高者,在腹部外科多为阻塞性黄疸,术前应加强保肝治疗,术中术后应加强肝肾功能维护,预防肝肾综合征的发生。

(4)阻塞性黄疸的患者,自主神经功能失调,表现为迷走神经张力增高,心动过缓。麻醉手术时更易发生心律失常和低血压,麻醉前应常规给予阿托品。

(5)胆囊、胆道疾病患者常有水、电解质,酸碱平衡紊乱,营养不良,贫血,低蛋白血症等继发性病理生理改变,麻醉前均应作全面纠正。

(二)麻醉选择及处理

(1)胆囊、胆道手术可选择全身麻醉、硬膜外阻滞或全麻加硬膜外阻滞下进行。硬膜外阻滞可经 $T_{8\sim9}$ 胛或 $T_{9\sim10}$ 间隙穿刺,向头侧置管,阻滞平面控制在 $T_{4\sim12}$。胆囊、胆道部位迷走神经分布密集,且有膈神经分支参与,在游离胆囊床、胆囊颈和探查胆总管时,可发生胆-心反射和迷走-迷走反射。患者不仅出现牵拉痛,而且可引起反射性冠状动脉痉挛,心肌缺血导致心律失常,血压下降。应采取预防措施,如局部神经封闭,应用哌替啶及阿托品或依诺伐等。吗啡、芬太尼可引起胆总管括约肌和十二指肠乳头部痉挛,而促使胆道内压上升达 3.0 kPa(300 mmH$_2$O)或更高,持续15~30分钟,且不能被阿托品解除,故麻醉前应禁用。阿托品可使胆囊、胆总管括约肌松弛,麻醉前可使用。胆道手术可促使纤溶酶活性增强,纤维蛋白溶解而发生异常出血。术中应观察出凝血变化,遇有异常渗血,应及时检查纤维蛋白原、血小板,并给予抗纤溶药物或纤维蛋白原处理。

(2)阻塞性黄疸常伴肝损害,应禁用对肝肾有损害的药物,如氟烷、甲氧氟烷、大剂量吗啡等。恩氟烷、异氟烷、七氟烷或脱氟烷亦有一过性肝损害的报道。麻醉手术中因凝血因子合成障碍,毛细血管脆性增加,也促使术中渗血增多。但经部分临床观察,不同麻醉方法对肝功能正常组与异常组的凝血因子,未见有异常变化。

(3)胆道外科患者病情与体质差异极大,肥胖体形者逐年增多,麻醉选择与处理的难度也各异。

(三)麻醉后注意事项

(1)术后应密切监测血压、脉搏、呼吸、尿量、尿比重,持续鼻导管吸氧,直至病情稳定。按时检查血红蛋白,红细胞比积及血电解质,动脉血气分析,根据检查结果给予调整治疗。

(2)术后继续保肝、保肾治疗,预防肝肾综合征。

(3)对老年人、肥胖患者及并存气管、肺部疾病者,应防治肺部并发症。

(4)胆总管引流的患者,应计算每天胆汁引流量,注意水、电解质补充及酸碱平衡。

(5)危重患者和感染中毒性休克未脱离危险期者,麻醉后应送术后恢复室或 ICU 进行严密监护治疗,直至脱离危险期。

四、脾脏手术

(一)麻醉前准备

(1)脾脏是人体血液储存和调节器官,有清除和调节血细胞,以及产生自身免疫抗体的功能。原发性或继发性脾功能亢进需行手术者,多有脾大、红细胞、白细胞、血小板减少和骨髓造血细胞增生。麻醉医师应在麻醉前全面了解病史及各种检查结果,估计可能出现的问题,做好相应准备。

(2)严重贫血,尤其是溶血性贫血者,应输新鲜血。有肝损害、低蛋白血症者,应给予保肝及多种氨基酸治疗。有血小板减少、出凝血时间及凝血酶原时间延长者,应小量多次输新鲜血或浓缩血小板,并辅以维生素 K 治疗。待贫血基本纠正、肝功能改善、出血时间及凝血酶原时间恢复正常后再行手术。

(3)原发性脾功能亢进者除有严重出血倾向外,大都已长期服用肾上腺皮质激素和 ACTH。麻醉前除应继续服用外,尚需检查肾上腺皮质功能代偿情况。

(4)有粒细胞缺乏症者常有反复感染史,术前应积极防治。

(5)外伤性脾破裂除应积极治疗出血性休克外,应注意有无肋骨骨折、胸部挫伤、左肾破裂及颅脑损伤等并存损伤,以防因漏诊而发生意外。

(二)麻醉选择与处理

(1)无明显出血倾向及出凝血时间、凝血酶原时间已恢复正常者,可选用连续硬膜外阻滞。麻醉操作应轻柔,避免硬膜外间隙出血。凡有明显出血者,应弃用硬膜外阻滞。选择全麻时需根据有无肝损害而定,可用静脉复合或吸入麻醉。气管插管操作要轻巧,防止因咽喉及气管黏膜损伤而导致血肿或出血。

(2)麻醉手术处理的难度主要取决于脾周围粘连的严重程度。游离脾脏、搬动脾脏、结扎脾蒂等操作,手术刺激较大,有发生意外大出血的可能,麻醉医师应提前防治内脏牵拉反应并做好大量输血准备。巨大脾脏内储血较多,有时可达全身血容量的20%,故麻醉中禁忌脾内注射肾上腺素,以免发生回心血量骤增而导致心力衰竭危险。

(3)麻醉处理中要密切注意出血、渗血情况,维持有效循环血量。渗血较多时,应依情使用止血药和成分输血。

(4)麻醉前曾服用激素的患者,围术期应继续给予维持量,以防肾上腺皮质功能急性代偿不全。

(三)麻醉后注意事项

(1)麻醉后当天应严密监测血压、脉搏、呼吸和血红蛋白、红细胞比积的变化,严防内出血和大量渗血,注意观察膈下引流管出血量、继续补充血容量。

(2)加强抗感染治疗。已服用激素者,应继续给维持量。

五、门脉高压症手术

(一)门脉高压症主要病理生理特点

门静脉系统是腹腔脏器与肝脏毛细血管网之间的静脉系统。当门静脉的压力因各种病因而高于 2.5 kPa(25 cmH$_2$O)时,可表现一系列临床症状,统称门脉高压症。其主要病理生理改变如下。①肝硬化及肝损害。②高动力型血流动力学改变:容量负荷及心脏负荷增加,动静脉血氧分压差降低,肺内动静脉短路和门、体静脉间分流。③出凝血功能改变:有出血倾向和凝血障碍。原因为纤维蛋白原缺乏、血小板减少、凝血酶原时间延长、第Ⅴ因子缺乏、血浆纤溶蛋白活性增强。④低蛋白血症:腹水、电解质紊乱、钠和水潴留、低钾血症。⑤脾功能亢进。⑥氮质血症、少尿、稀释性低钠、代谢性酸中毒和肝肾综合征。

(二)手术适应证的选择

门脉高压症手术麻醉的适应证主要取决于肝损害程度、腹水程度、食管静脉曲张及有无出血或出血倾向。为做好手术前准备和估计,降低死亡率,可将门脉高压症的肝功能情况归纳为3级,见表9-2。Ⅲ级肝功能者不适于手术麻醉,应力求纠正到Ⅰ或Ⅱ级。Ⅰ、Ⅱ级术后死亡率约为5%,Ⅲ级者死亡率甚高。

有学者指出,门脉高压症麻醉危险性增加的界限:黄疸指数大于 40 U;血清胆红素大于 20.5 μmol/L;血浆总蛋白量小于 50 g/L;清蛋白小于 25 g/L;A/G 小于 0.8;GPT、GOT 大于 100 U;磺溴酞钠(BSP)潴留试验大于 15%;吲哚氰绿(ICG)消失率小于 0.08。为探讨肝细胞功能的储备能力,糖耐量曲线试验有一定价值,90~120 分钟值如高于 60 分钟值者,提示肝细胞储备力明显低下,麻醉手术死亡率极高。

表 9-2 门脉高压症肝功能分级

	肝功能分级		
	Ⅰ级	Ⅱ级	Ⅲ级
胆红素(μmol/L)*	<20.5	20.5~34.2	>34.2
血清蛋白(g/L)	≥35	26~34	≤25
凝血酶原时间超过对照值(min)	1~3	4~6	>6
转氨酶			
金氏法(U)	<100	100~200	>200
赖氏法(U)	<40	40~80	>80
腹水	(—)	少量,易控制	大量,不易控制
肝性脑病	(—)	(—)	(+)

注:* μmol/L÷17.1=mg/dL

近年来多以综合性检查结果来判断门脉高压症的预后,详见表 9-3。这种分类为麻醉临床提供科学依据。

表 9-3 门脉高压症的预后判断分类

	预后分类			
	Ⅰ	Ⅱ	Ⅲ	Ⅳ
有效肝血流量(mL/min)	>600	600~400	400~300	<300
肝内短路率(%)	<15	15~30	30~40	>40
肝静脉血氨法(μg/dL)	<65	65~80	80~100	>100
BSP 潴留率(%)	<10	10~30	30~35	>35
ICG 消失率	>0.01	0.1~0.08	0.08~0.04	<0.04
术后生存率(%)	91.5	79.4	51	14.3

(三)麻醉前准备

门脉高压症多有程度不同的肝损害。肝脏为三大代谢和多种药物代谢、解毒的器官,麻醉前应重点针对其主要病理生理改变,做好改善肝功能、出血倾向及全身状态的准备。

(1)增加肝糖原,修复肝功能,减少蛋白分解代谢:给高糖、高热量、适量蛋白质及低脂肪饮食,总热量应为 125.5~146.4 kJ(30~35 kcal/kg)。必要时可静脉滴注葡萄糖胰岛素溶液。对无肝性脑病者可静脉滴注相当于 0.18 g 蛋白/(kg·d)的合成氨基酸。脂肪应限量在 50 g/d 以内。为改善肝细胞功能,还需用多种维生素,如每天复合维生素 B 6~12 片口服或 4 mg 肌内注射;维生素 B₆ 50~100 mg;维生素 B₁₂ 50~100 μg;维生素 C 3 g 静脉滴注。

(2)有出血倾向者可给予维生素 K 等止血药,以纠正出凝血时间和凝血酶原时间。如系肝细胞合成第Ⅴ因子功能低下所致,麻醉前应输新鲜血或血浆。

(3)腹水直接反映肝损害的严重程度,大量腹水还直接影响呼吸、循环和肾功能,应在纠正低蛋白血症的基础上,采用利尿、补钾措施,并限制入水量。有大量腹水的患者,麻醉前应多次小量放出腹水,并输用新鲜血或血浆,但禁忌一次大量放腹水,以防发生休克及低盐综合征或肝昏迷。

（4）凡伴有水、电解质、酸碱平衡紊乱者,麻醉前应逐步纠正。

（四）麻醉选择与处理

肝脏是多种麻醉药代谢的主要场所,而多数麻醉药都可使肝血流量减少。麻醉选择与处理的主要原则是选用其最小有效剂量,使血压维持在 10.7 kPa(80 mmHg)以上,否则肝脏将丧失自动调节能力,并可加重肝细胞损害。

（1）麻醉前用药:大量应用阿托品或东莨菪碱可使肝血流量减少,一般剂量时则无影响。镇静镇痛药均在肝内代谢,门脉高压症时分解代谢延迟,可导致药效增强、作用时间延长,故应减量或避免使用。

（2）麻醉药:氧化亚氮在无缺氧的情况下,对肝脏无直接影响。氟烷使肝血流量下降约 30%,部分患者术后可有 GPT 与 BSP 一过性升高,因此原有肝损害或疑有肝炎者宜禁用。恩氟烷是否存在肝损害,尚未定论,但药后 1 周内 GPT 可上升至 100 U 以上,故最好避免使用。异氟烷、七氟烷在体内降解少,对肝功能影响轻微,可考虑选用。肝损害时血浆蛋白量减少,应用巴比妥类药时,因分解代谢减缓,使血内游离成分增加,药效增强,但睡眠量巴比妥类对肝脏尚无影响。氟哌利多、芬太尼虽在肝内代谢,但麻醉常用量尚不致发生肝损害,可用于门脉高压症手术的麻醉,但对严重肝损害者应酌情减量。氯胺酮、咪达唑仑、哌替啶则均可选用。

（3）肝硬化患者的胆碱酯酶活性减弱,使用琥珀胆碱时,其作用可增强,易发生呼吸延迟恢复;应用潘库溴铵时可无影响。正常人筒箭毒碱可经肾和胆汁排泄,门脉高压症患者经胆汁排出减少,故禁忌大量使用箭毒类药。

（4）酯类局麻药由血浆胆碱酯酶分解,酰胺类局麻药都在肝内代谢。由于血浆内胆碱酯酶均来自肝脏,肝硬化患者应用局麻药可因其分解延缓,易于蓄积,故禁忌大量使用。

综合上述特点,门脉高压症分流手术的麻醉可选用下列方法之一:①硬膜外阻滞辅以依诺伐。②依诺伐、氧化亚氮、氧、肌松药复合麻醉。③氯胺酮、咪达唑仑、氧化亚氮、氧、肌松药复合麻醉。④异氟烷、芬太尼、氧化亚氮、氧、肌松药复合麻醉。

（五）麻醉处理要点

（1）维持有效循环血量:通过 EKG、血压、脉搏、SpO_2、中心静脉压、尿量等的监测,维持出入量平衡,避免血容量不足或过多,预防低血压和右心功能不全,维护肾功能。输液时不可大量使用乳酸钠林格液或生理盐水,否则钠负荷增加可导致间质性肺水肿;伴肾功能损害者尤需避免。此外,麻醉中可通过血气分析和电解质检查,及时纠正水、电解质和酸碱失衡;如有可能,宜测定血浆及尿渗透浓度,有指导价值。

（2）保持血浆蛋白量:低蛋白血症患者麻醉时应将清蛋白提高到 25 g/L 以上,不足时应补充清蛋白,以维持血浆胶体渗透压和预防间质水肿。

（3）维护血液氧输送能力:须保持血容量、每搏量、红细胞比积、血红蛋白及氧离解曲线的正常。心功能正常者,为保持有效循环血量,宜使红细胞比积保持在 30% 左右,以降低血液黏滞度,保证最佳组织灌流。为确保氧的输送能力,对贫血者可输浓缩红细胞。

（4）补充凝血因子:麻醉前有出血倾向者,应输用新鲜血或血小板。缺乏由维生素 K 合成的凝血因子者,可输给新鲜血浆。麻醉中一旦发生异常出血,应即时查各项凝血功能,作针对性处理。

（5）处理大量出血:门脉高压分流术中,出血量在 2 000 mL 以上者,并非少见,可采用血液回收与成分输血,适量给予血浆代用品。输血、输液时应注意补充细胞外液、纠正代谢性酸中毒、充分供氧及适量补钙。

（6）保证镇痛完善，避免应激反应。

六、急腹症患者

急症手术中以急腹症最常见。据统计,急诊麻醉中急腹症约占82.6%。其特点是发病急、病情重、饱胃患者比例大,继发感染或出血性休克者多,麻醉前准备时间紧,难以做到全面检查和充分准备。麻醉危险性、意外发生率及麻醉手术后并发症均较择期手术高。

（一）麻醉前准备

（1）麻醉医师必须抓紧时间进行术前访视,重点掌握全身状况、神智、体温、循环、呼吸、肝及肾功能;追问既往病史,麻醉手术史、药物过敏史、禁食或禁饮时间。根据检查,选定麻醉方法和药物,做好意外防治措施。

（2）对并存血容量不足、脱水、血液浓缩、电解质及酸碱失衡或伴严重合并疾病,以及继发病理生理改变者,根据血常规、红细胞比积、出凝血时间、血型、心电图、X线检查,血气分析、血清电解质、尿常规、尿糖、尿酮体等的检查结果,进行重点处理或纠正。

（3）对休克患者必须施行综合治疗,待休克改善后再行麻醉。但有时由于病情发展迅速,应考虑在治疗休克的同时进行紧急麻醉和手术。治疗休克应重点针对脱水、血浓缩或血容量不足进行纠正,以改善微循环和维持血压。术前要备足全血,以便于麻醉中进一步补足血容量。纠正电解质与酸碱失衡、血压维持在10.7 kPa(80 mmHg)以上,红细胞比积在30%以上、重要脏器的血流灌注和肾功能尚可维持、对大量出血患者。应尽快手术以免延误手术时机。

（4）饱胃、肠梗阻、消化道穿孔、出血或弥漫性腹膜炎患者,麻醉前必须进行有效的胃肠减压。

（5）剧烈疼痛、恐惧和躁动不安必然促使儿茶酚胺释放,加重微循环障碍,促进休克发展,故麻醉前应给一定的术前药,但剂量应以不影响呼吸、循环,保持意识存在为准。

（二）麻醉选择及处理

1.胃、十二指肠溃疡穿孔

除应激性溃疡穿孔外,多有长期溃疡病史及营养不良等变化。腹膜炎患者常伴剧烈腹痛和脱水,部分患者可继发中毒性休克。在综合治疗休克取得初步纠正的基础上,可慎用硬膜外阻滞,但需小量分次用药,严格控制阻滞平面。麻醉中继续纠正脱水、血浓缩和代谢性酸中毒,防治内脏牵拉反应。对严重营养不良、低蛋白血症或贫血者,术前宜适量补血或血浆。麻醉后重点预防肺部并发症。

2.上消化道大出血

食管静脉曲张破裂、胃肠肿瘤或溃疡及出血性胃炎,经内科治疗48小时仍难以控制出血者,常需紧急手术。麻醉前多有程度不同的出血性休克、严重贫血、低蛋白血症、肝功能不全及代谢性酸中毒等。术前均需抗休克综合治疗,待休克初步纠正后可选用全身麻醉或连续硬膜外阻滞。麻醉中应根据血压、脉搏、脉压、尿量、中心静脉压、血气分析、心电图等监测情况,维护有效循环血容量,保持血压在12.0 kPa(90 mmHg)以上,维持呼吸功能,避免缺氧和二氧化碳蓄积,纠正酸碱失衡。使尿量在30 mL/h以上。

对出血性休克或持续严重出血的患者,宜选用气管内插管浅全麻。为预防误吸,应施行表面麻醉清醒气管内插管。麻醉维持可选用对心肌和循环抑制轻的依托咪酯、γ-羟丁酸钠、氯胺酮、咪达唑仑、芬太尼、氧化亚氮及肌松药等。有肝、肾损害者注意维护肝、肾功能。

3.急性肠梗阻或肠坏死

无继发中毒性休克的患者,可选用连续硬膜外阻滞。有严重脱水、电解质、酸碱失衡、腹胀、呼吸急促、血压下降、心率增快的休克患者,以选择气管内插管全麻为安全。麻醉诱导及维持过程中应强调预防呕吐物反流误吸;继续进行抗休克综合治疗,维护心、肺、肾功能,预防呼吸困难综合征、心力衰竭和肾衰竭。输血输液时,应掌握剂量与速度,胶体与晶体比例,以维持生理需要的血红蛋白与红细胞比积。麻醉后需待患者完全清醒,呼吸交换正常、循环稳定、血气分析正常,方停止呼吸治疗。

4.急性坏死性胰腺炎

循环呼吸功能稳定者,可选用连续硬膜外阻滞。已发生休克经综合治疗无效者,应选用对心血管系统和肝肾功能无损害的全身麻醉。麻醉中应针对病理生理特点进行处理:①因呕吐、肠麻痹、出血、体液外渗往往并存严重血容量不足,水、电解质紊乱,应加以纠正。②胰腺酶可将脂肪分解成脂肪酸,与血中钙离子起皂化作用,因此患者可发生低钙血症,需加以治疗。③胰腺在缺血、缺氧情况下可分泌心肌抑制因子(如低分子肽类物质),因此抑制心肌收缩力,甚至发生循环衰竭,应注意预治。④胰腺炎继发腹膜炎,致使大量蛋白液渗入腹腔,不仅影响膈肌活动、且使血浆渗透压降低、容易诱发肺间质水肿,呼吸功能减退,甚至发生急性呼吸困难综合征(ARDS)。麻醉中应在血流动力学指标监测下,输入血浆代用品、血浆和全血以恢复有效循环血量,纠正电解质紊乱及低钙血症,同时给予激素和抗生素治疗。此外,应注意呼吸管理,维护肝功能,防治ARDS 和肾功能不全。

七、类癌综合征

(一)类癌综合征主要病理生理特点

(1)见于胃肠道、胆、胰、甲状腺、肺、支气管、前纵隔、卵巢、睾丸等部位,发生率占类癌患者的 18%。

(2)其病理生理改变主要由于色胺酸代谢紊乱,分泌 5-羟色胺、缓激肽、组胺等血管活性物质所造成。类癌综合征患者在麻醉中易促使神经节阻滞药的作用增强,致血压下降、支气管痉挛、高血糖、肠蠕动亢进。5-羟色胺可通过血-脑屏障对中枢产生抑制作用,使麻醉苏醒延迟。缓激肽可引起严重血管扩张、毛细血管通透性增加和血压下降。

(3)主要临床表现:皮肤潮红、毛细血管扩张,以面部、颈和胸部明显,多次发作后肤色呈发绀状;眼结膜有毛细血管扩张和水肿;血压下降,极度乏力;腹泻呈水样及脂肪样大便,每天多达20~30 次,可导致营养不良、水、电解质失衡;心内膜、心包膜、胸膜、腹膜纤维组织增生,出现三尖瓣、肺动脉瓣狭窄或关闭不全,最终发生心力衰竭、严重支气管痉挛可导致窒息。

(二)麻醉前准备

(1)对疑有类癌综合征的患者要全面检查。对原发病灶部位、肝损害及其程度和心功能代偿情况等作为重点检查和全面估价。

(2)手术前应对综合征发作的患者试用 5-羟色胺拮抗剂(如 nozinam),缓激肽拮抗剂(如抑肽酶,trasylol),以及皮质类固醇等进行试探性治疗,找出有效治疗药物和剂量。以供麻醉处理时参考使用。

(3)改善全身状况和营养不良,纠正水、电解质失衡。手术前禁用含有大量色胺酸的饮料和食物(如茶、酒、脂肪及某些蔬菜);禁忌挤压肿瘤以防诱发综合征的发作。

(4)保持患者镇静,避免交感-肾上腺系统兴奋,麻醉前用药宜适当增量。

（三）麻醉选择和处理

(1)吗啡、硫喷妥钠、右旋糖酐、多黏菌素 B 等,可增加肠色素颗粒细胞膜的通透性,或泵作用发生改变而促使 5-羟色胺分泌增加,故应禁用。

(2)琥珀胆碱的去极化作用,可增高腹内压;筒箭毒碱的神经节阻滞和组胺释放作用,可诱发血压严重波动和支气管痉挛,故应慎用。

(3)因类癌分泌的活性物质,直接作用于神经末梢与靶细胞的交接处,由此引起类癌综合征的发作,各种麻醉包括局麻、神经阻滞、脊麻或硬膜外阻滞中都会同样发作。因此在麻醉管理中应提高警惕,尽量避免导致血压下降和呼吸抑制的各种影响因素。

(4)神经安定药、抗组胺药可降低肠色素颗粒细胞膜的通透性,并阻滞 5-羟色胺、组胺的作用,故类癌综合征手术可选用神经安定镇痛麻醉或静脉复合麻醉,肌松药中可选用潘库溴铵或维库溴铵等无组胺释放作用的药物。

(5)麻醉力求平稳,诱导期避免各种应激反应和儿茶酚胺释放因素,控制适当的麻醉深度。手术挤压肿瘤、变动体位、缺氧、二氧化碳蓄积、低血压等因素都会促使类癌的活性物质(5-羟色胺及缓激肽)分泌增加,应严密监护。选用气管内插管,有利于供氧和维持呼吸道通畅,一旦出现支气管痉挛,可立即施行正压辅助呼吸,故适用于类癌手术患者的麻醉。

(6)麻醉中一旦发生缓激肽危象而导致严重低血压时,应禁用儿茶酚胺类药,后者可增加缓激肽的合成,低血压可更加严重。必要时应选用甲氧明、间羟胺或高血压素。最好选用 5-羟色胺、缓激肽和组胺的拮抗药及激素;补足有效循环血量;纠正水、电解质及酸碱失衡。对并存心肌、心瓣膜损害的类癌患者,应注意防止增加右心负荷,正确掌握输血、输液速度与总量,注意尿量,预防心力衰竭。

八、肝脏手术的麻醉

（一）麻醉对肝血流及肝氧供氧耗的影响

1.麻醉对肝血流的影响

手术与肝功能的关系关键在于麻醉用药、麻醉技术和手术操作对肝血流量(LBF)的影响,肝脏本身调节血管运动的作用甚微。肝血流量的变化取决于:①体循环的动脉压(肝动脉压);②内脏血管阻力(门静脉压);③中心静脉压(肝静脉压)。麻醉和手术对这三者都可能有影响,从而使肝血流减少。健康人在麻醉和手术中,肝血流虽减少,但不致引起肝脏缺氧、乏氧代谢或对肝功能产生远期影响。可是,对 LBF 已经受损害的肝硬化患者,这种医源性 LBF 减少极为有害。LBF 的减少可以解释潜伏期或已罹病毒性肝炎患者为何全麻后会发生暴发性肝坏死。所以在肝脏手术或肝病患者的非肝脏手术中,应尽量保持 LBF 的稳定。

几乎所有的麻醉药都对肝脏产生一定的影响,只是影响程度轻重不等而已。氧化亚氮-氧麻醉时,肝血流量无明显改变。乙醚麻醉时,有引起肝血流减少的报告,但也有一些实验结果提示肝血流量不变,甚至有所增加。其他吸入麻醉药几乎都使肝血流量不同程度地减少。氟烷使肝动脉血流和门静脉血流均显著减少。Gelman 认为氟烷使总肝血流减少是继发于氟烷心排血量(CO)和平均动脉压(MAP)的抑制所致。但是有研究证明,氟烷使肝动脉血流的下降程度超过 MAP 和 CO 的下降程度,同时证明氟烷可使肝动脉阻力增加,肝内血管阻力升高,肝微循环血流减少,血流速度缓慢。另外,对氟烷麻醉患者进行肝动脉造影发现,肝动脉血管床明显收缩,说明氟烷所致肝血流下降,除继发于 MAP、CO 下降外,还与增加肝循环阻力有关。有关安氟烷对肝血流影响的研究不及氟烷广泛。一般认为安氟烷稍优于氟烷。安氟烷可通过门脉前血管的直接扩张作用而使门脉血流减少。对肝动脉血流的影响,结果不一。有报道肝动脉血流于浅麻醉时无改变,深麻醉时则减少。异氟烷对血流动力学影响的研究显示其血管扩张作用明显。异氟烷对门静脉前血管床和肝动脉均有扩张作用,从而使门脉血流减少,肝动脉血流增加,两者互补的结果使总肝血流相对稳定。七氟烷的血流动力效应类似异氟烷。有报告 1.5 MAC 七氟烷可使犬肝动脉及门脉血流分别减少 25% 和 27%。

静脉注射硫喷妥钠,安泰酮和依托咪酯均可使总肝血流下降。大剂量静脉注射可能系通过循环的过度抑制而降低肝血流,而较低剂量则可能通过对肝动脉和肠系膜动脉的直接收缩而降低肝血流。其他巴比妥类静脉麻醉药仅在深麻醉时因动脉压下降而使供肝血流减少。氯胺酮具有心血管兴奋作用,而使肝血流量增加。神经安定镇痛麻醉时,循环功能相对稳定,肝血流无显著改变。

局麻药用于脊麻和硬膜外阻滞时,对肝血流的影响与阻滞平面有关,并随外周动脉压下降而减少达 23%～33%。有报道感觉平面在胸 4 以下,肝血流约下降 20%;高于胸 4 则下降较显著。Kennedy 等观察到硬膜外阻滞时,肝血流量的改变因局麻药中是否含有肾上腺素而异。使用不含肾上腺素的 2% 利多卡因,阻滞平面达胸 5 时,肝血流量减少 26%,他们认为这是由于血中利多卡因(2～3 mg/L)引起内脏血管阻力增加的结果。而当使用含肾上腺素(1:20 万)的 2% 利多卡因时,由于吸收入血液循环中肾上腺素的作用,心排血量增加,内脏血管阻力减少,肝血流量维持在对照水平;30 分钟后,肝血流量随平均动脉压下降而减少 23%。各种麻醉停止使用后1～2 小时内,肝血流量恢复到麻醉前水平。

2.麻醉对肝氧供、氧耗的影响

麻醉对肝氧供的影响,也是通过影响肝血流量和影响门脉前组织摄氧两条途径。

有关吸入麻醉药对肝氧供的影响的研究表明,氟烷显著减少肝氧供。1.5 MAC 氟烷麻醉后,肝氧供减少 50% 左右。氟烷对门脉前组织的氧耗无明显影响,而肝氧耗减少。氧供耗比无明显改变或轻度下降。对氟烷麻醉时肝氧耗减少的原因及意义有不同解释。有人认为,肝氧耗受氧供制约,供氧减少后,氧耗自然下降,以免肝细胞缺氧,属机体的保护性反应。也有人认为肝氧耗量下降与氟烷对肝细胞器结构和功能的损害有关。安氟烷麻醉时肝氧供较氟烷略好,肝氧耗无改变或轻度减少。异氟烷麻醉时,肝氧供最佳,肝氧耗量保持不变,甚至增加。因此,有人认为不能排除异氟烷麻醉引起缺氧性肝损害的可能性。七氟烷使氧供耗指标改变的意义以肝氧耗量最重要,因其反映肝细胞活动情况。异氟烷和七氟烷不抑制肝细胞氧耗,说明两药对肝细胞内呼吸及代谢影响不大。吸入麻醉药对肝血流动力,氧供、氧耗的影响,以氟烷最强,安氟烷次之,异氟烷和七氟烷较小。临床遇肝功能减退患者需行麻醉时,以选择对肝血流动力,氧供耗影响较小的药物为好。

在外科应激期间,由异氟烷引起平均动脉压即使下降 30%,也不会引起明显的肝脏氧供的下降。而在猪由氟烷所致同样程度的动脉压下降却在外科应激(开胸术、剖腹术、大创面的外科手术)条件下引起肝氧供及氧供耗比的下降,应用猪模型行芬太尼麻醉,可以维持肝氧供于基础水平,而肝氧耗则高于异氟烷及氟烷麻醉。所以,芬太尼麻醉时肝氧供耗比相对较高。氟烷则低于异氟烷及芬太尼麻醉。芬太尼麻醉时肝氧供耗比升高的机理还不明确,可能由于外科应激条件下,肝内代谢增强,而引起肝氧需增加有关。这种氧需增加(随氧供增加)并不被芬太尼麻醉所阻断,而明显被异氟烷及氟烷所减弱。

3.外科应激与肝功能

外科操作会干扰机体的内在平衡,有时还相当严重,如引起肝脏循环及功能的变化。众所周知,外科应激会引起循环内儿茶酚胺、皮质激素、生长激素、抗利尿激素升高及肾素血管紧张素与醛固酮系统的激活。但有关应激对患者机能影响的研究却较少。许多研究均证明剖腹术本身即可引起肠肝血流减少。虽未对这种应激反应的发生机制作直接的研究,但是,由于内脏的牵拉及各种外科操作可能起了重要的作用;当然对应激的一般生物学反应也是重要的。例如,剖腹术可引起肠系膜血管收缩,胃肠血流减少,如作垂体切除则无上述现象。外科应激往往导致一些激素及其他一些物质的释放,包括儿茶酚胺、肾素血管紧张素、加压素,这些物质均能干扰内脏循环。这些激素升高常持续术后数小时甚至数天。

有一研究表明,经苯巴比妥预处理(酶诱导)后的大鼠在氟烷麻醉下行单纯剖腹术或剖腹后行肝动脉结扎术,发生了肝坏死。而在同样的条件下,只行氟烷麻醉,而未行剖腹术的大鼠则未发生肝坏死。这一研究表明,在这种特定的实验条件下,剖腹术可使肝氧供下降到足以引起肝坏死的程度。实际上不值得大惊小怪的是肝脏对缺氧是极度敏感的。

在一些慢性肝疾病的患者,当氧含氧量低于 9 mL/dL 时,几乎均发生了肝损害,而心肌及脑损害却不明显。无论是实验室或临床的资料均证明,即使在同种麻醉维持条件下,这种肝脏氧供减少对围术期肝功能来说是极其有害的。所以有人给它取了一个专有名词“缺血性肝炎”,即使轻度肝氧供下降,亦能引起相对中度的肝损害。肝血流下降所致的肝功能损害主要表现为肝酶的升高。这种升高的程度取决于外科手术的类型及大小而不是取决于何种麻醉方法。例如,在同样的麻醉条件下,小的外科手术很少见到肝酶的升高。其他的研究也证明术后肝功能障碍主要的决定因素是外科手术本身,而不是选择何种麻醉方法。所以,外科手术,尤其是剖腹手术,会影响到肝功能,但通常不至于引起严重后果,而对于进行性肝病患者来说,剖腹术会引起极高的术后死亡率。19 世纪 60 年代有报道,急性肝炎患者行剖腹术术后急性死亡率为 10%～11%。近 20 年来,这种情况没有明显的改善。

正如前述,所有的麻醉药,尤其是吸入麻醉药,均有不同程度降低总肝血流的作用,并有剂量依赖性,在此基础上再行外科手术,肝血流会进一步下降,其与手术类型有关,一些周围的小手术对肝血流影响较小,一些大手术尤其是上腹部手术则可明显降低肝血流。这些资料表明,在手术与麻醉的复合因素中,麻醉起到了协同的作用;在不同的麻醉条件下,即使同种的外科手术也会引起不同程度肝循环改变,所以,这种麻醉的协同作用在对肝循环干预及术后肝功能的改变方面在临床上比麻醉本身的作用更为重要。这就为我们提出这样一个问题,对一个同样的外科手术,应该选择对肝循环及肝功能影响最小的麻醉药物及麻醉方法。

(二)麻醉药物与肝功能的影响

1.吸入麻醉药与肝功能

氟烷最初应用于临床的时候被认为是一种非常安全的药物,最初的动物研究认为氟烷几乎没有什么肝脏毒性,早期的临床研究也支持这种观点。但 1958 年报告了第一例吸入氟烷麻醉后引起的肝坏死。到 1963 年,5 年之中全世界就报告了 350 例“氟烷性肝炎”的病历。目前氟烷已较少使用,临床上可以粗略地把氟烷肝毒性分成两型。一种是麻醉后约 20% 的患者引起轻度的肝功能紊乱,临床上以 AST、ALT、GST 等肝酶增高为主要表现,为Ⅰ型氟烷性肝炎,可能与氟烷的还原代谢过程中产生自由基性质的中间产物激发的脂质过氧化作用有关,所谓代谢激活学说。更严重的是有 1/(35 000～40 000)例氟烷麻醉患者术后会引起暴发性肝坏死,临床上表现为高热、黄疸和严重的转氨酶升高,即Ⅱ型氟烷性肝炎,可能与氟烷的氧化代谢产生的三氟乙酰乙酸(TFAA)为半抗原的自身免疫反应有关,所谓免疫学说,约 75％的病例无法控制病情而死亡。氟烷性肝炎的主要诊断标准:①麻醉后 3 星期内出现不明原因的发热、黄疸;②术前无肝病史;③排除其他肝毒性原因(肝脓肿、术中低血压、病毒性肝炎、巨细胞病毒及 Epstein-Baer 病毒感染);④用酶联免疫吸附法(ELISA)检测到血清中抗 TFA 抗体。

现广泛使用的安氟烷、异氟烷等其他卤类吸入麻醉药与氟烷相比,虽然肝毒性的发生率有明显下降,但并未完全根除,而且这类药物与氟烷有相似的发病机制。安氟烷、异氟烷等卤类吸入麻醉药在肝脏内只有氧化代谢途径,形成的肝损害类似于Ⅱ型氟烷性肝炎。为了开发新的麻醉药并预见其肝毒性的类似性,更为了预防和杜绝肝毒性的发生,以氟烷为代表研究肝毒性的机理,仍有其重要的意义。由于吸入麻醉药肝毒性临床表现的复杂性,以及各派研究者所使用的动物模型、研究方法与途径的不同,形成了许多解释肝毒性机制的观点。最主要的有代谢激活学说、免疫学说和钙平衡失衡学说。上海东方肝胆外科医院俞卫锋等在氟烷性肝炎上述 3 种机制的基础上进一步研究了氟烷等吸入麻醉药对肝细胞线粒体的影响。他们发现:①在临床剂量下,氟烷等吸入麻醉药对以琥珀酸为底物的线粒体呼吸影响很小,大剂量下均可抑制线粒体Ⅲ态呼吸速率,对线粒体氧化磷酸化效率影响最大;②氟烷有电子传递链抑制剂的作用,可明显抑制 NADH-Cyt.C-还原酶;③氟烷也是一个解偶联剂,对线粒体的跨膜电位有降低作用。这些发现丰富了氟烷性肝炎的理论体系。氟烷对肝线粒体功能的直接作用及氟烷致肝细胞质游离钙升高对肝线粒体功能的间接作用,又使氟烷性肝炎得以进一步发展。

安氟烷、异氟烷和地氟烷等卤类吸入麻醉药在体内只有氧化代谢途径,它们都是通过肝脏内 P_{450} 2E1 同工酶代谢,在体内的代谢率低于氟烷,分别为 2.4％、0.2％、0.02％。这些卤类吸入麻醉药在 P_{450} 2E1 同工酶中氧化代谢也生成类似于氟烷代谢中间产物的物质,同样可以结合肝细胞内的某些蛋白,在一定条件下可以激发机体的免疫反应。只不过由于这些卤类吸入麻醉药在体内代谢率低,在一般情况下其中间产物结合的奥古蛋白可能达不到刺激机体免疫应答所需的阈值浓度。但对于一些高敏患者来说,可能吸入很少的卤类麻醉药就会引起肝损害。

安氟烷、异氟烷和地氟烷等卤类吸入麻醉药,与氟烷有相似的结构,其肝毒性虽然减少,但仍不能排除。吸入这些麻醉药引起肝毒性的患者以前不少都吸入过氟烷,因此两者可能有非常密切的联系。免疫学实验证实了安氟烷、异氟烷代谢过程中都能产生与 TFA 蛋白类似的共价化合物,这些共价化合物能被氟烷性肝炎患者的血浆识别,因此可以提出这样一个解释:个体吸入氟烷诱导免疫应答,再次吸入其他卤类吸入麻醉药后产生了"交叉致敏"现象,即以前形成的抗体能够与现在生成的"非我"物质发生免疫反应,最终引起肝损害。单独吸入安氟烷、异氟烷等不易引起肝毒性,因为代谢形成的结合蛋白属于"非我"蛋白,与自身蛋白竞争 APC 的 MHCⅡ型受体,再由 APC 把抗原提呈给 T 细胞,诱导免疫应答。氟烷的体内代谢率为 20％,安氟烷为 2.4％,异氟烷只有 0.2％,地氟烷甚至少至 0.02％,很小的肝内代谢率生成很少的结合蛋白,这些抗原的浓度达不到可以引起免疫应答的水平。Njoku 的研究在相同条件下氟烷、安氟烷、异氟烷、地氟烷生成的酰化奥古蛋白与卤类吸入麻醉药的体内代谢程度成正比,有力地支持了这一理论。

氟烷性肝炎患者大多数发生于再次接受氟烷麻醉术后,甚至有 28 年后再次使用氟烷麻醉,术后死于急性肝衰竭。而其他的卤类吸入麻醉药引起的肝毒性以前也吸入过氟烷。Martin 报道过唯一一起最新的卤类吸入麻醉药地氟烷引起的肝毒性,患者在 19 年前和 13 年前两次接受过氟烷麻醉。安氟烷、异氟烷也有类似的报道。这些事实可能支持另外一个推论:TFA 蛋白在诱导机体免疫应答过程中生成了一部分的记忆淋巴细胞,即形成了免疫记忆。这种免疫记忆长期存在,这些记忆细胞下次接触特异性抗原后就能迅速增殖分化,发挥免疫效应。因此,虽然儿科患者氟烷麻醉后肝损害的发生率比成人少 20 倍,但是仍有专家建议儿童手术时尽量避免使用氟烷麻醉,以减少以后再使用卤类吸入麻醉药时可能引起的肝毒性作用。

七氟烷的代谢产物为六氟异丙醇,其在人体内生成率极低,且与葡萄糖醛酸结合后失活,生成的葡萄糖醛酸化合物-六氟异丙醇几乎无毒性。七氟烷的代谢产物没有三氟乙酰乙酸(TFA)生成,后者与氟烷性肝损害有关。因此,七氟烷几乎没有肝毒性。

2.静脉麻醉药与肝功能

静脉麻醉药及鸦片类药物对肝脏的作用还没被深入研究。在狗的研究中发现,乙托咪酯静脉持续点滴可有时间依赖性肝动脉血流下降。但是,这些变化可能继发于其对全身血流动力学影响所致,乙托咪酯及安泰酮可剂量依赖性地降低心排量及平均动脉压。但也有报道认为乙托咪酯及安泰酮在不影响心排量及平均动脉压的剂量范围即有降低肝动脉血流的作用。这些结果在离体灌注肝模型也有同样发现。在这些实验中发现,在灌注液中加入安泰酮及氯胺酮均有肝动脉血管的收缩作用。Thomson 等发现这两种药物在低流量输注时均可增加肝动脉及肠系膜血管阻力。在高流量输注时可发现继发于全身血流动力学的抑制而减少肝动脉血流。

在应用乙托咪酯、丙泊酚、硫喷妥钠、咪达唑仑及安泰酮麻醉下进行小手术后未发现有肝功能试验的异常,而氯胺酮麻醉时则发现血清中肝酶升高。而在同样上述药物麻醉下行大手术后则可发现血浆中肝酶的明显升高。Sear 在其静脉麻醉药肝毒性一文中指出所有催眠类静脉麻醉药(可能除硫喷妥钠及氯胺酮)行单纯静脉输注后,均在普通肝功能试验中发现有轻度血浆肝酶的升高。

鸦片类药物均能使 Oddi 括约肌痉挛而使胆道内压升高及剧烈腹痛。而在术中胆道造影中未能证实这一结果。一般认为应用鸦片类药物发生 Oddi 括约肌痉挛的发生率将近 3%。在等效剂量下,芬太尼及吗啡增加胆管内压的作用最强,而盐酸哌替啶及喷他佐辛则此作用较弱。Nalbuphine 则无 Oddi 氏括约肌痉挛作用。

有关进行性肝病患者应用咪达唑仑的药代动力学研究各家研究报道结果各异。有一研究证明在肝硬化患者该药的清除半衰期是降低的,而另一研究则证明影响较小。单次剂量芬太尼及丙泊酚在肝病患者与正常肝功患者之间其药代动力学无差异,仅清除半衰期略有差异。这一结果提示在进行性肝病患者重复多次应用该类药物后,其药物清除速率减慢,有增加药理作用之虑。另外,由于与蛋白结合比例减少特别是在内源性结合抑制剂胆红素蓄积时,由于游离药物增加,而使药理作用增强。在进行性肝病患者应用咪达唑仑时药理作用增强就属这样的情况。

就硫喷妥钠而言,在肝硬化患者其总血浆清除率及表观分布容积不变,所以其清除半衰期不延长。硫喷妥钠清除不依赖于肝脏的血流。但是,由于非结合游离药物浓度增加,所以单次剂量应用该药显示较强的药理作用,增加麻醉清除的不良反应的发生。

肝硬化患者芬太尼的清除率显著低于对照组。总的表观分布容积不变,由于血浆清除率降低,其清除半衰期延长。肝硬化患者阿芬太尼游离药物比例增高,故其药物作用加强,持续时间延长。

有关肝病患者吗啡的药代动力学研究多有矛盾。例如,Patuardhan 等研究发现肝病患者与健康志愿者之间吗啡药代动力学无甚差异,并指出"有些患者对吗啡的中枢作用特别敏感不是由于吗啡清除缓慢或吗啡对中枢受体亲和力增加所致"。但 Maziot 等研究发现,肝病患者与健康志愿者相比,吗啡及其代谢产物的清除半衰期是延长的。

鸦片类药物及其他静脉麻醉药均不影响肝功能、肝血流及肝氧供。以血清内肝细胞内酶活力升高为评价指标的肝功能试验表明外科应激比麻醉药的选择更为重要。不同的麻醉药物对肝脏氧供需平衡的影响是不同的。这就提出这样一个问题,即多大剂量的药物预防外科应激比较合适,换句话说,重要的是要知道是否麻醉药物与外科应激有协同引起术后肝功能障碍的作用。

麻醉药物能减慢许多其他药物的清除,主要是通过降低肝细胞代谢及分泌药物或减少肝脏的血流而起作用。例如,氟烷显著降低咪达唑仑和丙泊酚的肝脏清除,氟烷麻醉时,利多卡因的清除率显著降低,而安氟烷及氟烷对氨茶碱的清除影响不大。有关氟烷减慢其他药物清除的报道很多。

3.肌肉松弛药与肝功能

肌松药的药代动力学一般属开放二室模型。开始时血药浓度迅速降低,是由于肌松药分布于血液、细胞外液及与神经肌肉接头的受体相结合所造成,即分布相。然后血药浓度缓慢降低,则是药物在体内排泄、代谢及被神经肌肉接头再摄取所造成,即消除相。

严重肝脏病变患者影响大多数药物代谢动力学特性的主要因素是表观分布容积增加。门脉高压、低蛋白血症和水钠潴留使患者细胞外液增加,可能是表观分布容积变大的原因,尤其对于水溶性药物如肌肉松弛药更是如此。最终的结果是,患者似对常规插管剂量的肌松药物产生一定的抵抗作用,为此必须增加剂量才能获得和正常人同样效果的神经肌肉阻滞,这样的后果又是药物从体内消除的时间延长,导致肌松恢复延迟或不良反应增加。

另外,肝脏疾病本身也可影响肌松药的消除。对泮库溴铵和维库溴铵来说,这一影响的主要原因就是其在肝脏代谢。研究发现,静脉注射后肝脏中聚集了 $10\% \sim 20\%$ 的泮库溴铵、40% 的维库溴铵的药物原形和代谢产物。肝脏疾病患者血浆胆盐浓度升高,使肝脏摄取药物的能力降低,从而导致药物的消除减慢,作用时间延长,恢复延迟。同样,有关罗库溴铵的研究也说明其药物分布容积增大,起效和消除均减慢,作用时间延长。

然而,对于阿曲库铵和顺式阿曲库铵,由于其不依赖于脏器而进行消除的独特方式,肝脏疾病似乎不影响它们的临床作用时间。而且从理论上说,分布在中央室和外周室的阿曲库铵、顺式阿曲库铵能同时消除,如果分布容积增大,则其从中央室的清除速率应该加快。有两个研究结果证明了这一点。但是,药物的作用时间并没有相应缩短。

在那些严重肝病的患者,由于肝脏合成酶能力的降低,血浆中的乙酰胆碱酯酶活性下降。这样,一些依靠其分解而消除的肌松药的清除速率减慢,临床作用时间延长。如美维松的清除率在肝硬化患者降低了 50%,而作用时间延长了 3 倍。

(1)肝功能障碍对肌松药药效的影响:临床研究表明,严重肝硬化患者需要更大的剂量的筒箭毒碱和潘库溴铵才能达到普通患者相同程度的肌松。第一,这是因为筒箭毒碱和潘库溴铵在肝硬化患者往往有较大的分布容积,故需较大一些的剂量才能达到相同的药效,第二,该类患者有较高浓度的 γ-球蛋白,与球蛋白结合的筒箭毒碱和潘库溴铵增多,游离药物相对较少,也会使有效药物减低。第三,严重肝病时,血浆胆碱酯酶水平降低,以致神经肌肉接头处的乙酰胆碱浓度升高,结果对筒箭毒不敏感。

(2)肝功能障碍对肌松药药代的影响:肝功能障碍对多数肌松药的代谢有明显影响,尤其是以肝脏作为代谢主要部位的药物。①影响药物生物转化：所有在肝脏内转化的药物作用时间可延长。对氨基类固醇类肌松药的代谢去羟基作用会明显减弱，从而影响此类药物的代谢速度。由于一些肌松药的代谢需在肝脏进行生物学转化，在肝功能出现障碍时这些药物的消除减慢，所有在肝脏内转化的药物作用时间可延长。肝硬化和阻塞性黄疸患者的肝细胞细胞色素 3A4 家族活性和含量都有明显下降。约有 12％的维库溴铵清除通过转化为 3-去乙酰维库溴铵，30％～40％原形通过胆汁分泌。维库溴铵也通过肾脏排泄。②影响药物从胆汁中排泄：肝硬化及阻塞性黄疸的患者胆汁分泌速度明显减慢，尤其是阻塞性黄疸。对于主要从胆汁分泌的肌松药，其消除时间可有明显延长；部分从胆汁中分泌的药物，其代谢也有一定延长。如罗库溴铵等在肝功能障碍时，其作用有一定延长。有研究表明，胆管结扎大鼠罗库溴铵作用时效延长1倍。③影响依赖血浆胆碱酯酶代谢肌松药的消除：肝脏是血浆胆碱酯酶合成的主要场所。严重肝病时，血浆胆碱酯酶水平降低，以致神经肌肉接头处的乙酰胆碱浓度升高，大大延长琥珀胆碱的作用时间；同时米库氯铵的时效也大大延长。Cook 等和 Heed-Papson 等观察到肝硬化和肝衰竭患者血浆胆碱酯酶活性明显低于正常水平；米库氯铵的药代学参数显示肝硬化患者 T1 恢复到 75％和 TOFr 恢复到 0.7 的时间比正常肝功能正常者分别延长 85.8％和 58.1％；肝衰竭患者 T1 恢复到 25％时间为肝功能正常患者的3.06 倍，显示肝功能越差，米库氯铵的神经肌肉阻滞作用越长。

虽然肝功能障碍对阿曲库铵代谢水平并无明显影响，但由于其代谢产物之一的 N-甲基四氢罂粟碱能自由通过血-脑屏障并且具有中枢兴奋作用，而且其在体内需要通过肝肾消除，并且半衰期较其母体长，伴有肝脏病症的患者使用阿曲库铵时 N-甲基四氢罂粟碱浓度可能升高。但目前尚未有术中 N-甲基四氢罂粟碱引起的不良反应报告。ICU 内合并肝功能障碍的患者如长期输注阿曲库铵应警惕阿曲库铵代谢产物引起的不良反应。④肝功能障碍时水电解质紊乱、低蛋白血症影响肌松药的代谢：肝功能障碍常可产生腹水和水肿、低蛋白血症、电解质紊乱，而这些对肌松药的代谢可产生复杂的影响。低蛋白质血症时，应用与蛋白质结合的肌松药，有药理活性的部分增多，可能发生"意外的"药物敏感性增强。肝硬化、门脉高压可使肝血流减少，药物的代谢和清除可减慢。

（三）术前肝功能的估价

肝脏的功能十分复杂，虽然检查肝功能的试验很多，但事实上没有反映全部肝功能的试验，而且，对于具体的患者来说，需要做哪些试验，应当有针对性地进行合理选择。

肝功能试验的临床价值：①协助诊断各种肝病，了解其肝损害程度、转归和预后；②辅助鉴别黄疸的性质和病因；③测知全身性疾病对肝脏的侵犯或影响；④了解各种工业毒品、药物、物理因素对肝脏的损害；⑤判断各种中西药物、针灸等对肝病的疗效；⑥肝胆是患者术前评估肝功能做好术前准备。

现有肝功能试验的不足：①肝脏有较丰富的储备功能和代偿能力；②肝脏的功能是多方面的，每一种肝功能试验只能反映某一侧面；③肝功能试验大都是非特异性的，其他非肝脏疾病亦可引起异常反应；④肝功能试验的结果可受操作方法、仪器、试剂、pH、温度，以及操作者的责任和技术熟练程度等多种因素的影响。

因此，肝功能试验的解释必须与临床密切结合，如片面地或孤立地根据肝功能试验做出诊断，常可能造成错误或偏差。

1.常规肝功能试验

（1）蛋白质代谢的试验：肝脏是人体新陈代谢最重要的脏器，它几乎参与各方面的蛋白质代谢,肝能合成大部分血浆蛋白、酶蛋白及凝血因子,血浆蛋白与肝内蛋白经常处于动态平衡状态,检测血浆蛋白可以作为观察肝功能的一种试验。

血浆蛋白的测定临床上常用的有化学法和电泳法两大类,前者可测出总蛋白、白蛋白和球蛋白的量,后者可将球蛋白区分为 α、β、γ 几种。大多数肝病患者,血浆蛋白均可有一定程度的量和质的改变。

正常成人人血白蛋白为 $35\sim55$ g/L,前白蛋白 $280\sim350$ mg/L,球蛋白为 $20\sim30$ g/L,白/球蛋白比例($1.5\sim2.5$):1,若将血清作蛋白电泳,则白蛋白占 $54\%\sim61\%$,α_1 球蛋白 $4\%\sim6\%$,α_2 球蛋白 $7\%\sim9\%$,β 球蛋白 $10\%\sim13\%$,γ 球蛋白 $17\%\sim22\%$。

肝病患者测定血清总蛋白,主要用于判断机体的营养状态,因为病毒性肝炎早期,白蛋白降低与球蛋白升高相等,总蛋白正常,而营养不良者白蛋白与球蛋白均降低。有人报告肝硬化者如总蛋白在 6 g 以下者 5 年生存率低于 20%;在 6 g 以上者 5 年生存率为 54.8%。

肝脏病时,人血白蛋白发生改变比较慢,有人报道即使白蛋白产生完全停止,8 天后血内白蛋白浓度仅降低 25%,因此白蛋白测定不能反映急性期肝病的情况,测定白蛋白的主要价值在于观察肝实质的贮备功能及追踪治疗效果,治疗后白蛋白回升是治疗有效的最好指标。

肝胆疾病时 γ-球蛋白增多主要由于:肝内炎症反应,在组织学上有浆细胞浸润;自身免疫反应,自身抗体形成过多;肠道内吸收过多的抗原,刺激形成过多的抗体;血浆白蛋白降低,γ-球蛋白相对增加。

(2)胆红素代谢的试验:正常人血清内总胆红素浓度为 $3.4\sim18.8$ μmol/L($0.2\sim1.1$ mg/dL)。血清总胆红素测定的价值在于了解有无黄疸、黄疸的程度及动态演变,肝胆疾病中胆红素浓度明显升高反映有严重的肝细胞损害。如同时测定 1 分钟胆红素(正常值 $0\sim3.4$ μmol/L)有助于判断:①在非结合胆红素升高的疾病时,1 分钟胆红素基本正常,1 分钟胆红素与总胆红素比值为 20% 以下。②血清 1 分钟胆红素增高,大于 6.8 μmol/L 而总胆红素正常,可见于病毒性肝炎黄疸前期或无黄疸型肝炎,代偿性肝硬化、胆道部分阻塞或肝癌。③肝细胞性黄疸 1 分钟胆红素占总红素的 $40\%\sim60\%$,阻塞性黄疸 1 分钟胆红素占总胆红素的 60% 以上。

各种试验中,血浆蛋白,特别是白蛋白含量,是比较敏感的数据,白蛋白降低越多,肝脏损害越严重。胆红素的代谢在肝损害时影响也很明显。目前 Child 肝功能分级(表 9-4)仍被广泛用于评估肝功能损害的程度。评分 $5\sim7$ 分为 A 级,手术风险小;$8\sim9$ 分为 B 级,手术有一定风险;$10\sim15$ 分为 C 级,手术风险大。

表 9-4 肝病严重程度的 Child 分级

检查项目	异常程度评分		
	1	2	3
肝性脑病	无	轻度	中度以上
腹水	无	少量,易以控制	中等量,难控制
胆红素(μmol/L)	$17.1\sim34.2$	$34.2\sim51.3$	>51.3
白蛋白(g/L)	35	$28\sim35$	<28
凝血酶原延长时间(g)	$1\sim4$	$4\sim6$	>6

(2)肝脏和酶:肝脏是人体的重要代谢器官,含酶特别丰富,其酶蛋白占肝脏总蛋白的 2/3 左右。在病理情况下肝脏的酶含量常有改变,并且可反映在血液内酶浓度的变化,临床上可根据血

清内酶活力的增高或减少来了解肝脏病变的性质和程度,辅助诊断肝胆系疾病。

1)反映肝细胞损害为主的酶类:①肝细胞损害时酶活力增高,如谷丙转氨酶、谷草转氨酶、异柠檬酸脱氢酶、乳酸脱氢酶、山梨醇脱氢酶、谷氨酸脱氢酶、鸟氨酸氨基甲酰转氨酶、精氨琥珀酸裂解酶、精氨酸酶醛缩酶、1-磷酸果糖醛缩酶、鸟嘌呤酶。奎宁氧化酶、葡萄糖醛酸磷苷酶;②肝细胞损害酶活力降低,如胆碱酯酶、卵磷脂胆固醇转酰基酶。

2)反映胆汁淤积为主的酶类:胆汁淤积(或肝内占位)时酶活力增强;碱性磷酸酶、5-核苷酸酶、γ-谷氨酰转氨酶、亮氨酸氨肽酶。

3)反映肝内纤维组织增生的酶:单胺氧化酶、普氨酸羟化酶。

2.定量肝功能试验

肝脏的生化功能测定在肝病的诊断中具有重要的地位。但是,目前临床上常用的肝功能试验,仅是筛选性的,定性的或半定量的,一般只能测知肝脏有无疾病,以及对于推断肝脏病变的性质有一定的价值。然而,这些肝功能试验并不能定量地反映肝细胞损害的程度,也不能反映有功能肝细胞总数或反映肝血流的减少或分流情况,近年来根据肝脏对药物、染料、半乳糖或色氨酸清除的原理,设计了几种肝脏清除功能试验,可以较定量地估计肝细胞或吞噬细胞损害的程度。

(1)染料排泄试验:肝脏是人体的重要排泄器官之一,许多内源性物质如胆汁酸、胆红素、胆固醇等,以及外源性物质如药物、毒物、染料等,在肝内进行适当代谢后,可以由肝细胞排泄至胆汁。在肝细胞损害时,上述物质的排泄功能减退,据此原理,外源性地给予人工色素(染料),来测定肝脏排泄能力的改变,可作为有价值的肝功能试验之一。①磺溴酞钠(BSP):几乎完全由肝脏清除和排泄,其他组织处理 BSP 的能力很小。由此可见,BSP 在血液内的清除受到有效肝血流量、肝细胞功能(摄取、结合和排泄功能)和胆道系统畅通的程度这几种因素的影响。BSP 试验是一种比较灵敏的功能试验,可间接地推测有效肝细胞总数,了解肝脏的储备功能。临床上常用的是 BSP 排泄试验(每公斤体重注射 5 mg),测定 30 分钟或45 分钟时的滞留率。正常值为静脉注射 BSP 5 mg/kg,45 分钟的滞留率为 0%～6%,如超过 8%有临床意义。②吲哚氰绿试验:吲哚氰绿(ICG)是一种阴离子染料,在血浆中与白蛋白及 α-脂蛋白结合,能迅速被肝脏摄取而清除,在肝内不与其他物质结合,以胆汁排泄。ICG 为肝脏高摄取物质,其清除率可反映有效肝血流量。一般采用静脉注射 0.5 mg/kg,于 10 分钟时测定滞留率,正常值为 7.83%+4.31%,正常上限为 12.2%。如给予较大剂量(5 mg/kg)可增加本试验的灵敏度,并可反映有功能的肝细胞数。ICG 试验的临床应用价值大致与 BSP 试验相同,但较之更安全更灵敏。

(2)药物代谢:肝脏是药物进行代谢最重要的器官,近年来根据肝脏清除药物的原理,设计了几种肝脏功能试验,可以较定量估计肝脏损害的程度和有功能肝细胞的总数。

肝脏对药物的清除率(ClH)即单位时间内有多少量血浆所含的药物被肝脏所清除,它主要取决于流经肝脏的血流量(Q)与肝脏的内在清除力(Cll)即单位时间内肝脏本身代谢药物的能力。

肝内在清除力很高时,即 Cll>Q,公式内分母之 Q 可略而不计,该公式可简化为 ClH=Q,肝脏的清除率基本上反映药物进入肝脏的速度,血流的变化即对清除产生较大的影响。相反,肝内在清除力很低时,即 Q>Cll,公式中分母之 Cll 可略而不计,该公式即简化为 ClH=Cll,肝脏的清除基本上与肝血流无关。

根据上述原理,一些高摄取率的物质被用于测定肝血流量,如吲哚氰绿,利多卡因,硝酸甘油等,而摄取率低的物质如氨基比林,安替比林,半乳糖,咖啡因等,则用于定量测定肝细胞的代谢

205

功能。

（3）MEGX 试验：单乙基二甲苯甘氨酸（MEGX）为利多卡因的代谢产物，MEGX 试验正是基于利多卡因向 MEGX 的转变，反映肝血流和肝细胞代谢活性。方法：2 分钟内静脉注射利多卡因 1 mg/kg，注药前 15 分钟抽血查 MEGX 浓度。Ollerich 等报道正常人 MEGX 浓度范围为 34～110 $\mu g/L$，平均 72 $\mu g/L$。死亡组 MEGX 平均浓度为 23 $\mu g/L$，差异非常显著。由于 MEGX 试验具有灵敏、准确、快速、定量、重现性好、特异性高等优点，被认为明显优于 ICG 试验及咖啡因清除试验和 Child 分级。故该试验已广泛应用于肝移植领域，预测肝病及其他危重患者的预后、围术期评价肝功能、评估内脏血流、指导利多卡因的个体化用药。

3.其他肝功能试验

除了上述重要的肝功能试验外，还有反映肝脏糖代谢功能改变的血糖，葡萄糖耐量试验，半乳糖耐量试验等。反映肝脏脂肪代谢功能的血清胆固醇和胆固醇酯，三酰甘油，脂蛋白电泳等。反映肝脏解毒功能的马尿酸试验，百浪多息试验等。反映其他代谢功能的血清胆汁酸、各种凝血因子、血清甲状腺激素、血清维生素 B_{12}、维生素 A、血清铜和铁的测定。反映肝脏血流动力学改变的肝脏血流量测定，肝静脉和脾内压测定等。

综上所述现在临床使用的肝功能试验种类繁多，每一个试验都从一个侧面反映肝脏某一方面的功能。要全面地了解肝脏的功能状况，必须进行多因素的综合分析，但是，也不能面面俱到，要有的放矢地选择。一般先作几种筛选试验，然后再做进一步肝功能试验，再配合影像及病理病原学诊断进行综合判断，近年来定量肝功能试验如染料排泄试验及药物代谢试验的发展，可以较定量地估计肝损害的程度及有功能肝细胞的总数。

无论肝脏手术还是肝病患者的非肝脏手术，由于肝功能状态都会直接或间接地影响绝大多数麻醉药分布代谢与排泄，另外许多麻醉药也会直接或间接地影响肝脏各方面的功能，甚至还会造成肝损害，所以麻醉前、麻醉中、麻醉后肝功能的动态监测尤其重要。

（四）普通肝脏疾病手术的麻醉

1.术前准备

肝脏是人体内最大的实质性脏器，它有非常重要和复杂的生理功能。肝病及其本身的继发病，如门静脉高压症等需手术治疗时，特别是广泛肝切除术合并有肝硬化或需剖胸的患者，手术较复杂，创伤大，出血也多，术前必须有充分的准备，要安排足够时间改善患者的全身情况和肝功能。即使是急症手术，在病情允许的条件下，亦应力争准备得完善一些。肝功能不全的患者进行手术治疗，通常有两种情况：一是患有与肝病无关的一些疾病，如急性阑尾炎、创伤、胃肠道穿孔等，如一时难以进行较好的术前准备，应尽量采用对肝无害的麻醉药和麻醉方法，其次是肝脏疾病本身的继发病需行手术治疗，则应积极进行以"保肝"为主的术前准备，包括：①加强营养，给予高蛋白、高碳水化合物，低脂肪饮食，口服多种维生素。因胃纳差，进食少者，必要时可经静脉途径补充，以求改善肝功能。糖的补充，不仅供给热量，还可增加糖原贮备，有利于防止糖原异生和减少体内蛋白质的消耗；②改善凝血功能。如维生素 K_3 口服，紧急情况下可以静脉注射维生素 K_1，其作用时间快，效果好，是多种凝血因子的必需原料；③血浆蛋白低者，尤应予以足够重视，如总蛋白低于 45 g/L，白蛋白低于 25 g/L 或白、球蛋白比例倒置，术前准备要积极，必要时应输适量血浆或白蛋白；④贫血患者，必要时可多次少量输血，争取血红蛋白高于 120 g/L 以上，红细胞在 $3×10^{12}/L$（300 万/mm^3）以上，血清总蛋白 60 g/L，白蛋白在 30 g/L 以上；⑤对有腹水的患者，应采用中西医结合治疗，待腹水消退后稳定两周再进行手术治疗。必要时于术前 24～48 小时内行腹腔穿刺,放出适量的腹水,以改善呼吸功能,但量不宜过多,要根据患者具体情况。一般一次量不超过3 000 mL为原则;⑥术前1～2天,给予广谱抗生素治疗,以抑制肠道细菌,减少术后感染;⑦根据手术切除范围,备好术中用血。一般镇静、镇痛药均经肝脏代谢降解,麻醉前用药量宜小。苯巴比妥钠、地西泮、异丙嗪、氟哌利多等均可使用。对个别情况差或处于肝性脑病前期的患者,术前仅给阿托品或东莨菪碱即可。

2.肝脏手术的麻醉实施

选用麻醉药和方法需要了解:①所患肝脏疾病;②肝脏在药物解毒中的作用;③药物对肝脏的影响。麻醉者必须亲自了解肝病类型,肝细胞损害程度及其他可使手术复杂的因素,特别是那些促进出血的因素。不同的麻醉方法各有其优缺点,选用时应根据手术的类型,结合患者肝功能不全等具体情况做全面考虑。药物的选用应选择直接对肝脏毒性和血流的影响较小的药物,要了解施给麻醉药的技术和术中对患者的管理往往比个别药物的选择尤为重要,如术前用药、术中供氧、补充血容量、纠正酸中毒、维持循环稳定等。

(1)连续硬膜外阻滞:连续硬膜外阻滞适于许多肝脏外科的手术。除非患者情况极为严重或需要开胸手术外,包括门腔静脉吻合术,肝叶切除术,几乎都可在硬膜外阻滞下进行。即使开胸右半肝切除术和肝脏移植术亦可在气管内全麻辅以硬膜外阻滞下进行,它能使肌肉有良好的松弛,减少全麻用药量,在无血压下降的情况下,对肝脏功能无明显影响。但要注意凝血机制不良时防止硬膜外血肿。

(2)全身麻醉:氟烷麻醉后有极少量的病例可出现肝功能损害,所以,对吸入麻醉药能否用于肝脏手术一直存在争议。现在的观点认为,吸入全麻药用于肝脏手术或肝病非肝脏手术不应列为禁忌。一方面现在临床使用的恩氟烷、异氟烷、七氟烷和地氟烷在体内代谢极少,肝毒性作用很小。研究表明,实验性四氯化碳肝硬化大鼠使用氟烷后,未见比对照组有更严重的后果发生。但对中年肥胖妇女在首次应用氟烷后发生原因不明发热、黄疸,或在短期内(28天)使用过氟烷的患者,以及有活动性肝炎及严重肝衰竭者,以避免使用氟烷为好。

近年来,静脉复合或全凭静脉麻醉日益受到重视,可应用于长时间的各种手术,使静脉全麻的适应范围显著扩大,成为全身麻醉的两种主要方法之一。其最突出的优点在于此法诱导快,麻醉过程平稳,无手术室空气污染之虑,苏醒也较快,是一种较好的麻醉方法。丙泊酚是新的快速、短效静脉麻醉药,除催眠性能外,适当深度短时间可达镇痛,丙泊酚非但无明显肝损害作用,由于其为一外源性抗氧化剂,据报道其对肝缺血再灌注损害还有一定的保护作用,故用该药作为肝脏手术全凭静脉麻醉的主药尤为合适,术中辅助应用麻醉性镇痛药及肌松药能达到术中满意的止痛肌松效果。丙泊酚用量为全麻诱导1～2 mg/kg静脉注射,麻醉维持每分钟50～150 μg/kg静脉滴注,镇痛每分钟25～75 μg/kg静脉滴注。主要值得重视的问题是对心血管的抑制,尤其是在初次应用时,对年老体弱者更应注意减量和缓慢静脉注射。

(3)硬膜外阻滞复合全麻:近年来较多采用持续硬膜外麻醉复合气管内吸入全麻于肝胆手术的麻醉。在胸8～9行硬膜外穿刺,向上置管3.5 cm,先用2%利多卡因5 mL作为试验剂量,再在短时间内加入0.5%丁哌卡因8～12 mL,以后每间隔1～1.5小时加0.5%丁哌卡因5～8 mL。硬膜外麻醉成功后即在静脉注射地西泮5～10 mg、芬氟合剂1单位、2.5%硫喷妥钠或者1.5～2 mg/kg丙泊酚及琥珀胆碱100 mg后行气管内插管,术中以恩氟烷醚或异氟烷或七氟烷维持麻醉。这种麻醉方法我们认为至少有几个优点:①因丁哌卡因浓度较高肌松作用相当好,术中几乎不加肌松药;②避免单纯硬膜外阻滞麻醉过浅出现肌松差及明显的牵拉反应或由于硬膜外阻滞麻醉过深引起的明显呼吸抑制;③避免单纯全麻术中使用较多肌松药引起延迟性呼吸抑制及麻醉终止时患者因伤口疼痛引起的躁动;④方便术后止痛,利于患者恢复。所以我们认为此种方法为非常安全又具有很好肌松及止痛效果的理想麻醉方法。

但在具体作用中应注意:①年老体弱及年幼儿童丁哌卡因必须减量或降低浓度;②因丁哌卡因心脏毒性大,冠心病、心肌炎及心律失常者慎用;③丁哌卡因主要在肝脏代谢,肝功能差的患者用药间隔时间需延长;④尤其应加强血流动力学的监测,防止低血压及心率减慢。

3.术中管理

虽然行肝叶切除的患者大都存在肝硬化的基础,但临床肝功能检验一般均在正常范围,术前凝血功能、肝代谢功能及麻醉药物与其他药物的药代动力学状态也接近正常。因此,术中管理的焦点主要是维持血流动力学的稳定、尽可能维持有效的肝血流以保持较好的肝氧供氧耗比、保护支持肝脏的代谢。

由于肝叶切除术中血流动力学及液体平衡往往波动显著,所以对这些患者应有较充分的术前准备和良好的术中监测。动脉导管可用来监测动脉压和采集动脉血样,中心静脉压、肺动脉压、心排血量、尿量监测对血容量和心功能评估均是有益的,同时体温和神经肌肉阻滞程度也可监测。心前区多普勒可监测有无空气栓塞。

大号静脉穿刺针是必要的,中心静脉置管以备大量输血输液及 CVP 监测。另外,应备好快速输液系统,准备充足的血源包括新鲜冰冻血等、血小板和冷沉淀物,恶性肿瘤不用自体血回输,除非在危及生命的紧急情况,因回收血可能会含有恶性肿瘤细胞。但也有报道,在某些肿瘤手术中,自体血回输是安全的。

术中血流动力学稳定主要靠血管中有效血容量来维持。血容量受术中失血和大血管阻断与开放的影响。术中失血量是不定的,有时失血量可能达血容量的 20 倍之多,尤其在有高度血管化的肿瘤如巨大海绵状血管瘤的患者或以前有腹部手术史的患者,有人研究快速阻断门静脉和肝动脉,由于全身血管阻力增加,虽然心充盈压和心排血量在一定程度上有所下降,但动脉压仍升高。即使血管阻断持续 1 小时,阻断开放后,血流动力学仍迅速恢复正常,并不出现心血管受抑制的表现。

术中液体的管理包括输注晶体液、胶体液(白蛋白或羟乙基淀粉及胶原等)和血制品。当急性失血时,晶体液能快速有效地储存血管内容量和补充组织间液缺失,且价格较胶体低廉。但晶体液输注过多会导致周围性水肿而致伤口愈合及营养物质运输不良和出现肺水肿。胶体液在避免低蛋白血症发生的周围性水肿中更常用。尽管输注白蛋白可显著增加淋巴回流而很好地防止肺水肿,但当这种机制失代偿或毛细血管膜通透性发生改变,导致液体渗透至肺间质从而不可避免地发生肺水肿。由于 Starling 机制中许多其他因素如毛细血管通透性、静水压、肺间质胶体渗透压都不确定或由于大量出血和液体潴留发生显著变化,从而使病情判断进一步复杂。怎样维持足够的胶体渗透压和肺动脉楔压,以防止肺水肿尚无定论。在液体潴留的早期,肺和外围毛细血管通透性可能并不发生改变。但当脓毒血症等并发症发生时,会出现弥漫性毛细血管渗漏。因此,在早期可输注白蛋白以降低周围性水肿和肺水肿的程度,同时避免发生长期术后低蛋白血症。

大量输血可导致其他病生改变。由于低钙血症而导致心肌抑制是输注大量含枸橼酸盐的一个主要问题。在肝功能正常时,输血速度不超过 30 mL/(kg·h),维持足够的循环容量下,钙离子可在正常范围内。即使无肝功能不全的患者,输血速度超过 30 mL/(kg·h)时,也会发生低钙血症。但当输血减慢时,钙离子水平在 10 分钟内即可恢复正常。但当患者清除枸橼酸盐能力不全时(肝功能差、低温、尿量少),与肝功能不全患者一样,易于发生枸橼酸盐中毒。由于肝灌注和肝功能在围术期会显著下降、输血速度也会长时间超过 30 mL/(kg·min),术中应经常监测钙离子水平,并适当补充氯化钙或葡萄糖酸钙。

大量输血的另一个严重的并发症是凝血功能的改变,大多以稀释性血小板减少为原因。凝血改变的程度取决于术前血小板的数量、失血量和血小板的功能。临床上显著的血小板减少症见于输血量达血容量的 1.5 倍以上的患者。常输注血小板以维持血小板数量在 $50\times10^9/L$ 以上,但实验室测定血小板数量需时较长,限制了它的使用,并且不可能反映血小板的功能。血栓弹力图(TEG)已运用于肝脏移植手术及其他较大手术包括肝切除中用以快速分析凝血功能。这项技术还能可靠地指导是否需要输注血小板、凝血因子(新鲜冰冻血浆和冷沉淀物)或 α-氨基己酸等干预治疗。

通过输注温热液体以减少术中低体温在快速输血中是有益的,术中应备加热器和快速输血装置。术中应避免高频通气,在确保可避免显著减少肝血流的情况下可使用 PEEP,尿量、肾功能和酸碱平衡也应维持在正常范围内。

4.术后处理

术后处理应包括以下几方面:①肝脏手术后除按腹部大手术麻醉后处理外,应密切观察患者的心、肺、肾、肝情况及其他病情变化,注意血压、脉率、呼吸、体温、心电图、血液生化和尿的变化。术后 2～3 天内禁食,胃肠减压,以防止肠胀气,增加肝细胞的供氧量。②继续使用广谱抗生素以防感染。③术后每天给以 200～250 g 葡萄糖,即静脉输给 10％葡萄糖液 2 000 mL 和 5％葡萄糖盐水 500～1 000 mL,每 100 g 葡萄糖加入维生素 C 500 mg 和胰岛素 16～20 单位,必要时补充适量氯化钾。根据液体出入量与血液生化的变化,调整水、电解质与酸碱平衡。④每天肌肉或静脉注射维生素 K_3 20～40 mg,以改善凝血机制。每天还应给予维生素 B_1 100 mg。⑤对切除半肝以上或合并肝硬化者,除术后积极加强保肝治疗外,在术后 2 周内应给予适量的血浆或白蛋白,特别是术后 5～7 天内,每天除输给大量葡萄糖和维生素外,还应补给 200～300 mL 血浆或 5～10 g 白蛋白,以后根据情况补给。除血浆或白蛋白外,最好还应补给少量新鲜血。术后 24 小时内给氧气吸入。此外,对这类患者在术后 3～5 天内,每天给予氢化可的松 100～200 mg,这样既有利于肝脏修复和再生,也有利于患者恢复。⑥保持腹腔引流通畅。肝切除后,手术创面和肝断面往往有少量渗出,腹腔引流处可能有血性液体(或染有胆汁)积存。因此,应常规采用双套管负压持续吸引或间断冲洗吸引,此法不仅可以将腹腔内积液完全吸出,而且可以观察术后有无出血、胆瘘或感染等,以便及时发现,及时处理。引流管一般可在术后 3～5 天内拔除,经胸手术后,胸腔引流管一般可在术后 24～48 小时拔除,但拔出前应检查胸腔内是否有积液,如果积液量多时,应设法将其完全排净后再拔除引流管。⑦术后适当给予镇痛药,但应尽量避免使用对肝脏有损害的药物(如巴比妥类或冬眠药物等)。如应用硬膜外 PCA 镇痛更为理想。对有出血倾向或渗出多时,应密切观察病情变化,并给予大量维生素 K 及其他出血药物。对有可能发生肝性脑病的患者还必须给去氨药物。⑧术后鼓励和帮助患者咳嗽,防止肺部并发症。鼓励患者早期活动,促使血脉流通,加快康复。⑨为防止应急性胃黏膜损伤,一般常规使用法莫替丁 20 mg,每天 1 次。⑩术后 8～10 天拆除皮肤切口缝线,术后定期复查肝功能,并对出院患者进行定期随访。肝癌患者手术后还要进行抗癌治疗。

总之,无论肝脏病患者的肝脏手术或肝病患者的非肝脏手术在麻醉与围术期管理中遵循如下原则：①作好充分的术前准备，尽一切可能纠正机体的内环境紊乱；②术中减少一切不必要的用药，以减轻肝脏的解毒负担；③选用对肝脏血流代谢等影响最小的麻醉药；④术中力求血流动力学平稳，减轻肝脏的缺血再灌注损伤；⑤围术期除加强生理监测外，更应注意动态监测生化及凝血功能；⑥保肝治疗应贯穿于术前、术中及术后始终。

(五)肝硬化患者的麻醉

肝硬化是一种较常见的有各种不同病因导致的慢性、进展性、弥漫性肝病。它是针对慢性肝损伤做出的持续性创伤愈合反应的结果。引起慢性肝损伤的病因很多，包括毒素(如乙醇)、病毒性肝炎，胆汁淤积、代谢障碍等。肝硬化的临床表现差异很大，可由无症状到肝衰竭，主要决定于内在肝病的性质和轻重，还与纤维变性的程度有关。临床征候可分为肝细胞功能障碍如黄疸、凝血功能异常和肝正常结构被破坏导致胃食管静脉曲张与腹水。

肝硬化是各种肝损害的共同终末阶段。从病史发展看，它是肝脏正常结构被破坏，肝细胞变性、坏死、而再生结节、假小叶和肝纤维结缔组织弥漫性增生，导致肝纤维化，使肝变形变硬的结果。

肝纤维化增加了血流通过肝脏的阻力，导致门静脉压的升高和肝功能减退。

发病年龄集中在 20～50 岁，临床发病率为 1%～4%，男性多于女性。引起肝硬化的原因很多，不同国家和地区肝硬化的原因不尽相同。欧美国家以乙醇性肝硬化较多，我国以病毒性肝炎引起的肝硬化常见，占我国肝硬化病因的 40%～65%，其中最常见的是乙型肝炎。

1.诊断和预后

肝活检是确诊肝硬化、鉴定病因和评估瘢痕形成程度的确切手段。肝硬化预后一般以 Pugh 修订的 Child-Turcotle 分类法确定(表 9-5)。

表 9-5　门静脉高压患者肝功能分级标准

检查项目	分级标准		
	Ⅰ	Ⅱ	Ⅲ
血清胆红素(μmol/L)	<21	21～36	>36
血清蛋白(g/L)	≥35	26～34	≤25
凝血酶原时间延长(s)	1～3	4～6	>6
SGPT(金氏单位)	<100	100～200	>200
SGPT(赖氏单位)	<40	40～80	>80
腹水	无	少量,易控制	大量,不易控制
肝性脑病	无	无	有

2.症状和体征

肝硬化起病隐匿，进展缓慢，由于肝脏有较强的代偿功能，所以在肝硬化发生后一段时间甚至数年内可无明显症状和体征。临床上肝硬化可分为代偿期和失代偿期。

(1)代偿期：症状不明显，可有食欲缺乏、消化不良、腹胀、恶心、乏力、消瘦等。

(2)失代偿期：上述症状加重并出现水肿、腹水、黄疸、发热、肝昏迷、无尿等。体征：面色灰暗，皮肤、巩膜黄疸，蜘蛛痣，肝掌，男性乳房发育，压痛，脾大等。失代偿期可出现肝功能障碍和门脉高压表现。

3.特殊类型肝硬化

特殊类型肝硬化包括乙醇性肝硬化，坏死后肝硬化，原发性胆汁性肝硬化，非乙醇性脂肪肝，遗传与代谢疾病,如血色素沉着症,Wilson病,α_1-抗胰蛋白酶缺乏症,半乳糖血症和酪氨酸代谢紊乱症。

(1)乙醇性肝病:乙醇性肝病包括脂肪肝、乙醇性肝炎和乙醇性肝硬化,虽然大量饮酒发生肝大和脂肪聚集的大有人在,但发生乙醇性肝炎或肝硬化的比较少见,引起上述疾病与如下因素有关。①饮酒时间和量:致肝硬化所需平均总饮酒量约为乙醇80 g/d,持续20年。影响病变发展是饮酒总量,而与乙醇性饮料类型及饮用方法无关。②性别:饮酒量相当,女性比男性更易发展为肝硬化。③乙型或丙型肝炎感染:同时伴有任何类型的肝病,都可加快疾病发展。④遗传因素和营养状态:乙醇中毒的遗传因素已被肯定。此外,在嗜酒者中存在蛋白热量性营养不良极为常见。不仅与摄入不足,还与营养代谢失常有关。

脂肪肝伴有中至重度肝大是饮酒造成肝可逆性损伤的结果,肝功能化验一般正常。乙醇性肝炎可有食欲缺乏、发热、肝大和黄疸等,一般须饮酒数周至数月才会发生。如有慢性肝病迹象,如蜘蛛痣、肝掌及腹水等则提示潜在肝硬化。肝功检查:特征为AST、ALT增高,但小于500 U/L,AST与ALT比值等于1~2。凝血酶原时间延长,人血白蛋白浓度减低,提示伴有肝硬化。

戒酒是治疗关键。戒酒后脂肪肝可在4~6周内完全消失。营养支持对此病有效,激素、丙硫尿嘧啶等临床效果尚需确定。

(2)坏死后肝硬化:引起坏死后肝硬化的病因很多,最常见的病因是慢性病毒性肝炎和自身免疫性肝炎。主要临床特征为女性高发,血清γ-球蛋白浓度增高。坏死后肝硬化发病比较隐匿,看似临床静止期,而疾病仍在进展,死亡原因主要是消化道出血和肝衰竭。其肝癌发病率为10%~15%。治疗以支持和对症治疗为主,皮质类固醇可用于自身免疫性肝炎患者。

(3)原发性胆汁性肝硬化:原发性胆汁性肝硬化,为一免疫性疾病,病因不明,特征为肝内胆管进行性破坏和有抗线粒体抗体存在。女性多于男性(10∶1)。患者常伴有其他自体免疫病如干燥综合征,CREST综合征,类风湿性关节炎,甲状腺炎,恶性贫血,肾小管性酸中毒等。主要临床表现有疲惫、瘙痒,还可有其他自体免疫病的症状如眼、嘴干及关节炎等。5~10年内可出现黄疸,疾病发展至肝硬化、门脉高压、肝衰竭,此病常并发骨质疏松,可发生骨痛和自发性骨折。血清中抗线粒体抗体(AMA)阳性可确诊。治疗:熊去氧胆酸(ursodexycholicacid,UDCA)可延缓该病的进展。考来烯胺可缓解瘙痒症状,合并有脂溶性维生素吸收障碍者可加用脂溶性维生素。

(4)非乙醇性脂肪肝:非乙醇性脂肪肝是由于肝内脂肪蓄积而引起肝硬化。女性,合并肥胖、高血脂、糖尿病者多见。肝大明显,但肝功能损害轻微。虽然该病常由糖尿病控制不良和体重速降时发病,但肝功能损害的机制尚不清楚。疾病发展是渐进性的,除控制体重之外别无他法。

(5)血色素沉着症(病):血色素病为常染色体隐性遗传病,以肝、心、胰、肾上腺和关节等处大量铁离子沉积引起铁负荷过重为特征。铁积累是进行性的,出生时开始,但40岁以前很少发病,女性起病更晚,因为女性可从经血中失铁。症状变异较大,可有腹痛,查体可见皮肤表面青铜色斑,肝大、脾大等。疾病进展可出现门脉高压,10%~20%患者发生肝癌。实验室检测:转铁蛋白饱和度和铁蛋白增高。但是这些参数影响因素比较多,确诊尚根据肝活检并对肝总铁进行定量评估。主要治疗方法是静脉放血去除体内多余铁离子。此方法可防止和矫治肝纤维化,对肝硬化者可延长寿命。

(6)肝豆状核变性:肝豆状核变性也称Wilson病。多见于青少年,其主要病理变化为双侧脑基底核变性和肝硬化。临床上中枢神经症状为精神障碍和锥体外系症状。

(7)半乳糖血症:半乳糖血症为婴幼儿和少年疾病。由于红细胞内缺乏半乳糖-1-磷酸-尿苷酰转换酶,致大量半乳糖-1-磷酸和半乳糖堆积在肝细胞内,使肝损害和肝硬化。临床表现为呕吐、腹泻、黄疸、腹水、白内障、智力迟钝、半乳糖血症、半乳糖尿和氨基酸尿。

(8)酪氨酸代谢紊乱症或称酪氨酸血症:酪氨酸代谢紊乱症是由于酪氨酸代谢紊乱引发。血、尿中酪氨酸浓度增高、肝硬化、佝偻病、多发性肾小管回吸收缺陷。

4.肝硬化的并发症

肝硬化进展和加重,特别是乙醇性肝硬化患者都会出现各种肝内、肝外的并发症,最终肝衰竭。如门脉高压,腹水,肝肾综合征,低氧血症,低血糖症,十二指肠溃疡,胆石症,免疫功能下降,肝性脑病,肝细胞癌等。

(1)门静脉高压:门静脉无瓣膜,其压力通过流入的血量和流出阻力形成并维持。门静脉血流阻力增加,常是门静脉高压症的始动因素。按阻力增加的部位,可将门静脉高压症分为肝前、肝内和肝后3型。肝内型又可分为窦前、窦后和窦型。肝炎后肝硬化是引起肝窦和窦后阻塞性门静脉高压症的常见病因。由于增生的纤维束和再生的肝细胞结节挤压肝小叶内的肝窦,使其变窄,闭塞,导致门静脉血流受阻,其次是位于肝小叶间汇管区的肝动脉小分支和门静脉小分支之间的静脉交通支,平时不开放,而在肝窦受压和阻塞时大量开放,以致压力高的肝动脉血流直接注入压力较低的门静脉小分支,加重门静脉内压力。门静脉高压可产生脾大,脾功能亢进,交通支扩张,腹水等。

1)临床表现:主要有脾大,脾功能亢进,呕血,黑便,腹水及非特异性全身症状如疲乏,嗜睡,厌食等。

2)实验室检查。①血常规:全血细胞减少,以白细胞和血小板最为明显。②肝功能:血浆白蛋白降低而球蛋白增高,清、球蛋白比例倒置,凝血酶原时间延长。

3)治疗:主要是预防和控制食管胃底曲张静脉破裂出血,根据病情采用药物、内镜、介入放射学和外科手术的综合治疗措施。①对有黄疸,大量腹水,肝功能严重受损者发生大出血尽量采用输血,注射垂体加压素及应用三腔管压迫止血等非手术疗法。②建立静脉通道,扩充血容量,严密监测患者生命体征,但要避免过量扩容使门脉压力反跳引起再出血。③药物止血:主要应用内脏血管收缩药,常用药物有垂体后叶素,三甘氨酰赖氨酸加压素和生长抑素等药物。血管升压素20 U溶于5%葡萄糖200 mL内,20分钟内滴注完。如合用酚妥拉明或硝酸酯类药物可提高疗效,预防不良反应。生长抑素类目前认为是首选药物但价格昂贵,首次剂量250 µg静脉冲击,以后250 µg/h维持,连续3~5天。④内镜治疗:经内镜将硬化剂注射到曲张静脉腔内使其闭塞和黏膜下硬化以防止再出血。⑤三腔管压迫止血。⑥经颈静脉肝内门体分流术。

对于无黄疸,没有明显腹水的患者,发生大出血者,应争取时间准备手术。手术治疗分为两类:一类通过各种不同的分流手术,来降低门静脉压力;另一类是阻断门奇静脉间的反常血流达到止血目的的。

(2)腹水:慢性肝损伤时,多种因素可导致腹水形成,如肝窦高压,低蛋白血症,肾脏对钠的回收增加,内脏小动脉扩张促进钠与游离水潴留等。治疗以限制膳食钠量(40~60 mmol/d)和应用利尿剂。螺内酯应由50~100 mg/d开始以后用到400 mg/d。使无末梢水肿者每天体重减低0.50~0.75 kg,如有末梢水肿者,体重减低更快甚安全。呋塞米可以替代螺内酯,亦可与其合用。常规疗法无效者可采用治疗性腹腔穿刺放液和门腔静脉分流。腹腔穿刺放液有末梢水肿者每次可放4~6 L。无水肿者,每抽腹水1 L,给清蛋白6~8 g输注,可以降低肾功不全和低钠血症的发生。反复穿刺放液,发生如细菌性腹膜炎的风险增高。

（3）自发性细菌性腹膜炎：自发性细菌性腹膜炎是末期肝病的并发症。合并此症者2年生存率<50%。发病机制仍未定论，但与肠壁对细胞通透性的改变，肝脾巨噬细胞清理门脉菌血症能力减低及大量腹水有利于细菌生长等情况有关。常见病原菌为大肠埃希菌，肺炎球菌，克雷伯菌和厌氧菌等。临床表现为发热和脓毒征象，原来稳定的肝功能代偿破坏，有新的脑病和氨血症发生。抗生素治疗效果应由腹水穿刺验证。

（4）肝肾综合征：肝肾综合征亦称功能性肾衰竭，随同严重肝病出现的肾衰竭，而肾本身无异常改变。其病因不详，但患者皆有肾血流、皮质灌注及肾小球滤过率的减低。循环中缩血管剂内皮素-1水平的增高，可能起到重要作用。肝硬化患者如无血管内容量缺失，而尿钠排出极低（<10 mmol/L）尿量减少，即可诊断。

（5）肝性脑病：肝性脑病是定义不很明确的神经病变，在某些通常由肝脏代谢（解毒）的产物进入体循环时发生，是可逆性病变。神经症候从人格改变至运动功能和意识障碍不一。临床表现和治疗决定于肝性脑病是急性还是慢性肝衰竭诱发。主要治疗目标/途径有以下4点。①肠：减少可能毒素的发生和吸收，乳果糖是一种不可吸收性双糖，可酸化肠内容物，减少氨吸收入血。肠道吸收差的抗生素改变肠菌群，使细菌产生的氨物质减少，从而减少氨的入血。②改善肝功能。③防止可能毒素进入脑内。④矫治异常神经活动，氟马西尼对肝性脑病患者的意识状态有暂时改善作用。

（6）营养不良：几乎所有肝硬化患者都存在蛋白-热量型营养不良。由此可导致患者水钠潴留，免疫反应低下，肝功能恢复延迟。因此对重症患者要进行肠外营养支持疗法。

（7）体循环系统的影响：肝硬化通常伴有高动力性循环，其特点是心排血量增加。这推论是由于舒血管物质如胰高血糖素增加静脉回心血量，继发贫血而致的血液黏滞度下降，动静脉短路增加所致。相反，乙醇性肝硬化患者常表现为心肌病，以充血性心力衰竭为特征。此外患者常存在巨幼细胞性贫血，主要由于乙醇对叶酸的拮抗作用。血小板减少，纤维蛋白降解产物堆积，预示 DIC 和肝脏清除这些物质的能力降低。

（8）低氧血症：尽管由于胺类物质蓄积引起过度通气，肝硬化患者 PaO_2 常在 8.0～9.3 kPa（60～70 mmHg）。这可能是由于腹水引起腹压过高影响膈肌运动，以及门脉高压时存在的肺内右向左分流所致。

5.肝硬化患者的麻醉处理

肝硬化后期有5%～10%的患者要经历手术治疗。主要目的是预防和控制食管胃底曲张静脉破裂出血和肝移植。肝脏是体内最大的器官，有着极其复杂的生理生化功能，肝硬化患者肝功能障碍的病理生理变化是全身性的和多方面的。因此麻醉前除了要了解肝功能的损害程度并对肝储备功能充分评估和有针对性的术前准备外，还要了解肝功能障碍时麻醉药物体内过程的改变，以及麻醉药物和操作对肝功能的影响。

（1）术前肝功能评估：肝功能十分复杂，肝功能实验检查也比较多，但仍不能反映全部肝功能。目前认为血浆蛋白特别是白蛋白含量及胆红素是比较敏感的指标。一般采取这两种实验，并结合临床表现，作为术前评估肝损害的程度指标（表9-6）。

表 9-6　肝损害程度的估计

	轻度损害	中度损害	重度损害
血清胆红素	<34.2 $\mu mol/L$	34.2～51.3 $\mu mol/L$	>51.3 $\mu mol/L$

	轻度损害	中度损害	重度损害
人血白蛋白	>35 g/L	30~35 g/L	<30 g/L
腹水	无	易控制	不易控制
神经症状	无	轻度	昏迷前期
营养状态	好	尚好	差,消瘦
手术危险性	小	中	大

(2)术前准备:肝功能不全的患者进行手术治疗,包括有两种情况。一是与肝病无关的一些疾病,其次是肝脏疾病本身的继发病需行手术治疗。除一般的术前准备外,要进行保肝为主的术前准备,包括:①加强营养,给予高蛋白,高碳水化合物,低脂肪饮食,口服多种维生素。②改善凝血功能,术前口服或静脉滴注维生素 K。③纠正低蛋白血症,如总蛋白<45 g/L,白蛋白<25 g/L或白、球蛋白比例倒置,术前给予适量血浆或白蛋白。④纠正贫血,对贫血患者可少量多次输血,使血红蛋白>120 g/L。⑤治疗腹水,待腹水消退后稳定 2 周再进行手术。必要时术前 24~48 小时内放腹水,以改善呼吸功能,量根据患者具体情况一般不超过 3 000 mL/次。⑥抗生素治疗,术前 1~2 天应用,抑制肠道细菌,减少术后感染。⑦麻醉前用药,一般镇静,镇痛药量宜小。苯巴比妥钠,地西泮,异丙嗪,氟哌利多均可应用。对个别情况差或肝性脑病前期的患者,术前仅给阿托品和东莨菪碱即可。

(3)麻醉选择:麻醉方法各有优缺点,选用时可根据手术方式,病肝功能具体情况,麻醉药物及方法对肝脏的影响情况而定。一般有连续硬膜外阻滞、全身麻醉、全身麻醉复合硬膜外阻滞3 种。①连续硬膜外麻醉适于多种肝脏外科手术及肝病外的手术。其肌松良好,减少药物对肝脏的影响,在无低血压情况下对肝脏无明显影响。但凝血机制不良者禁用。②全身麻醉,吸入麻醉药用于肝脏手术一直存在争议。除氟烷外,异氟烷、七氟烷、地氟烷在体内代谢极低,目前尚无临床证据证实存在术后肝损伤,因此不应列为禁忌。目前静脉复合或全凭静脉麻醉受到重视,其中尤以丙泊酚,因其是一种外源性抗氧化剂,对肝缺血再灌注损害有一定的保护作用,适合肝脏手术麻醉,但术中辅助应用的麻醉性镇痛药和肌松药要考虑肝脏对其代谢的影响。③全身麻醉复合硬膜外阻滞取其两者优点,有良好的镇痛肌松作用,又避免全麻药物对肝脏的影响,且便于术后镇痛,有利患者恢复。

(4)术中管理:术中管理重点,维持血流动力学稳定,维持良好的肝血流以保持肝氧供耗比正常,保护支持肝脏的代谢。①术中检测:动脉测压、中心静脉压、肺动脉压、$SaPO_2$、尿量、血气分析等。②维持良好通气,防止低氧血症,肝硬化患者存在不同程度动脉氧饱和度下降,主要由于肺内分流,腹水引起低位肺区通气血流比例失调。③维持血流动力学稳定,即可维持有效肝血流。慢性肝病患者肝内血流由于门静脉阻力升高而减少,肝内血流和肝细胞氧合更依赖于肝动脉的供应,因此术中血流动力学的变化将直接影响肝的氧供。④术中输液及输血的管理。术中可输注晶体液,胶体液和血制品。输注速度要根据尿量,中心静脉压,以及肺动脉楔压监测来调节。肝硬化患者可并发低血糖症,特别是乙醇中毒性肝硬化者术中根据血糖变化输注葡萄糖液。此外肝功不全患者对枸橼酸代谢能力下降;大量快速输血时易发生枸橼酸中毒,术中应监测钙离子浓度,适当补充氯化钙或葡萄糖酸钙。同时大量输血加重凝血功能的改变要加以监测。

(5)术后管理:加强生理功能监测,维持重要器官功能正常;预防感染;静脉营养支持;保肝治疗,防止术后肝衰竭。

(6)麻醉与围术期处理:对于肝胆系统疾病的患者,全麻行序贯快速诱导十分必要。因为肝硬化进展期患者腹水存在和腹内压增大及胃肠运动减弱均使误吸危险增加。对该类患者须考虑使胃内容和酸度减少的术前用药。典型的用药为 H_2 受体拮抗剂,胃肠动力药(甲氧氯普胺或西沙必利),适用于术前无消化道梗阻的肝胆系统疾病患者。另外血象和营养状况也要做出仔细的评估。因为此类患者常常有贫血和凝血功能障碍。由于肝脏合成凝血因子功能受损或因吸收功能不良或抗生素使用使维生素 K 缺乏而导致 PT 延长,所以术前应进行补充维生素 K 的治疗。可于术前 24~48 小时,每天一次皮下注射维生素 K 10 mg 以纠正 PT 延长。营养不良性低蛋白血症能够改变麻醉药蛋白结合率,使液体渗出到血管外间隙,伤口愈合不良,术后并发症增加。所以有必要行营养补充。

建立中心静脉插管通路既可测定中心静脉压,又可用于给药。动脉直接测压有利于肝功能不良患者血压监测和抽取血标本。而肺动脉置入漂浮导管可考虑针对肝功能严重受损的患者,因其病理生理学类似脓毒血症状态,血管张力低下致体循环压力降低和高动力性心排量。肺动脉置管有利于确定低血压原因,指导容量替代治疗和血管活性药物支持性治疗。此外,肺动脉置管对于合并急性胆囊炎和急性胰腺炎的危重患者对呼吸衰竭和肾衰竭的处理也是有用的。而进行经食管心脏超声监测对于凝血功能异常和食管静脉曲张患者应列为禁忌。此外介入性术中监测对于术后 ICU 监测和治疗也是值得的。如治疗低血容量、脓毒症导致的呼吸衰竭、肾衰竭或肝肾综合征,以及凝血病。

经鼻或经口置入胃管对于食管静脉曲张患者必须小心地操作,以免引起曲张的血管出血。有的临床研究认为食管静脉曲张麻醉的患者下胃管后并未增加出血并发症,如果胃管对于胃内减压或经管给药确实必要的,则应该是可行的。

局部麻醉可导致出血或血肿,一般认为是禁忌的。但如果肝功代偿尚好,化验检查指标在可接受的范围,也可谨慎使用。

麻醉生理最基本的目标是维持术中肝脏血液灌注,通过对心排量、血容量、血压、氧合和通气的支持来实现。避免低血压、低血氧、低碳酸血症对肝脏的缺血性损害。

有关麻醉用药选择正是基于以上目标和相应的药代与药效动力学基础。苯二氮类可作为术前镇静用药,但要注意该类药如咪达唑仑具有较高的蛋白结合率,用于此低蛋白血症患者其游离成分会增加。另一点是循环中内生 γ-氨基丁酸受体兴奋剂存在于肝硬化脑病患者血中,可使这些患者对苯二氮类药更敏感。而且该类药为有氧代谢,对肝功能不全者作用时间延长。

阿片类用于肝功能不良患者也要谨慎,因作用时间可能延长。枸橼酸芬太尼和舒芬太尼单次给药未见药代动力学改变。但盐酸阿芬太尼、盐酸哌替啶和吗啡清除下降。盐酸瑞芬太尼即使长时间使用于严重肝衰竭患者,也不会造成蓄积。阿片类偶尔导致奥狄括约肌痉挛,这对于胆管梗阻患者可能造成问题。如发生痉挛可用纳洛酮或胰高血糖素逆转。而用硫酸阿托品或硝酸甘油则成功率较低。滴定法给药是肝病患者给药原则。

吸入麻醉药异氟烷和七氟烷可能最适合于肝功能不良患者,损害肝血流的危险最低,与对围术期肝功能实验检验和临床结果相一致。氟烷影响肝脏血流应避免使用。氧化亚氮于动物实验研究证实中度减少门脉和肝血流,且在长时间手术中,氧化亚氮致小肠扩张,故在严重肝功能异常者不用。一般肝病患者使用未见不良反应。

肌松剂的选择应依据其代谢清除途径。维库溴铵、罗库溴铵均在肝内代谢清除,肝功不良患者慎用。而阿曲库铵和顺式阿曲库铵降解不依赖肝脏,可安全使用。

术中还应检测化验检查项目,包括血糖、血钙、血细胞比容、PT、PTT、血小板计数、纤维蛋白原、D-二聚体,当长时间手术或有出血或怀疑 DIC,更是必要的。体温监测和保温措施的实施对于肝病患者也很重要,因低温损害凝血功能。

(张　珺)

第十章

骨科麻醉

第一节　复杂性创伤手术的麻醉

一、复杂性创伤的临床特点

复杂性创伤一般指对机体功能状态影响较大,引起严重的病理生理改变,且危及生命的创伤。多因休克、大出血、脑干损伤、脑疝、呼吸衰竭等而致生命垂危,即使抢救及时和成功,后期也可能发生其他并发症,如成人呼吸窘迫综合征(ARDS)、多器官功能衰竭(MSOF)、全身感染等而危及生命。其创伤范围往往涉及两个或两个以上的解剖部位或脏器,其抢救和治疗需要多学科协作。

二、麻醉前估计

虽然急诊科医师会对患者进行全面的检查,麻醉科医师仍需依据麻醉学的原则对患者的伤情程度迅速作出判断,这样才能采取正确的急救措施和麻醉处理方法。

(一)一般情况

通过检查患者的神志、面色、呼吸、血压、脉搏、体位、伤肢的姿态、大小便失禁、血迹、呕吐物等,初步了解患者的全身情况及危及生命的创伤部位。昏迷、半昏迷多由脑外伤引起;烦躁不安、面色苍白、血压下降、脉搏增快多为休克的表现;昏迷患者伴有呕吐应考虑有误吸的可能;大小便失禁患者可能有脊髓的损伤。

(二)呼吸

1.呼吸道

检查呼吸道是否通畅,如果不通畅应当立即找出原因并予以紧急处理。

2.氧合功能

根据患者的呼吸方式包括频率、节律、辅助呼吸肌的运动等,判断是否存在呼吸困难及缺氧,应及时监测 SpO_2,并尽早行动脉血气分析,以便早期作出判断和及时处理。

3.呼吸系统创伤

口腔、颈部创伤应尽早行气管内插管或行紧急气管切开术,否则待病情加重(如水肿、血肿形成),将会使气管内插管或气管切开极为困难。气胸和多发肋骨骨折(连枷胸)引起的矛盾呼吸、反常呼吸及纵隔摆动,严重影响患者的呼吸功能和循环功能,应先行胸腔闭式引流或胸壁固定,必要时应进行机械通气支持治疗。

(三)循环

复杂性创伤患者必然存在较大量的失血。临床判断失血量的方法很多,如创伤部位,可见的失血量等。但是对复杂性创伤患者比较可行的方法是根据患者的一般情况进行判断。

三、呼吸道管理的特殊问题

(一)颈髓的保护

对于颈部损伤及颈椎骨折者要采用适当的方法保护脊髓。气管插管过程中应避免颈部过度活动,头部过度后伸属于绝对禁忌。插管时应进行颈部的牵引和制动。气管插管困难者可借助纤维支气管镜辅助插管。

(二)反流和误吸

所有创伤患者皆应视为"饱胃"患者。饱胃的患者在进行全身麻醉诱导和气管插管过程中会出现胃内容物的反流,有引起误吸的危险,是引起所有急诊手术患者术中或术后死亡的一个重要原因,应当予以高度重视。复杂性创伤患者麻醉诱导和气管内插管中预防反流与误吸的唯一可行的有效方法为环状软骨压迫法。

(三)牙齿的损伤和脱落

麻醉医师应当在麻醉前对患者的牙齿进行详细的检查,如果发现可能引起牙齿脱落的因素,应当在病例中记录并向患者家属交代清楚。预防插管过程中牙齿脱落主要应强调采用正确的操作方法,插管时要用肘部、腕部的力量上提喉镜,显露声门,绝不能以牙齿为喉镜的支点。如果插管困难或牙齿松动者,可用纱布或专用牙托保护牙齿。如果发现牙齿丢失,应行胸部 X 线检查,以除外牙齿被吸入肺内,预防由此引起的肺不张及肺部感染。

(四)支气管损伤和出血

支气管损伤、出血或气管断裂可给人工机械通气带来困难,血液流入对侧肺可影响健肺的通气和氧合功能。因此,在手术麻醉时为保护非损伤肺及进行正压通气,必须将双肺分隔开。行双腔支气管插管可以很快地解决此问题。但双腔支气管插管的操作技术较为复杂,导管的插入及插入后的位置判断也需要一定的经验。因此应由有经验者完成,有时可能需要借助纤维支气管镜来完成。

四、血容量补充

(一)静脉通路的建立

由于复杂伤者常伴有大出血,因此,建立多条静脉通路是必要的,应同时开放外周及中心静脉。

(二)抗休克治疗

根据患者的失血情况,应尽快予以补充有效循环血容量,可补充平衡液及胶体液,有血时应尽早输血。衡量输液的效果一般都以血流动力学参数是否稳定为标准,但影响因素较多,平时常用的指标可能变得很不敏感。由于创伤性休克的基本病理生理改变是组织灌注不足和缺氧,即氧供和氧需要的失平衡。因此,休克患者的预后主要取决于因血流灌注降低引起组织缺氧的程度,患者对氧耗(VO_2)增加引起 CI 和氧供(DO_2)增加的代偿能力。

五、复杂性创伤患者的监测

呼吸方面应监测 SPO_2、$ETCO_2$、动脉血气分析及呼吸功能的监测,如呼吸频率(RR)、潮气量(VT)、顺应性(C)、呼吸道压力(P)、每分通气量(MV)等对于判断呼吸功能状态都具有重要意义。血流动力学方面应监测 BP、ABP、CVP、PAWP、ECG 及尿量等,根据这些指标综合判断患者的血流动力学情况。

六、麻醉处理

(一)麻醉前用药
复杂性创伤患者的麻醉前用药应当根据患者的具体情况而定,其原则如下。

1.一般情况较好的患者

一般情况较好者指神志清醒,呼吸、循环功能稳定的病例,可以在患者进入手术室后经静脉给予镇痛、镇静及抗胆碱药。

2.一般情况较差的患者

此类病例一般只给镇痛药,剂量应减小,给药过程中应小心观察患者的反应。

3.意识不清、怀疑有脑外伤的患者

禁忌给予镇静药和麻醉性镇痛药,以免抑制呼吸,而引起颅内压升高。

4.不应单独使用镇静药

为防止不良反应,麻醉前不宜单独使用;否则由于疼痛会引发烦躁与不安,这种现象一般称为镇静剂的"抗镇痛效应"。

5.抗胆碱药

一般在麻醉前经静脉给予。

(二)麻醉诱导
严重创伤患者的麻醉诱导是麻醉过程中最危险、最困难,也是最重要的步骤。应根据患者的不同状态选择不同药物和采用不同的诱导方法。麻醉诱导期常用的药物包括:镇静药如依托咪酯、异丙酚等,肌松药如维库溴铵、琥珀胆碱等,麻醉性镇痛药如芬太尼、吗啡、哌替啶等。麻醉方法及药物的选用应对血流动力学影响最小为原则。根据患者病情的轻重程度,可选用下列诱导给药方案。

1.心搏骤停

直接插管,不需任何药物。

2.深度昏迷

深度昏迷指对刺激无反应者,对此种病例应直接插管,不需任何药物。

3.休克

收缩压低于 10.7 kPa(80 mmHg)时,可用 S-氯胺酮 0.5~1.0 mg/kg＋琥珀胆碱 1~2 mg/kg 静脉注射或维库溴铵 0.1 mg/kg 诱导插管。

4.低血压

对收缩压 10.7~13.3 kPa(80~100 mmHg)的患者可选用芬太尼＋咪达唑仑＋肌松药诱导插管。

5.血压正常或升高

可用芬太尼＋咪达唑仑或异丙酚＋肌松药诱导插管。

(三)麻醉维持

临床麻醉的基本任务是既要保证患者镇痛、催眠、遗忘及肌松，又要保持血流动力学稳定。其原则仍然要根据患者的情况选择麻醉维持的方法和用药。

一般情况较好的患者麻醉的维持无特殊。一般情况较差的患者可采用芬太尼、氧化亚氮辅以肌松剂的浅全麻维持，情况好转后可辅以低浓度的吸入性麻醉剂。有些创伤严重患者的心血管系统对麻醉药的耐受能力很低，这部分患者可能在极浅或甚至在无麻醉条件下即可完成手术。因此，严重创伤患者诱导及手术早期"术中知晓"的发生率较高。"术中知晓"对患者心理是一个恶性刺激，可造成严重的心理障碍。但是如果将麻醉药剂量增加到足以使所有患者不发生"术中知晓"，则必然导致麻醉过深，其代价是患者的生命安全。在这种情况下，麻醉应当以保持循环稳定，保证生命安全为原则，待患者病情稳定后逐渐加深麻醉。

(四)术后早期恢复

术后常见的问题为呕吐与误吸、恢复延迟、恢复期谵妄、体温过低。

创伤前饱食的患者由于胃排空延迟，手术后可能仍然处于饱胃状态，麻醉恢复过程中发生呕吐的可能性极大。所以，术后拔管应当严格遵守拔管指征，即患者应当意识完全清醒，呛咳反射及吞咽反射恢复，心血管功能稳定，通气及氧合功能正常，无水、电解质及酸碱平衡失调，无麻醉剂及肌松剂残余作用。严重创伤的患者多数无法手术后即刻拔除气管内导管，需要保留气管导管一段时间。影响术后拔管的因素包括麻醉后的苏醒延迟、肺功能损害、心血管功能损害、过度肥胖、严重的胸腹部创伤及脑外伤造成意识不清等。保留气管导管的患者术后需要呼吸支持治疗，在ICU进行机械通气是比较好的选择。

（王　鹏）

第二节　关节置换术的麻醉

人工关节的材料和工艺越来越先进，接受人工关节置换的患者也越来越多。此类手术确实使患者解除了疼痛，改善了关节活动功能，提高了生活质量。人工关节置换术的不断发展给麻醉带来了新的课题，提出了更高的要求，因为该类患者往往有许多特殊的方面，对此麻醉医师需要有较深的认识，做好充分的术前准备，严密的术中监测和良好管理及术后并发症的防治工作。

一、关节置换术麻醉的特殊问题

(一)气管插管困难和气道管理困难

类风湿性关节炎和强直性脊柱炎的患者常有全身多个关节受累，前者可累及寰枢关节、环杓关节及颞下颌关节等，可使寰枢关节脱位、声带活动受限、声门狭窄、呼吸困难及张口困难等；后者主要累及脊柱周围的结缔组织，使其发生骨化，脊柱强直呈板块状，颈屈曲前倾不能后仰，颞下颌关节强直不能张口。患者平卧时常呈"元宝状"，去枕头仍保持前屈，如果头部着床，下身会翘起。这两种患者行气管插管非常困难，因为声门完全不能暴露，且患者骨质疏松，有的患者还有寰枢关节半脱位,如果插管用力不当可造成颈椎骨折,反复插管会造成喉头水肿和咽喉部黏膜损伤、出血,气道管理更加困难。一些患者合并有肺纤维化病变,胸壁僵硬,致肺顺应性下降,通气和弥散能力均降低,可致 SpO_2 下降。对此类患者,麻醉医师在术前访视时,如估计气管插管会有困难者,应事先准备好纤维支气管镜以便帮助插管。合并肺部感染致呼吸道分泌物增多,且易发生支气管痉挛,给呼吸道的管理更增加了难度。

(二)骨黏合剂

为了提高人工关节的稳定性,避免松动和松动引起的疼痛,利于患者早期活动和功能恢复,在人工关节置换术中常需应用骨黏合剂(骨水泥),通常是在骨髓腔内填入骨水泥,再将人工假体插入。骨黏合剂为一高分子聚合物,又称丙烯酸类黏合剂,包括聚甲基丙烯酸甲酯粉剂和甲基丙烯酸甲酯液态单体两种成分,使用时将粉剂和液态单体混合成面团状,然后置入髓腔,自凝成固体而起作用。在聚合过程中可引起产热反应,温度可高达 $80 \sim 90 \, ℃$,这一产热反应使骨水泥更牢固。单体具有挥发性,易燃,有刺激性气味和毒性,因此,房间内空气流通要好。未被聚合的单体对皮肤有刺激和毒性,可被局部组织吸收引起"骨水泥综合征"。单体被吸收后大约 3 分钟达峰值血液浓度,在血中达到一定浓度后可致血管扩张并对心脏有直接毒性,体循环阻力下降,组织释放血栓素致血小板聚集,肺微血栓形成,因而患者可感胸闷、心悸,心电图可显示有心肌损害和心律失常(包括传导阻滞和窦性停搏),还可有肺分流增加而致低氧血症、肺动脉高压、低血压及心排血量减少等。单体进入血液后可以从患者的呼气中闻到刺激性气味。肺脏是单体的清除器官,清除速度很快,故一般不会受到损害,只有当单体的量达到全髋关节置换时所释放的单体量的35 倍以上时,肺功能才会受到损害。因此,对肺功能而言,骨水泥的使用一般是安全的。为减少单体的吸收量,混合物必须做充分搅拌。

除单体吸收引起的对心脏、血管和肺脏的毒性反应外,当骨黏合剂填入骨髓腔后,髓腔内压急剧上升,使得髓腔内容物包括脂肪、空气微栓子及骨髓颗粒进入肺循环,引起肺栓塞,致肺血管收缩,肺循环阻力增加和通气灌流比例失调,导致肺分流增加、心排血量减少和低氧血症。为了减少髓腔内压上升所致的并发症,用骨水泥枪高压冲洗以去除碎屑,从底层开始分层填满髓腔,这可使空气从髓腔内逸出以减少空气栓塞的发病率,也可从下位的骨皮质钻孔,并插入塑料管以解除髓内压的上升。

对骨黏合剂使用时对心肺可能造成的影响,必须高度重视,采取预防措施。应当在用骨水泥时严密监测 PaO_2、$PaCO_2$、SpO_2、血压、心律及心电图等。补足血容量,必要时给予升压药,保证气道通畅,并予充分吸氧。下肢关节置换的手术,在松止血带时,要注意松止血带后所致的局部单体吸收,骨髓、空气微栓子或脂肪栓等进入肺循环而引起的心血管反应,甚至有可能出现心搏骤停的意外。

(三)止血带

四肢手术一般都需在止血带下进行,以达到术野无血的目的。但是止血带使用不当时也会出现一些并发症。

(四)激素的应用

1.概述

行人工关节置换的患者常因其原发病而长期服用激素,因此,可有肾上腺皮质萎缩和功能减退,在围术期如不及时补充皮质激素,会造成急性肾上腺皮质功能不全(危象)。对此类患者应详细询问服用激素的时间、剂量和停用时间,必要时做 ACTH 试验检查肾上腺皮质功能。对考虑可能发生肾上腺皮质功能不全的患者,可在术前补充激素,可提前3天起口服泼尼松,5 mg,每天3次,或于术前一天上午和下午各肌内注射醋酸可的松100 mg,在诱导之前及术后给予氢化可的松100 mg静脉滴注。

2.急性肾上腺皮质功能不全的判定

如果麻醉和手术中出现下列情况,则应考虑发生了急性肾上腺皮质功能不全。

(1)原因不明的低血压休克,脉搏增快,指(趾)、颜面苍白。

(2)在补充血容量后仍持续低血压,甚至对升压药物也不敏感。

(3)不明原因的高热或低体温。

(4)全麻患者苏醒异常。

(5)异常出汗、口渴。

(6)血清钾升高或钠、氯降低。

(7)肾区痛(腰疼)和胀感、蛋白尿。

(8)在上述症状的同时,可出现精神不安或神志淡漠,继而昏迷。

3.处理

如果考虑为肾上腺皮质功能不全,立即给予氢化可的松100 mg静脉推注,然后用氢化可的松200 mg静脉滴注。

(五)深静脉血栓和肺栓塞

骨关节手术有许多患者为长期卧床或老年人,静脉血流淤滞,而手术创伤或肿瘤又使凝血功能改变,皆为静脉血栓的高危因素,在手术操作时有可能致深静脉血栓进入循环。长骨干骨折患者有发生脂肪栓塞的危险性,使用骨水泥时有可能发生空气栓塞。对麻醉医师来说,对术中发生的肺栓塞有足够的警惕非常重要,因为术中肺栓塞发病极其凶险,患者死亡率高,而且容易与其他原因引起的心搏骤停相混淆。因此,术中应密切观察手术操作步骤及患者的反应,严密监测心率、血压、SpO_2、$PETCO_2$ 等。心前区或经食管超声心动图对肺栓塞诊断有一定帮助。如果患者术中突然出现不明原因的气促、胸骨后疼痛、$PETCO_2$ 下降、PaO_2 下降、肺动脉高压、血压下降而用缩血管药纠正效果不好等表现时,应考虑有肺栓塞的可能。

为了预防和及时发现因静脉血栓脱落而致肺栓塞,术中须维持血流动力学稳定,补充适当的血容量,并在放骨水泥和松止血带时需严密监测生命体征的变化。

对严重肺栓塞的治疗是进行有效的呼吸支持及循环衰竭的纠正与维持。主要方法包括吸氧、镇痛、纠正心力衰竭和心律失常及抗休克。空气栓塞时,应立即置患者于左侧卧头低位,使空气滞留于右心房内,防止气栓阻塞肺动脉及肺毛细血管,也可通过经上肢或颈内静脉插入右心导管来抽吸右心内空气。对血栓性肺栓塞,如无应用抗凝药的禁忌,可用肝素抗凝治疗,或给予链激酶、尿激酶进行溶栓治疗。高压氧舱可促进气体尽快吸收并改善症状。

二、术前准备及麻醉选择与管理

虽然有许多青壮年患者需行关节置换术,但以老年人多见。老年人常伴有各系统器官的功能减退和许多并存疾病,致围术期和麻醉中并发症增多,其死亡率也比年轻人为高。术前需对高龄患者并存的疾病及麻醉的危险因素进行正确评估,对并存疾病应给予积极的治疗。如对于高血压和冠心病患者,术前应给予有效的控制血压及改善心肌缺血,维持心肌氧供需平衡,以减少围术期心脑血管的并发症;慢性气管炎患者应积极治疗,训练深呼吸及咳嗽,以减少术后肺部感染。老年人心肺肝肾功能减退,药物代谢慢,诱导和术中用药应尽量选用短效、代谢快及对循环影响小的药物,如用依托咪酯诱导,以异氟醚、七氟醚、地氟醚等吸入麻醉药为主维持麻醉,尽量减少静脉用药。

(一)术前准备

1.麻醉前访视与病情估计

关节置换的患者,老年人较多,他们常合并有心血管疾病、肺部疾病、高血压及糖尿病等。类风湿性关节炎和强直性脊柱炎患者累及心脏瓣膜、心包及心脏传导系统者,须详细检查及对症处理。术前一定要了解高血压的程度,是否规律用药(抗高血压药可用至手术日早晨),是否累及其他器官,有无合并心功能不全。对合并房室传导阻滞和病态窦房结综合征的患者应详细询问病史,必要时安置临时起搏器。慢性肺疾病患者,要注意有无合并肺部感染,术前需做肺功能和血气检查。类风湿性关节炎和强直性脊柱炎要检查脊柱活动受限程度,判断气管插管是否困难,胸廓活动受限的程度如何。合并糖尿病的患者,要详细询问病史,服药的类型,检测术前血糖和尿糖值,必要时给予短效胰岛素控制血糖。有服用激素病史的患者,应根据服药史及术前的临床表现、化验结果决定围术期是否需要补充激素。

2.麻醉前用药

一般患者术前常规用药,有严重的循环和呼吸功能障碍的患者,镇静药或镇痛药慎用或不用。有肾上腺皮质功能不全倾向的患者,诱导前给予氢化可的松 100 mg,加入 100 mL 液体中滴注。

3.术前备血

估计术中出血较多的患者,术前要准备好充分的血源。为了节约血源和防止血源性疾病传播和输血并发症,可采用术中血液回收技术或术前备自体血在术中使用。血红蛋白在 10 g 或血细胞比容在 30% 以下,不宜采集自体血。最后一次采血至少在术前 72 小时前,以允许血容量的恢复。拟做纤维支气管镜引导气管插管时,要准备好必备用品,如喷雾器、支气管镜等。

4.维持气道困难的预测与气管插管困难的评估

对类风湿性关节炎和强直性脊柱炎影响到颈椎寰枢关节、颞下颌关节致头不能后仰和/或张口困难的患者,应当仔细检查,估计气管插管的难易程度,以决定麻醉诱导和插管方式。目前,预测气道困难的方法很多,现介绍几种方法。

(1)张口度:是指最大张口时上下门牙间的距离,正常应≥3 指(患者的示指、中指和无名指并拢),2~3 指,有插管困难的可能,<2 指,插管困难。不能张口或张口受限的患者,多置入喉镜困难,即使能够置入喉镜,声门暴露也不佳,因此可造成插管困难。

(2)甲颏间距:是指患者颈部后仰至最大限度时,甲状软骨切迹至下颏间的距离,以此间距来预测插管的难度。甲颏间距≥3 指(患者的示、中及无名指),插管无困难,在 2~3 指间,插管可能有困难,但可在喉镜暴露下插管;<2 指,则无法用喉镜暴露下插管。

(3)颈部活动度:是指仰卧位下做最大限度仰颈,上门牙前端至枕骨粗隆的连线与身体纵轴相交的角度,正常值>90°;<80°为颈部活动受限,直接喉镜下插管可能遇到困难。

(4)寰枕关节伸展度:当颈部向前中度屈曲(25°~35°),而头部后仰,寰枕关节伸展最佳。口、咽和喉三条轴线最接近为一直线(亦称"嗅花位"或称 Magill 位),在此位置,舌遮住咽部较少,喉镜上提舌根所需用力也较小。寰枕关节正常时,可以伸展 35°。寰枕关节伸展度检查方法:患者端坐,两眼向前平视,上牙的咬颌面与地面平行,然后患者尽力头后仰,伸展寰枕关节,测量上牙咬颌面旋转的角度。上牙旋转角度可用量角器准确地测量,也可用目测法进行估计分级:1级为寰枕关节伸展度无降低;2级为降低1/3;3级为降低2/3;4级为完全降低。

(二)麻醉方法的选择

1.腰麻和硬膜外麻醉

只要患者无明显的腰麻或硬膜外麻醉禁忌证及强直性脊柱炎导致椎间隙骨化而使穿刺困难,都可选用腰麻或硬膜外麻醉,近年来在腰麻或硬膜外麻醉下进行了大量的髋、膝关节置换术,包括>80岁的高龄患者,均取得了良好效果。而且有研究表明选用腰麻和硬膜外麻醉对下肢关节置换术有如下优点。

(1)深静脉血栓发生率降低,因硬膜外麻醉引起的交感神经阻滞导致下肢动静脉扩张,血流灌注增加。

(2)血压和CVP轻度降低,可减少手术野出血。

(3)可减轻机体应激反应,从而减轻患者因应激反应所引起的心肺负荷增加和血小板激活导致的高凝状态等。

(4)局麻药可降低血小板在微血管伤后的聚集和黏附能力,对血栓形成不利。

(5)可通过硬膜外导管行术后椎管内镇痛。

2.全身麻醉

对有严重心肺并发症的患者、硬膜外或腰麻穿刺困难者及其他禁忌证的患者,宜采用气管插管全身麻醉。

(1)注意要点:①选用对心血管功能影响小的诱导和维持药物。②尽量选用中短效肌松药,术中严密监测生命体征,术后严格掌握拔管指征。③强直性脊柱炎等气管插管困难者,应在纤维支气管镜帮助下插管,以免造成不必要的插管损伤;必要时可行控制性降压,以减少出血。

总之,在满足手术要求和保证患者安全的前提条件下,根据患者的病情,手术的范围,设备条件和麻醉医师自身的经验与技术条件来决定麻醉方法。

(2)全麻诱导。对年老体弱者,全麻诱导时给药速度要慢,并密切观察患者的反应,如心血管反应,药物变态反应等。常用静脉药物及其诱导剂量如下。①异丙酚:成人$2.0\sim2.5$ mg/kg,在30秒内给完,年老体弱者宜减量和减慢给药速度。②咪达唑仑:未用术前药的患者:<55岁,$0.30\sim0.35$ mg/kg;>55岁,0.30 mg/kg,ASAⅢ~Ⅳ级,$0.20\sim0.25$ mg/kg。已用术前药的患者,适当减量。③依托咪酯:$0.2\sim0.6$ mg/kg,常用量0.3 mg/kg,小儿、老弱、重危患者应减量,注药时间在30秒以上。④硫喷妥钠:$4\sim8$ mg/kg,常用量6 mg/kg。⑤常用肌松药及插管剂量:琥珀胆碱$1\sim2$ mg/kg;泮库溴铵$0.10\sim0.15$ mg/kg;维库溴铵$0.08\sim0.10$ mg/kg,哌库溴铵0.1 mg/kg。

(3)麻醉维持。一般用静吸复合全麻,特别是以异氟醚、七氟醚为主的静吸复合全麻,对患者心血管功能抑制小,苏醒快,是理想的麻醉维持方法,因此,尽量减少静脉用药,而以吸入麻醉为主。

(4)预知气道困难患者的插管处理。预知气道困难的患者,应根据患者情况选择插管方式,切忌粗暴强行插管,特别是有颈椎半脱位,骨质疏松,全身脱钙的患者。气管插管技术的选择如下。①直接喉镜:一般插管无困难的患者,可快速诱导、直接喉镜下气管插管。估计可能有困难,不宜快速诱导,而应咽喉表面麻醉和环甲膜穿刺气管内表面麻醉或强化麻醉下行清醒气管插管。②盲探经鼻插管:用于插管困难的患者。患者清醒,多采用头部后仰、肩部垫高的体位,并可根据管口外气流的强弱进行适当的头位调整,气流最大时,表明导管正对声门,待患者吸气时将导管送入气管内。③纤维光导喉镜引导气管插管:患者有明显困难插管指征时,应直接选择在纤维支气管镜帮助下插管;④喉罩:有条件者可选用喉罩处理气道困难和插管困难。

(三)术中麻醉管理

(1)术中严密监测患者的生命体征,维持循环功能的稳定和充分供氧。监测包括血压、心率、ECG、SpO_2、$PETCO_2$等项目。

(2)对术前有冠心病或可疑冠心病的患者,应予充分给氧,以保证心肌的氧供需平衡。

(3)硬膜外麻醉要注意掌握好阻滞平面,特别是用止血带的患者,如果阻滞范围不够,时间长则会使患者不易耐受。

(4)对老年或高血压患者,局麻药用量要酌减,掌握少量分次注药原则,防止阻滞平面过广导致血压过低,要及时补充血容量。

(5)注意体位摆放,避免皮肤压伤,搬动体位要轻柔,要注意保持患者的体温。

(6)在一些重要步骤如体位变动、放骨水泥、松止血带前要补足血容量,密切观察这些步骤对机体的影响并做好记录。

(7)体液平衡很重要,既要补足禁食禁水及手术中的丢失,满足生理需要量,又要注意不可过多过快而造成肺水肿。

(8)心血功能代偿差的患者,在总量控制的前提下,胶体液比例可适当加大,可用血定安、海脉素、中分子羟乙基淀粉及血浆等。

术中失血量要精确计算,给予适量补充,备有自体血的患者需要输血时,先输自体血,有条件者可采用自体血回收技术回收术中失血。

(四)特殊手术的麻醉

1.强直性脊柱炎和类风湿性关节炎患者的麻醉

(1)病情估计。术前患者访视应注意如下事项:①了解病情进展情况,是否合并心脏瓣膜、传导系统、心包等病变,应做心电图检查及判断心功能分级。②判断胸廓活动受限情况,决定是否作肺功能和血气检查。③了解颈、腰椎有无强直,颈活动度及张口度,依此考虑诱导和气管插管以何种方式进行。④水电解质平衡情况,是否有脱钙。⑤是否有激素服用史,服用时间长短,剂量,何时停用,考虑是否用准备激素。⑥术前用药剂量宜小,呼吸受限者术前可免用镇静镇痛药,入室后再酌情给予。

(2)麻醉方式和术中管理。此类患者的腰麻和硬膜外麻醉穿刺常有困难,而且硬脊膜与蛛网膜常有粘连,易误入蛛网膜下腔,且椎管硬化,容积变小,硬膜外隙很窄,剂量不易掌握,过大致平面意外升高,有时又因硬膜外腔有粘连致局麻药扩散差,麻醉效果不好,追加镇静药又顾虑呼吸和循环抑制,颇为棘手。因此,从患者安全出发,一般采用全麻更为合适。全麻可根据患者颈部活动度和张口程度决定诱导和插管方式。估计有困难者,行清醒经鼻盲探气管插管。对脊柱前屈>60°、颈屈曲>20°患者,行快速诱导全麻是危险的。此外,反复不成功的插管可发生咽喉软组织损伤、出血、水肿,以致气道难以保持通畅,而出现缺氧、CO_2蓄积,甚至心搏骤停等严重后果。因此,行纤维支气管镜引导下气管插管是安全可靠的方式。如果条件不具备,可考虑逆行插管术,也可考虑使用喉罩。

有近期或长期服用激素病史者,诱导前给予100 mg氢化可的松溶于100 mL液体中,输入后开始诱导。全麻忌过深,因此类患者对麻醉药耐量低,用药量应减少,尤其是静脉麻醉药。术中充分供氧,避免低氧血症,并注意液体量和失血量的补充。颈椎强直者,术后需完全清醒后再拔管。

2.髋关节置换术的麻醉

人工髋关节置换术的主要问题是患者多为老年人,长期卧床的强直性脊柱炎、类风湿性关节炎及创伤骨折患者,手术创伤大,失血多,易发生骨黏合剂综合征及肺栓塞。

术前访视患者时,要注意其全身并发症及重要脏器功能情况,如高血压、心脏病、慢性阻塞性肺疾病、糖尿病等,术前应控制血压,改善心肺功能,控制血糖。术前应检查心肺功能。要询问过敏史、服药史、服用激素史等。长期卧床患者要注意心血管代偿功能和警惕深静脉血栓和肺栓塞的危险。术前需准备充分的血源,如备自体血。术前用药需选用对呼吸和循环无抑制的药物。

麻醉方式可根据患者情况和麻醉条件及麻醉医师自身经验来决定。有的医院多采用腰麻或硬膜外麻醉。

当手术截除股骨头颈部,扩大股骨髓腔和修整髋臼时,出血较多。为减少大量输血的并发症,减少输血性疾病的危险,可采用一些措施:①术前备自体血;②术中失血回收;③术前进行血液稀释;④术中控制性降压;⑤注意体位摆放,避免静脉回流不畅而增加出血;⑥术前、术中用抑肽酶可减少出血。

在用骨黏合剂时应警惕骨水泥综合征的发生,充分供氧,保持血容量正常,减浅麻醉,必要时给予升压药。同时要警惕脂肪栓塞综合征,以防意外发生。

3.膝关节置换术的麻醉

膝关节置换术主要注意松止血带后呼吸血压的变化、骨水泥问题及术后镇痛。膝关节手术一般用止血带减少出血,但要注意由此带来的并发症。少数高血压、心脏病患者在驱血充气后可产生高血压,甚至心力衰竭。在松止血带时可产生"止血带休克"及肺栓塞综合征。在双膝关节同时置换时,要先放松一侧后,观察生命体征的变化,使循环对血液重新分布有一个代偿的时间,再放另一侧止血带。

膝关节置换术后疼痛可能比髋关节置换术后更明显,可行各种方法的术后镇痛,有利于早期活动和功能锻炼。

(王 鹏)

第三节 脊柱手术的麻醉

一、脊柱急症手术

(一)概述

随着汽车的逐渐普及,交通事故也在上升,它是造成脊柱创伤的主要原因之一,另一主要原因是工伤事故。脊柱创伤最常见的是脊柱骨折、椎体脱位和脊髓损伤。脊柱创伤后常因骨折、脱位、血肿导致脊髓损伤,一旦出现脊髓损伤,后果极为严重,可致终身残疾,甚至死亡。据统计脊髓损伤的发病率为$(8.1\sim16.6)/100$万人,其中80%的患者年龄在$11\sim30$岁。因此,对此类患者的早期诊断和早期治疗至关重要。

（二）麻醉应考虑的问题

1.脊髓损伤可以给其他器官带来严重的影响

麻醉医师对脊髓损伤的病理生理改变应有充分认识,以利正确的麻醉选择和合理的麻醉管理,减少继发损伤和围术期可能发生的并发症。

2.应兼顾伴发伤

脊柱损伤常合并其他脏器的损伤,麻醉过程中应全面考虑,尤其是伴有颅脑胸腹严重损伤者。

3.困难气道

颈椎损伤后,尤其是高位颈椎伤患者常伴有呼吸和循环问题,其中气道处理是最棘手的问题,全身麻醉选择何种气管插管方式方可最大限度地减少或避免因头颈部伸曲活动可能带来的加重脊髓损伤情况,是麻醉医师必须考虑的至关重要的问题。高位脊髓伤患者可出现气管反射异常,系交感与副交感神经平衡失调所致,表现刺激气管时易出现心动过缓,如并存缺氧,可致心搏骤停,因此,对该类患者在吸痰时要特别小心。

（三）麻醉用药选择

1.麻醉选择

大部分脊柱损伤需行椎管减压和/或内固定手术,手术本身较复杂,而且组织常有充血水肿,术中出血较多;另外,硬脊膜外和蛛网膜下腔阻滞麻醉均因穿刺及维持平面方面有一定的困难,体位变动也常列为禁忌,如伴有脊髓损伤,病情常较复杂,术中常有呼吸及循环不稳等情况发生,故一般均应采取气管插管全身麻醉。

鉴于脊髓损伤有较高的发病率,并常有复合损伤,特别是颈段和/或上胸段损伤者,麻醉手术的危险性较大,任何的操作技术都有可能产生不良后果,甚至加重原发损伤,故在诊断之始及至麻醉后手术期间,对此类患者,麻醉医师均应仔细观察处理,特别是对那些身体其他部位合并有致命创伤的患者尤然。

麻醉选择足够深的全身麻醉和神经阻滞麻醉均可有效的预防副交感神经的过度反射,消除这一过度反射是血流动力学稳定的基础;仔细的决定麻醉药用量和认真细致注意血容量的变化并加以处理是血流动力学稳定的重要因素。

2.麻醉用药

脊髓损伤后,由于肌纤维失去神经支配致使接头外肌膜胆碱能受体增加,这些异常的受体遍布肌膜表面,产生对去极化肌松药的超敏感现象,注入琥珀胆碱后会产生肌肉同步去极化,大量的细胞内钾转移到细胞外,从而大量的钾进入血液循环,产生严重的高血钾,易发生心搏骤停。一般脊髓损伤后6个月内不宜使用琥珀胆碱,均应选用非去极化肌松药。鉴于脊髓损伤的病理生理改变,在选择麻醉前用药时应慎用或不用有抑制呼吸功能和可导致睡眠后呼吸暂停的药物。麻醉诱导时宜选用依托醚酯、咪达唑仑等对循环影响较小的药物,并注意用药剂量及给药速度,同时准备好多巴胺及阿托品等药物。各种吸入和非吸入麻醉药虽然对脊髓损伤并无治疗作用,但氟烷、芬太尼、笑气和蛛网膜下腔使用的利多卡因均能延长从脊髓缺血到脊髓损伤的时间,这种保护作用的可能机制如下:①抑制了脊髓代谢;②对脊髓血流的影响;③内源性儿茶酚胺的改变;④阿片受体活性的改变;⑤与继发损伤的介质如前列腺素相互作用的结果。

麻醉维持多采用静吸复合的方法。

(四)麻醉操作和管理

1.麻醉操作

脊柱骨折可为单纯损伤和/或合并其他部位的损伤,在脊髓损伤的急性期任何操作都可能加重或造成新的脊髓损伤。麻醉医师术前应仔细检查、轻微操作。需要强调的是麻醉诱导插管时,不应为了插管方便而随意伸曲头颈部,应尽量使头部保持在中位,以免造成脊髓的进一步损伤。另外,在体位变动时同样要非常小心。

2.麻醉管理

脊柱骨折常可合并其他部位的损伤,尤其对其他部位的致命损伤如闭合性颅脑损伤等须及时诊断和处理,若有休克须鉴别是失血性休克还是脊髓休克,这是合理安全麻醉的基础。

(1)术中监测:脊柱创伤患者病情复杂,故术中应加强对该类患者中枢、循环、呼吸、肾功能、电解质及酸碱平衡的综合的动态监测,以便及时发现并予以相应的处理,只有这样才能提高创伤患者的救治成功率。其实,对该类患者的监护不应只局限于术中,而是在整个围术期均应加强监护,唯此才能降低死亡率。

(2)呼吸管理:术中应根据血气指标选择合适的通气参数,以维持正常的酸碱平衡和适当的脊髓灌注压是至关重要的。动物实验表明高或低碳酸血症均对脊髓功能恢复不利,但创伤后低碳酸血症比高碳酸血症对组织的危害小,一般维持 $PaCO_2$ 4.7~5.3 kPa(35~40 mmHg)为宜,如合并闭合性颅脑损伤,伴有颅内压增高 $PaCO_2$ 应维持在较低水平[3.3~4.0 kPa(25~30 mmHg)]为佳。如围术期出现突发不能解释的低氧血症及二氧化碳分压升高,应考虑有肺栓塞、肺水肿或急化呼吸窘迫综合征的可能,缓慢进展的或突发的肺顺应性下降,预示有肺水肿的发生,常表现为肺间质水肿,肺部听诊时湿啰音可不清楚。机械通气时可加用呼气末正压通气。对高位脊髓损伤患者,术后拔除气管导管时应特别慎重,最好保留气管导管直至呼吸循环稳定后再拔,如估计短时间内呼吸功能不能稳定者,可做气管切开,以便于气道管理。

(3)循环管理:对脊柱创伤伴有休克的患者,首先应分清是失血性休克还是脊髓休克,以便作出正确处理。前者以补充血容量为主,而对脊髓休克者可采用适当补液和α受体兴奋药(去氧肾上腺素或多巴胺)治疗,且不可盲目补液,特别是四肢瘫痪的患者已存在心功能不全和血管张力的改变,在此基础上如再过量输液,增加循环负荷可导致心力衰竭及肺水肿。其次脊髓损伤患者麻醉时既不可过浅致高血压,也不可过深致低血压。麻醉诱导时常出现低血压,尤其体位变动时可出现严重的低血压,甚至心搏骤停,多见于脊髓高位损伤者。为预防脊髓损伤的自主神经反射引起的心血管并发症,应选择相应的血管活性药物治疗。对脊髓损伤早期出现的严重高血压可选用直接作用到小动脉的硝普钠,α受体阻滞剂(酚妥拉明);对抗心律失常可用β受体阻滞剂、利多卡因和艾司洛尔等药,对窦性心动过缓、室性逸搏可选用阿托品对抗;也可适当加深麻醉来预防和治疗脊髓损伤患者的自主神经反射亢进。对慢性脊髓损伤合并贫血和营养不良的患者,麻醉时应注意补充红细胞和血浆,必要时可输清蛋白。

在脊髓休克期间,一般是脊髓损伤后的 3 天至定 6 周,为维持血流动力学的稳定和防止肺水肿,监测 CVP 和肺动脉楔压(PAWP),尤其是 PAWP 不仅可直接监测心肺功能,而且还能估计分流量。

(4)体位:脊柱创伤患者伴有呼吸及循环不稳等情况,而手术大多采取俯卧位,必须注意胸腹垫物对呼吸循环和静脉回流的影响,同时还应注意眼或颌面部软组织压伤及肢体因摆放不妥所带来的损伤等。另外,应注意体位变动时可能发生的血流动力学剧变。

3.术中输血补液

术中应详细记录出入量,输液不可过量,并注意晶胶体比例,一般维持尿量在 $25\sim30$ mL/h,必要时可予以利尿。已有许多研究表明围术期的高血糖可加重对脊髓神经功能的损害作用,因此,术中一般不补充葡萄糖。根据患者术前的血色素和出血情况而决定是否输血。

(五)颈椎损伤的气道处理

对颈椎损伤患者的进展性创伤生命支持(advanced trauma life support,ATLS)方案已由美国创伤学会提出,方案如下:①无自主呼吸又未行 X 线检查者,如施行经口插管失败,应改行气管切开。②有自主呼吸,经 X 线排除颈椎损伤可采用经口插管,如有颈椎损伤,应施行经鼻盲探插管,若不成功再行经口或造口插管。③虽有自主呼吸,但无时间行 X 线检查施行经鼻盲探插管,若不成功再行经口或造口插管。

ATLS 方案有它的局限性,到目前为止对颈椎损伤的呼吸道处理尚无权威性和可行性的方案。对麻醉医师来说重要的是意识到气道处理与颈椎进一步损伤有密切关系的同时,采用麻醉医师最为娴熟的插管技术,具体患者具体对待,把不因行气管插管而带来副损伤或使病变加重作为指导原则。必要时可借助纤维支气管镜引导插管。颈椎制动是治疗可疑颈椎损伤的首要问题,所以,任何操作时均应保持颈椎处于相对固定的脊柱轴线位置。

1.各种气道处理方法对颈椎损伤的影响

常用的气管插管的方法有经口、经鼻及纤维支气管镜引导插管等三种。其他插管方法,如逆行插管、环甲膜切开插管及 Bullard 喉镜下插管等目前仍较少应用。

(1)经口插管。颈椎损伤多发生在 $C_{3\sim7}$,健康者在放射线监测下可见,取标准喉镜插管体位时,可引起颈椎的曲度改变,其中尤以 $C_{3\sim4}$ 的改变更为明显。

(2)经鼻气管插管。虽然在发达国家施行经鼻盲探插管以控制患者的气道已经比较普及,但对存在自主呼吸的颈椎损伤患者,仍无有力证据表明采用这种插管技术是安全的,原因在于:①插管时间较长。②如表面麻醉不充分,患者在插管过程中常有呛咳,从而导致颈椎活动,可能加重脊髓损伤。③易造成咽喉部黏膜损伤和呕吐误吸而致气道的进一步不畅;插管时心血管反应较大,易出现心血管方面意外情况。

有学者对大量颈椎创伤合并脊髓损伤的患者采用全身麻醉,快速诱导经鼻或口插管的方法收到良好的临床效果。在此,要强调的是插管操作必须由有经验的麻醉医师来完成,而不应由实习生或不熟练的进修生来操作。

(3)纤维支气管镜引导下插管。纤维支气管镜是一种可弯曲的细管,远端带有光源,操作者可通过光源看到远端的情况,并可调节使其能顺利通过声门。与气管插管同时使用时,先将气管导管套在纤维支气管镜外面,再将纤维支气管镜经鼻插至咽喉部,调节光源使其通过声门,然后再将气管导管顺着纤维支气管镜送入气管内。纤维支气管镜插管和经鼻盲探插管比较,具有试插次数明显减少、完成插管迅速、可保持头颈部固定不动、并发症少等优点,纤维支气管镜插管的成功率几乎可达 100%,比经鼻盲探明显增高,且插管的咳嗽躁动发生率低。

2.颈椎损伤患者气管插管方式的选择

如上所述,为了减少脊柱创伤后的继发损伤,选用何种插管方法是比较困难的,但有一点是肯定的,有条件者首选纤维支气管镜插管引导下插管;其次,要判断患者的插管条件,如属困难插管,千万别勉强,可借助纤维支气管镜插管或行气管切开;另外,要选麻醉者最熟练的插管方法插管。只有这样才能将插管可能带来的并发症降到最低。

二、择期类手术

(一)概述

脊柱外科发展很快,尤其最近十来年,新的手术方法不断涌现,许多国际上普遍使用的脊柱外科手术及内固定方法,在国内也已逐渐推广使用,开展脊柱外科新手术的医院也越来越多,在这方面做得较好的是上海长征医院,已有手术患者 8 000 多例,手术方法及内固定材料等方面基本上与国际接轨。脊柱外科手术大多比较精细和复杂,而且一旦发生脊髓神经损伤,将造成患者的严重损害,甚至残废。因此,在手术前做好充分准备,选择恰当的手术方案及麻醉方法,以确保麻醉和手术的顺利进行显得尤为重要。

(二)脊柱择期手术的特点

脊柱外科手术与胸腹和颅脑手术相比,虽然对重要脏器的直接影响较小,但仍有其特点,麻醉和手术医师对此应有足够的认识,以保证患者围术期的安全。

1.病情差异较大

脊柱手术及接受手术的患者是千变万化和参差不齐的,患者可以是健壮的,也可以是伴有多系统疾病的,年龄从婴儿到老年;疾病种类繁多,既有先天性疾病,如先天性脊柱侧凸,又有后天性疾病,如脊柱的退行性变;既可以是颈椎病,也可以是骶尾部肿瘤等。手术方法多种多样,既可以经前方、侧前方减压,也可以经后路减压,有的需要内固定,有的则不需要,即使是同一种疾病,由于严重程度不等,其治疗方法也可完全两样。因此,麻醉医师术前应该准确了解病情及手术方式,以便采取恰当的麻醉方法,保证手术顺利地进行。

2.手术体位对麻醉的要求

脊柱外科手术患者的正确体位可以减少术中出血,易于手术野的暴露和预防体位相关的损伤。根据脊柱手术进路的不同,常采取不同的体位,仰卧位和侧卧位对循环和呼吸功能影响不大,麻醉管理也相对较为简单。当采用俯卧位时可造成胸部和腹部活动受限,胸廓受压可引起限制性通气障碍,使潮气量减少,如果麻醉深度掌握不好使呼吸中枢受到抑制,患者则有缺氧的危险;而腹部受压可导致静脉回流障碍,使静脉血逆流至椎静脉丛,加重术中出血。另外,如果头部位置过低或颈部过分扭曲等都可造成颈内静脉回流障碍,而致球结膜水肿甚至脑水肿。因此,俯卧位时应取锁骨和髂骨为支撑点,尽量使胸腹部与手术台之间保持一定空隙,同样要将头部放在合适的位置上,最好使用软的带钢丝的气管导管,这样可以避免气管导管打折和牙垫可能造成的擦伤。较长时间的手术,建议采用气管内麻醉。如果采用区域阻滞麻醉,则应加强呼吸和循环功能的监测,特别是无创血氧饱和度的监测,以便及时发现患者的氧合情况。患者良好体位的获得要靠手术医师、麻醉医师和手术护士的一起努力。

3.充分认识出血量大

脊柱手术由于部位特殊,止血常较困难,尤其是骶尾部的恶性肿瘤手术,失血量常可达数千毫升,因此术前必须备好血源,术中要正确估计失血量,及时补充血浆成分或者全血。估计术中有可能发生大量失血时,为减少大量输血带来的一些并发症,有时可采取血液稀释、自体输血及血液回收技术,也可采用术中控制性降压,但这些措施可使麻醉管理更加复杂,麻醉医师在术前应该有足够的认识,并做好必要的准备,以减少其相关的并发症。

(三)术前麻醉访视和病情估计

1.术前麻醉访视

(1)思想工作:通过麻醉前访视应尽量减少患者术前的焦虑和不安情绪,力争做到减轻或消除对手术和麻醉的顾虑和紧张,使患者在心理和生理上均能较好地耐受手术。麻醉医师术前还应向患者及其家属交代病情,说明手术的目的和大致程序,拟采用的麻醉方式,以减少患者及其家属的顾虑。对于情绪过度紧张的患者手术前晚可给予适量的镇静药,如地西泮 5~10 mg,以保证患者睡眠充足。

(2)病史回顾:详细询问病史,包括常规资料(如身高、体重、血压、内外科疾病、相关系统回顾、用药情况、过敏史、本人或家族中的麻醉或手术的意外情况、异常或过分出血史)和气道情况估计,以便正确诊断和评价患者的疾病严重程度及全身状况,选择适当的麻醉方法以保证手术得以顺利进行。虽然脊柱手术的术后并发症和死亡率都较低,但也应同样重视术前的准备工作,包括病史采集工作。特别是对于脊柱畸形手术患者,要注意畸形或症状出现的时间及进展情况,畸形对其他器官和系统功能的影响,特别要注意是否有呼吸和循环系统并发症,如心悸、气短、咳嗽和咳痰。

(3)体格检查:对于麻醉医师来说,在进行体格检查时,除了对脊柱进行详细的检查外,对患者进行系统的全身状况的检查也非常重要,特别是跟麻醉相关项目的检查,如气管插管困难程度的判断及腰麻、硬膜外穿刺部位有无畸形和感染等,以便为麻醉方式的选择做好准备。另外,对脊柱侧凸的患者,要注意心、肺的物理检查。

(4)了解实验室检查和其他检查情况:麻醉医师在术前访视时,对已做的各项实验室检查和其他检查情况应进行详细了解,必要时可做一些补充检查。对于要施行脊柱手术的患者,国内除了要进行血、尿常规和肝、肾功能,凝血功能,电解质检查等以外,还应进行心电图检查。如疑有心功能异常的患者,术前可做超声心动图检查,有助于对心功能的进一步评价,从而估计对手术的耐受性。但近年来国外的趋势是在许多患者中已减少了一些常规检查,术前实验室检查、胸片、心电图和 B 超等应根据患者的年龄、健康情况及手术的大小而定,对健康人的筛选试验见表 10-1。

表 10-1 手术、麻醉前常规检查

年龄(岁)	胸片	ECG	血液化验
<40	—	—	
40~59	—	+	肌酐、血糖
≥60	+	+	肌酐、血糖及全血常规

2.病情估计

在评价患者对麻醉和手术的耐受性时,首先要注意的是患者的心肺功能状态。在脊柱手术中,脊柱侧凸对患者的心肺功能影响最大,因此,严重脊柱侧凸和胸廓畸形的患者术前对心肺功能的估计特别重要,由于心肺可以直接受到影响,如机械性肺损害或者作为一些综合征(如马方综合征,它可有二尖瓣脱垂、主动脉根部扩张和主动脉瓣关闭不全)的一部分而受到影响,可表现为气体交换功能的障碍,肺活量、肺总量和功能残气量常减少,机体内环境处于相对缺氧状态,术中和术后易出现缺氧、呼吸困难甚至呼吸衰竭,因此术前应进行血气分析和肺功能测定,以评价患者的肺功能状态,这对判断其能否耐受手术和预后有重要意义。一般肺功能检查显示轻度损害的患者,只要在术中加强监护一般可耐受麻醉和手术,对中度以上损害的患者,则应在术前根据病因采取针对性的处理。另外,根据病史情况,必要时应行彩色超声心动图检查及心功能测定。

一般认为脊柱侧凸程度越重,则影响越大,预后也越差。任何原因导致的胸部脊柱侧凸,均有可能导致呼吸和循环衰竭。据报道许多这种病例在 45 岁以前死亡,而在尸检中右心室肥厚并肺动脉高压的发生率很高。特发性脊柱侧凸常于学龄前后起病,如得不到正确治疗,其病死率可比一般人群高 2 倍,其原因可能是由于胸廓畸形使肺血管床的发育受到影响,单位肺组织的血管数量比正常人少,从而导致血管阻力的增加。另外由于胸廓畸形使肺泡被压迫,肺泡的容量变小,导致通气血流比率异常,使肺血管收缩,最后导致肺动脉高压。术前心电图检查 P 波大于 2.5 mm 示右心房增大,如果 V_1 和 V_2 导联上 R 波大于 S 波,则提示有右心室肥厚,这些患者对麻醉的耐受性降低,在围术期应注意避免缺氧和增加右心室负荷。

对于脊柱畸形的患者,还应注意是否同时患有神经肌肉疾病,如脊髓空洞症、肌营养不良、运动失调等,这些疾病将影响麻醉药的体内代谢过程。

有些脊柱手术患者,由于病变本身造成截瘫,患者长期卧床,活动少,加上胃肠道功能紊乱,常发生营养不良,降低对麻醉和手术的耐受力。对这类患者术前应鼓励其进食,必要时可以采取鼻饲或静脉高营养,以尽可能改善其营养状况。高位截瘫患者易合并呼吸道和泌尿道感染,术前应积极处理,另外,截瘫患者由于瘫痪部位血管舒缩功能障碍,变动体位时易出现直立性低血压,应引起麻醉医师注意。部分患者可合并有水、电解质和酸碱平衡紊乱,也必须在术前予以纠正。长期卧床患者因血流缓慢和血液浓缩可引起下肢深静脉血栓形成,活动或输液时可引起血栓脱落,一旦造成肺动脉栓塞可产生致命性后果,围术期前后应引起重视并予以妥善处理。

(四)麻醉方法的选择和术中监测

1.麻醉方法的选择

以前,脊柱手术通常选用局部浸润麻醉,由于麻醉效果常不理想,术中患者常有疼痛感觉,因此,近年来已逐渐被全身麻醉和连续硬膜外麻醉所取代。腰段简单的脊柱手术可以选用连续硬膜外麻醉,但如果手术时间较长,患者一般不易耐受,必须给予辅助用药,而后者可以抑制呼吸中枢,有发生缺氧的危险,处于俯卧位时又不易建立人工通气,一旦发生危险抢救起来也非常困难,因此对于时间较长的脊柱手术。只要条件允许,应尽量采用气管内麻醉。对于高位颈椎手术或俯卧位手术者应选择带加强钢丝的软气管导管做经鼻插管,前者可避免经口插管时放置牙垫而影响手术操作,后者是为便于固定和头部的摆放而气管导管不打折。

大部分脊柱手术的患者术前可以给予苯巴比妥钠 0.1 g、阿托品 0.5 mg 肌内注射,使患者达到一定程度的镇静。如果使用区域阻滞麻醉,术前也可以只使用镇静药,特殊病例,可根据情况适当调整术前用药。

2.术中监测

术中监测是保证患者安全及手术顺利进行的必不可少的措施,血压、心电图、SpO_2 及呼吸功能(呼吸频率、潮气量等)的监测应列为常规,有条件的可监测 $ETCO_2$。

在脊柱畸形矫正术及脊柱肿瘤等手术时,由于创面大,失血多,加上采用俯卧位时,无创血压的监测可能更困难,因此在有条件的情况下,应行桡动脉穿刺直接测压,如有必要还应行 CVP 的监测,以便指导输血和输液,对术前有心脏疾病者或老年人可放置漂浮导管,监测心功能及血管阻力等情况。在行控制性降压时 ABP 和 CVP 的监测更是十分必要。

在行唤醒试验前,应了解肌松的程度,可用加速度仪进行监测,如果 T_4/T_1 恢复到 0.7 以上,此时可行唤醒试验。如果用周围神经刺激器进行监测,则 4 个成串刺激均应出现,否则在唤醒前应先拮抗非去极化肌松药。目前有的医院已用体表诱发电位等方法来监测脊髓功能。

(五)常见脊柱手术的麻醉

脊柱外科手术种类很多,其麻醉方法也各有其特点,以下仅介绍几种复杂且较常见手术的麻醉处理。

1.脊柱畸形矫正术的麻醉

脊柱畸形的种类很多,病因也非常复杂,其手术方式也不相同,其麻醉方法虽不完全相同,但一般均采用气管内麻醉,下面以脊柱侧凸畸形矫正的麻醉为例进行详细介绍。

(1)术前常规心肺功能检查:特发性脊柱侧凸是危害青少年和儿童健康的常见病,可影响胸廓和肺的发育,使胸肺顺应性降低,肺活量减少,甚至可引起肺不张和肺动脉高压,进而影响右心,导致右心肥大和右心衰竭。限制性通气障碍和肺动脉高压所导致的肺心病是严重脊柱侧凸患者的主要死因。因此,术前除做常规检查外,必要时应做心肺功能检查。

(2)备血与输血:脊柱侧凸矫形手术涉及脊柱的范围很广,有时可超过 10 个节段,有的需经前路开胸、开腹或胸腹联合切口手术,有的经后路手术,即使经后路手术,没有大血管,但因切口长,手术创伤大,尤其是骨创面出血多,常可达 2 000～3 000 mL,甚至更多,发生休克的可能性很大,术前必须做好输血的准备。估计术中的失血量,一般备血 1 500～2 000 mL。近年来,不少学者主张采用自体输血法,即在术前采集患者的血液,在术中回输给患者自己。一般在术前 2～3 周的时间内,可采血 1 000 mL 左右,但应注意使患者的血红蛋白水平保持在 100 g/L 以上,血浆总蛋白在 60 g/L 左右。另外,可采用血液回收技术,回收术中的失血,经血液回收机处理后回输给患者,一般患者术中不需再输异体血。采用这两种方法可明显减少异体输血反应和并发症。

(3)麻醉选择:脊柱侧凸手术一般选择全身麻醉,经前路开胸手术者,必要时可插双腔气管导管,术中可行单肺通气,按双腔管麻醉管理;经后路手术者,可选择带加强钢丝的气管导管经鼻插管,并妥善固定气管导管,以防止术中导管脱落。诱导用药可使用芬太尼 1～2 μg/kg、异丙酚 1.5～2.0 mg/kg 和维库溴铵 0.1 mg/kg。也可用硫喷妥钠 6～8 mg/kg 和其他肌松药,但对截瘫患者或先天性畸形的患者使用琥珀胆碱时,易引起高钾(从而有可能导致心室颤动甚至心搏骤停)或发生恶性高热,应特别注意。对全身情况较差或心功能受损的患者也可以选择依托咪酯 0.1～0.3 mg/kg。麻醉的维持有几种不同的方式:吸入麻醉(如安氟醚、异氟醚或地氟醚＋笑气＋氧气)＋非去极化肌松药,中长效肌松药的使用在临近唤醒试验时应特别注意,最好在临近唤醒试验 1 小时左右停用,以免影响唤醒试验。静脉麻醉(如静脉普鲁卡因复合麻醉和静脉吸入复合麻醉),各种麻醉药的组合方式很多,一般认为以吸入麻醉为佳,因为使用吸入麻醉时麻醉深度容易控制,有利于术中做唤醒试验。

(4)控制性降压的应用:由于脊柱侧凸手术切口长,创伤大,手术时间长,术中出血较多,为减少大量异体输血的不良反应,可在术中采用控制性降压术。但应掌握好适应证,对于心功能不全、明显低氧血症或高碳酸血症的患者,不要使用控制性降压,以免发生危险。用于控制性降压的措施有加深麻醉(加大吸入麻醉药浓度)和给血管扩张药(如 α 受体阻滞剂、血管平滑肌扩张药或钙通道阻滞剂)等,但因高浓度的吸入麻醉药影响唤醒试验,且部分患者的血压也不易得到良好控制,所以临床上最常用的药物是血管平滑肌扩张药(硝普钠和硝酸甘油)及钙通道阻滞剂(佩尔地平)。控制性降压时健康状况良好的患者可较长时间耐受 8.0～9.3 kPa(60～70 mmHg)的平均动脉压(MAP)水平,但对血管硬化、高血压和老年患者则应注意降压程度不要超过原来血压水平的 30%～40%,并要及时补充血容量。

(5)术中脊髓功能的监测:在脊柱侧凸矫形手术中,既要最大限度地矫正脊柱畸形,又要避免医源性脊髓功能损伤。因此,在术中进行脊髓功能监测以便术中尽可能早地发现各种脊髓功能受损情况并使其恢复是必需的。其方法有唤醒试验和其他神经功能监测。唤醒试验多年来在临床广泛应用,因其不需要特殊的仪器和设备,使用起来也较为简单,但是受麻醉深度的影响较大,且只有在脊髓神经损伤后才能作出反应,对术后迟发性神经损伤不能作出判断,正因为唤醒试验具有上述缺点,有许多新的脊髓功能监测方法用于临床,这些方法各有其优缺点,下面仅作简要的介绍。

1)唤醒试验:在脊柱畸形矫正后,如放置好 TSRH 支架后,麻醉医师停用麻醉药,并使患者迅速苏醒后,令其活动足部,观察有无因矫形手术时过度牵拉或内固定器械放置不当而致脊髓损伤而出现的下肢神经并发症甚至是截瘫。要做好唤醒试验,首先在术前要把唤醒试验的详细过程向患者解释清楚,以取得配合。其次,手术医师应在做唤醒试验前 30 分钟通知麻醉医师,以便让麻醉医师开始停止静脉麻醉药的输注和麻醉药的吸入。如使用了非去极化肌松药,应使用加速度仪或周围神经刺激器及其他方法了解肌肉松弛的程度,如果肌松没有恢复,应在唤醒试验前5 分钟左右使用阿托品和新斯的明拮抗。唤醒时,先让患者活动其手指,表示患者已能被唤醒,然后再让患者活动其双脚或脚趾,确认双下肢活动正常后,立即加深麻醉。如有双手指令动作,而无双足指令动作,应视为异常,有脊髓损伤可能,应重新调整矫形的程度,然后再行唤醒试验,如长时间无指令动作,应手术探查。在减浅麻醉过程中,患者的血压会逐渐升高,心率也会逐渐增快,因此手术和麻醉医师应尽量配合好,缩短唤醒试验的时间。有报道以地氟醚、笑气和小剂量阿曲库铵维持麻醉时,其唤醒试验的时间平均只有 8.4 分钟,可明显缩短应激反应时间。另外,唤醒试验时应防止气管导管及静脉留置针脱出。目前神经生理监测正在逐渐取代唤醒试验。

2)体表诱发电位(SEP):应用神经电生理方法,采用脉冲电刺激周围神经的感觉支,而将记录电极放置在刺激电极近端的周围神经上或放置在外科操作远端的脊髓表面或其他位置,连接在具有叠加功能的肌电图上,接受和记录电位变化。刺激电极常置于胫后神经,颈段手术时可用正中神经。SEP 记录电极可置于硬脊膜外(SSEP)或头皮(皮层体表诱发电位,CSEP),其他还有硬膜下记录、棘突记录及皮肤记录等。测定 CSEP 值,很多因素可影响测定结果,SSEP 受麻醉药的影响比 CSEP 小,得到的 SEP 的图形稳定且质量好。CSEP 是在电极无法置于硬膜外或硬膜下时的选择,如严重畸形时。CSEP 的监测结果可能只反映了脊髓后束的活动。应用 SEP 做脊髓功能监测时,需在手术对脊髓造成影响前导出标准电位,再将手术过程中得到的电位与其进行比较,根据振幅和潜伏期的变化来判断脊髓的功能。振幅反映脊髓电位的强度,潜伏期反映传导速度,两者结合起来可作为判断脊髓功能的重要测量标志。通常以第一个向下的波峰称第一阳性波,第一个向上的波峰称为第一阴性波,依此类推。目前多数人以第一阴性波峰作为测量振幅和潜伏期的标准。在脊柱外科手术中,脊髓体表诱发电位 SSEP 波幅偶然减少30%～50%时,与临床后遗症无关,总波幅减少 50%或者一个阴性波峰完全消失才提示有脊髓损伤。皮层体感诱发电位 CSEP 若完全消失,则脊髓完全性损伤的可能性极大;若可记录到异常的 CSEP,则提示脊髓上传的神经纤维功能尚存在或部分存在,并可依据潜伏期延长的多少及波幅下降的幅度判断脊髓受损伤的严重程度;脊柱畸形及肿瘤等无神经症状者,CSEP 可正常或仅有波幅降低,若伴有神经症状,则可见潜伏期延长及波幅降低约为正常的 1/2,此时提示脊柱畸形对脊髓产生压迫或牵拉,手术中应仔细操作;手术中牵拉脊髓后,若潜伏期延长大于 12.5 毫秒或波幅低于正常 1/2,10 分钟后仍未恢复至术前水平,则术后将出现皮肤感觉异常及二便障碍或加重原发损伤。影响 CSEP 的因素有麻醉过深、高碳酸血症、低氧血症、低血压和低体温等,SSEP 则不易受上述因素影响。

3)运动诱发电位(MEP):在脊髓功能障碍中,感觉和运动功能常同时受损。SEP 仅能监测脊髓中上传通道活动,而不能对运动通道进行监测。有报道 SEP 没有任何变化,但患者术后发生运动功能障碍。动物实验表明,用 MEP 观察脊髓损害比 SEP 更敏感,且运动通道刺激反应与脊髓损害相关。MEP 监测时,刺激可用电或磁,经颅、皮质或脊柱,记录可在肌肉、周围神经或脊柱。MEP 永久地消失与术后神经损害有关,波幅和潜伏期的变化并不一定提示神经功能损害。MEP 监测时受全麻和肌肉松弛药的影响比 SEP 大,MEP 波幅随刺激强度的变化而变化。高强度电刺激引起肌肉收缩难以被患者接受,临床上取得成功的 MEP 较困难,尤其是在没有正常基础记录的患者。因头皮刺激可引起疼痛,故使运动诱发电位的术前应用受到限制。Barker 等用经颅磁刺激诱发 MEP(tcMEP)监测,具有安全可靠、不产生疼痛并可用于清醒状态的优点,更便于手术前后对照观察。MEP 和 SEP 反映各自脊髓通道功能状态,理论上可互补用于临床脊髓功能监测,然而联合应用 SEP 和 MEP 还需要更多的临床研究。在脊柱外科手术中,各种监测脊髓功能的方法都有其优缺点,需正确掌握使用方法,仔细分析所得结果。一旦脊髓监测证实有脊髓损伤,应立即取出内固定器械及采取其他措施,取出器械的时间与术后神经损害恢复直接相关,有学者认为若脊髓损伤后 3 小时取出内固定物,则脊髓功能难以在短期内恢复。术中脊髓功能损伤可分为直接损伤和间接损伤,其最终结果都引起脊髓微循环的改变。动物实验发现 MEP 潜伏期延长或波形消失是运动通道缺血的显著标志。但仅通过特殊诱发电位精确预测脊髓缺血、评价神经损害还有困难。

2.颈椎手术的麻醉

常见的颈椎外科疾病有颈椎病、颈椎间盘突出症、后纵韧带骨化、颈椎管狭窄症及颈椎肿瘤等,多数经非手术治疗可使症状减轻或明显好转,甚至痊愈。但对经非手术治疗无效且症状严重的患者可选择手术治疗,以期治愈、减轻症状或防止症状的进一步发展。由于在颈髓周围进行手术,有危及患者生命安全或者造成患者严重残废的可能,故麻醉和手术应全面考虑,慎重对待。

(1)颈椎手术的麻醉选择:颈椎手术的常见方法有经前路减压植骨内固定、单纯后路减压或加内固定等,根据不同的入路,麻醉方式也有所不同。后路手术可选用局部浸润麻醉,但手术时间较长者,患者常难以坚持,而且局麻效果常不够确切,故应宜选择气管内插管全身麻醉为佳。前路手术较少采用局部浸润麻醉,主要采用颈神经深、浅丛阻滞,这种方法较为简单,且患者术中处于清醒状态,有利于与术者合作,但颈前路手术中常需牵拉气管,患者有不舒服感觉,这是颈丛阻滞难以达到的,因此,近年来颈前路手术已逐渐被气管内插管全麻所取代。上海长征医院骨科在全麻下行颈椎手术已有数千例,取得了良好的效果。

在行颈前路手术时需将气管和食管推向对侧,方可显露椎体前缘,故在术前常需做气管、食管推移训练,即让患者用自己的 2~4 指插入手术侧(常选右侧)的气管、食管和血管神经鞘之间,持续地向非手术侧(左侧)推移。这种动作易刺激气管引起干咳,术中反复牵拉还易引起气管黏膜、喉头水肿,以至患者术后常有喉咙痛及声音嘶哑,麻醉医师在选择和实施麻醉时应注意到这一点,并向患者解释。

（2）局部浸润麻醉：常选用 0.5%～1% 的普鲁卡因，成人一次最大剂量 1.0 g，也可选用 0.25%～0.50% 的利多卡因，一次最大剂量不超过 500 mg，两者都可加或不加肾上腺素。一般使用 24～25 G 皮内注射针沿手术切口分层注射。先行皮内浸润麻醉，于切口上下两端之间推注 5～6 mL，然后行皮下及颈阔肌浸润麻醉，可沿切口向皮下及颈阔肌推注局麻药 4～8 mL，切开颈阔肌后，可用 0.3% 的丁卡因涂布至术野表面直至椎体前方，总量一般不超过 2 mL。到达横突后，可用 1% 的普鲁卡因 8 mL 行横突局部封闭。行浸润麻醉注药时宜加压，以使局麻药与神经末梢广泛接触，增强麻醉效果。到达肌膜下或骨膜等神经末梢分布较多的地方时，应加大局麻药的剂量，在有较大神经通过的地方，可使用浓度较高的局麻药行局部浸润。须注意的是每次注药前都应回抽，以防止局麻药注入血管内，并且每次注药总量不要超过极量。

（3）颈神经深、浅丛阻滞：多采用 2% 利多卡因和 0.3% 的丁卡因等量混合液 10～20 mL，也可以采用 2% 的利多卡因和 0.5% 的丁哌卡因等量混合液 10～20 mL，一般不需加入肾上腺素。

因颈前路手术一般选择右侧切口，故麻醉也以右侧为主，必要时对侧可行颈浅丛阻滞。麻醉穿刺定位如下：患者自然仰卧，头偏向对侧，先找到胸锁乳突肌后缘中点，在其下方加压即可显示出颈外静脉，两者交叉处下方即颈神经浅丛经过处，相当于第 4 及第 5 颈椎横突处，选定此处为穿刺点，第 4 颈椎横突常为颈神经深丛阻滞点。穿刺时穿刺针先经皮丘垂直于皮肤刺入，当针头自颈外静脉内侧穿过颈浅筋膜时，此时可有落空感，即可推注局麻药 4～6 mL，然后在颈浅筋膜深处寻找横突，若穿刺针碰到有坚实的骨质感，而进针深度又在 2～3 cm，此时退针 2 mm 使针尖退至横突骨膜表面，可再推药 3～4 mL 以阻滞颈神经深丛。每次推药前均应回抽，确定无回血和脑脊液后再推药。如有必要，对侧也可行颈浅丛阻滞。

（4）气管内插管全身麻醉：颈椎手术时全麻药物的选择没有什么特殊要求，但是在麻醉诱导特别是插管时应注意切勿使颈部向后过伸，以防止引起脊髓过伸性损伤。最好在术前测试患者的颈部后伸活动的最大限度。颈前路手术时，为方便行气管、食管推移应首选经鼻气管内插管麻醉。颈椎病患者常有颈髓受压而伴有心率减慢，诱导时常需先给予阿托品以提升心率，另外，术中牵拉气管时也引起心率减慢，需加以处理。还有前路手术时，反复或过度牵拉气管有可能引起气管黏膜和喉头水肿，如果术毕过早拔除气管导管，有可能引起呼吸困难，而此时再行紧急气管插管也比较困难。其预防措施如下：①术前向对侧退松气管。②术中给予地塞米松 20 mg，一方面可以预防和减轻因气管插管和术中牵拉气管可能造成的气管黏膜和喉头水肿，另一方面可预防和减轻手术可能造成的脊髓水肿。③术后待患者完全清醒后，度过喉头水肿的高峰期时拔除气管导管。

3.脊柱肿瘤手术的麻醉

脊柱肿瘤在临床上并不少见，一般分为原发性和转移性两大类，临床上脊柱肿瘤以转移性为多见，而其中又以恶性肿瘤占多数，故及时发现及时治疗十分重要。过去对脊柱恶性肿瘤，特别是转移性肿瘤多不主张手术治疗，现在随着脊柱内固定技术的发展和肿瘤化疗的进步，手术治疗可以治愈、部分治愈或缓解疼痛而使部分患者生活质量明显提高。

（1）术前病情估计和准备：脊柱良性肿瘤病程长，发展慢，一般无全身症状，局部疼痛也较轻微。恶性肿瘤的病程则较短，发展快，可伴随有低热、盗汗、消瘦、贫血、食欲减退等症状，局部疼痛也较明显，并可出现肌力减弱、下肢麻木和感觉减退，脊柱活动也受限。无论良性或恶性肿瘤，随着病程的进展，椎骨破坏的加重，常造成椎体病理性压缩骨折或肿瘤侵入椎管，压迫或浸润脊髓或神经根，引起四肢或肋间神经的放射痛，出现大小便困难。颈胸椎部位的肿瘤晚期还引起病变平面以下部位的截瘫和大小便失禁。由于脊柱的部位深,而脊柱肿瘤的早期症状多无特殊性且体征也不明显,因此拟行手术治疗的患者病程常已有一段时间,多呈慢性消耗病容,部分患者呈恶病质状态。化验检查会发现贫血、低蛋白血症、血沉增快等。术前除应积极进行检查,还应加强支持治疗,纠正贫血和低蛋白血症等异常情况,提高患者对手术和麻醉的耐受力。

脊柱肿瘤的手术包括瘤体切除和椎体重建术,手术创伤大,失血多,尤其是骶骨肿瘤切除术,由于骶椎为骨盆后壁,血液循环十分丰富,止血也很困难,失血可达数千毫升甚至更多,故术前须根据拟手术范围备足血源,为减少术中出血可于术前行 DSA 检查,并栓塞肿瘤供血动脉。

(2)麻醉选择和实施:脊柱肿瘤手术一般选择气管内插管全身麻醉,较小的肿瘤可以选择连续硬膜外麻醉。估计术中出血可能较多时,应行深静脉穿刺和有创动脉侧压,可以在术中施行控制性降压术,骶尾部巨大肿瘤患者术中可先行一侧髂内动脉结扎。

全身麻醉一般采用静吸复合方式,药物的选择根据患者的情况而定。如果患者的一般情况好,ASA 分级在Ⅰ~Ⅱ级,麻醉药物的选择没有什么特殊要求,但如果患者的全身情况较差,则应选择对心血管功能抑制作用较小的药物,如静脉麻醉药可选择依托咪酯,吸入麻醉药可选择异氟醚,而且麻醉诱导时药物剂量要适当,注药速度不要过快。对行骶骨全切除术或次全切除术的患者,术中可实施轻度低温和控制性降压术,一方面降低患者的代谢和氧需求量,另一方面可减少失血量,从而减少大量输入异体血所带来的并发症。

4.胸椎疾病手术麻醉

胸椎疾病以后纵韧带骨化症和椎体肿瘤为多见,而肿瘤又以转移性为多见。前者常需经后路减压或加内固定术,一般采用行经鼻气管插管全身麻醉,后者常需经前路开胸行肿瘤切除减压内固定术,也采用全身麻醉,必要时需插双腔气管导管,术中可行单肺通气,以便于手术操作,此时麻醉维持不宜用笑气,以免造成术中 SpO_2 难以维持。术中出血常较多,需做深静脉穿刺,以便术中快速输血输液用。开胸患者需放置胸腔引流管,麻醉苏醒拔管前应充分吸痰,然后进行鼓肺,使萎陷的肺泡重新张开,并尽可能排除胸膜腔内残余气体。

5.脊柱结核手术的麻醉

脊柱结核为一种继发性病变,95%继发于肺结核。脊柱结核发病年龄以 10 岁以下儿童最多,其次是 11~30 岁的青少年,30 岁以后则明显减少。发病部位以腰椎最多,其次是胸椎,而其中 99%是椎体结核。

(1)麻醉前病情估计:脊柱结核多继发于全身其他脏器结核,所以患者的一般情况较差,多合并有营养不良,如合并有截瘫,则全身情况更差,可出现心肺功能减退。患者可有血容量不足,呼吸功能障碍及水、电解质平衡紊乱。因此,术前应加强支持治疗,纠正生理紊乱。对消瘦和贫血患者,除了积极进行支持治疗外,应在术前适当予以输血,以纠正贫血。合并截瘫者围术期要积极预防和治疗压疮、尿路感染和肺炎。术前尤其要注意的是,应仔细检查其他器官如肺、淋巴结或其他部位有无结核病变,若其他部位结核病变处于活动期,则应先进行抗结核治疗,然后择期行手术治疗。

一般脊柱结核患者手术前均应进行抗结核治疗。长期使用抗结核药治疗的患者,应注意其肝功能情况,如肝功能差,应于术前 3 天开始肌内注射维生素 K_3,每天 5 mg。

(2)麻醉的选择和实施:脊柱结核常见的手术方式有病灶清除术、病灶清除脊髓减压术、脊柱融合术和脊柱畸形矫正术。手术宜在全身麻醉下进行,由于脊柱结核患者全身情况较差,因此,对麻醉和手术的耐受力也较差,全身麻醉一般选择静吸复合麻醉,并选择对心血管系统影响较小的麻醉药物,如依托咪酯而不选择硫喷妥钠和异丙酚。麻醉过程中应注意即时补充血容量。颈椎结核可合并咽后壁脓肿,施行病灶清除的径路。①经颈前路切口:可选用局麻或全麻下进行手术。②经口腔径路:适用于高位颈椎结核,采用全身麻醉加经鼻气管插管或气管切开,术中和术后要注意呼吸管理,必要时可暂保留气管导管。

6.腰椎手术的麻醉

腰椎常见疾病有腰椎间盘突出症、腰椎管狭窄及腰椎滑脱等。椎间盘突出可发生在脊柱的各个节段,但以腰部椎间盘突出为多见,而且常为 L_5/S_1 节段。由于椎间盘的纤维环破裂和髓核组织突出,压迫和刺激神经根可引起一系列症状和体征。

椎间盘突出症一般经过保守治疗大部分患者的症状可减轻或消失,只有极少数患者须手术治疗。常规手术方法是经后路椎间盘摘除术。近来出现了显微椎间盘摘除术和经皮椎间盘摘除术等方法,麻醉医师应根据不同的手术方式来选择适当的麻醉方法。行前路椎间盘手术时可选择气管内插管全麻或连续硬膜外麻醉,其他手术方式可选择全身麻醉、连续硬膜外麻醉、腰麻或局部麻醉。连续硬膜外麻醉和局麻对患者的全身影响小,术后恢复也较快,但有时麻醉可能不完全,在暴露和分离神经根时须行神经根封闭,而采用俯卧位时如果手术时间较长患者常不能很好耐受,须加用适量的镇静安定药或静脉麻醉药。腰椎管狭窄的手术方式为后路减压术,可采用连续硬膜外麻醉或全身麻醉。腰椎滑脱常伴有椎间盘突出或椎管狭窄,术式常为经后路椎管减压加椎体复位内固定,由于手术比较大,而且时间也较长,故一般首选气管插管全身麻醉。

(王　鹏)

第四节　骨癌手术的麻醉

原发性骨骼与软组织肿瘤并不常见,而最为常见的大多是骨转移瘤。每年全美国恶性骨癌与软组织肿瘤的新发病例不到每百万人口的 20 例。由此估计,每年的新发骨癌与软组织肿瘤病例全国还不到6 000 例,而转移的骨癌病例则要比原发骨癌高 2 倍。原发性骨癌与软组织肿瘤多种多样,可发生于人体的任何部位,但原发性骨癌常常好发于下肢及骶骨,而转移性骨癌常好发于肋骨、骨盆、脊椎及下肢的长骨干。一些已发生骨转移的肿瘤患者,常常因转移部位的疼痛或活动受限或病理性骨折而求助于骨科医师,经检查才发现原发肿瘤。

过去,人们认为患有骨癌的患者实施手术意味着必然会截肢,从而给患者及家属带来巨大的心理恐惧,并给患者日后的生活和行动带来极大的不便。今天,随着辅助治疗方式如放疗、化疗及骨科技术水平的提高,在切除骨癌的同时,更注重保留患者的肢体或骨盆的功能,如肢体骨癌切除、瘤细胞灭活再移植术和半骨盆肿瘤切除、肿瘤细胞灭活再移植术,或者在切除骨癌后,实施假体植入,这种假体可以是整块类似长骨干型的假体植入,也可以是简单的部分假体植入。大部分假体均采用金属合金假体,部分假体则采用骨水泥与金属杆的再塑体。从而大大改善了患者的肢体功能与生活质量,同时患者的存活率并没有因此而降低。对于软组织肿瘤,则根据肿瘤组织的恶性特点,采用局部或局部扩大切除,而对于脊椎的原发或转移瘤及骶骨瘤,多采用瘤细胞刮除术,如果瘤细胞刮除损害了脊柱的稳定性,则还需实施椎体内固定术。

骨癌手术由过去简单的手术操作,向提高患者术后生活质量发展,在过去被视为手术禁区的部位开展高难度手术,以及手术所引起的巨大创伤与大量出血对患者生命造成的威胁,这些都给麻醉的实施与管理带来了很多的困难。麻醉医师在实施每一例骨癌手术前应有充分的准备并对术中可能出现的各种问题作出充分的估计和提出相应的处理措施。

骨癌患者由于术前已存在的血液高凝状态,使得术中因大量输血而导致凝血功能紊乱,使其诊断与治疗复杂化。在骨癌手术中,70%以上的患者均需输血,部分手术如骶骨与半骨盆部位的骨癌手术,由于出血迅猛且止血困难,常常因大量出血导致严重的失血性休克,即使输血输液充分,顽固性低血压也在所难免,从而对麻醉医师在持久性低血压期间对全身脏器的保护提出了新的挑战。

针对骨癌手术的这一特点,应加强患者的术前准备和对术中易发生凝血功能障碍或 DIC 的高危患者的筛选,以及术中采用适当深度的麻醉以降低巨大的外科创伤所引起的应激反应。使用控制性降压技术,特别是新型钙通道阻滞药尼卡地平控制性降压用于骨癌手术,不但能减少术中的出血量,而且还具有全身脏器特别是心肾的保护作用,以及抑制血小板聚集和血栓素(TXA$_2$)分泌的特点,将其用于易发生失血性休克的骨癌患者有其特殊的适应证。

一、骨癌的病理生理特点及其全身影响

骨癌患者因局部包块及疼痛,甚至发生病理性骨折才去求治。难以忍受的疼痛常常驱使患者使用大量的镇痛药,其中包括阿片类的镇痛药,这些镇痛药长期使用,患者可产生耐受性或成瘾性。外科手术治疗是解决患者病痛的有效措施。短期使用大量镇痛药,会导致患者的神志恍惚,正常的饮食习惯紊乱,摄水及摄食减少,导致身体的过度消耗及体液负平衡,部分患者在术前可有明显的发热现象,体温可超过 39 ℃,常常给麻醉的实施带来许多困难,因此,可增加麻醉药的毒性反应及对循环系统的严重干扰。另外,长期服用阿片类的镇痛药,增加了患者对此类药物的耐受性,从而使实施手术时所使用的阿片类药物和其他麻醉药的用量增加,因此会造成患者在术毕时的拔管困难。不论是原发性的脊椎骨癌或转移瘤,均会造成患者的活动困难,一些患者甚至有神经系统的功能障碍,此类患者由于长期卧床,会导致全身血管张力的下降及疼痛导致的长期摄水不足,在实施全麻或部位麻醉时,应注意由于严重的低血压可导致循环衰竭,以及由于原发肿瘤和并存的骨转移瘤所致的全身应激力下降,使术中循环紊乱(低血压、心律失常、止血带休克等)的发生率增加。

骨癌的全身转移,以肺部转移为多见,这种转移大多为周围性,初期对患者的肺功能及氧合功能不会造成多大影响。一旦发生肺转移,实施开胸手术切除转移的肺叶,可以改善患者的生活质量并提高患者的近期存活率。

最近的研究发现,肿瘤患者,特别是实体肿瘤如骨癌和白血病,患者血浆中的组织因子有明显升高,组织因子作为一种凝血系统的启动剂,它的表达将导致凝血酶的产生和纤维蛋白形成,从而导致血液的内稳态异常及凝血系统紊乱,使得患者的凝血系统术前就处于高凝状态,以及外科创伤性治疗与大量出血,极易导致术中 DIC 的发生。

高钙血症多见于骨转移癌,其发生的机制并不是由于癌灶对骨质的破坏,而是由原发癌所分泌的类甲状旁腺激素介质所介导的。伴有高钙血症的骨转移癌,多由乳癌所致,当疼痛性骨损害导致患者活动能力减低时,高钙血症可能发生较早或加重。如果患者应用阿片类强止痛药消除癌性疼痛,患者可因不能活动、呕吐或脱水等,进一步加重高钙血症。高钙血症的结果是骨质的吸收增加,使全身的骨质疏松,导致术中肿瘤切除后植入假体困难;而且由于在高钙血症下,受血

液 pH 的影响,钙离子极易在肾小管内沉积,导致潜在的肾功能损害,进而影响经肾代谢和排泄的麻醉药,易引起麻醉药的作用延迟。

二、骨癌手术麻醉的特殊问题

(一)骨癌手术的特点

(1)创伤大、出血多、出血迅猛且失血性休克发生率高是骨癌手术的最大特点。创伤大,组织损伤严重是骨癌手术一大特点。由于骨癌的好发部位大多在富含肌肉、血管及神经的骨骼,切除癌瘤常常需剥离和切断骨骼部位的肌肉,导致大量的软组织和小血管的严重损伤;特别是需要实施骨癌切除、瘤细胞灭活再移植术,这种手术常常需将大块骨骼从肌肉、血管及神经组织中剥离出来,并将肿瘤组织从该骨骼上剔除,在特制的溶液中浸泡以灭活残余的肿瘤细胞,然后再将骨骼植入原来部位。因此这种损伤不但造成大量肌肉和小血管的撕裂,而且耗时长,使得机体在长时间内处于过高的应激状态下,导致凝血系统、神经内分泌系统和循环系统的严重失调。进而引发一系列的术中及术后并发症。

(2)出血量大、迅猛且失血性休克发生率高是骨癌手术的又一特点。据北京大学人民医院麻醉科近两年对 100 余例骨癌及软组织肿瘤手术的不完全统计,术中输血率达 70% 以上。出血量多的骨癌手术依次为骶骨癌刮除术,半骨盆肿瘤切除,脊椎肿瘤刮除术,以及股骨、肱骨部位的骨癌切除等。这些手术的出血量一般均在 2 000 mL 以上,特别是骶骨癌刮除术,出血量可达 4 000 mL 以上,最多的可达 10 000 mL 以上,而且这种手术的出血迅猛,在肿瘤刮除时,常在短短的 5 分钟内,出血量可达 2 000~4 000 mL,造成严重的低血压,大部分患者的平均动脉压可降至 4.0 kPa(30 mmHg),如果不及时、快速大量输血和补充体液,由于较长时间的低血压,导致全身脏器低灌注,进而造成脏器功能损害甚至衰竭。

(二)凝血功能障碍与 DIC 的发生

骨癌手术中易出现凝血功能障碍和 DIC 的发生,造成严重的大范围的组织细胞缺血、缺氧性损害。因此,DIC 不仅是术中的严重并发症,而且是多系统器官功能衰竭的重要发病环节。这是麻醉医师在围术期要非常重视的一个问题。

1.癌瘤所致的凝血功能障碍

许多肿瘤包括骨癌,由于细胞内含有大量类似组织凝血活酶物质,当受到术前化疗药物、放疗或手术治疗的影响时,细胞常被破坏而致此类物质释放入血循环,引起体内凝血系统激活。此外,恶性肿瘤晚期可并有各种感染,而感染本身又可通过许多途径促发 DIC。肿瘤侵犯血管系统引起内皮损伤,激活内源性凝血系统等,都可以使患者处于高凝状态。通过术前的血凝分析,可筛选出此类患者。

2.手术创伤所致的凝血功能异常

由于骨癌手术本身对大量的肌肉及血管系统造成的严重创伤,导致广泛血管内皮损伤,使大量组织凝血活酶由损伤的细胞内质网释放入血循环并导致外源性凝血系统激活。手术损伤对血管完整性的破坏,使基膜的胶原纤维暴露,激活内源性凝血系统,同时损伤的内皮细胞也可释放组织凝血活酶而引起外源性凝血系统的反应。

手术及创伤时,机体出现反应性血小板增多和多种凝血因子含量增加,血液呈暂时性高凝状态,在手术后 1~3 天尤为明显。Boisclair 等的研究表明,外科手术可使血液的凝血酶原片段(F_{1+2})和凝血因子Ⅸ激活肽的水平明显增加。因此认为,手术创伤可能也是血液处于高凝状态的原因之一,手术创伤越大,其所引起的血液内稳态失衡越严重。

如何减轻外科创伤所导致的血液高凝状态和凝血因子的消耗,保持手术期间血液内稳态稳定是麻醉医师所要解决的问题之一。

3.大量失血、输血所造成的凝血功能异常

最近的研究表明,在癌瘤患者,外科手术创伤所致的大量失血是严重的血凝与抗凝系统紊乱并导致恶性凝血病性出血的主要因素。凝血病性出血最常见于急性大量失血的患者,临床表现为急性 DIC 早期的消耗性凝血病,有大量凝血因子消耗造成的凝血障碍,或者手术创伤后大量输入晶体液和库血所引起的血液稀释性凝血病,凝血因子浓度降低。急性大量失血严重损害了维持血液凝血系统的血小板成分,使血小板数目减少,凝聚力降低,这些因素均可促进广泛而严重出血倾向的发生。

由于骨癌手术出血迅猛所造成的血小板及凝血因子的丢失,以及急性大量失血时组织间液向血管内转移以补充血容量的丢失与大量输血补液后造成的凝血因子的稀释作用(输血量超过4 000 mL),使得临床上持续时间甚短的 DIC 的高凝血期之后,DIC 进入消耗性低凝血期或继发性纤溶亢进期,临床上出现广泛而严重的渗血或出血不止。骶骨癌患者发生 DIC 的临床表现只是到手术后期或近结束时,才发现手术部位广泛渗血和引流袋内血量的迅速增加及出血不止,此时查血凝分析,证实已发生了 DIC。这种患者出血量可高达 15 000 mL,连同术后出血,输血量可超过 20 000 mL。所以骨癌患者一旦出现 DIC,则病情极其凶险,应引起麻醉医师的高度警惕,要及时作出诊断和处理。

(三)术前放疗、化疗对机体的影响

术前用于骨癌的化疗药物包括阿霉素、长春新碱、环磷酰胺及甲氨蝶呤等,这些药物会对骨髓、心、肺、肝、肾功能造成不同程度的毒性损害,使心肺储备能力低下,肝肾功能欠佳。由于术前使用化疗药常常对麻醉药的代谢造成影响,而导致麻醉药的使用超量及麻醉药作用延迟的机会增加。

阿霉素在使用早期即可出现各种心律失常,积累量大时可致心肌损害,产生严重的心肌病变,导致充血性心力衰竭,它所引起的急性心脏毒性的主要表现为 ECG 急性改变,如非特异性ST-T 改变、QRS 低电压、房性或室性期前收缩,发生率超过 30%,与剂量相关,大多数为暂时性、可逆性;也可引起亚急性心脏毒性,表现为心肌炎和心包炎,多于用药后数天或数周后发生。慢性心脏毒性的表现为渐进性心肌细胞损伤、心肌病变,最终可发展为充血性心力衰竭,给麻醉的实施与管理带来很大困难。而长春新碱主要引起骨髓抑制、白细胞及血小板减少,另外该药还具有中枢和外周神经系统毒性作用,最早的征象是外周感觉异常,继而发展为肌无力和/或四肢麻痹。术前化疗后出现心脑毒性的患者,吸入麻醉药可能对心肌收缩力的抑制更加严重,术中应注意患者心功能的保护,选用对心功能抑制轻的麻醉药,并合理选用肌松药。

环磷酰胺经过肝脏转化后才具有抗癌活性,较长时间用药后对肝脏会产生一定影响。因此,术前使用此类药物的患者,可能对麻醉药或镇静镇痛药特别敏感,麻醉过程中即使应用常规剂量也可能发生严重反应,所以术前用药及术中用药要减量,以确保患者的安全。另外,它可引起慢性肺炎伴进行性肺纤维性变,应充分估计呼吸功能减损的程度。

许多抗癌药化疗后会导致患者的血清胆碱酯酶的活性减低,骨癌患者也不例外。因此,对术前使用化疗的患者,麻醉中慎用去极化肌松药。由于环磷酰胺和甲氨蝶呤经肾排泄。有引起肾毒性的可能,所以非去极化肌松药最好选择不经肾脏排泄的药物,即使选择,其用量也需减量,以

防止其作用延迟影响术毕拔管。

几乎所有的化疗药物都具有骨髓抑制作用,因此,可加重癌瘤患者原已存在的血液不良情况。化疗后,血小板减少出现较早,于用药后 6～7 天即可发生;白细胞减少的出现则更早,可于用药后 4～6 小时发生。其常见的血液学障碍包括 DIC、纤维蛋白溶解及血小板功能障碍。DIC 出现于癌肿晚期,特别易见于肝转移患者,血小板功能障碍可因化疗药物引起,但也可能是骨髓癌肿伴发的原发性改变,大多数出血是化疗药物引起骨髓消融导致血小板减少的继发结果。

术前化疗药的消化道反应常常造成患者食欲下降与腹泻,导致患者的抵抗力下降和水电平衡紊乱,在术前应给予足够的重视并应及时纠治。

放疗可使血小板生成减少,特别是有活力的骨髓包括在照射野之内时。另外,术前放疗虽然使肿瘤的体积缩小和瘤细胞的活性减弱,但是照射时放射性损伤造成照射野内组织的纤维性粘连、毛细血管增生和脆性增加,将会增加手术的出血量及止血困难,还会造成术后伤口的愈合延迟。麻醉医师术前应了解放疗的部位、照射野的大小及照射量。

胸椎部位原发性或转移性骨癌,常常会因前胸部的放疗导致急性放射性肺损伤(80%),这种肺损伤尽管较少出现症状,但却会使肺的储备功能下降,肺间质血管内皮细胞的通透性改变,术中易发生低氧血症、肺水增多及术后的肺感染率上升。麻醉医师应注意对此类患者呼吸的监测,同时应给予抗生素预防肺部及伤口感染。

总之,术前接受化疗或放疗的骨癌患者,面临化疗药物的代谢毒性和细胞破坏,器官结构及其功能可能已受变性损害。麻醉医师必须注意化疗药物与麻醉药之间的相互不良影响,围术期尽量避免重要器官的再损害和生命器官的保护。

(四)大量输血与体液补充

手术期间急性大量失血是骨癌手术的特点之一。术中急性大量失血后必然有细胞外液(ECF)的转移和丢失,此时机体有一个代偿过程,中等量失血时 ECF 能以每 10 分钟 500 mL 的速度转移到血管内以补充有效的循环容量而不产生休克症状。此外骨癌手术的严重、大面积的组织损伤使大量的功能性 ECF 转移到"第三间隙",成为非功能性 ECF。由于 ECF 是毛细血管和细胞间运送氧气和养料的媒介,是维持细胞功能的保证,所以在大量输血的同时必须大量补充 ECF 的转移和第三间隙体液的丢失,尤其长时间、严重低血容量时应大量补充功能性细胞外液,是保证细胞功能的重要措施。因此,在急性大量失血时,则需输入平衡液和浓缩红细胞,或输入平衡液和胶体液与浓缩红细胞。在失血性休克或术中大出血时,输入平衡液与失血量的比例为 3∶1。血容量丢失更多时,还需适当增加液量。

(五)骨黏合剂(骨水泥)

1.骨黏合剂的不良反应

由于骨黏合剂植入骨髓腔后,髓腔内压急剧升高,可使髓腔内容包括脂肪颗粒、骨髓颗粒和气体挤入静脉而到达肺循环,可导致肺栓塞;骨水泥经静脉吸收入血后会引起血管扩张和心肌抑制,导致低血压和心律失常。若肺栓塞和骨水泥造成心血管严重反应,轻者可导致肺内分流增加,心排血量减少、严重低血压及低氧血症,重者可致心搏骤停,须提高警惕,采取预防措施。

2.骨黏合剂与抗生素的联合使用

过去一直认为,抗生素与肌松药具有协同作用,可引起肌松作用延迟,影响患者术毕拔管。现骨科医师在实施假体植入时,通常在骨水泥中添加庆大霉素粉剂,以预防假体植入后髓腔感染和导致假体的松动。临床观察到这些患者虽然加用庆大霉素粉剂,而未发现有肌松药的作用延迟现象。其原因可能与加入骨水泥中的抗生素与骨质的接触面积较小,吸收入血的剂量很少,使得与肌松药的协同作用不甚明显,所以将庆大霉素粉剂加入骨黏合剂中是否安全,仍需进一步观察。

三、骨癌手术的麻醉

(一)麻醉前准备与麻醉前用药

1.麻醉前准备

骨癌患者术前疼痛并由此导致的体液和电解质紊乱,以及术前发热是部分患者的常见表现。此类患者,住院后应给予足够的镇痛药,必要时经静脉通路补液、输血,改善患者的全身状况。

估计术中出血量大的患者,术前需准备足够量的库血,一般骶骨瘤刮除术需准备 5 000～10 000 mL血,半骨盆切除需准备 3 000～5 000 mL 血,股骨和肱骨骨癌切除并实施假体植入的手术需准备 2 000～4 000 mL 血。椎体肿瘤切除需准备 2 000～3 000 mL 血。输血量超过 4 000 mL 的还应准备血小板、新鲜冷冻血浆(FFP)、纤维蛋白原及凝血酶原复合物,以防凝血功能障碍,出现 DIC。

除常规的实验室检查外,血凝分析是骨癌患者的特殊检查,通过此项检查可筛选部分处于高凝血状态且有可能术中发生 DIC 的高危患者,以便为麻醉管理提供指导。

术前接受化疗和放疗的患者,应特别重视了解化疗或放疗是否已经引起生命器官毒性改变及改变程度,以便对器官采取保护性措施。对此类患者需行血常规和生化检查。如果发现血小板计数少于 $10×10^9$/L,对术中出血量大的骨癌手术,术前需准备血小板;血色素低于 8 g/dL 的患者,术前需输入库血,使血色素至少达到 10 g/dL 或以上;若生化检查发现多项肝功能异常,应考虑化疗药对肝功能已造成损害,此类患者麻醉时,应尽量选择不经肝代谢的麻醉药,若使用应减少剂量。

至少开放两条或三条粗大周围静脉和中心静脉通路,以保证术中急性大量失血时快速加压输血和大量补液,维持有效循环血容量和血流动力学的稳定。三条开放静脉分别用于输血、输液和静脉给药,因为输血通路不能往血中加入任何药物和液体,以防溶血和产生不良反应。准备加压输血器和血液加温装置,以便快速加压输血和血液加温。

骨癌麻醉前,除准备常规的麻醉器械、监护仪器,还应准备微量泵以持续输注药物。对出血量巨大、高龄及全身应激性低下有可能发生心搏骤停的患者,还应做好心肺复苏的准备。

2.麻醉前用药

成人术前用药与其他全麻患者无异,但应注意患骨转移癌的患者,机体对术前用药的耐受性降低,因而术前用药应适当减量或只给东莨菪碱。因癌性疼痛不能平卧但应激力低下的患者,除给予东莨菪碱外,可肌内注射赖氨比林 0.9～1.8 g,以减轻患者麻醉前的痛苦。

部分患者特别是儿童,术前常常会体温升高,这可能与骨癌坏死、液化、瘤细胞释放毒性物质有关,以及患者心理性伤害导致下丘脑温度调节功能紊乱所致。对此类患者,术前可不用阿托品,只给东莨菪碱或给予解热镇痛药赖氨比林,一次肌内注射 10～25 mg/kg,成人 0.9～1.8 g 肌内注射或静脉注射,以缓解癌性发热和疼痛。

(二)麻醉选择

1.肢体手术的麻醉选择

上肢骨癌手术,如果瘤体较小,臂丛阻滞是比较理想的麻醉方式。如果肿瘤体积较大或者肿瘤位于肩部且可能与深层组织粘连,选择全麻为宜。对于实施肿瘤切除、瘤细胞灭活再移植术,以及需要行假体植入的手术,应选择全麻。

实施部位麻醉会减少术野的血液丢失。Modig 和 Karlstrom 测定不同麻醉方法对血液丢失的影响,发现硬膜外麻醉组的血液丢失量较机械通气组少 38%。有学者将这种血液丢失量的减少归结于较低的动脉压、较低的中心静脉压和外周静脉压,因此,使用硬膜外麻醉可减少患者的出血量,硬膜外麻醉对机体的生理干扰小,麻醉费用低,所以对手术范围不大、手术时间较短、出血量少的下肢骨癌手术,硬膜外麻醉是较佳的选择。

对于创伤大、耗时长而且出血量大或者需植入假体的下肢骨癌手术,考虑到止血带与骨黏合剂的并发症,以及截肢或假体植入对患者造成的心理创伤和对患者循环、呼吸的管理,全麻应是较合理的选择,从麻醉方式与假体植入后的稳定性和术后深静脉血栓的发生率及失血量的关系看,选择部位阻滞(硬膜外麻醉或脊麻)有其优点,而且与全麻相比,硬膜外麻醉在减轻机体的分解代谢和抑制机体应激反应方面,均优于全麻。基于这方面的考虑,采用全麻结合控制性降压或全麻复合硬膜外阻滞较为合理。

2.脊柱与骨盆骨癌手术的麻醉选择

骨盆和肩胛骨部位的骨癌手术,手术范围大,组织损伤严重,出血量和输血量都很多,为了便于循环管理和减少出血量,选择全麻加控制性降压是比较理想的麻醉方法;肩胛部位的骨癌手术,如果肿瘤侵犯胸壁,甚至侵入胸腔,此时为减轻开胸对呼吸和循环的生理影响,应加强呼吸、循环的监测与管理。

脊柱部位的骨癌包括椎体与骶骨的手术均应选择全麻并实行控制性降压。胸椎手术有可能损伤胸膜,造成气胸,应及时发现并做好呼吸管理。骶骨癌是出血最多的手术,应采用全身麻醉,可行一侧髂内动脉阻滞和控制性降压,以减少术中出血。

(三)麻醉的实施

1.硬膜外麻醉

下肢骨癌手术采用硬膜外麻醉及其管理和一般手术基本是一致的。但在实施时应注意以下问题:其一,硬膜外穿刺间隙的选择应考虑是否使用止血带,如使用止血带,麻醉阻滞范围应包括到 $T_{10}\sim S_5$,否则如穿刺间隙过低、麻醉平面若低于 T_{10} 或不到 S_5,会使止血带疼痛的发生率增加,导致患者术中不配合而影响手术的完成。对上止血带的患者,一般选择 $L_{1\sim2}$ 或 $L_{2\sim3}$,间隙,向上置管。其二,在松止血带后,有发生低血压的可能,对心肺功能正常的患者,这种低血压多为一过性,只需在松止血带前补足液体即可避免,但对高龄、恶病质及心功能异常的患者,松止血带有导致严重低血压甚至发生止血带休克的可能,对此类患者,术前应准备好抢救药品,同时准备麻醉机和气管插管盘,并保证其处于可用状态。

硬膜外麻醉常选用的局麻药为 2%盐酸利多卡因或碳酸利多卡因,后者起效快、作用强,可以选用,但应注意剂量。局麻药首次用量应根据患者的年龄、体质及所要达到的麻醉平面而定,一般成人15 mL 左右。以后每次给药,给首次剂量的一半即可,或根据患者对药物的反应做适当调整,既维持一定的麻醉平面与效果,又使血流动力学稳定。

2.全身麻醉

(1)麻醉诱导:骨癌患者的麻醉诱导与一般类型手术的麻醉诱导方法没有多少差异。但对于原发或转移的脊柱肿瘤和由于肢体的病理性骨折卧床较久,和由于肿瘤本身引起的剧烈疼痛使患者的交感神经系统处于亢进状态同时存在液体摄入不足的患者,前者由于卧床使患者全身血管的交感神经张力下降,后者则存在血管内容量的相对不足,这些患者在麻醉诱导时一定需选用对循环影响较轻的静脉麻醉药,如咪达唑仑(0.15～0.35 mg/kg)、依托咪酯(0.15～0.30 mg/kg)等,应坚持小量、分次、缓慢给药的原则,麻醉诱导时还要密切观察患者对药物的反应,否则会导致意外发生。阿片类镇痛药可能需要量较大,因为这类患者术前已使用过大量镇痛药,可能对此类药物已产生了耐受性,但考虑到术后的拔管问题,诱导时芬太尼用量为 2～5 μg/kg;肌松药最好选用非去极化类肌松药维库溴铵或派库溴铵。

部分患者可由于癌性剧痛不能平卧,会给麻醉诱导带来一些麻烦,对此类患者,可先给镇静药,待其入睡后,可将患者放平,再给肌松药和镇痛药。

(2)麻醉维持:骨癌手术采用静吸复合麻醉是最佳选择,这种方法的益处在于减少单纯使用某一种麻醉药的剂量,同时减轻对心血管功能的抑制。因为大部分骨癌手术患者的应激力均较低,而且术中出血量也较大,单纯使用吸入麻醉维持或单纯静脉麻醉药维持,都会在产生有效的麻醉作用时对患者的循环功能造成明显抑制,不利于对患者循环功能的维护及大量失血后低血压的防治。但对体质状况较好的患者,也可使用单纯吸入麻醉维持。吸入麻醉药对循环功能抑制的轻重依次为地氟醚、七氟醚、异氟醚、安氟醚,静脉麻醉药依次为依托咪酯、咪达唑仑、异丙酚等。为不影响术毕清醒与拔管,麻醉性镇痛药的用量应减少,如果患者术后要回 ICU,则麻醉性镇痛药的用量可增加,以保持麻醉的平稳。具体做法是经微量泵输注或间断多次推注静脉麻醉药,同时给予吸入麻醉药,并根据手术刺激的强度及术中的出血情况调整麻醉药的用量。

考虑到巨大的手术创伤及大量输血引起的输血性免疫抑制,在切皮前给予抗生素可预防患者术中术后感染。是否给予地塞米松需根据手术创伤的大小及术中的输血量来决定,术中出血量大的骨癌手术,可预先给予地塞米松 10～20 mg,以预防输血引起的变态反应及由此导致的输血后低血压。

麻醉医师与骨科医师术中的密切配合是保证患者生命安全的重要措施,特别是出血量迅猛的骨癌手术,外科医师在切除或刮除肿瘤以前,必须告知麻醉医师,以便提前做好取血、输血的准备,同时加强对循环指标的监测。在刮除肿瘤过程中,如果循环指标变化剧烈,麻醉医师应及时告知外科医师,或暂停手术操作并压迫止血,或阻滞血管,待循环稳定后再继续手术。

(四)术中患者的管理

1.减少术中出血

(1)控制性降压:目前控制性降压是在全身麻醉状态下,并用血管扩张药达到控制性降低血压的方法。控制性降压确实可以减少手术失血量,有学者认为减少约 50%,而且比术中血液稀释更为有效。硝酸酯类药物如硝普钠和硝酸甘油是目前最常用的降压药物,最近研究证明,这类药物在体内通过与半胱氨酸发生非酶促反应而生成的一氧化氮(NO)来发挥其扩张血管的作用。钙通道阻滞药,特别是第二代二羟吡啶类钙通道阻滞药如尼卡地平,对外周阻力血管具有高度亲和力(与维拉帕米相比,其对外周阻力血管与心肌作用的效能比为11.1,而异搏定仅为0.1),而且对心脏无变时性与变力性作用,停药后无血压反跳。因而近几年被用于急重症高血压的控制与控制性降压。钙通道阻滞药不但具有降压的特性,而且还具有脏器的保护作用,特别是对心肾的保护作用,用于有发生失血性休克可能及术前有心肾功能障碍的患者,尤具有适应证。有学者将钙通道阻滞药尼卡地平用于 40 余例的骨癌手术,发现其降压迅速,可控性强,停药后没有血压的反跳现象;在部分患者,尽管遭受急性大量失血所致的严重低血压而引起全身脏器的低血流灌注,但术后这些患者均恢复良好,无脏器并发症。尼卡地平控制性降压的具体方法是,手术开始后,经中心静脉通路连续泵入,初始输注速率为 $4\sim10$ $\mu g/(kg\cdot min)$,当平均动脉压降至 8.0 kPa(60 mmHg)时,将输注速率降至 $1\sim2$ $\mu g/(kg\cdot min)$,或停用尼卡地平,以利于输血后血压恢复和重要脏器的保护。

应当强调,控制性降压时平均动脉压不应低于 7.3 kPa(55 mmHg),高血压患者的降压幅度(收缩压)不应超过降压前的 30%。同时应根据心电图、心率、脉压、中心静脉压、动脉压、失血量、尿量等监测做全面评估,来调节降压幅度。在满足手术要求的前提下尽可能维持较高水平的血压,不可一味追求低血压,而使血压失去控制,并注意防止降压速度过快,以便使机体有一个调整适应过程。降压过程中若发现心电图有心肌缺血性改变,应立即停止降压,并使血压提升,以保证患者安全。适当的麻醉深度和维持足够的血容量是保证控制性降压可控性及平稳的前提。

(2)血液稀释法:包括手术前血液稀释(等量血液稀释)与血液稀释性扩容。等量血液稀释是指在麻醉诱导完成后,经动脉或静脉系统放血,同时按一定比例输入晶体液和/或胶体液,其目的是降低 Hct 而不是血管内容量。待术中大出血控制后再将所采血液输还给患者。对术前心肺功能正常的患者,放血量可按 $10\sim15$ mL/kg 或者以血细胞比容不低于 30% 为标准,采血量也可参照以下公式:

采血量=BV×(Hi-He)/Hdv

式中,BV=患者血容量,Hi=患者原来的 Hct,He=要求达到的 Hct,Hdv=Hi 和 He 的平均值。放血的速度以 5 分钟内不超过 200 mL 为宜。在放血的同时,若输入晶体液,可按 3∶1 的比例输入。若输入胶体液,可按 1∶1 的比例输入;或输入晶体液和胶体液,其比例为 2∶1,其效果可能更好。晶体液以平衡液为最佳选择,其电解质成分近似于血浆,输注后既可补充血容量,又可补充功能性细胞外液。胶体液宜选择新一代明胶溶液琥珀明胶,商品名血定安和尿联明胶,也称海脉素,商品名血代,两者是较理想的胶体溶液,已广泛应用于临床。琥珀明胶输注后,血胶体渗透压峰值可达 4.6 kPa(34.5 mmHg),血管内消除半衰期为 4 小时,主要经肾小球滤过排出,输入后 24 小时大部分从尿中排出。琥珀明胶无剂量限制,对交叉配血、凝血机制和肾功能均无不良影响。大剂量(24 小时输 $10\sim15$ L)输入也不影响手术止血功能。尿联明胶扩容性能与琥珀明胶相似,唯其含钙离子、钾离子较高,应用时需加以注意。

血液稀释性扩容是指:在麻醉诱导后,经静脉系统输入一定量的晶体液与胶体液(1∶1),使中心静脉压(CVP)达到正常值的高限,提高全身血管内与细胞外液的容量,并可通过稀释血液,Hct 以不低于 0.3 为限,以减少失血时血液有形成分的丢失,从而增强机体在大量失血时抵御失血性休克的能力。在临床上使用这种方法,既减少了等量血液稀释法带来的许多麻烦,又简便易行。北京大学人民医院麻醉科在有大量出血可能的骨癌手术患者使用此法,获得了有益的效果。

(3)充分止血:减少外科出血的有效方法是充分止血。但在出血量大且迅猛的骨癌手术,由于一部分患者的出血是来自撕裂的肌肉小血管的渗血,另一部分患者的出血则是来自肿瘤刮除时静脉丛的出血,因而给实施有效止血带来了很大困难。所以在实施出血量大的骨癌手术时,加快肿瘤切除或刮除的速度及有效地进行压迫止血是减少骨癌手术时出血的最有效措施。对骶骨癌及骨盆肿瘤的手术,切除或刮除肿瘤前,经盆腔内暂时阻滞一侧的髂内动脉,也是降低术野出血的有效方法。

(4)维持血流动力学稳定,防治失血性休克:术中应根据外科手术创伤的大小、部位及出血量的多少对输血、输液的类型作出合理的选择,以保持血流动力学的稳定。对失血量≤20%、Hct>35% 的患者,只需输入平衡液即可,对失血量≤20%、Hct<35% 的患者,可在输入平衡液

的同时,输入胶体液;对失血量超过 30%(1 500～2 500 mL)的患者,在输入平衡液与胶体液的同时,需输入浓缩红细胞与全血,平衡液与失血量的比例可按 3:1 给予,输血后的最终目标至少应保持 Hct 在 30%,Hb 在 8 g/dL 以上,以保证全身组织有充分的氧供及细胞功能的正常,为全身血流动力学的稳定提供保证。

另外,手术创伤导致大量功能性细胞外液进入新形成的急性分隔性水肿间隙,又称"第三间隙",功能性细胞外液转为非功能性细胞外液,这部分细胞外液被封存起来,形成新的水肿区,因此,围术期必须考虑"第三间隙"体液丢失的补充。补充"第三间隙"丢失的体液宜用近似血浆电解质成分的平衡液,以保证机体内环境的稳定。严重手术、创伤的"第三间隙"体液丢失的补液量为 8 mL/(kg·h)或更多。

急性大量出血的骨癌手术,术中失血性休克在所难免,防治失血性休克是围术期的一项重要任务。治疗失血性休克的措施,一方面要快速加压输血、大量补液,另一方面要求骨科医师及时有效地止血。因为骨癌手术的台上止血只能是用纱垫或纱布压迫出血部位,常常给有效止血带来一定困难。如骶骨癌刮除术在几分钟之内出血量可达 2 000 mL 以上,使血压和 CVP 急剧下降,即使快速输血、输液也不能在短时间内输入这么多的容量,此时即使肿瘤仍未完全刮除,常常需让外科医师行局部压迫,暂停手术操作,待平均动脉压回升至 8.0 kPa 以上时再行刮除。由于出血量大,除大量的血纱布和血纱垫及手术部位手术单以外,地上及手术者的身上均是患者的血液,给对失血量的准确估计带来困难,往往估计的失血量均低于实际的出血量,因而在大量输血的过程中,应多次检测设备动脉血气、Hb、Hct,以指导输血补液,使血色素不低于 8 g/dL 和 Hct 不低于 30%为宜。

为了保证输血的有效及快速,除了麻醉前建立粗大静脉通路(三路外周静脉)以外,在大量出血前,应用加压输血器(进口)是行之有效的方法,因为此装置可将 200 mL 的血液在不到 1 分钟的时间内输入患者体内。在输血的同时,也必须输入晶体液及胶体液,以迅速补充丢失的血容量和细胞外液,以保持内环境的稳定和恢复血容量,提高血压,满足全身脏器的灌注。

当骨癌手术急性大量失血时,在快速大量输血和补液治疗过程中,要注意心脏功能评估,才能维持血流动力学的稳定。此时大部分患者 CVP 已恢复正常,而血压仍然较低,在此情况下,需考虑到心肌功能障碍的问题,其原因如下。①酸碱平衡失调:ACD 血库存 10～14 天,pH 可下降至 6.77,主要由于葡萄糖分解和红细胞代谢产生乳酸和丙酮酸所致,当大量快速输库血给严重低血压患者时,必将加重代谢性酸中毒。pH 的降低直接影响心肌有效收缩,所以当大量输血或存在长时间低血压、枸橼酸和乳酸代谢降低时,可用碱性药物来纠正酸中毒,并依血气分析调整剂量,以改善心肌功能。②高血钾症:骨癌手术急性大量失血定会导致失血性休克,休克可引起肾上腺皮质功能亢进,肝糖原分解增加,使钾离子从肝内释出,可使血钾增高。而库血保存 7 天后,血钾为 12 mmol/L,21 天可达 35 mmol/L,因此大量输入库血后,会引起高血钾的危险。高血钾可加重低血钙对心肌的抑制,引起心律失常,甚至心跳停搏。此时要密切监测血气、血电解质及 ECG 的变化。应适当补充钙剂,以恢复血钾钙的正常比例。或给予胰岛素、葡萄糖溶液治疗。近来研究观察到大量输血后有 12%的患者出现低血钾,这是因为机体对钾代谢能力很强,库血输入后血钾可迅速返回红细胞内,如患者有代谢性或呼吸性碱中毒,更可促进血清钾的下降,而出现低血钾。③枸橼酸中毒:枸橼酸中毒并不是枸橼酸本身引起的中毒,而是枸橼酸与血清游离钙结合,使血钙浓度下降,出现低血钙症体征,心肌乏力、低血压、脉压变窄、左心室舒张末压及 CVP 升高,甚而心脏停搏。ECG 出现 Q-T 间期延长。正常机体对枸橼酸的代谢能力很强,枸橼酸入血后迅速被肝脏和肌肉代谢,少量分布至细胞外液,还有 20% 从尿排出,不会出现枸橼酸在体内的蓄积,同时机体还能有效地动员体内储存的钙以补充血钙的不足。大量输 ACD 血通常并不引起低钙血症的发生。但当大量输血后出现心肌抑制、低血压或 ECG 有低血钙表现时才给予补钙;骨癌急性大量失血需以 100 mL/min 的速度快速输血时,应同时补钙剂为妥,以维护心功能的稳定。④低体温:大量输入冷藏库血可引起体温的下降。体温低于 30% 时,容易造成心功能紊乱,可出现血压下降或心室颤动、心动过缓甚至心跳停止。低温还使氧解离曲线左移,促进低血钙症和酸中毒,并对钾离子敏感性增加,易引起心律失常。因此大量输血时应通过输血管道加温的方法使输入血加温,避免上述并发症的发生。

2.术中维护凝血功能和 DIC 的防治

(1)术中凝血功能异常的预测与预防:骨癌患者,术前应把血凝分析作为常规检查项目,包括凝血酶原时间(PT)及其活动度(AT)、部分凝血酶原时间(APTT)、纤维蛋白原(FIB)、纤维蛋白(原)降解产物(FDP),D-二聚体及血小板计数(BPC)等。通过这些检查来筛选术前已有凝血功能异常的患者或诊断术中 DIC 的发生。对术前已有凝血功能障碍或术中可能发生 DIC 的高危患者,术前应充分准备血小板、新鲜冷冻血浆(FFP)、凝血酶原复合物、纤维蛋白原及凝血因子等。术中应维持适当的麻醉深度,以避免增加纤溶活性,同时应避免缺氧、酸中毒使微循环淤血而增加创面渗血。术中大量输入库血时,应输一定比例的新鲜血,输入库血要加温,为防止枸橼酸中毒致低血钙症,应补钙剂,或输注大量的晶体液或胶体液会导致血液过度稀释而引起的稀释性凝血病,此时,要补充浓缩红细胞和凝血因子,以维持血液的携氧能力和凝血功能,减少创面的广泛渗血和减轻组织缺氧。此外,应用具有降压作用同时对血小板聚集和血栓形成具有抑制作用的钙通道阻滞剂尼卡地平,以保护血液的凝血功能。及时纠正低血压和防治失血性休克。

(2)术中凝血功能异常或 DIC 的诊断与治疗:由于骨癌手术的出血量大,又大量输血、输液,导致严重的凝血因子和血小板的稀释,造成渗血增加,给凝血异常和 DIC 的临床诊断带来一定的困难。然而术中手术部位渗血不止,血不凝,注射部位或穿刺部位的持续渗血,首先应考虑 DIC 的可能;随之行血凝分析检查,若血小板计数低于 100×10^9/L 或进行性下降,PT(正常 13 秒左右)延长 3 秒以上,FIB 低于 1.5 g/L 或进行性下降,以及 FDP 高于 20 μg/mL(正常值＜6 μg/mL)即可诊断为 DIC。此时应及时去除病因,纠正诱发因素,积极治疗 DIC。输新鲜血,输注血小板、新鲜血浆、凝血酶原复合物或纤维蛋白原。大型手术中所发生的 DIC 应慎用肝素。

3.保护重要脏器,预防多系统器官衰竭

急性大量失血的骨癌手术常常引起严重低血压,导致全身脏器低灌注。因此,低血压期间,全身重要脏器的保护是麻醉医师的又一项重要任务。在急性大量失血过程中,迅速而有效的输血补液,以及早纠正血容量的丢失和体液的补充,是防治持续性低血压和改善组织低灌注与缺氧状态的根本措施。

(1)利用新型钙通道阻滞药——尼卡地平控制性降压,在控制性降压的同时,该药还具有脏器的保护性药理作用,能增强脏器抵抗缺血能力,避免低血压期间的脏器损害。实践表明,这一措施可明显减轻低血压后的全身脏器损害及并发症的发生。

(2)骨癌手术中通过等容血液稀释和血液稀释性预扩容及失血后血液代偿性稀释,使血液黏滞性明显下降,红细胞在血液中保持混悬,不易发生聚集,使血液更容易通过微循环;血液稀释后血液黏度降低,使外周血管阻力下降,在同样灌注压力下,血流速度增加,有利于组织营养血流增加和代谢产物的排出,血流分布趋于均衡,便于组织对氧的摄取和利用。同时失血后血液稀释可以明显改善由于大量输入 2,3-DPG 含量低的库血,使氧解离曲线左移,血红蛋白和氧的亲和力增加而引起的严重组织缺氧现象。因此,血液稀释后外周血管阻力降低,微循环血流增加,心排血量增加,组织氧摄取和利用增加,必然使组织器官的血流灌注得以改善。

(3)ACD 保存 5 天后即开始有血小板聚集物,保存 10 天后才形成纤维蛋白原-白细胞-血小板聚集物。这种聚集物可通过普通滤网于大量输血时进入患者血循环到达重要器官如脑、肺、肾等,影响其功能。最易受累的器官是肺,引起肺毛细血管阻塞和肺栓塞,进而导致肺功能不全或成人呼吸窘迫综合征(ARDS)。为避免或减少聚集物引起的重要器官功能障碍,于大量输血时使用微孔滤网,以阻止聚集物的滤过。

骨癌手术的严重创伤、大量失血导致失血性休克,持续低血压,又大量输血,使肾血流灌注明显减少,并有肾小动脉的收缩,因而使肾小球滤过率减少,患者出现少尿。此时绝不要一开始即作为肾衰竭而限制补液来处理,通过中心静脉压和动脉血压监测,来判断血容量不足,应及时纠正低血容量、低血压,以防止肾由功能性损害而转变为器质性病变。使平均动脉压在 6.7 kPa (50 mmHg)以上时,肾实质血流可满足肾代谢需要,同时保持充分供氧和肾血管充分扩张,一般不致引起肾小球和肾小管上皮细胞永久性损害。只有当血容量确已补足而尿量仍不增加时才有使用利尿药的指征。因此必须警惕急性肾衰竭的发生。保护肾功能,预防肾缺血至关重要。积极预防脑损害,在骨癌手术急性大量失血时,如低血容量、低血压得不到及时纠正,持续时间过久,将会损害脑血管的自身调节功能,而出现脑缺血缺氧,为此,应选用降低脑代谢率的麻醉药,同时充分提供高浓度氧,以增加脑组织氧的摄取;亦可头部冰袋降温行脑保护。

(五)麻醉监测

(1)呼吸监测:除常规的呼吸监测项目如气道压、潮气量、分钟通气量、呼吸次数、吸入氧浓度以外,$PETCO_2$ 监测和麻醉气体监测对早期发现呼吸异常、合理追加肌松药,以及较为准确地判断麻醉深度将起到重要作用。

(2)血流动力学监测:对于手术损伤小、出血量不多的骨癌手术,监测 ECG、HR、无创血压(NIBP)及 SpO_2 即可满足要求。对创伤范围广、出血量大、手术时间长、容量不易调控的骨癌手术,还需行有创的桡动脉测压、CVP 监测,以利于准确、及时反映血流动力学的变化。对术前患有心血管疾病特别是冠心病患者及创伤巨大的骨癌手术,也可考虑经右颈内静脉插入 Swan-Ganz 漂浮导管,监测 PCWP、CO、CI、SV、SVI、SVRI、PVRI 及 $S\bar{v}O_2$ 等,以便合理地对患者的血流动力学状态作出准确判断和给予正确的处理。

有创监测下,应将压力传感器正确放置在零点水平。平卧位患者,零点水平应在左侧腋中线与第四肋间的交叉点;侧卧位患者的零点水平则在胸骨右缘第四肋间。准确的零点放置与校准对保证数值的准确可靠十分重要。

(3)凝血功能监测:凝血功能监测的主要项目是血凝分析,其中包括血小板计数、PT、APTT、FIB、FDP 等,通过血凝分析可以准确判断凝血功能异常和诊断 DIC,并对治疗起指导作用。

(4)血气与血乳酸监测:血气与血乳酸监测对于易发生失血性休克的骨癌患者特别重要。因为血乳酸含量和血气结果不但可反映全身组织是否发生缺血性的无氧代谢、是否存在全身氧债,而且可以结合 CI、$S\bar{v}O_2$ 判断造成全身氧债的原因,依此拟订出合理治疗方案,并对治疗效果作出判断,以指导麻醉医师围术期对患者的处理。动脉血乳酸正常值为 0.3～1.5 mmol/dL,静脉血可稍高,为 1.8 mmol/dL。

(5)肾功能监测:尿量是反映肾血流灌注的重要指标,亦可反映生命器官的血流灌注的情况。围术期宜保持尿量不少于每小时 1.0 mL/kg。如果尿量少于每小时 0.5 mL/kg,提示有显著的低血容量和/或低血压,而且组织器官灌流不足,或有显著体液负平衡存在。对于血压恢复正常、血容量已补足的患者,若尿量仍少,应考虑以下几方面原因,其一,由于术前患者的过度紧张,导致抗利尿激素分泌过多,导致肾小管对原尿的重吸收增多引起少尿。对此类患者,只需给予小量呋塞米 5 mg(静脉推注),即可在 10～15 分钟后尿量有明显增加。其二,机械因素,骨科手术大多在不同的体位下进行,易造成尿管的压迫、打折,甚至尿管插入位置异常。所以在给予呋塞米以前,应首先检查尿管是否通畅,否则会因给予大量呋塞米后导致大量尿液潴留在膀胱内,引起逼尿肌麻痹。其三,尿量仍少,比重降低,则有可能已发生急性肾衰竭。

输液利尿试验:对少尿或无尿患者,静脉注射甘露醇 12.5～25.0 g,3～5 分钟注完,如尿量增加到 400 mL/h 以上,表示肾功能良好,属于肾前性少尿;如无反应,可再静脉注射 25 g 甘露醇加呋塞米 80 mg,如仍无反应,可考虑已有肾性肾衰竭。

(6)电解质监测:血钾和血钙是术中常用的电解质指标,特别是对于大量输血的骨癌手术,更是必不可少。虽然从理论上看,输入大量库存血易致高血钾,但临床观察发现,低血钾在大量输血后亦较为多见,因此在大量输血后,不可过于强调高血钾而忽视低血钾的存在,导致处理失误。输血后低血钙比较少见,但在短时间内大量快速输血,仍应注意到有发生低血钙的可能。应根据电解质的检测结果给予及时纠正与合理治疗。

(王　鹏)

第十一章

妇 科 麻 醉

第一节 妇科麻醉的特点

妇科手术范围局限于腹盆腔及会阴,对全身干扰相对较轻,但妇科手术麻醉仍有其特殊性。

(1)子宫体的运动神经纤维主要来自脊髓的 $T_{5\sim10}$ 节段,子宫体的感觉经 $T_{11\sim12}$ 节段传入中枢;子宫颈的传出、传入神经均在 $S_{2\sim4}$ 节段。盆腔手术完善的椎管内麻醉平面应达 $T_8\sim S_4$ 水平。

(2)子宫与附件皆位于盆腔深部,无论由腹部或经阴道操作,手术野显露困难。要求麻醉有充分的镇痛和肌肉松弛。注意特殊体位如头低位、截石位,对呼吸、循环及血流动力学影响。长时间截石位应注意预防周围神经和肌肉压迫损伤。

(3)妇科患者以中老年妇女为多,常可并存有高血压、心脏病、冠心病、糖尿病、慢性支气管炎等疾病,或继发贫血、低蛋白血症和电解质紊乱,麻醉前应给予治疗和纠正。

(4)妇科手术除异位妊娠、会阴部外伤、子宫穿孔、卵巢囊肿扭转外,大多属择期手术,麻醉前应做好充分准备。

麻醉选择:妇科手术一般可选用连续硬膜外阻滞和腰麻-硬膜外联合阻滞或全身麻醉。硬膜外阻滞有一点穿刺法和两点穿刺法。一点穿刺法可经 $L_{1\sim2}$ 或 $L_{2\sim3}$ 间隙穿刺,向头侧置管,经腹手术阻滞平面需达 $T_8\sim S_4$,经阴道手术阻滞平面达 $T_{12}\sim S_4$ 为宜。两点穿刺法,一点可经 $T_{12}\sim L_1$ 间隙穿刺,向头侧置管;另一点经 $L_{3\sim4}$ 间隙穿刺,向尾侧置管,阻滞平面控制在 $T_6\sim S_4$,适用于宫颈癌扩大根治术。对硬膜外阻滞有禁忌者、手术操作范围较广者,腔镜手术及患者要求时可选用全身麻醉。

妇科手术选用硬膜外阻滞较多,麻醉效果确切,对生理干扰轻,费用低。

(王　前)

第二节 妇科腹腔镜手术的麻醉

自从 20 世纪开始,妇科医师们就开始运用腹腔镜技术进行诊断盆腔疾病,腹腔镜技术便广泛应用于临床诊疗过程中。近年来随着器械和技术的发展,先进的腹腔镜技术已经将目标转向了老年、小儿患者和病情更复杂的患者,相应地也使麻醉技术的复杂程度增加了。一方面,腹腔镜手术操作过程影响心肺功能,另一方面,介绍给患者的信息是腹腔镜安全、简单、损伤小和疼痛轻等优点,而实际上此类手术的麻醉风险并不比其他手术的风险低,相应地增加了一些与腹腔镜相关的特殊问题,这就给临床麻醉提出了更高的要求。本章主要介绍妇科腹腔镜手术技术的发展,人工气腹对机体的生理影响,妇科腹腔镜手术的麻醉及其主要并发症。

一、妇科腹腔镜手术技术的发展

早在 1901 年俄罗斯的 Dimitri 就使用内镜技术通过阴道后切口检查了盆腔和腹腔内脏器情况并命名其为腹腔镜,同年,德国的 Kelling 实施了腹腔镜检查的动物实验。1910 年瑞典的 Jacobeus首次报道临床真正意义上的腹腔镜检查,此后很多妇科医师和内科医师接受这一技术并在临床广泛开展起来。然而由于其治疗价值受限,很快大家都对此技术失去了兴趣。直到 1933 年妇科学家 Fervers 首次成功使用腹腔镜检查实施盆腔粘连电凝松解术,这才使腹腔镜检查的目的开始从单纯的辅助检查转向了实施手术治疗。20 世纪 50 年代后,纤维冷光源技术引入腹腔镜设备使该医疗手段的并发症大幅度降低,在很大程度上促进了腹腔镜技术的发展。1987 年,电视辅助技术首次与腹腔镜相结合令法国医师 Mouret 首次完成了腹腔镜胆囊切除术,并在全球范围得到迅速发展。临床实践证明,腹腔镜技术具有如下优点:降低术后疼痛程度,更好的术后形象效果,更快地恢复到正常状态。由于降低了肺部并发症,更低的术后感染率,对机体干扰小和术后更好的呼吸功能,故缩短了术后留院观察时间。此后,临床上应用腹腔镜技术开展了食管部分切除,迷走神经干切断,圆韧带贲门固定术,先天性肝囊肿开窗引流术,肝脓肿引流术,胃肠吻合术,脾切除术,肾上腺切除术,胆总管探查术,胆总管 T 管引流术,原发性肝癌和肝转移癌切除术,胰十二指肠切除术,结肠切除术,襻状肠造瘘术,疝修补术等各种手术。

虽然 Dimitri 首次实施腹腔镜检查时没有应用人工气腹技术,但是真正意义上的腹腔镜检查却应用了人工气腹技术以便形成手术空间来显露手术野。通常人工气腹使用的气体要求符合如下条件:①不影响术者视野,要求使用无色气体。②不能使用助燃气体以防使用电凝引起组织烧伤。③必须使用非可燃可爆气体。④不易吸收或者吸收后可以迅速排泄。⑤血液中溶解度高。因此,临床上适用于人工气腹的气体是 CO_2。目前,临床上也多数应用 CO_2 人工气腹技术实施腹腔镜手术。20 世纪 80 年代德国的妇产科学家 Semm 首先发明了自动充气测压气腹机、吸引-冲洗系统及模拟训练系统等一系列设备,为腹腔镜技术的推广做出巨大贡献,促进了腹腔镜技术的发展与应用。随着临床上的广泛应用,人们逐渐发现了一些腹腔镜手术时与 CO_2 人工气腹相关的并发症,例如,腹腔内充入 CO_2 气体可以造成持久的高碳酸血症和酸血症、膈肌抬高、皮下气肿、肩部酸痛、心律失常、下肢深静脉瘀血和血栓形成、腹腔内脏缺血、空气栓塞等。

为了避免以上 CO_2 人工气腹相关的并发症,20 世纪 90 年代初人们开始研制和开发了免气腹手术器械,以克服气腹的缺陷,使腹腔镜手术的适应证得到进一步扩展。免气腹技术是利用钢条穿过腹壁皮下然后连接机械连动装置提拉起前腹壁,或者是通过电动液压传动装置连接一腹壁提拉器,将全腹壁吊起以形成手术空间。其特点是:手术切口长度以完整取出手术标本为原则,切口与普通腹腔镜手术相同,仅需另作一穿刺孔,甚至可不作穿刺孔,创伤更小,符合微创手术原则;不需要气腹,利用拉钩于腹膜后形成较大的手术空间,避免了气腹并发症及气腹对下腔静脉和心肺的压迫,对血流动力学影响小;在直视和监视器下手术操作,减少了初学者造成损伤的概率,缩短了学习曲线;能利用手指进行触摸、分离和牵拉组织结构、缝合和止血,初学者易掌握;手术时间明显短于普通腹腔镜手术,手术器械则与开放手术基本相同,减少了普通腹腔镜手术必需的一次性手术材料、器械费用;免气腹腹腔镜手术因其无须腹腔充气而避免了一切气体对人体可能造成的危害,因严重心肺疾病而不能耐受气腹腹腔镜手术的患者可以进行免气腹腹腔镜手术,扩大了腹腔镜手术的适应证。但应认识到免气腹腹腔镜技术上的不足和缺憾,主要表现在手术野的暴露受限,肥胖患者相对禁忌,随着人们对现有的免气腹装置的不断改进,可能研制出更新型方便实用的免气腹装置。

一项对比 CO_2 人工气腹腹腔镜与免气腹腹腔镜手术的临床研究发现,两种方法并发症的发病率分别是 0.07% 和 0.17%,认为虽然免气腹腹腔镜技术可以避免与 CO_2 人工气腹相关的并发症,但是却相应地增加了内脏、血管损伤的发生率。因此 Hasson 认为,免气腹腹腔镜技术尚不能替代人工气腹腹腔镜技术,但是却为符合非人工气腹腹腔镜手术适应证的患者提供了一种微创手术的方法。

妇科腹腔镜检查手术适应证:①异位妊娠、附件扭转等急性腹痛诊断和治疗。应用腹腔镜可以准确定位异位妊娠病灶、是否破裂出血、腹腔积血量等情况,同时可以实施电凝止血、切除病灶,也可以明确附件扭转的原因(多为附件囊肿或良性肿瘤)并进行治疗。②慢性盆腔疼痛的诊断和治疗。可以应用腹腔镜明确盆腔的粘连并进行电凝松解术。③不孕症的诊断和治疗。腹腔镜检查可以明确不孕症的原因是否盆腔粘连、子宫内膜异位症、输卵管闭锁等,实施盆腔粘连松解、输卵管闭锁伞端造口或成形术。④子宫内膜异位症的诊断和治疗。⑤子宫肌瘤的诊断和治疗。可以在腹腔镜下确定子宫肌瘤的大小数目,实施子宫肌瘤切除术或者子宫切除术等。⑥盆腔包块的诊断和治疗。腹腔镜下可以明确盆腔包块的大小、部位,实施卵巢囊肿剥除术、畸胎瘤切除术等。⑦妇科恶性肿瘤的治疗。腹腔镜下可以实施早期宫颈癌、子宫内膜癌、早期卵巢癌手术。⑧盆底疾病和生殖器畸形的诊断和治疗。腹腔镜下可以实施盆底韧带重建术治疗盆腔器官脱垂,实施生殖器畸形矫治手术。

当前腹腔镜手术技术尚存在视野非立体空间图像等一些无法解决的问题,未来腹腔镜技术可能由于三维成像技术和图像导航手术技术的发展得到进一步的发展。

二、人工气腹和手术体位对人体生理的影响

如前所述,目前主要使用 CO_2 人工气腹实施腹腔镜手术,在 CO_2 人工气腹期间腹内压力升高、CO_2 吸收、麻醉、体位改变、神经内分泌反应,以及患者基本状态之间相互作用,可以导致呼吸、循环系统一系列变化,引起其他系统的常见并发症及不良生理学反应如皮下气肿、影响肝脏代谢和肾脏功能等。

(一)CO_2 人工气腹和手术体位对心血管系统的影响

CO_2 气腹对循环系统功能的影响主要与腹腔内压力(IAP)升高影响静脉回流从而影响回心血流(前负荷),以及高碳酸血症引起交感兴奋儿茶酚胺释放、肾素-血管紧张素系统激活、血管升压素释放导致血管张力(后负荷)增加有关。气腹期间 IAP 一般控制在 1.6~2.0 kPa(12~15 mmHg),由于机械和神经内分泌共同介导,动脉血压升高,体循环阻力增加,心脏后负荷加重,气腹可使心排出血量降低 10%~30%,心脏疾病患者心排出血量可进一步下降;另一方面,增加的腹内压压迫腹腔内脏器,使其内部血液流出,静脉回流增加,CVP 升高,心脏前负荷增加,心排血量增加,血压上升。而当 IAP 超过 2.0 kPa(15 mmHg)时,由于下腔静脉受压,静脉回流

减少,CVP 降低,心脏前负荷降低,心排血量降低,血压下降。由于 CO_2 易溶于血液,人工气腹过程中不断吸收 CO_2,当 $PaCO_2$ 逐渐升高至 6.7 kPa(50 mmHg)时,高碳酸血症刺激中枢神经系统,交感神经张力增加,引起心肌收缩力和血管张力增加,CO_2 的直接心血管效应使外周血管扩张,周围血管阻力下降,引起反射性儿茶酚胺类递质分泌增加,增强心肌兴奋性,可能诱发室上性心动过速、室性早搏等心律失常。在置入腹腔穿刺针或者 Trocar 过程中、人工气腹引起腹膜受牵拉、电凝输卵管刺激、二氧化碳气栓等情况均可引起迷走神经反射,导致心动过缓;而 CO_2 人工气腹引起的高碳酸血症引起交感兴奋儿茶酚胺释放、肾素-血管紧张素系统激活可以导致患者心动过速。CO_2 人工气腹对患者术中循环系统的影响并非表现为前述某一个方面的情况,而是上述各方面因素综合作用的结果。心血管功能正常的患者通常可以耐受人工气腹导致的心脏前后负荷的改变。患有心血管疾病、贫血或低血容量患者可能无法代偿人工气腹 IAP 改变引起的心脏前后负荷改变,人工气腹充气、补充容量和变换体位时需要特别谨慎。IAP 对心脏前负荷的影响还与机体自身血容量状态有关,在手术中由于患者迷走神经过度兴奋,人工气腹 IAP 过高,腹膜牵拉,CO_2 刺激反射性引起迷走神经兴奋,过度的迷走神经兴奋可抑制窦房结,导致脉率及血压下降,高碳酸血症时心肌对迷走神经的反应性增强,如果同时存在低血容量状态,易引起心搏骤停。

腹腔镜手术人工气腹期间患者体位对循环系统的影响比较复杂,头高位时回心血量减少,心排血量下降,血压下降,心指数降低,外周血管阻力和肺动脉阻力升高,这种情况让人容易与麻醉过深引起的指征相混淆,临床麻醉过程中应注意区分。相反,当头低位时回心血量增加,心排血量增大,血压升高,肺动脉压力、中心静脉压及肺毛细血管楔压增高。

(二)CO_2 人工气腹和手术体位对呼吸系统的影响

由于腹腔内充入一定压力的 CO_2 可使膈肌上升,肺底部肺段受压,胸肺顺应性降低,通气-血流比失调,气道压力上升,功能残气量(FRC)下降,潮气量及肺泡通气量减少,从而影响通气功能。气腹 IAP 在 1.6~2.0 kPa(12~15 mmHg)范围内可以使肺顺应性降低 30%~50%,使气道峰压和平台压分别提高 50% 和 81%。IAP 达 3.3 kPa(25 mmHg)时,对膈肌产生 30 g/cm^2 的推力,膈肌每上抬 1 cm,肺的通气量就减少 300 mL。尤其是肥胖患者术前胸廓运动受阻,横膈提升,双肺顺应性下降,呼吸做功增加,耗氧量增多等,加上术中建立气腹,进一步增加腹内压,膈肌上抬明显,使功能残气量明显下降,导致患者出现通气-血流比例失衡,甚至带来严重的不良后果。呼吸功能不全的患者则应慎行腹腔镜手术,因呼吸功能不全的患者腹腔镜手术中建立 CO_2 气腹后,肺顺应性降低,潮气量减少,同时易产生高碳酸血症和 CO_2 潴留。人工气腹后,CO_2 的高溶解度特性,使之容易被吸收入血,加上 IAP 升高导致的胸肺顺应性下降、心排血量减少致通气-血流比失调,容易形成高碳酸血症。随着气腹时间延长,人体排出 CO_2 的能力减弱,高碳酸血症进一步加剧。此时,呼气末 CO_2 浓度已经不能反映血液的 CO_2 浓度的真实情况。临床上,长时间 CO_2 人工气腹时应当进行动脉血气分析监测。

妇科腔镜手术采用头低脚高位时,可使功能残气量进一步减少,肺总量下降,肺顺应性降低 10%~30%,对呼吸系统影响加重。头低位时,腹腔内容物因重力和气腹压的双重作用,可使膈肌上抬,胸腔纵轴缩短,肺活量及功能残气量降低,呼吸系统顺应性下降,气道阻力增大,从而影响患者的通气功能,且随着气腹时间延长,变化越来越明显。

(三)CO_2 气腹对肝脏代谢的影响

CO_2 人工气腹时 IAP 急剧升高压迫腹内脏器和血管,使血液回流受阻,体内儿茶酚胺递质释放增加,同时 CO_2 气腹引起的高碳酸血症,引起肠系膜血管收缩,使肝血流量减少,肝血流灌注不足是影响肝功能的直接原因。由于肝脏缺血缺氧,使肝细胞内 ATP 合成下降,引起各种离子出入细胞内外,导致细胞生物膜、细胞骨架及线粒体功能障碍,造成肝细胞损害。另外,手术结束时突然解除气腹,血流再通,内脏血流再灌注,出现一过性充血,在纠正缺血缺氧的同时,亦会产生缺氧-再灌注损伤,不可避免地引起活性氧自由基增多,使磷脂、蛋白质、核酸等过度氧化损伤,进一步造成肝细胞损伤,甚至坏死。

(四)CO_2 气腹对肾脏功能的影响

CO_2 气腹条件下对肾脏功能的影响主要表现在对尿量、肌酐清除率、肾小球滤过率、血肌酐及 BUN 的影响。CO_2 人工气腹引起 IAP 升高,直接压迫肾脏,使肾皮质灌注血流下降,可导致肾脏尿排出量减少。这已在动物实验和临床中得以证实,而且气腹压越高,尿量减少就越明显。CO_2 气腹还影响肾脏中的激素水平,人工气腹机械刺激导致血浆肾素-血管紧张素系统被激活,引起肾血管收缩,降低肾血流量,影响肾功能。

(五)CO_2 人工气腹对颅内压的影响

由于妇科腹腔镜手术 CO_2 人工气腹期间发生的高碳酸血症、IAP 升高、外周血管阻力升高及头低位等因素的影响,引起脑血流量(CBF)增加,颅内压升高。人工气腹期间 CO_2 弥散力强,腹膜面积大,CO_2 经腹膜和内脏吸收,致血 CO_2 分压及呼气末 CO_2 分压($PETCO_2$)上升,很容易形成碳酸血症,可使 CBF 明显增加,且随气腹时间延长,CBF 增加更加明显,一方面由于 CO_2 吸收引起高碳酸血症,而 CBF 对 CO_2 存在正常的生理反应性,当 $PaCO_2$ 在 $2.7\sim8.0$ kPa 范围内与 CBF 呈直线相关,$PaCO_2$ 每升高 0.1 kPa(1 mmHg),CBF 增加 $1\sim2$ mL/(100 g·min)。另一方面是腹内压增高刺激交感神经,导致平均动脉压增高,同时伴有微血管痉挛而致血流减少,CBF 增加主要体现在局部大血管,形成脑充血,从而使脑组织氧摄取和利用减少。

(六)CO_2 气腹对神经内分泌和免疫系统的影响

腹腔镜手术对神经内分泌的影响明显轻于同类开腹手术。CO_2 气腹可引起血浆肾素、血管升压素及醛固酮明显升高。结合时间-效应曲线分析,可发现上述三者与外周血管阻力(SVR)及 MAP 变化密切相关;促肾上腺皮质激素、肾上腺素、去甲肾上腺素、皮质醇和生长激素虽有增加,但变化不显著,而且在时间上也晚于血管升压素等;泌乳素则依据气腹中是否使用过阿片类镇痛药而有不同改变。腹腔镜手术与开腹手术后白细胞介素均有升高,但开腹手术患者的升高水平比腹腔镜手术患者明显,因此腹腔镜手术免疫抑制程度小。研究表明,CO_2 具有免疫下调作用。

此外,CO_2 人工气腹期间易发生皮下气肿,可能因为腹腔镜手术早期,Trocar 多次退出腹腔,Trocar 偏离首次穿刺通道致腹腔处有侧孔,腹腔内气体移入皮下所致。

三、妇科腹腔镜手术的麻醉

(一)麻醉前准备

1.麻醉前访视

麻醉医师应该在麻醉前 $1\sim2$ 天访视患者,全面了解患者一般状态、既往史、现病史及疾病治疗过程,与妇科医师充分沟通,了解手术具体方案,评估麻醉中可能出现的问题,制订合适的麻醉方案。

(1)详细了解病史、认真实施体格检查:询问患者既往是否有心脏病史、高血压病史、血液系统病史、呼吸系统病史、外伤史、手术史、长期用药史及药物过敏史等;进行全面的体格检查,重点检查与麻醉相关的事项,如心肺功能、气道解剖和生理状况等。

(2)查阅实验室检查及辅助检查结果:血、尿、便常规,胸透或胸片、心电图;血清生化、肝功能检查;年龄大于 60 岁者或有慢性心肺疾病者应常规作动脉血气分析、肺功能检查、屏气时间等。查阅相关专科检查结果,了解患者病情。

(3)与患者和术者充分沟通:使患者了解手术目的、手术操作基本过程、手术难度及手术所需要的时间等情况,根据患者病情向术者提出术前准备的建议,例如,是否需要进一步实施特殊检查,是否需要采取措施对患者血压、血糖及电解质等基础状态进行调整等。

(4)对患者做出评价:在全面了解患者病情的基础上评价患者 ASA 分级、评估心功能分级和气道 Mallampati 分级,制订合适的麻醉方案,向患者交待麻醉相关事项,让患者签署麻醉知情同意书。

2.患者准备

(1)患者心理准备:通过向患者介绍麻醉方法、效果和术后镇痛等情况,尽量消除患者对手术造成痛苦的恐惧、焦虑心理,充分了解患者的要求与意见,取得患者的充分信任,使患者得到充分的放松和休息,减少紧张导致的应激反应。

(2)胃肠道准备:术前访视患者应告知患者术前禁食水时间,以防患者因不知情而影响麻醉。一般情况下,妇科医师会给患者使用缓泻剂以清理胃肠道、防止手术中胀大的肠管影响术野清晰,妨碍手术操作。

3.麻醉器械、物品准备

(1)麻醉机:麻醉前常规检测麻醉机是否可以正常工作,包括检查呼吸环路是否漏气,气源是否接装正确,气体流量表是否灵活准确,是否需要更换 CO_2 吸收剂等。

(2)监护仪:检查监护仪是否可以正常工作,通常要监测血压、心电图、脉搏氧饱和度、呼气末 CO_2 浓度、体温等。

(3)麻醉器具:检查负压吸引设备是否工作正常,检查急救器械和药品是否齐备。在麻醉诱导前准备好麻醉喉镜、气管导管、气管导管衔接管、牙垫、导管管芯、吸痰管、注射器、口咽通气道、吸引器、喉罩等器械物品,并检查所有器械物品工作正常。

(二)妇科腹腔镜手术麻醉选择

麻醉医师应当在选择麻醉方式的一般原则的基础上,根据腹腔镜手术的特点、患者体质的基本状态、麻醉设备情况、麻醉医师的技术和临床经验来决定实施麻醉的方案。

1.人工气腹腹腔镜手术麻醉方法选择

(1)全身麻醉:虽然腹腔镜手术对局部的损伤小,但是如前所述人工气腹腹腔镜手术过程中对患者的呼吸循环功能影响较大,因此应该选择全身麻醉实施手术。这样就利于术中患者气道管理,调节合适的麻醉深度,控制不良刺激引起的有害反射,有利于保证适当的麻醉深度和维持有效的通气,又可避免膈肌运动,利于手术操作,在监测 $PETCO_2$ 下可随时保持通气量在正常范围。全身麻醉期间宜应用喉罩或者气管插管进行气道管理,时间短小、术中体位变化不大、采用低压人工气腹技术时,可以在应用喉罩通气道的情况下安全实施手术;而由于气管插管全身麻醉是最确切、安全的气道管理技术,因此目前临床上大多数人工气腹腹腔镜手术都是采用这种气道管理方式,尤其是手术时间长,术中体位变动大的情况更是应该实施气管插管。

(2)椎管内麻醉:椎管内麻醉镇痛确切、肌松效果良好,可以基本满足腹腔镜手术的麻醉镇痛需要,但是CO_2人工气腹升高的IAP、手术操作牵拉腹膜、CO_2刺激等均可导致迷走神经反射性增强;CO_2人工气腹期间导致的高碳酸血症也使心肌迷走神经反射增强;椎管内麻醉阻滞部分交感神经,导致副交感神经相对亢进;椎管内麻醉不能满足手术过程中所有的需要,患者舒适度差,可以辅助静脉镇静-镇痛剂,使用不当则会影响到呼吸、循环系统的稳定;上述这些因素都是导致患者术中出现腰背、肩部不适,甚至虚脱、恶心呕吐等症状,使手术无法继续进行,而且这些因素也是麻醉过程中发生不良事件的潜在风险,麻醉管理起来相当困难,因此目前已基本不选择椎管内麻醉实施人工气腹腹腔镜手术。诊断性检查,或短小手术,可考虑选择椎管内麻醉。

2.免气腹腹腔镜手术麻醉方法选择

(1)局麻:如前所述,时间短小的免气腹腹腔镜检查术是采用局麻的适应证。

(2)椎管内麻醉:由于免气腹腹腔镜手术没有人工气腹操作导致一系列的生理学改变,但是要求腹肌松弛度良好,以便腹壁得到充分悬吊,为手术创造良好视野;椎管内麻醉镇痛确切、肌松效果好,术后恢复快,术后恶心呕吐发生率低,因此椎管内麻醉尤其是腰硬联合麻醉是妇科免气腹腹腔镜手术的理想麻醉选择。

(3)全身麻醉:虽然椎管内麻醉可以满足妇科免气腹腹腔镜手术的麻醉要求且有前述的很多优点,但是由于妇科患者大多数存在恐惧、焦虑等情况,很多患者自己选择全身麻醉实施手术,这些患者就是实施全身麻醉的适应证。

(三)妇科腹腔镜手术麻醉实施

虽然妇科腹腔镜手术以手术创伤小、对患者生理功能影响小为特点,但我们不可否认的是妇科腹腔镜手术的麻醉并不简单。虽然妇科腹腔镜手术的器械日新月异,随着科技的发展不断地为妇科医师实施手术创造条件,但是我们的麻醉设备和技术却仍然保持其基本面貌没有太大的改变。这就要求麻醉医师认真准备,努力以既往娴熟的技术来满足现代手术的需要。

(四)妇科腹腔镜手术麻醉监测与管理

1.妇科腹腔镜手术麻醉监测

妇科腹腔镜手术麻醉过程中在选择了合适麻醉方法的基础上必须进行合理的监测来及时发现异常情况和减少麻醉并发症。妇科腹腔镜手术麻醉时通常需要常规监测心电图、无创动脉血压、脉搏血氧饱和度、体温、气道压、$PETCO_2$、肌松监测、尿量等项目。对于肥胖患者、血流动力学不稳定患者及心肺功能较差患者,术中需要实施动脉穿刺置管严密监测血压变化、定时监测血气分析。

(1)$PETCO_2$监测是妇科腹腔镜手术麻醉期间最常用的无创监测项目,用以代替$PaCO_2$来评价人工气腹期间肺通气状况。然而应该特别注意的是人工气腹时由于通气/血流不相匹配致使$PETCO_2$与$PaCO_2$之间浓度梯度差异可能增加,此时两者的浓度梯度差已不是普通手术全身麻醉时的两者之间相差$0.4\sim0.7$ kPa($3\sim5$ mmHg),而是因患者心肺功能状态、人工气腹IAP大小等因素而异。因此,我们无法通过$PETCO_2$来预测心肺功能不全患者的$PaCO_2$,故在这种情况下就需要进行动脉血气分析来评价$PaCO_2$及时发现高碳酸血症。对于肥胖患者、术中高气道压、低氧血症或$PETCO_2$不明原因增高患者,也需要监测动脉血气分析。

(2)妇科腹腔镜手术机械通气时术中监测气道压的变化有利于及时发现IAP过高。当IAP升高时,由于膈肌抬高,胸肺顺应性降低,导致气道压升高,故当术中发现气道压较高时,排除气道梗阻、支气管痉挛等情况后,应当提醒术者注意IAP是否太高。

(3)妇科腹腔镜手术期间应当监测患者肌松状态,术中肌肉松弛,以使腹壁可以有足够的伸展度,令腹腔镜有足够的操作空间,且有清楚的视野,同时可以降低 IAP;另一方面,足够的肌松状态也可以确保患者术中不会突然运动,导致意外损伤腹腔内组织器官。

2.妇科腹腔镜手术麻醉管理要点

妇科腹腔镜手术的特点决定了麻醉的特点,除遵循常规的麻醉原则外,尚需针对妇科腹腔镜手术的特点注意相应的特殊问题。一般地,腹腔镜手术麻醉过程中首先要维持手术时适宜的麻醉深度,合适的肌肉松弛状态,以防术中患者突然运动造成腹腔内组织器官损伤。其次,CO_2 人工气腹腹腔镜手术时,要适当过度通气,以维持体内酸碱平衡状态。第三,妇科腹腔镜手术时体位改变也可能对患者造成一定的影响,应当注意防止体位改变引起的损伤。这里主要叙述 CO_2 人工气腹腹腔镜手术时全身麻醉的管理要点。

(1)麻醉维持:提供适当的麻醉深度,保障循环和呼吸平稳,适当的肌松状态并控制膈肌抽动,慎重选择麻醉前用药和辅助药,保证术后尽快苏醒,早期活动和早期出院。妇科腹腔镜手术时间一般较短,因此要求麻醉诱导快、苏醒快、并发症少。适合于此类手术麻醉维持的药物及方式:①丙泊酚、芬太尼、罗库溴铵静脉诱导,吸入异氟烷、七氟烷维持麻醉,术中适量追加肌松剂。②丙泊酚、芬太尼、罗库溴铵静脉诱导,静脉靶控输注丙泊酚、瑞芬太尼或者可调恒速输注丙泊酚、瑞芬太尼维持麻醉,术中适量追加肌松剂。③吸入七氟烷麻醉诱导,吸入或者静脉麻醉维持。

(2)妇科腹腔镜手术麻醉循环管理:腹腔镜手术人工气腹 IAP 在 $2.0\ kPa(20\ cmH_2O)$ 以下时,中心性血容量再分布引起 CVP 升高,心排血量增加。当 IAP 超过 $2.0\ kPa(20\ cmH_2O)$ 时,则压力压迫腹腔内血管影响右心充盈而使 CVP 及心排血量降低,麻醉过程中应当考虑这些因素对循环的影响,采取相应的措施。当人工气腹头低位时,要注意由于头低位可能引起回心血量增加、前负荷增加,引起血压升高,并非是麻醉深度不足的表现,不要一味加深麻醉而致麻醉药过量。腹腔镜手术过程中可能由于人工气腹压力升高、手术操作牵拉腹膜等因素,引起迷走神经反射,导致心动过缓,应当及时发现,对症处理。术中根据手术出血量情况适当输血补液,维持患者血容量正常。

(3)妇科腹腔镜手术麻醉呼吸管理:目前,腹腔镜手术多数是在 CO_2 人工气腹下实施的,腹内压升高可致膈肌上抬而引起胸肺顺应性下降,潮气量下降,呼吸无效腔量增大,FRC 减少,$PETCO_2$ 或 $PaCO_2$ 明显升高,BE 及 pH 降低,$P_{A-a}CO_2$ 增加,加之气腹时腹腔内 CO_2 的吸收,造成高碳酸血症,上述变化在头低位时可更显著。人工气腹后,腹式呼吸潮气量降低,胸式呼吸潮气量与总潮气量比值增加,均说明腹部呼吸运动受限,因此要求人工机械通气实施过度通气。常规实施 $PETCO_2$ 监测,及时调节呼吸参数,使 $PETCO_2$ 维持在 $4.7 \sim 6.0\ kPa(35 \sim 45\ mmHg)$。

(4)苏醒期管理:妇科腹腔镜手术结束后早期,即使是已经停止了 CO_2 人工气腹,由于手术过程中人工气腹的作用,患者仍然有可能存在高碳酸血症,这种状态一方面可以刺激患者呼吸中枢,使患者呼吸频率增快,通气量增加,另一方面也导致患者 $PETCO_2$ 升高。如果在此期间由于麻醉药物残留患者呼吸功能尚未完全恢复,通气量不足,更加容易加重高碳酸血症状态,导致严重后果,此时就需要延长机械通气时间,等待患者通气功能完全恢复后方可停止机械通气。术前患有呼吸系统疾病的患者可能无法排出多余的 CO_2 导致高碳酸血症甚至呼吸衰竭。患有心脏疾病的人可能由于腹腔镜人工气腹导致的高碳酸血症而引起血流动力学状态不稳定。麻醉医师必须关注这些腹腔镜手术结束时特有的情况,并且予及时处理。

(5)术后镇痛:虽然与开腹手术相比,腹腔镜手术后患者的疼痛程度相对轻,持续时间也没有开腹手术疼痛时间长,但是腹腔镜手术后也是相当痛的,因此也需要预防和处理。通常可以使用局麻药、非甾类抗炎药和阿片类镇痛剂来进行处理,可以手术开始前非类固醇抗炎药等实施超前镇痛,使用也可以这几种药物联合应用。

3.妇科腹腔镜手术麻醉常见问题及处理

(1)妇科腹腔镜手术过程中可能会出现低血压、心动过缓、心动过速等心律失常、CO_2 蓄积综合征和 CO_2 排出综合征等并发症。气腹后 CVP 升高,肺内分流量增大,下腔静脉受压回流减少,心排血量下降,可致血压下降,CO_2 吸收入血可致总外周阻力增加,通气/血流比例失调,因而可增加心肺负荷。人工气腹吹胀膈肌、手术操作牵拉腹膜,都可能引起迷走神经反射,高碳酸血症心肌对迷走神经的反应性增强,引起心动过缓。气腹压和术中头低位所致的血流动力影响,对心功能正常者尚能代偿,但心血管系统已有损害者将难以耐受。患者存在高碳酸血症可能引起 CO_2 蓄积综合征,使患者颜面潮红、血压升高、心率增快。在 CO_2 快速排出后容易导致 CO_2 排出综合征,使患者血压急剧下降,甚至可能导致心搏骤停。另外,手术期间由于呼吸性酸中毒、缺氧、反应性交感神经刺激都可能导致心律失常。如果术中发生低血压,首先要分辨低血压原因,如果是由于 IAP 过高导致静脉回流减少所致,应提醒妇科医师调整 IAP,如果是由于麻醉深度过深导致低血压则需降低麻醉药用量,在没有查清原因前,可以对症处理。对于心动过缓者,给予阿托品静脉注射对症处理。术中监测 $PETCO_2$,调整呼吸参数,防止 CO_2 蓄积,一旦出现 CO_2 蓄积,在处理时要逐步降低 $PETCO_2$,以防出现 CO_2 排出综合征。

(2)气管导管移位进入支气管:由于人工气腹期间腹腔内压力增加,膈肌上升,肺底部肺段受压,头低位时引起腹腔内脏器因重力而向头端移位,使胸腔长径缩短,气管也被迫向头端移位,从而使绝对位置固定的气管导管与气管的相对位置发生改变,原本位于气管内的导管滑入了支气管内,导致单肺通气,患者表现为低氧血症、高碳酸血症、气道压上升,故当人工气腹建立后、体位改变后都要重新确认气管导管位置,及时发现气管导管进入支气管。相反地,当头低位时,也可能由于重力的原因导致气管导管滑脱,这种情况相对少见。

(3)胃液反流:人工气腹后,因胃内压升高可能致胃液反流,清醒患者常有胃肠不适的感觉,全麻患者则有吸入性肺炎之虑。因此,要求术前常规禁食至少 6 小时,禁水 4 小时,术中经胃管持续胃肠减压。术前应用抗酸药和 H_2 受体阻滞药可提高胃液 pH,以减轻误吸的严重后果。气管插管选用带气囊导管、气腹过程中常规将气囊充足。

(4)术后恶心呕吐:由于女性患者容易发生恶心呕吐、腹腔镜手术人工气腹牵拉膈肌、术中,以及术后使用阿片类药物等因素,所以妇科腹腔镜手术后恶心呕吐发生率较高。所以妇科腹腔镜手术以后可以预防性使用止呕药,尤其是术后使用阿片类药物镇痛者更应该使用。甲氧氯普安、氟哌利多及 5-HT 受体阻滞剂昂丹司琼、阿扎司琼、托烷司琼等均可以降低术后恶心呕吐的发生率。

四、妇科腹腔镜手术并发症

与妇科腹腔镜手术有关的并发症因手术的不同和术者的经验而异,麻醉医师必须清楚可能出现的潜在风险,及时发现并处理这些问题,以避免不良后果出现。因此这里有必要叙述妇科腹腔镜手术相关的并发症。

(一)周围神经损伤

周围神经损伤主要是由于患者长时间被动体位,而患者处于麻醉状态下无法感觉到损伤刺激导致。妇科腹腔镜手术常见神经损伤有臂丛神经、桡神经、坐骨神经、闭孔神经和腓总神经等。臂丛神经损伤多由上臂过度外展所致,桡神经损伤主要是手臂受压所致,预防主要注意手臂外展要适度,使用软垫保护患者肢体,术者操作时身体不能倚靠在外展的手臂上。坐骨神经损伤多数是由于截石位时患者神经受到牵拉引起,腓总神经损伤是由截石位支架压迫下肢引起,因此手术摆截石位时要使用保护垫,先使膝关节弯曲后再弯曲髋关节,防止髋关节过度外展外旋,避免牵拉神经。

(二)皮下气肿

皮下气肿是腹腔镜手术最常见并发症之一,多见于年龄大、手术时间长、气腹压力高的患者。主要原因是充气针或穿刺套管于经过皮下组织过程中,有大量 CO_2 弥散入皮下组织所致或气腹针没有穿透腹壁而进行充气所致;另外,腹内压过高、皮肤切口小而腹膜的戳孔较松弛致气体漏进皮下也是其另一诱因;在建立人工气腹时操作不当在气腹针尚未进入腹腔就开始充气,也可能导致气体注入腹膜外间隙,形成气肿。因此,腹内正压应保持适度,以维持在 8~15 mmHg(1.3~2.0 kPa)为佳(因为腹内压保持在 1.8 kPa 时,正好与毛细血管压力相等,而且可以防止空气进入血管形成致命的空气栓塞,同时也可减少出血)。麻醉中一旦发现皮下气肿,应立即观察呼吸情况,首先应排除气胸。如已出现气胸,请术者立即解除气腹,施行胸腔穿刺和胸腔闭式引流术,并通过腹腔镜迅速查看膈肌是否有缺损。发生皮下气肿后体格检查可以发现捻发音,主要最常见于皮肤松弛处,一般不用特殊处理,但应该注意严重的皮下气肿可致高碳酸血症、纵隔气肿、喉头气肿,最严重者可导致心力衰竭。

(三)气胸、纵隔积气和心包积气

在腹腔镜手术中较易出现气胸,气胸多与手术操作损伤膈肌或先天性膈肌缺损有关,但也有并不存在上述问题而仍然发生气胸的实例,气体通过完好的膈肌进入胸腔的机制目前尚不清楚。也可能人工气腹过程中患者原来患有肺气肿肺大疱破裂导致气胸;头颈部皮下气肿也可能弥散入胸膜腔、纵隔内或者心包形成气胸、纵隔积气或者心包积气。人工气腹过程中,气体也可能经胸主动脉、食管裂孔通过膈脚进入纵隔导致纵隔积气。

气胸表现:气道压升高,不明原因的低氧血症,无法解释的低血压、CVP上升,听诊患侧呼吸音减弱或者无法听到,X线辅助检查可以看到患侧肺压缩。一旦术中发现气胸形成,应当立即停止气腹,行患侧胸腔穿刺抽气或者胸腔闭式引流,如果患者生命体征平稳,可以继续实施手术。如果手术结束发现气胸,解除气腹后胸腔内 CO_2 会很快被吸收,如果气体不多,可以严密观察下保守治疗。

纵隔或心包积气表现:清醒患者常感胸闷不适,憋气,胸骨压痛,甚至呼吸困难或发绀,血压下降,颈静脉怒张,心浊音界缩小或消失,X线胸片可以发现纵隔两旁有透明带。单纯的纵隔、心包积气如果对循环系统影响不大,则不需特殊治疗,可使之自行吸收。如果症状较严重,则需要穿刺抽气或切开减压。

(四)血管损伤、胃肠损伤、泌尿系统损伤

妇科腹腔镜手术过程中由于各种原因导致腹腔镜器械意外接触、牵拉腹腔内脏器,导致腹腔内血管、组织器官的损伤。此类损失多由于术者在手术开始置入 Trocar 或人工气腹针时不慎引起,也可能是由于术者使用器械方法不当或对组织分辨不清便贸然操作导致的。伤及大血管后可发生危及生命的大出血,伤及内脏器官可引起一系列严重后果,应当予以重视。

(五)气体栓塞

气体栓塞是人工气腹腹腔镜手术时最严重的并发症之一,妇科宫腔镜手术时的发病率也较高。气体栓塞的主要原因是高压 CO_2 气体经破损静脉血管进入循环系统所致,此时往往伴有穿刺部位出血或手术操作部位出血。出现气栓必须具备三大条件:①有较大的破裂静脉血管裂口暴露在气体中。②静脉破裂口周围有气体存在且气体压力较高。③大量气体主动或者被动地快速进入血管内。

1.形成气体栓塞的途径可能

(1)开始手术建立人工气腹时气腹针不慎置入患者静脉内导致大量气体直接进入血管内。

(2)手术过程中在分离器官周围组织时撕裂了静脉。

(3)手术操作导致腹腔内脏器损伤,气体进入腹腔内脏器血管。

(4)既往有腹腔内手术史患者,手术过程中实施腹腔内粘连松解时撕裂粘连带内血管,气体进入血管内。

2.临床症状与体征

由于气体栓塞的气体量、栓塞部位及栓塞后时间不同,临床表现也各异,主要症状表现在心血管系统、呼吸系统和中枢神经系统。

(1)静脉气体栓塞的症状:主要表现为头晕、心慌气短、胸痛、急性呼吸困难、持续咳嗽、发绀、血压下降等;常见体征有气促、发绀、肺部湿啰音或哮鸣音、心动过速,心前区听到"磨轮音(millwheel)"是典型的临床特征,但一般属于晚期征象,持续时间也很短,多数不到 5 分钟,只有不到半数的患者才有该项体征;常规监测可能发现的特点:$PETCO_2$ 可能会出现一过性急剧升高,随后急剧下降;心电图出现非特异性的 ST 段和 T 波改变及右心室劳损的特点,患者可以出现心律失常,甚至是心搏骤停。临床上气体栓塞患者的症状体征多数是不典型的,并非都能表现出来。

(2)反常气体栓塞:临床上发现气体栓塞时气体可以进入左心房和左心室进而出现在体循环动脉系统内,引起动脉气体栓塞,称反常气体栓塞。其可能原因:①右心内气体由于压力过高可能导致卵圆孔开放而使气体进入左心。②急性大量气体进入静脉后,大量气体跨过毛细血管网进入肺静脉而到达左心。③气体通过肺内动静脉分流通路直接进入左心。进入体循环动脉的气体可能会导致全身各处器官气体栓塞,引起器官缺血梗死,最容易受累的器官是心脏和脑,因为只有脑和心脏对缺氧最为敏感。

3.气体栓塞的诊断

气体栓塞的诊断极其困难,临床上发现时多数已经处于晚期,需要立即抢救。临床上根据术中是否存在静脉气体栓子来源的高危因素、肺栓塞的临床表现、相关的监测手段等综合判断,可得出气体栓塞的诊断。术中突发呼吸困难、心律失常、意识丧失、不明原因的低血压、肺水肿和动脉氧饱和度下降,特别是 $PETCO_2$ 迅速下降时,应充分考虑气体栓塞的可能。经食管超声心动图(TEE)能直接监测发现心房、心室存在的气体,而从中心静脉导管中抽出泡沫性血液则是栓塞的明确证据。TEE 被认为是诊断术中气体栓塞的金标准,证实了许多疑为气栓的病例。但TEE 设备昂贵、操作复杂,不便于在临床普及。而 $PETCO_2$ 则可在日常麻醉中常规使用,对提示或证实肺栓塞的存在具有高度的可靠性和实用性。获得静脉内存在气体的确切证据是确诊气体栓塞的必要条件,但是未发现静脉内存在气体也不能排除发生过气体栓塞,因为气体尤其是溶解度较高的 CO_2 在体内分布后很快被组织吸收,但是气体栓塞后的一系列病理改变却仍然存在。临床上诊断气体栓塞不能迟疑,一旦怀疑某些表现有可能是气体栓塞引起的,就要及早诊断并做出处理决定,以便提高抢救成功率。

临床上各种监测气体栓塞的手段敏感性不同,①高敏感的监测方法:TEE、心前多普勒超声和经颅多普勒超声可以检测到静脉内尚未引起临床症状的少量气体,肺动脉压监测也是比较敏感的指标,肺动脉压升高可能是静脉气体栓塞首先引起的病理改变。②PETCO$_2$是中等敏感的指标,气体栓塞使患者肺循环血量急剧下降,PETCO$_2$也急剧下降,这在尚未出现心搏骤停前就会表现出来,但是PETCO$_2$监测并没有特异性,因为休克患者、肺部疾病、术中突然大量失血致低血压都可能引起PETCO$_2$下降,这种情况使麻醉医师难以确定诊断。③心电图、血压、SpO$_2$、心前区听诊及主观观察患者变化等监测手段发现气体栓塞的敏感性和特异性都很低,依靠这些手段发现患者异常时,气体栓塞已经极其严重,需要立即实施抢救措施。

4.气体栓塞的预防与处理

预防措施包括:①加强责任心,避免腔镜设备装配错误或排气不彻底;手术操作时谨慎小心,避免粗心操作导致器械损伤腹腔内组织、血管;严格控制IAP,防止高压气体通过受损血管大量进入静脉;手术操作时按常规操作,避免损伤腹腔内血管。②术中维持麻醉平稳,要做到患者术中不能突然运动,以防引起意外损伤腹腔内脏器、血管,加强术中监测,警惕可能引起气栓的高危手术、麻醉或穿刺操作的影响,并做好处理预案。③一旦发现气体栓塞的症状时,如PETCO$_2$降低、不明原因低血压、呼吸困难等,应及时排查并积极妥善处理。

及时处理对气栓的预后有明显影响。小范围、病情轻的栓塞经积极处理后可自行好转,反之则会遗留神经系统后遗症,甚至导致死亡。由于没有特效的抢救方法,故应采取综合的治疗措施,包括以下几方面。

(1)找出栓塞的原因,立即采取措施阻止气体栓子继续进入体内。停止手术、排尽腹腔内CO$_2$气体,患者左侧卧位或头低位,将栓子局限在右心房或心房与腔静脉的接合处,减少气栓进入肺循环的机会,若有中心静脉导管可经此将气体抽出,但是能够从中心静脉导管抽出气体的成功率是很低的。

(2)对症治疗:吸氧、镇静、控制呼吸,解痉平喘,抗休克、抗心律失常,心力衰竭时给予快速的洋地黄制剂,心律失常给予抗心律失常药物,积极补液,避免血压降低,但需注意不应输液过度,以免导致或加重肺水肿。应用正性肌力药物、强心药物和血管活性药物,如多巴胺、肾上腺素等。使用呼吸末正压通气,以改善氧合状况,纠正缺氧。

(3)抗凝及溶栓治疗。抗凝:肝素5 000单位加入5%葡萄糖液100 mL中静脉滴注,每4小时1次。亦可选用东菱克栓酸或速避凝等。口服药有噻氯匹定、华法林等。溶栓治疗:链激酶50万单位加入5%葡萄糖液100 mL中,30分钟内静脉滴毕,此后每小时10万单位持续滴注24小时;或尿激酶4万单位24小时内滴毕或每天2万单位,连用10~20天。

(4)及时采取高压氧治疗:可以减少气体栓子的体积,从而缓解病情,减轻栓塞后并发症,即便对病情较差,甚至气体栓塞较久的病例也应考虑高压氧治疗的可能性。

(5)手术治疗:适用于溶栓或血管升压素治疗仍持续休克者。

（王　前）

第三节 妇科宫腔镜手术的麻醉

一、宫腔镜手术的特点

宫腔镜检查是采用膨宫介质扩张宫腔,通过纤维导光束和透镜将冷光源经宫腔镜导入宫腔内,直视下观察宫颈管、宫颈内口、宫内膜及输卵管开口,以便针对病变组织直观准确取材并送病理检查,同时也可在直视下行宫腔内的手术治疗。目前比较广泛应用的宫腔镜为电视宫腔镜,经摄像装置把宫腔内图像直接显示在电视屏幕上观看,使宫腔镜检查更方便。

检查适应证:①异常子宫出血的诊断。②宫腔粘连的诊断。③节育环的定位及取出。④评估超声检查的异常宫腔回声及占位性病变。⑤评估异常的子宫输卵管造影(HSG)宫腔内病变。⑥检查原因不明不孕的宫内因素。

治疗适应证:①子宫内膜息肉。②子宫黏膜下肌瘤。③宫腔粘连分离。④子宫纵隔切除。⑤子宫内异物的取出。

宫腔镜有两种基本操作技术接触镜和广角镜,分别取决于镜头的焦距。接触镜通常不需扩张宫颈和宫腔,供诊断用,检查简便但视野有限,亦不需麻醉和监测,可在门诊实施。广角宫腔镜应用复杂精细的设备,通过被扩张的宫颈并需使用膨胀宫腔的膨宫介质,视野满意,便于镜检诊断及手术治疗,因扩张宫颈及宫腔,以及手术治疗,都需麻醉和监测。

宫腔镜有直的硬镜和纤维光学可弯软镜,前者有镜鞘带有小孔供膨胀宫腔的膨宫介质或灌流液流通,硬镜主要管道可容手术器械通过,如剪刀、活检钳、手术镜及滚动式电切刀等。纤维光镜外径细,适用于诊断及活组织检查,尤适用于非住院患者的诊断应用。

二、宫腔镜麻醉处理

宫腔镜手术刺激仅限于宫颈扩张及宫内操作。感觉神经支配前者属 $S_{2\sim4}$,后者属 $T_{10}\sim L_2$。

麻醉选择取决于:①诊断镜或手术治疗镜用光学纤维镜或是硬镜。②是否为住院患者。③患者的精神心理状态能否合作,患者的麻醉要求。④手术医师的要求和熟练程度。

麻醉可分别选择全身麻醉、区域麻醉(脊髓麻醉、硬膜外麻醉或由手术医师行宫颈旁阻滞)。区域麻醉最大的优点是一旦发生 TURP 综合征和穿孔时便于患者提供主述症状并监测其特有的体征,尤其是稀释性低钠血症时可能发生的意识改变,硬膜外麻醉和宫颈旁阻滞适用于非住院患者,对中老年患者可选择脊髓麻醉,脊髓麻醉后头痛发生率低于青年女性,脊髓麻醉阻滞效果完善,阻滞速度优于硬膜外麻醉。

宫腔镜麻醉和监测一如常规,但更重要的是基于麻醉医师应知晓宫腔镜手术可能发生的不良反应(如 TURP 综合征)和手术操作的并发症,通过分析监测生理参数及其变化,为尽早诊治提供依据,并为手术医师对并发症的进一步手术处理(如腹腔镜手术诊治内出血,必要的剖腹探查等)提供更好的麻醉支持和生理保障。

术中应监测与评估体液平衡情况,有主张在膨宫液中加入乙醇,监测呼出气中乙醇浓度可提示膨宫液吸收程度。对泌尿科应用 5% 葡萄糖为冲洗液或进行妇科宫腔镜检查时用膨宫液的患者,术中输液仅用平衡液,定时快速测定血糖浓度(one touch 血糖测定仪),遇血糖升高提示冲洗液或膨宫液吸收,继而测定床边快速生化(I-stat 生化测定仪),测定血液电解质,可早期检出稀释性低钠血症,为防治急性水中毒提供可靠诊断依据。

宫腔镜手术一般耗时不长,被认为是普通手术,而忽视正确安放手术体位——截石位。长时间截石位时膝关节小腿固定不妥可致腓骨小头受压使腓总神经麻痹,术后并发足下垂,妥善的体位安置避免组织受压亦应作为麻醉全面监测项目之一。

新型的宫腔镜已采用高亮度纤维冷光源,通过微型摄像头将宫腔图像借助电视屏幕显示。手术关键是为了宫腔镜能窥视宫腔,常需扩张宫颈,同时应用气体(CO_2)或液体作膨宫介质扩张宫腔。随之在术中可能引发有关不良反应和严重并发症。麻醉人员对此应有所认识,除麻醉处理外应进行相应的监测,以行应急治疗。

三、宫腔镜的并发症

(一)损伤

(1)过度牵拉和扩张宫颈可致宫颈损伤或出血。

(2)子宫穿孔:诊断性宫腔镜手术子宫穿孔率为 4%,美国妇科腹腔镜医师协会近期报道,宫腔镜手术子宫穿孔率为 13%。严重的子宫粘连、瘢痕子宫、子宫过度前倾或后屈、宫颈手术后、萎缩子宫、哺乳期子宫均易发生子宫穿孔。有时子宫穿孔未能察觉,继续手术操作,可能导致严重的肠管损伤。穿孔都发生在子宫底部,同时应用腹腔镜监测可减少穿孔的发生。一旦发生穿孔,应停止操作,退出器械,估计穿孔的情况,仔细观察腹痛及阴道出血。5 mm 的检查镜穿孔无明显的后遗症,而宫腔镜手术时穿孔,则需考虑开腹或腹腔镜检查。近年来使用的电凝器或激光器所致的穿孔,更应特别小心。宫腔电切手术时,通过热能传导可能损伤附着于子宫表面的肠管,或者电凝器穿孔进入腹腔,灼伤肠管、输尿管和膀胱。宫腔镜电切手术时,同时用腹腔镜监测,可协助排开肠管,确认膀胱空虚,减少并发症的发生。宫腔镜下输卵管插管可能损伤子宫角部,CO_2 气体膨宫可致输卵管积水破裂,气体进入阔韧带形成气肿。

(二)出血

宫腔镜检术后一般有少量阴道出血,多在 1 周内消失。宫腔镜手术可因切割过深、宫缩不良或术中止血不彻底导致出血多,可用电凝器止血,也可用 Foly 导管压迫 6~8 小时止血。

(三)感染

感染发生率低。掌握好适应证和禁忌证,术前和术后适当应用抗生素,严格消毒器械,可以避免感染的发生。

1.膨宫引起的并发症

膨宫液过度吸收是膨宫常见的并发症,多发生于宫腔镜手术,与膨宫压力过高、子宫内膜损伤面积较大有关。膨宫时的压力维持在 13.3 kPa(100 mmHg)即可,过高的压力无益于视野清晰,反而促使液体经静脉或经输卵管流入腹腔被大量吸收。手术时间长,也容易导致过度吸收,导致血容量过多及低钠血症,引起全身一系列症状,严重者可致死亡。用 CO_2 做膨宫介质,若充气速度过快,可引起静脉气体栓塞,可能导致严重的并发症甚至死亡。目前采用专用的充气装置,充气速度控制在 100 mL/min,避免了并发症的发生。CO_2 膨宫引起术后肩痛,是 CO_2 刺激膈肌所致。

2.变态反应

个别患者对右旋糖酐过敏,引起哮喘、皮疹等症状。

(王　前)

第四节　妇科肿瘤手术的麻醉

妇科肿瘤根据病理性质分为良性肿瘤和恶性肿瘤,根据肿瘤的发生部位又可分为外阴肿瘤、阴道肿瘤、子宫肿瘤、卵巢肿瘤、输卵管肿瘤、滋养细胞肿瘤等。子宫肌瘤是最常见的妇科良性肿瘤,宫颈癌、子宫内膜癌和卵巢癌则是常见的妇科恶性肿瘤。一般良性肿瘤如外阴乳头状瘤、卵巢囊肿、子宫肌瘤等,手术涉及范围较小,但恶性肿瘤如宫颈癌等根治性手术,手术范围除切除子宫及附件外,还可涉及盆腹腔的其他器官,如直肠、膀胱、输尿管、尿道、大网膜、淋巴结等盆腹腔内的器官组织,这类手术时间长、范围广、创伤大、出血多,对机体内环境干扰大,加之恶性肿瘤患者术前存在严重贫血、营养不良,晚期出现恶病质,某些恶性肿瘤患者术前还可能进行化疗、放疗,患者全身状况差,因此,增加了麻醉的难度和风险。本节主要介绍几种常见妇科肿瘤的病理解剖学特点、手术主要步骤及麻醉特点。

一、子宫肌瘤

子宫肌瘤是女性生殖器中最常见的良性肿瘤,也是人体最常见的良性肿瘤之一。多见于30～50岁妇女,以40岁～50岁女性发病率最高。子宫肌瘤主要由子宫平滑肌组织增生而成,其间有少量纤维结缔组织,故又称为"子宫纤维肌瘤""子宫纤维瘤"或"平滑肌瘤"。

(一)子宫肌瘤的分类及其病理解剖学特点

子宫肌瘤按其生长位置与子宫壁各层的关系可分为壁间肌瘤、浆膜下肌瘤、黏膜下肌瘤3种类型。

1.子宫肌壁间肌瘤

子宫肌壁间肌瘤最为常见,占总数的60%～70%,肌瘤位于子宫肌层内,周围被肌层所包围。壁间肌瘤常使子宫增大,宫腔弯曲变形,子宫内膜面积增加。

2.浆膜下肌瘤

浆膜下肌瘤占总数的20%,肌瘤向子宫体浆膜面生长,突起于子宫表面。瘤体继续向浆膜面生长时,可仅有一蒂与子宫肌壁相连,成为"有蒂肌瘤",营养由蒂部血管供应。当血供不足时可变性、坏死。或蒂部扭转、断裂,肌瘤脱落至腹腔或盆腔,可两次获得血液供应而形成游离性或寄生性肌瘤。肌瘤还可贴靠邻近的组织器官如大网膜、肠系膜等。有时,可使在大网膜随行部分扭转或阻塞而发生组织液漏出,形成腹水,子宫肌瘤的症状因肌瘤生长的部位、大小、生长速度、有无继发变性及合并症等而异,浆膜下子宫肌瘤多以腹部包块为主要症状,极少出现子宫出血、不孕症等。当肌瘤发展增大到一定程度时,可产生邻近脏器压迫症状。

3.黏膜下肌瘤

黏膜下肌瘤占总数的10%～15%,肌瘤向子宫黏膜方向生长、突出于宫腔。常为单个,易使宫腔变形增大,多不影响子宫外形。极易形成蒂,在宫腔内犹如异物,可以刺激子宫收缩,将肌瘤推出子宫口或阴道口。

子宫肌瘤常为多发性,并且以上不同类型肌瘤可同时发生在同一子宫上,称为多发性子宫肌瘤。

(二)子宫肌瘤的手术方式及其特点

手术治疗是有症状的子宫肌瘤患者的最佳治疗方法。经腹全子宫切除术、次全子宫切除术及子宫肌瘤剔除术是传统的子宫肌瘤手术方式。随着微创外科的发展,近几年国内腔镜手术治疗子宫肌瘤也得到迅速发展,成为治疗子宫肌瘤的手术方式之一。可根据肿瘤的大小、数目、生长部位及对生育的要求,采取相应的手术方式。

1.全子宫切除术适应证

(1)子宫出血较多,经药物治疗无效且造成贫血。

(2)子宫达妊娠 3 个月大小,或有明显的压迫症状,如大小便困难、尿频尿急、下肢水肿、腰腿酸痛等症状日趋严重。

(3)子宫肌瘤可疑肉瘤变性。

(4)附件触诊不满意。

2.子宫切除的方式

(1)经腹全子宫切除术:经腹全子宫切除术(total abdominal hysterectomy,TAH)是传统的手术方式,适用于肌瘤较大数目较多的患者,可选用下腹部横切口或纵切口。

TAH 操作简单直接,容易掌握,技术及理论成熟且肉眼判断肌瘤恶变可立即扩大手术,减少转移,但 TAH 容易出现一些术后并发症,在处理子宫血管、主韧带、骶骨韧带时,有可能直接损伤膀胱、输尿管、直肠等盆腔脏器。此外,交感和副交感神经经骨盆神经丛到达膀胱,穿过主韧带到 Fran Kenhauser 神经丛,子宫全切术在宫颈旁分离时易损伤这些神经,术后膀胱和肠发生感觉神经整合性改变。

(2)经腹次全子宫切除术:次全子宫切除术又称宫颈上子宫切除术,是将子宫体部切除保留子宫颈的手术,手术适应证大体上同全子宫切除术。做全切或次全切除有时要在开腹探查或手术进行中才能做最后决定,如探查发现子宫颈周围组织有严重粘连,向下剥离时可能损伤直肠、膀胱及输尿管,或引起出血者可行次全子宫切除术。根据病情需要,在不影响切除子宫病灶的情况下,对年轻妇女也可做高位子宫部分切除,能保留部分子宫的生理功能。次全子宫切除术易于操作,出血较少,能保持阴道的解剖学关系,对术后性生活影响较少。

(3)经腹筋膜内全子宫切除术:筋膜内全子宫切除术与全子宫切除术的主要差别在于前者保留包绕和固定子宫颈的韧带、血管、筋膜组织。该术式的优点:①不需要充分分离膀胱,避免了膀胱损伤。②不切断子宫骶、主韧带及宫旁和阴道组织,维护了盆底支持结构,缩短了手术时间。③保持了阴道完整供血系统,对性功能影响小。手术成败的关键是正确分离宫颈筋膜。

(4)经阴道子宫切除术:经阴道子宫切除术(trans-vaginal hysterectomy,TVH)即从阴道切除子宫,关闭阴道断端。经阴道子宫切除术的优点:①TVH 使用特制的专用器械,对手术步骤进行如下简化及改进:一是在分离子宫间隙时采用组织剪尖端紧贴宫颈筋膜向上推进、撑开;二是处理子宫骶主韧带及子宫血管时采用一次钳夹处理;三是处理圆韧带和输卵管、卵巢固有韧带时将过去的分次钳夹改为用固有韧带钩形钳一并钩出,在直视下一次钳夹处理,加上阴式手术无须开、关腹,明显缩短手术时间。②经阴道子宫切除术具有创伤小、手术时间快、术后疼痛轻、肠功能恢复早、术后并发症发生率低、住院时间短及腹壁无切口瘢痕等优点。

(5)子宫肌瘤的内镜手术:近十年来,妇科手术已从经典的剖腹术转向最小损伤的内镜手术。包括宫腔镜黏膜下肌瘤切除、子宫内膜切除和腹腔镜子宫切除等。

宫腔镜下黏膜下肌瘤切除术:宫腔镜下子宫肌瘤挖除术适用于有症状的黏膜下肌瘤、内突壁间肌瘤和宫颈肌瘤。肌瘤的大小、瘤蒂的有无、肌瘤的位置、宫腔的深度都会影响镜下手术的时间,在临床上综合以上因素恰当选择病例和手术方式。宫腔镜手术的优点是:①不开腹,缩短了术后恢复时间。②子宫无切口对未生育者,大大减少了以后剖宫产率。③对出血严重又不要求再生育的妇女,可同时行子宫内膜切除术。

缺点:①手术技术要求高,目前尚不能在基层普及。②对于无蒂肌瘤,手术需分期进行,一次难以切除干净。对于壁间肌瘤、浆膜下肌瘤不适用。③手术有一定的并发症,可导致子宫穿孔及引起肠管、膀胱的损伤。④术中应用膨宫液,液体吸收导致体液超负荷,可能引起肺水肿和电解质紊乱等并发症。

腹腔镜下子宫切除术:随着腹腔镜器械的更新及手术操作技巧的提高,应用腹腔镜行子宫切除有普及的趋势,一些适于阴式子宫切除的病例可借助腹腔镜完成手术。手术类型包括腹腔镜全子宫切除术、腹腔镜阴道上子宫切除术及腹腔镜筋膜内子宫切除术。腹腔镜手术的优点是:避免了腹部大切口,并发症少,住院时间短,恢复快。缺点是:对手术者技术要求高,手术时间长、费用高;如在术中发现严重盆腔粘连、出血、视野显露困难、恶性病变、膀胱损伤等则需中转开腹,以及术后出现气腹、感染等不良反应。

(6)子宫肌瘤剔除术。子宫肌瘤剔除术的适应证:①单个或多个子宫肌瘤,影响生育。②子宫肌瘤引起月经失调、痛经。③宫颈肌瘤需保留生育功能。此术式的优点:①保留生育功能。②黏膜下肌瘤或突向阴道的宫颈肌瘤可经宫腔镜或经阴道摘除。③对生理影响小。

此术式缺点:①术后复发率高。②子宫肌瘤剔除术后妊娠,发生子宫破裂的风险增加。

(三)子宫肌瘤手术的麻醉

1.术前评估与准备

子宫肌瘤是最常见的妇科疾病,子宫切除术也是妇科最常采用的手术方式。麻醉医师麻醉前访视应重点了解患者有无贫血及其程度,是否合并内科疾病,如瓣膜性心脏病、高血压、冠心病、糖尿病。对于重度贫血的患者,术前应将血红蛋白升至 70 g/L 以上。对伴有风湿性瓣膜疾病、冠心病、高血压等患者,应详细了解心血管系统情况,必要时请专科医师会诊,指导术前治疗,改善心脏功能。对糖尿病患者,应详细了解血糖水平、有无酮症酸中毒、水电解质失衡,以及有无心、肾功能受损,还应了解采用的治疗方案,尤其要了解胰岛素的使用情况。肥胖患者应充分评估气道和呼吸功能,对于评估为困难气道者,无论是采用全身麻醉或椎管内麻醉,均应按困难气道患者处理,做好困难气管插管的各种准备。

2.常用的麻醉方法及管理要点

(1)局部麻醉和区域阻滞麻醉:可用于浆膜下小型肌瘤的切除术。经腹或腹腔镜子宫肌瘤手术宜选用椎管内麻醉或全身麻醉。

(2)蛛网膜下腔阻滞(腰麻):单次腰麻(0.50%～0.75%丁哌卡因)持续时间为 2～3 小时,可用于子宫肌瘤剔除术、估计手术难度不大、手术时间 2 小时内可完成的子宫全切除术,但为了保证足够的麻醉时间及术后镇痛之需要,目前大多数以腰麻联合硬膜外麻醉取代单次腰麻。伴有高血压、冠心病及心功能差的患者慎用腰麻。

(3)硬膜外阻滞:硬膜外阻滞是子宫切除术传统的麻醉方法,一点法(L_2～L_3 向头端置管)或两点法（T_{12}～L_1 向头端置管加 L_2～L_3 或 L_3～L_4 向尾端置管）连续硬膜外阻滞均可满足手术要求，但麻醉阻滞不全发生率较高，可达 10%，需辅助应用镇静镇痛药。两点法硬膜外阻滞要注意避免局麻药过量所引起的局麻药中毒。

（4）腰麻联合硬膜外阻滞：腰麻联合硬膜外阻滞（CSEA）作为一点穿刺达到两种麻醉效果的技术，操作简便、对患者损伤小、起效迅速、麻醉确切且可行术后镇痛等优点，尤其术中仅需给予少量镇静药，易于保持呼吸通畅。但 CSEA 的应用应注意以下两点：①当硬膜外腔常规注入试验量时，因患者已出现腰麻平面，给硬膜外导管是否误入蛛网膜下腔的判断带来一定的障碍，故置入硬膜外导管后必须回抽有无脑脊液，同时仔细观察麻醉平面的扩散及患者的生命体征。CSEA 针内针技术一个潜在不利因素是硬膜外导管可能通过腰穿针孔进入蛛网膜下腔。②采用 CSEA 时腰麻宜选择低浓度小剂量的局麻药，选择0.375%～0.500%丁哌卡因 7～10 mg，既保留了腰麻起效快、麻醉效果确切、骶神经阻滞完善的优点，又尽量避免了腰麻的各种不良反应如低血压、恶心、呕吐及术后头痛等。随后辅以亚剂量的硬膜外腔局麻药，加强延续了麻醉效果，并可通过硬膜外进行术后镇痛。

（5）全身麻醉：适用于严重高血压、心肺功能较差、凝血功能障碍或椎管有病变的患者。腹腔镜下子宫切除术应首选全身麻醉，以确保麻醉效果和安全。但对患有糖尿病的患者尽可能不采用全麻，因为与椎管内麻醉相比，全麻对患者的血糖及术后恢复的不利影响较大。全麻可采用静吸复合麻醉或者全凭静脉麻醉。对伴有高血压、冠心病等心脏病的患者，尽量避免应用对心肌抑制明显的药物，力求麻醉诱导平稳，避免血流动力学剧烈波动。肥胖患者或其他原因而存在困难气道的患者，无论采用何种麻醉方式，均必须严格按照困难气道的处理原则实施麻醉。

二、宫颈癌

宫颈癌是全球妇女中仅次于乳腺癌的第 2 个最常见的恶性肿瘤，在发展中国家的妇女中尤为常见。在 1990－1992 年我国部分地区女性常见肿瘤死因构成中占4.6%，发病率为 3.25/10 万，仍居女性生殖系统恶性肿瘤第 1 位。

（一）宫颈癌的病理分类及临床分期
宫颈癌的组织类型主要有鳞状细胞癌及腺癌两种。

宫颈癌随着浸润的出现，可表现为四种类型。

1.糜烂型

环绕宫颈外口有较粗糙的颗粒状糜烂区，或有不规则的溃破面，触之易出血。

2.外生型

癌一般来自宫颈外口，向外生长成息肉、乳头或菜花状肿物。肿瘤体积大，但浸润宫颈组织表浅。可侵犯阴道，较少侵犯宫颈旁组织，预后相对较好。

3.内生型

内生型多来自颈管或从外口长出后向颈管内生长。浸润宫颈深部组织，使宫颈增大成桶状或浸透宫颈达宫颈旁组织，预后较差。

4.溃疡型

内生或外生型进一步发展，合并感染坏死后可形成溃疡。尤其是内生型，溃疡可很深，有时整个宫颈及阴道穹隆部组织可溃烂、完全消失。

(二)宫颈癌的治疗

1.微小浸润癌

只有在宫颈锥切活检边缘阴性,或子宫颈切除或全宫切除后才能做出宫颈癌 Ⅰa1 或 Ⅰa2 期的诊断。如果是宫颈上皮瘤样病变(CIN)Ⅲ级宫颈锥切边缘阳性或浸润癌,需要再做一次宫颈锥切或者按 Ⅰb1 期处理。

在确定治疗前应该做阴道镜检查排除相关的阴道上皮内瘤变(VAIN)。

Ⅰa1 期:推荐经腹或经阴道全子宫切除术。如果同时存在阴道上皮内瘤变,应该切除相应的阴道段。如患者有生育要求,可行宫颈锥切,术后 4 个月、10 个月随访追踪宫颈细胞学抹片。如两次宫颈细胞学抹片均阴性,以后每年进行一次宫颈抹片检查。

Ⅰa2 期:Ⅰa2 期宫颈癌明确有淋巴结转移可能,治疗方案应该包括盆腔淋巴结切除术。

推荐的治疗是改良广泛子宫切除术(Ⅱ型子宫切除术)加盆腔淋巴结切除术。如果没有淋巴血管区域浸润,可以考虑行筋膜外子宫切除术和盆腔淋巴结切除术。

要求保留生育功能者,可选择:①大范围的宫颈锥切活检,加腹膜外或腹腔镜下淋巴结切除术。②广泛宫颈切除术,加腹膜外或腹腔镜下淋巴结切除术。

2.浸润癌

Ⅰb1 和 Ⅱa 期(肿瘤直径<4 cm)。①早期宫颈癌(Ⅰb1、Ⅱa<4 cm)采用手术或放疗的预后均良好。②手术和放疗联合应用并发症将增加。为了减少并发症的发生,初始治疗方案时应该避免联合应用广泛手术和放疗。③手术治疗:Ⅰb1 和 Ⅱa 期(肿瘤直径<4 cm)宫颈癌的标准手术治疗方法是改良广泛子宫切除术或广泛子宫切除术和盆腔淋巴结切除术。年轻患者可以保留卵巢,如果术后需要放疗,应将卵巢悬吊于盆腔之外。对于特殊病例,可以行经阴道广泛子宫切除术和腹腔镜下盆腔淋巴结切除术,加放疗或术后辅助治疗。

Ⅰb2 和 Ⅱa 期(肿瘤直径>4 cm),初始治疗措施包括:①放化疗。②广泛子宫切除术和双侧盆腔淋巴结切除术,术后通常需要加辅助放疗。③新辅助化疗(以铂类为基础的快速输注的三疗程化疗),随后进行广泛子宫切除术和盆腔淋巴结切除术加或不加术后辅助放疗或放化疗,手术加辅助放疗。新辅助化疗后广泛子宫切除术加盆腔淋巴结切除术。

3.晚期宫颈癌(包括Ⅱb、Ⅲ、Ⅳa 期)

标准的初始治疗是放疗,包括盆腔外照射和腔内近距离放疗联合同期化疗。

(三)宫颈癌各种手术及麻醉特点

1.宫颈锥形切除术

宫颈锥形切除术是由外向内呈圆锥形的形状切下一部分宫颈组织。此手术适用于:①原位癌排除浸润。②宫颈重度非典型增生,进一步明确有无原位癌或浸润癌同时存在。③宫颈刮片持续阳性,多次活检未能确定诊断者。此手术尤其适用于要求保留生育能力的年轻患者。全身情况差、不能耐受大手术、病变局限者,也可采用宫颈锥形切除术。

宫颈锥形切除术可选用腰麻、硬膜外麻醉。理论上,完全阻滞骶神经丛即可满足手术要求,但如果为了减轻或消除手术牵拉子宫引起的牵拉反射,阻滞平面应达到 T_6 或适当使麻醉性镇痛药以消除牵拉痛。

2.次广泛性全子宫切除术和广泛性全子宫切除术加盆腔淋巴结清除术

次广泛性全子宫切除术适用于宫颈癌 Ⅰa 期,子宫内膜癌Ⅰ期及恶性滋养细胞肿瘤,经保守治疗无效者。有严重心、肝、肾等重要器官疾病不能耐受手术者禁施行此手术。

手术范围:切缘距病灶大于 2 cm,必须游离输尿管、打开输尿管隧道,向侧方分离,切除宫旁组织、韧带及阴道壁 2~3 cm。

广泛性全子宫切除术主要适用于宫颈癌Ⅰb~Ⅱa期,Ⅰa期中有脉管浸润及融合性浸润者,子宫内膜癌Ⅱ期。此手术禁忌证:①年龄 65 岁以上,又有其他伴发不良因素。②体质虚弱或伴有心、肝、肾等脏器疾病不能耐受手术者。③盆腔有炎症或伴有子宫内膜异位症,且有广泛粘连者。④宫颈旁有明显浸润,或膀胱、直肠已有转移的Ⅱa期以上患者。⑤过分肥胖者。

3.子宫颈癌次广泛性全子宫切除和广泛性子宫切除术加盆腔淋巴结清除术的麻醉

手术切口在脐上 3~5 cm 到耻骨联合,腹腔探查范围广及全腹、盆腔,涉及中胸、腰、骶段脊神经支配区,因此,根据患者情况、手术要求、患者的意愿、麻醉条件及麻醉者的技术水平,可选用全身麻醉、硬膜外阻滞或腰硬联合麻醉。腹腔镜下施行的广泛性全子宫切除术、高龄患者或合并严重心血管疾病的患者,采用全身麻醉较椎管内麻醉更易于维持血流动力学的稳定及充分的氧供。目前尚无足够的临床证据说明全身麻醉与椎管内麻醉对术后患者康复的影响存在差异。椎管内麻醉完全无痛平面要求上至 T_5~T_6,下达 S_3~S_4。硬膜外阻滞采用两点法(T_{12}~L_1 向头端置管加 L_2~L_3 或 L_3~L_4 向尾端置管)更能确保麻醉平面满足手术要求。麻醉平面小于此范围切皮可以完全无痛,然而腹腔内脏牵拉反应往往较严重,除恶心、呕吐、低血压及心动过缓外,甚至腹肌紧张、鼓肠、牵拉痛,影响术野暴露。遇腹壁厚、骨盆深患者更增加手术困难。测试麻醉平面时如果耻骨联合区皮肤有痛感,常提示骶神经阻滞不完善,牵拉子宫尤其涉及宫颈旁组织时有大、小便感及酸胀不适,致使患者不能安静。盆腔淋巴结清除术野达闭孔,此处神经支配来自 L_1~L_2脊神经,因此,只要子宫提拉时无反应,手术解剖此区时麻醉效果也应满意。

盆腔血管由盆侧壁向正中集中,除子宫动脉外在腹膜外与盆腔之间有丰富的静脉丛,其特点是管腔大、壁薄,因此易发生渗血。麻醉者应注意吸引血量及血染纱布数,粗略估计出血量,及时输血输液,维持有效循环血量。对于高龄、全身情况差的患者,既要维持足够的血容量,但又要避免容量过多而损害心肺功能,此类患者应行中心静脉压监测,以指导液体治疗。

三、子宫内膜癌

子宫内膜癌又称子宫体癌,是指发生于子宫内膜腺上皮的癌,包括腺癌、棘腺癌、腺鳞癌及透明细胞癌等类型,是女性生殖道常见的恶性肿瘤之一。约占女性总癌症的 7%,占女性生殖道恶性肿瘤的 20%~30%,近年发病率有上升趋势,多见于老年妇女。

(一)子宫内膜癌的大体病理解剖与病理分级

1.子宫内膜癌的大体病理解剖

按腺癌的生长方式,病变主要表现局限型和弥漫型。局限型病变局限于一个区域,多位于宫底或宫角处,后壁比前壁多见。肿瘤形成局部的斑块、息肉或结节、菜花,向肌层侵犯较深,有时病灶较小而浅,可于刮宫时被刮去,手术切除子宫标本检查,注意多在宫角处取材。弥漫型肿瘤累及宫腔内膜大部或全部,病灶呈息肉状、乳头状瘤组织,脆灰白,表面可有溃疡坏死,肿瘤可侵及肌层或向下蔓延累及宫颈甚至突出于宫颈外口处。

2.病理分级

根据细胞分化程度,子宫内膜癌又可分为 G_1、G_2、G_3 三级。

Ⅰ级(G_1):高分化腺癌

Ⅱ级(G_2):中等分化腺癌

M 级(G_3):低分化腺癌

子宫内膜癌发展缓慢,局限在子宫内膜的时间较长,可通过直接蔓延、淋巴道或血行侵犯邻近器官或转移远处器官。

(二)子宫内膜癌的治疗及手术的麻醉特点

1.治疗原则

子宫内膜以手术治疗为主,以放疗、孕激素治疗及化疗为辅。手术是Ⅰ、Ⅱ期子宫内膜癌的主要治疗手段,选择性地辅加放疗。对晚期患者,多数学者倾向于尽量切除病灶,缩小瘤体,再辅加放疗或孕激素治疗。复发性癌可行综合治疗。

2.子宫内膜癌的手术治疗

手术方式:有常规的全子宫切除术常规切除双附件、次广泛性全子宫切除术、广泛性全子宫切除术及盆腔淋巴结清扫术 3 种。目前,人们对子宫内膜癌术式的选择有不同意见。应用最广的是次广泛性全子宫切除术,切除子宫同时,切除一部分宫旁组织和约 2 cm 长阴道穹隆部分。如病变很早,且年龄较大,或合并其他脏器病变,手术耐受性差,可以选择子宫全切加双附件切除术,缩短手术时间。对早期年轻患者,可保留一侧卵巢,但须作楔形切除活检,以排除癌瘤侵犯的可能性。第 3 种手术方式一般用于细胞分化不好,肌层浸润较深或癌瘤已侵及子宫外的病例,因这些情况下,淋巴转移率较高。病变属于临床早期,且仅有浅肌层浸润者,一般不考虑第三种手术,但手术中须探查淋巴结。

3.子宫内膜癌手术的麻醉特点

子宫内膜癌多见老年妇女,因此,对于子宫内膜癌的老年患者,麻醉医师应在麻醉前了解患者的全身情况,尤其要注意患者有无合并重要的心、肺、肝、肾等重要系统疾病。此类患者可能因全身情况差,对手术和麻醉耐受的能力差,因此,选择麻醉时应做出全面的评估。对于情况良好的患者可选用椎管内麻醉,情况差或合并有严重系统疾病患者,采用全身麻醉则更容易维持稳定的血流动力学和充分的氧供。

四、卵巢良性肿瘤

卵巢肿瘤是妇科常见病。占女性生殖道肿瘤的 32%,可以发生于任何年龄,但多见于生育期妇女。实性肿瘤较少见,囊性肿瘤多为良性。目前无法预防卵巢肿瘤的发生,但早期发现及时处理,对防止其增长、恶变、发生并发症及保留卵巢功能有重要意义。

(一)卵巢良性肿瘤常见类型

良性卵巢肿瘤占卵巢肿瘤的 75%,多数呈囊性,表面光滑,境界清楚,可活动。常见类型有以下几种。

1.浆液性囊腺瘤

浆液性囊腺瘤约占卵巢良性肿瘤的 25%,常见于 30~40 岁患者,以单侧为多。外观呈灰白色,表面光滑,多为单房性,囊壁较薄,囊内含淡黄色清亮透明的液体,有部分病例可见内壁有乳头状突起,群簇成团或弥漫散在,称乳头状浆液性囊腺瘤。乳头可突出囊壁,在囊肿表面蔓延生长,甚至侵及邻近器官,如伴有腹水者,则多已发生恶变。

2.黏液性囊腺瘤

黏液性囊腺瘤占卵巢肿瘤的 15%~25%,最常见于 30~50 岁。多为单侧。肿瘤表面光滑,为蓝白色,呈多房性,囊内含藕粉样黏液,偶见囊壁内有乳头状突起,称乳头状黏液性囊腺瘤,若囊壁破裂,瘤细胞可种植于腹膜及内脏表面,产生大量黏液,称腹膜黏液瘤。

3.成熟畸胎瘤

成熟畸胎瘤又称囊性畸胎瘤或皮样囊肿。占卵巢肿瘤 $10\%\sim20\%$,占畸胎瘤的 97%,大多发生在生育年龄。肿瘤多为成人拳头大小,直径多小于 10 cm,单侧居多,约 25% 为双侧,外观为圆形或椭圆形,呈黄白色,表面光滑,囊壁较厚,切面多为单房,囊内常含皮脂及毛发,亦可见牙齿、骨、软骨及神经组织,偶见甲状腺组织。

(二)卵巢良性肿瘤的手术治疗

卵巢肿瘤不论大小,一经确诊,原则上一律行手术治疗。年轻或要求保留生育功能且肿瘤不大者,可行肿瘤剔除(剥出)术,较大肿瘤行患侧附件切除术,术前须排除卵泡囊肿、黄体囊肿、黄素囊肿、巧克力囊肿(即卵巢的子宫内膜异位囊肿)、输卵管伞端积液及输卵管卵巢囊肿(炎症性)等卵巢的瘤样病变。

卵巢良性肿瘤合并蒂扭转、囊内出血、感染、盆腔嵌顿或囊壁破裂者,一经确诊,应立即手术。

大型卵巢囊肿手术时,应尽可能将囊肿完整取出。如有粘连,应仔细分离,避免撕破囊壁。如延长切口仍不能取出时,可穿刺放出部分液体,但必须注意保护,勿使囊液流入腹腔,以防瘤细胞在其他组织上种植或引起化学性腹膜炎。

卵巢良性肿瘤常用术式有以下几种。

1.卵巢良性肿瘤剔除术

卵巢良性肿瘤剔除术是指将肿瘤从卵巢中剔除,保留正常卵巢组织,保留其功能的手术。缝合卵巢包膜重建卵巢组织,剔除肿瘤时切忌挤压,以防肿瘤破裂引起瘤细胞种植。

2.患侧附件切除术

患侧附件切除术适用于单侧卵巢良性肿瘤,对侧卵巢经查正常,或患者年龄较大(45 岁以上),如浆液性乳头状囊腺瘤可行患侧附件切除术。

3.全子宫及附件切除术

发生于围绝经期或绝经期妇女患一侧或双侧卵巢肿瘤,则行全子宫及附件切除术。

4.双侧附件切除术

绝经期前后的妇女患一侧或双侧卵巢肿瘤而患者全身情况不能耐受手术或子宫周围严重炎症患者,可行此手术。

(三)卵巢囊肿蒂扭转

卵巢囊肿蒂扭转是卵巢囊肿的一种常见并发症。多数患者过去在下腹部有中等大小、能活动的肿块,扭转后,突然下腹一侧剧烈疼痛(多为持续性或发作性绞痛),或恶心、呕吐,疼痛有时可恢复。不能恢复的瘤蒂扭转,时间过长,瘤蒂内静脉闭塞,肿瘤充血,继而发生间质出血,且流入囊肿腔内,使囊肿呈紫茄色,还可继发感染或破裂,故一经确诊,应立即手术。

手术特点:主要是蒂的处理与卵巢囊肿有区别。在切除前,应先用弯止血钳夹住扭转蒂的根部正常组织,再行转回扭转的瘤蒂。因为卵巢囊肿扭转后、蒂内静脉淤血,可形成血栓,如不先夹住就复位,有可能造成血栓脱落,引起栓塞危及生命。也可先钳夹根部,不用复位,直接切除。手术步骤按输卵管卵巢切除处理。

(四)巨大卵巢囊肿手术

卵巢囊肿过大(如近足月妊娠大小)者,完整切除肿瘤要做很大的切口,从大切口突然托出巨大肿物,可因腹内压骤减而使血压下降,甚至休克。经探查无恶性征象时,可先做穿刺放液,然后再手术。用盐水棉垫隔开肠管,在囊壁较厚处先作一个荷包缝合,勿穿透囊壁,在其中心用刀或穿刺器刺入囊腔,连接吸管,吸出囊内液。待瘤体缩小后,将荷包缝合线抽紧结扎,防止液体继续外溢。如无吸引设备,也可用100 mL空针连续抽取囊内液,以缩小囊肿体积。抽液后以中弯止血钳夹住穿刺部位的囊壁,将囊肿托出切口外,进行切除。这样可避免延长腹壁切口,防止腹压骤降所引起的休克。巨大卵巢囊肿可能会压迫腹腔血管,引起仰卧位低血压综合征,这为实施麻醉增加了一系列需要处理的问题。在麻醉手术过程中,应当保证上肢静脉通路通畅。囊肿切除步骤同输卵管、卵巢切除术。

(五)卵巢良性肿瘤手术的麻醉特点

1.术前评估与准备

卵巢囊肿可发生于任何年龄,其囊肿的大小亦相去甚远,巨大的卵巢囊肿由于腹内压升高而出现相应的脏器受压症状,对心肺功能均构成一定威胁,术前访视应加以重视。卵巢囊肿发生蒂扭转,起病急骤需施行紧急手术,此时患者全身情况及术前准备难以达到通常的要求,所以麻醉医师术前访视应根据患者的特点,给予适当的调整,做好麻醉前的准备。

(1)一般卵巢囊肿的手术:对比较小的囊肿,患者往往因其他疾病就诊时被发现,或在妇科普查时才被发现,此类患者以年轻人居多,无明显的症状。中等大小的囊肿,患者因腰围增粗而被发现,患者多无压迫症状,全身情况较好。此类患者的手术,按麻醉常规准备即可。

(2)巨大卵巢囊肿的手术:巨大卵巢囊肿病程较长,全身状况较差,心肺功能受累较严重,巨大的囊肿充盈整个腹腔内,压力增高致膈肌上升胸腔内容积缩小,潮气量减少,故术前应进行肺功能检查和血气分析。下腔静脉受压,回心血容量减少,下腔静脉回流受阻,导致腹水和下肢水肿。术前应了解心脏功能,常规检查心电图,超声心动图。全身情况较差的如贫血、低蛋白血症,术前应积极纠正。

(3)卵巢囊肿蒂扭转:发生蒂扭转的囊肿一般为中等大小,可以是急性扭转,也可以是慢性扭转。发生急性扭转的患者,起病急骤,腹痛的同时伴恶心呕吐。卵巢囊肿在妊娠及产褥期由于子宫位置的改变也易发生蒂扭转。此类患者饱胃的比例较大,麻醉医师对此类患者应及时进行访视,重点了解患者循环、呼吸、神志及肝肾功能,是否进食,进食时间,做好饱胃患者麻醉的防治措施。

2.麻醉前用药与麻醉选择

麻醉前用药:对于巨大卵巢囊肿患者,术前避免使用阿片类镇痛药,以免加重呼吸抑制。对蒂扭转的急症患者,镇痛、镇静药要避免药量过大,以保持患者的意识和反射,对呕吐严重的给予抗吐药。

麻醉方式应根据患者的情况及手术要求进行选择。

(1)局部麻醉:适用于腹腔镜的检查,或在腹腔镜的检查中进行治疗,如腹腔镜下卵巢囊肿的穿刺,或剔除术。

(2)腰麻:适用于囊肿比较小而又年轻的患者,其手术范围不大,手术需时较短如卵巢囊肿除术,或一侧的输卵管、卵巢切除术。

(3)硬膜外阻滞或腰硬联合麻醉:对切口在脐以下的中等大小囊肿,可采用连续硬膜外麻醉或腰硬联合麻醉。对囊肿较大的患者,因囊肿长期压迫腔静脉,可使硬膜外腔血管扩张,在硬膜外穿刺及置管时易损伤血管,应予以注意,同时硬膜外的局麻药用量应减少。

(4)全身麻醉:对巨大卵巢囊肿,麻醉处理比较困难,采用全身麻醉比较稳妥。全麻药物的选择可根据患者心肺情况来决定。

3.术中管理

对于非巨大卵巢肿瘤情况良好的患者,麻醉则按常规管理即可。对蒂扭转的饱胃患者,术中慎用辅助用药,积极防止呕吐误吸。较大的囊肿,麻醉管理的难易与囊肿的大小直接相关。要注意患者平卧时可出现仰卧位低血压综合征,一旦发生立即手术床向左侧倾斜 15°~30°角,必要时静脉注射适量麻黄碱。巨大卵巢囊肿,由于腹压升高,胃受压,麻醉诱导易导致反流误吸。麻醉前应置入胃管进行胃肠减压。全身麻醉诱导宜采用表面麻醉下清醒插管或慢诱导气管插管,如采用快速麻醉诱导插管,麻醉前应高流量8 L/min,吸氧 3~5 分钟,然后采用快速序贯法进行麻醉诱导插管,避免大潮气量辅助呼吸,以防气体进入胃内,增加反流误吸的风险。

术中探查及吸除囊内液时,要注意心率、血压、中心静脉压的变化。防止由于减压过快致腹压骤减,回心血量突然增加而发生肺水肿,故吸放囊液要分次,缓慢减压。当囊肿搬出腹腔时要立即给予腹部加压,可以将囊肿暂放在腹腔或用沙袋给腹部加压,患者采取头低位,以防腹内压骤然消失,腹主动脉的压迫突然解除造成血压骤降。注意术中输液的调整,囊肿减压前后应适当加快输液速度,补充血容量,同时根据中心静脉压随时调整输液速度,适当增加胶体的输入。

因巨大囊肿难以平卧的患者,如诊断明确,可以考虑术前 B 超引导下行囊肿穿刺,缓慢放液减压后再施行麻醉。

五、卵巢恶性肿瘤

恶性卵巢肿瘤是妇科多见的肿瘤之一,其发病率占女性全身恶性肿瘤的 5%(仅次于乳腺癌、皮肤癌、胃肠癌、宫颈癌和肺癌),居第 6 位。在妇科恶性肿瘤中,发病率仅次于宫颈癌和恶性滋养细胞肿瘤,占第三位。由于卵巢位于盆腔深处,故对恶性卵巢肿瘤缺乏早期特异性诊断方法,又无特殊症状,所以当出现症状就诊时多数已达晚期,故其病死率超过宫颈癌和子宫内膜癌病死率的总和,居妇科恶性肿瘤病死率之首。

恶性卵巢肿瘤常见转移部位主要在盆腔器官,其次是腹膜、大网膜及肠壁,远处转移的器官有肝、胆囊、胰、胃肠道、肺、膈肌等。淋巴转移主要在腹主动脉旁及盆腔淋巴结等处。

(一)卵巢肿瘤的临床分期

在妇科癌瘤中,宫颈癌及宫体癌首先是局部浸润,继而远处扩散,而卵巢癌的转移,很早就出现盆腔或腹腔内扩散种植,或淋巴结转移。这些部位的转移,在早期无症状和体征,单凭临床检查不易发现。其转移部位及累及的范围也不易确定。因而卵巢癌的准确全面分期需要依靠手术所见和手术时详细探查的结果,而且还要配合病理组织学及细胞学的检查。国际妇产科联盟(FIGO)为取得一个卵巢癌完善的分期标准,曾对不同分期的定义多次反复修改。

(二)卵巢恶性肿瘤的手术治疗

目前对恶性卵巢肿瘤多数仍处于确诊晚、治疗效果差的状况,手术治疗仍是恶性卵巢肿瘤首选的方法,无论肿瘤属于早期或晚期都应行手术探查。原则上应尽量将癌瘤切除,强调首次手术的彻底性,但不宜进行不必要的扩大手术范围,术后辅以化疗或放疗。太晚期的患者以姑息性手术为妥。

1.手术适应证

几乎不受限制,初次接受治疗者,都应给予 1 次手术切除的机会。但对有大量胸腔积液或腹水、不能耐受 1 次手术者,应于胸腔积液、腹水基本控制后再手术;经探查,腹腔广泛种植,原发灶很小或大部分肠管包裹在肿瘤之中、肠系膜缩成一团已分不清,则不宜立即行手术切除。

2.各期卵巢恶性肿瘤的手术范围

一般根据手术分期、患者全身情况、年龄等来决定手术范围。

(1)对Ⅰ、Ⅱa期癌原则上行全子宫、双侧附件、阑尾、大网膜切除。

(2)对Ⅱ期以上的中晚期患者,初治病例应行肿瘤缩减术或细胞灭减术。

肿瘤细胞灭减术是将肉眼所见的肿瘤,包括全子宫和双侧附件、大网膜、阑尾、肠段、腹膜等转移病灶全部切除,还包括腹膜后淋巴结切除。

(三)卵巢恶性肿瘤手术的麻醉特点

卵巢恶性肿瘤患者年龄及全身情况个体差异悬殊。30%患者腹部肿块巨大或有大量腹水,近半数患者有化疗、激素或手术治疗史。近半数患者可出现心电图异常,其中心律不齐最为常见。一般病例全身情况尚好,肿瘤亦不太大,手术单纯行全子宫及附件切除或包括部分大网膜切除者,硬膜外麻醉或腰硬联合麻醉基本满足手术的要求。对于需清除腹主动脉旁淋巴结者,如果清除范围只达髂总动脉分叉处,椎管内麻醉平面亦无特殊。但如果若清除范围达肾门区,麻醉平面需相应提高达 $T_{4\sim5}$ 水平,此时可考虑采用两点穿置管($T_{10\sim11}$,$L_{1\sim2}$),推荐采用全身麻醉。

晚期患者全身情况很差,常出现营养不良、贫血、低蛋白血症、腹部膨隆,腹腔内脏受压,肠曲被推向横膈,膈面抬高,膈肌活动受限,肺下叶受压发生盘状肺不张,肺容量减少,顺应性降低。呼吸浅速甚至呼吸困难,不能平卧。心脏被推移,活动受限,可能影响每搏量和心排血量。下腔静脉受压迫致腹壁静脉怒张,甚至波及胸壁静脉,回心血量减少,脉搏细速。反复放腹水可加重低蛋白血症和水电解质的紊乱。有的患者可伴有发热、低血容量。这些状态都给实施麻醉提出了挑战,麻醉前必须充分了解患者病情、准确评估麻醉风险,麻醉过程中必须处理好这些变化与麻醉的关系,尽可能保障麻醉安全。

对于腹腔肿块巨大,伴有大量腹水或呼吸困难不能平卧的患者,麻醉方式宜选用全身麻醉,以确保血流动力学的稳定和充分的氧供,防止低氧血症和高碳酸血症的发生。对曾用化疗药者,要了解用药及剂量,注意化疗药物对心肺等脏器功能的影响及麻醉药与化疗药的协同作用。术前曾用皮质激素治疗者,麻醉前及术中、术后均需补充用药,以免引起肾上腺皮质功能低下,导致严重低血压。肿块巨大或伴有大量腹水的患者,在手术吸除腹水或搬出瘤体时,注意维持循环稳定,避免输液过多或过少。输入液体过多过快或麻黄碱多次反复使用,可导致心脏前负荷增加而诱发肺水肿。

六、外阴癌

外阴癌是最常见的外阴恶性肿瘤,占外阴恶性肿瘤的95%,平均发病年龄60岁,但40岁以前也可发病。

(一)外阴癌的病理解剖

外阴是特殊的皮肤区域,可发生性质不同的肿瘤,最常见的是鳞状细胞癌,其次是恶性黑色素瘤、基底细胞癌及腺癌。发生部位以皮肤较黏膜多见,外阴前部较后半部多见。外阴受侵部位以大阴唇最常见,其次是小阴唇及阴蒂。癌瘤可多灶性或在两侧大阴唇对称性生长,称"对称癌",这不是直接接种,而是属于多灶癌或经淋巴转移。根据镜下结构分类如下。

1.外阴原位癌

有时与宫颈原位癌同时存在,属多灶癌。基底完整,无间质浸润。镜下表皮增厚过度角化,棘细胞层排列紊乱,失去极性。外阴原位癌包括 3 类特殊原位癌:外阴鲍文病、外阴帕哲特(Paget)病及增生性红斑。

2.外阴镜下浸润癌

上皮内少数细胞侵入间质,侵入深度不超过 5 mm,局部基底膜断裂或消失,周围有淋巴细胞浸润。容易继发感染,流脓发臭,触及出血。镜下绝大多数为分化好的棘细胞癌,可见癌巢向间质浸润。分化差的鳞癌生长快,转移早且远。分化良好者生长慢易治愈。

3.外阴浸润癌

外阴浸润癌可继发于白斑、外阴原位癌或没有先驱病变。肉眼见溃疡、结节或菜花型。早期外阴鳞癌小结节状,表面有光滑的皮肤或黏膜。以后皮肤水肿与癌块粘连,继续发展表面破溃坏死脱落形成溃疡,表现为外凸或内陷。

4.基底细胞癌

早期为表面光滑圆形斑块,表皮菲薄,也可有边缘隆起的侵蚀性溃疡。除个别病例外,一般不发生转移。镜下特征性改变为细胞核大而呈卵圆形或长形,胞浆较少,各细胞质界线清,胞核无细胞间桥,无间变,大小不一,无异常核分裂象。

5.外阴腺癌

一般起源于前庭大腺。

(二)转移方式

局部蔓延与淋巴转移为主,极少血行转移。

1.局部蔓延

外阴部逐渐增大,可沿黏膜向内侵及阴道和尿道,并可累及肛提肌、直肠与膀胱。

2.淋巴转移

外阴有丰富的、密集的毛细淋巴网,错综复杂、互相吻合。大阴唇的淋巴管均沿大阴唇本身向前经阴阜外下转向腹股沟淋巴结。会阴部的淋巴管沿大阴唇外侧斜横向流经大腿部到达腹股沟淋巴结,且一侧癌肿可经双侧淋巴管转移。经腹股沟浅淋巴结转向腹股沟下方的股管淋巴结(Cloquet 淋巴结),并经此进入盆腔淋巴结。阴蒂部癌可直接至 Cloquet 淋巴结,而外阴后部及阴道下段癌可绕开直接转移到盆腔淋巴结,所以该处癌应清扫盆腔淋巴结。淋巴系统的转移主要是癌栓的转移,而不是渗透作用。外阴癌即使到晚期也很少血行远处转移,少数病例可以转移到远处器官脏器。

(三)外阴癌的手术治疗

1.癌前病变——白斑

外阴白斑剧烈瘙痒,经常搔破,治疗效果不佳者,应预防性切除。

2.原位癌

由于原位癌多灶性或隐性浸润,应行外阴广泛切除术,术后若浸润,应加双腹股沟淋巴结清扫。

3.镜下浸润癌的治疗

当肿块小于 2 cm,间质浸润<5 mm,无脉管浸润者,可以行外阴广泛切除术。否则应行外阴广泛切除加双腹股沟淋巴结清扫。

4.浸润癌

应行外阴广泛切除加双腹股沟淋巴结清扫术。当腹股沟管淋巴结(cloquet 淋巴结)转移时,应加盆腔淋巴结清扫术。对侵犯尿道直肠患者,可行部分尿道、直肠切除术。

(四)外阴癌手术的麻醉特点

根据患者情况及手术要求,外阴手术的麻醉方式可选用椎管内麻醉或全身麻醉。椎管内麻醉应根据手术范围选择相应的穿刺点。如作外阴广泛切除术加双腹股沟淋巴结清扫术,硬膜阻滞平面上达 T_{10},下达 S_5 即可。若需行腹膜外盆腔淋巴结清扫术则阻滞平面需达 $T_{8\sim9}$,方可阻滞腹膜刺激反应。全膀胱切除回肠代膀胱、直肠切除、人工肛门等需同时开腹者,麻醉平面要求与子宫内膜癌相同。如手术广泛、时间冗长,患者难以配合者,可考虑采用全身麻醉,且必须加强呼吸循环的管理。

(王 前)

第五节 辅助生殖手术的麻醉

辅助生殖手术主要有输卵管造口术、输卵管粘连松解术、输卵管吻合术、输卵管宫腔移植术和体外受精胚胎移植术,现将五种手术分述如下。

一、输卵管造口术

输卵管造口术适合于输卵管伞端梗阻(亦称输卵管积水)的患者。

(一)经腹输卵管造口术的操作要点

于耻骨联合上正中切口,长 8 cm 左右,逐层切开腹壁。开腹后先仔细探查了解盆腔脏器情况,如子宫大小、有无畸形、有无肌瘤、与周围有无粘连等。了解双侧输卵管伞端是否可见,或已形成盲端,或有积水,周围有无粘连,输卵管粗细是否正常,弹性如何,有无局部增生、屈曲或结节等。了解卵巢的大小、硬度、与输卵管有无粘连等。如输卵管周围有粘连,先分离粘连,使输卵管和卵巢恢复正常位置。分离粘连时以锐性分离较好,可减少损伤。在输卵管伞闭锁端的扩大部最菲薄处用纤维细电刀或显微解剖刀作"十"字形或"米"字形切开。然后用 6 号平头针或细硅胶管自切口处插入,缓缓注入生理盐水,再进一步检查明确输卵管全段通畅情况,注入方法同输卵管吻合术。将切开之黏膜瓣外翻,用 7-0 尼龙线将外翻之伞端缝呈"花瓣状"。由于管腔较大,一般不需保留支架,术后宜早期通液。对粘连较重者,使用支架可预防新的粘连形成。

输卵管壶腹部造口术,由于伞端破坏严重或伞端被完全切除,近端输卵管正常,不能做伞部造口时,可切除病变部分,在壶腹部造口,但成功率很低。根据壶腹部病损的程度采取不同的手术方法,壶腹部长度超过 3 cm 者,于盲端处将输卵管的浆膜层做一环形切开,用小剪刀将远端做环形或斜至露出正常黏膜为止,插入导管通液检查,近侧段输卵管将膜作间断缝合,形成新口。如伞部及壶腹部外侧段全部闭锁,则切除瘢痕,在壶腹部接近卵巢侧作一斜切口,黏膜外翻缝合,将开口固定于卵巢上。造口完毕再作一次输卵管通液同时注入预防粘连的药物,生理盐水冲洗腹腔,腹腔内放置液体同输卵管吻合术,缝合腹壁各层,手术结束。

(二)腹腔镜下输卵管造口术的操作要点

(1)切口:脐皱褶下缘,腹壁最薄,容易穿刺,术后不留瘢痕,一般在脐缘下 1 cm 处做一小切口;病情复杂或需要运用腹腔镜附件协助操作手术时,可于耻骨联合上 3~5 cm 避开膀胱,或于左下腹部或右下腹部切第二、第三个小口,达筋膜。

(2)人工气腹。

(3)进入腹腔后的操作:如有粘连,应首先分离之。经宫颈加压注入亚甲蓝溶液,使输卵管远端膨胀。分离出盲端,仔细辨认伞端的细小开口痕迹,有时可见少许亚甲蓝溶液流出,有时伞端消失仅见膨胀的壶腹部积水。用尖头电凝器在伞端开口痕迹处作1～2 cm长的凝固区带。然后用钩形剪或微形剪顺输卵管纵轴方向,剪开输卵管壁,可见亚甲蓝流出。以无损伤抓钳插入壶腹部,反复开张闭合,使输卵管壁在切口处向外翻卷。用内缝针将向外翻卷的输卵管黏膜近1/3处间断缝合在浆膜层上。最后将透明质酸钠于缝针及开口处涂抹一薄层,以防粘连,手术结束。

二、输卵管粘连松解术

(一)经腹输卵管粘连松解术的操作要点

手术切口同输卵管造口术。手术时将输卵管周围特别是伞端的粘连分离,使输卵管保持伸直游离的状态,以免过分弯曲形成输卵管妊娠或不孕。手术时可用剪刀或手术刀行锐性分离,分离后创面必须用浆膜层包好,操作须细致,以免再次形成粘连。

(二)腹腔镜下输卵管粘连松解术的操作要点

切口同腹腔镜下输卵管造口术。先将粘连两端的器官分开或用分离棒将粘连带挑起选择无血管区用电凝剪剪断或用单极电凝器分离。如粘连带较厚或内有小血管时,可用鳄鱼嘴钳夹持,施行内凝后剪断,也可用鳄鱼嘴钳行双极电凝后剪断之。仔细检查断端无出血即可结束手术。

三、输卵管吻合术

(一)经腹输卵管吻合术手术的操作要点

切口同输卵管造口术。进入腹腔后进行下列操作。

(1)检查其周围有无粘连,影响范围,伞端外观是否正常。如有粘连应用剪刀实行锐性分离。

(2)检查闭锁近端、远端情况,切除闭锁处,用两手指夹着子宫下部宫颈处,经宫底刺入7号针头,注入稀释亚甲蓝溶液,可清楚见到输卵管近侧阻塞部位,在其近侧2～3 cm处垂直切断管腔;在瘢痕远端稍外处垂直切断,将两者之间瘢痕组织充分切除。向远端口注入生理盐水,证实输卵管远端通畅。并在镜下检查新切口创面有无瘢痕或纤维组织;肌层、黏膜是否正常、止血。这种经宫底注射亚甲蓝溶液法较经宫颈插造影器方便且可保持无菌。

(3)吻合输卵管。

(4)亚甲蓝通液检查输卵管通畅程度。

(二)腹腔镜下输卵管吻合术的操作要点

(1)患者取膀胱截石位,下腹壁行四点穿刺:第1穿刺点在脐部置入腹腔镜,在直视下于耻骨上部置入3个5 mm腹腔镜穿刺套管,其一位于正中线,分别在其两侧5 cm处各置一腹腔镜穿刺套管。经宫颈置入能进行亚甲蓝通液的举宫器。

(2)检查输卵管走向,辨认绝育处输卵管断端,分离粘连。

(3)在原结扎部位下方输卵管系膜处注射血管收缩剂以减少术中出血。可用1 U垂体加压素加入10 mL生理盐水或乳酸林格液中,分别浸润输卵管近侧或远端附着的输卵管系膜。

(4)切除阻塞的输卵管。

(5)检查输卵管是否通畅。

（6）吻合输卵管。

（7）亚甲蓝通液检查输卵管通畅程度。通过子宫腔注入亚甲蓝溶液，如吻合成功，可见亚甲蓝溶液自输卵管伞端流出。

四、输卵管宫腔移植术

输卵管宫腔移植术适用于输卵管腐蚀粘堵术需复通者。输卵管宫腔移植术的操作步骤如下。

（1）切除输卵管峡部阻塞部分。

（2）试通剩余输卵管检查是否通畅。在近端管口两侧边（3点、9点处）剪开约5 mm长度，将前、后壁各缝肠线，用17 mm圆孔铰刀在近子宫角子宫后壁上钻通肌壁，然后将已缝好的肠线4个线头自孔的上、下壁穿出，穿出部位距孔缘3～5 mm各自打结，移植的输卵管引入并固定在子宫腔顶部两侧。用肠线将输卵管浆膜层固定于子宫浆膜层。子宫上部两侧后壁打洞的优点是使输卵管伞部与卵巢间距接近。

（3）不论哪种部位吻合，完成吻合术后，应再次向宫腔内注入亚甲蓝溶液，注液时手指捏紧子宫颈上部，检查吻合口有无渗漏，亚甲蓝溶液有无经伞端流出。如一切正常，注入32％右旋糖酐-40(70)20 mL及异丙嗪25 mg，以防粘连和过敏。

五、体外受精-胚胎移植术

体外受精-胚胎移植术（IVF-ET）是指从女性体内吸取卵子，于体外培养后，加入经处理过的精子，待卵子受精后，发育成2～8细胞周期，再植入子宫内，发育成胎儿，分娩。因为这项技术的最早阶段是在培养皿中进行，故俗称试管婴儿。宫腔内人工授精（IUI）是最简单的人工助孕技术，是指在女性排卵期，将处理过的精子直接注入女性子宫腔内，达到受孕目的。体外受精胚胎移植术主要步骤为取卵、体外授精和胚胎移植，其中部分患者在取卵或胚胎移植时，由于不能忍受操作疼痛，需要在麻醉下进行。现就取卵及胚胎移植两大步骤简述如下。

（一）取卵

在注射HCG后34～36小时之间进行取卵，若继续推迟有可能在取卵时已自然排卵或者在手术操作过程中容易造成一些卵泡自行破裂。

（二）取卵方式

（1）超声引导下经阴道取卵在阴道超声探头引导下，经阴道穿刺抽吸卵泡取卵。目前阴道超声取卵已取代腹腔镜成为最常用的取卵方式。取卵时患者采取截石体位，用生理盐水冲洗阴道或先用含碘液冲洗，然后用生理盐水冲洗。阴道超声探头外套无菌无毒乳胶套，配穿刺架与专用穿刺针，在超声穿刺线引导下从穹隆部进针，尽量不经宫颈、膀胱与子宫，依次穿刺抽吸两侧卵巢的卵泡，抽吸负压为15 kPa，待一个卵泡抽吸干净后再进入第2个卵泡，每次进针可穿刺多个卵泡，但要注意不要伤及周围脏器与血管。

（2）在阴道超声取卵术出现之前，腹腔镜下卵泡穿刺抽吸术曾经是最主要的取卵手段，腹腔镜取卵术成功与否与盆腔状态有关，至少50％的卵巢表面可以由腹腔镜暴露直视才能保证顺利抽吸卵泡。因此，对于那些可疑盆腔粘连的患者，体外受精及胚胎移植之前要先进行一次腹腔镜检查，明确盆腔情况和估计腹腔镜取卵的可行性。目前，腹腔镜取卵主要用在输卵管内配子移植术和受精卵输卵管内转移等助孕治疗中，另外，当卵巢被粘连固定在较高位置经阴道穿刺无法达到时仍可借助腹腔镜取卵。

(3)开腹取卵目前很少使用,仅在有其他指征需要开腹时可同时取卵。

(三)胚胎移植的方法

胚胎宫腔内移植:指将受精卵或胚胎转移至于宫腔内,经子宫颈宫腔内移植是最常用的胚胎移植方法。

移植前嘱患者排空大小便,移植时一般采取膀胱截石位,前位子宫患者采用膝胸卧位移植,暴露宫颈后用蘸有培养液的棉球清洁宫颈,并用长棉签拭去宫颈管内的黏液,必要时先用一根试验移植管探清宫腔方向。目前多选用带外套管的有弹性的无创伤软移植管,确保抽吸胚胎后顺利移入宫腔。

六、辅助生殖手术的麻醉特点

妇女不育手术均为育龄妇女,全身状况一般良好,术前按常规做好麻醉前准备即可。麻醉方式可选择连续硬膜外阻滞或腰硬联合麻醉,对精神过于紧张的患者或腹腔镜下手术的患者可选用全身麻醉。施行椎管内麻醉的患者,如手术时间过长,患者无法耐受手术体位时,可考虑适当镇静,以确保患者的安静,以免影响手术操作。

体外受精胚胎移植术最关键的步骤之一是取卵。超声引导下经阴道取卵虽然部分患者可在局麻下完成,但局麻有时难以保证患者完全无痛,所以目前已有不少生殖中心为了完全消除患者取卵时的疼痛,采用全身麻醉或硬膜外阻滞下取卵。其中以丙泊酚复合芬太尼最为简便有效,上述两种麻醉方法均不影响总取卵数、受精、卵裂、移植胚胎分级、种植率、流产率等,但与硬膜外阻滞相比,丙泊酚复合芬太尼麻醉具有操作简单和耗时短的优点,可作为取卵的常规麻醉方法。哌替啶和氧化亚氮也可用于减轻患者取卵时的痛苦。胚胎移植一般不需全身麻醉。

(王 前)

第十二章

产 科 麻 醉

第一节 分 娩 镇 痛

分娩疼痛是人类最常见的疼痛,亦是大部分妇女一生中所遭遇的最剧烈的疼痛。有统计资料表明约 80％的初产妇认为分娩时宫缩痛难以忍受,同时因疼痛而烦躁、大声喊叫、影响休息可增加体力消耗,并影响子宫收缩,易造成产妇衰竭、难产,此外部分产妇因担心剧烈疼痛而选择剖宫产,从而使剖宫产率增加。从 1847 年英国医师 John Snow 用氯仿为 Victoria 女王实施第 1 例分娩镇痛以来,临床上进行了各种方法和药物的研究,如全身给予镇静或镇痛药物、全身麻醉法、局部神经阻滞法和椎管内间断推注镇痛法等。但由于镇痛效果不确定、方法较烦琐,易产生产妇低血压和对胎儿呼吸抑制等不良反应,因此未能在临床推广应用。随着患者自控镇痛和新药罗哌卡因的临床应用,大大减少了分娩镇痛对产妇、胎儿及分娩过程的不良影响,提高了分娩镇痛的有效性和安全性,使分娩疼痛治疗进入了一个新时代。分娩镇痛越来越受到产科医师、麻醉医师及患者的高度重视,成为临床重要的疼痛治疗手段。

选择分娩的镇痛方式应以患者状态、产程及设备条件为依据,椎管内麻醉是较为理想的一种方法,其目的是在分娩时提供充分的镇痛,而尽可能减少运动阻滞。使用低浓度局麻药物可达到这一目的,复合阿片类药物时局麻药物浓度可进一步降低而仍能提供完善镇痛。

一、相关问题

(一)分娩生理

1.分娩动因的内在机制

分娩的发生、发展及完成由胎盘-胎儿分泌的一系列激素和细胞因子所决定,如前列腺素(特别是 PGE2)、皮质醇、雌/孕激素、缩宫素及细胞因子等,各种激素和细胞因子的分泌在妊娠末期即明显增加,分娩临产后迅速达到高峰,使子宫产生强烈的有规律的收缩,导致了分娩的发生。

2.分娩动因的外在表现

从分娩动因的外在表现看,分娩的发生是由于子宫强烈的有规律收缩,在各种辅助肌肉的配合下,使胎儿排出体外。

3.分娩的分期

分娩全过程是从有规律宫缩开始至胎儿胎盘娩出时为止,共分为 3 个产程。第一产程:从间歇5~6 分钟的规律宫缩开始,到子宫颈口开全。初产妇需 11~12 小时,经产妇需 6~8 小时;第二产程:从子宫颈口开全到胎儿娩出,初产妇需 1~2 小时;第三产程:从胎儿娩出至胎盘娩出,需 5~15 分钟,不超过 30 分钟。

(二)分娩的疼痛路径

在决定采用哪种镇痛方法之前,了解分娩的疼痛路径很重要。国际疼痛研究协会将疼痛定义为"一种与确切或潜在组织损伤有关的不愉快的感觉和情感体验"。产妇对疼痛的理解是一个包括了外周和中枢机制的动态过程。有许多因素影响妇女在分娩过程中所体验的疼痛程度,包括心理准备,分娩过程中的情感支持,过去的经验,患者对生产过程的期望、缩宫素、胎位异常(如枕后位)可能也会促使早期的分娩痛更剧烈。然而,毫无疑问的是对于大多数妇女,分娩和剧烈的疼痛是相伴的,并且往往超出预料。

第一产程痛主要由于子宫收缩,子宫下段和宫颈进行性扩张引起,信号经内脏神经的 c 和 A_δ 纤维传至 $T_{10} \sim L_1$ 脊神经,形成典型的"内脏痛",同时邻近盆腔脏器,神经受牵拉和压迫产生牵扯痛。因此,第一产程痛特点为疼痛范围弥散不定,产妇对疼痛部位和性质诉说不清。

第二产程自宫口开全至胎儿娩出,其痛源于先露部对盆腔组织的压迫及对骨盆出口及下产道(包括会阴部)的扩张、牵扯、撕裂等,疼痛冲动经阴部神经传入 $S_{2\sim4}$ 脊髓节段构成典型的"躯体痛",第二产程特点为刀割样剧烈疼痛、疼痛部位明确集中在阴道、直肠和会阴部。

第三产程自胎儿娩出到胎盘娩出,一般痛觉已显著减轻。

因此,要消除子宫收缩引起的疼痛需阻滞 $T_{10} \sim L_1$;而要消除宫颈和盆底组织的疼痛则需阻滞 $S_{2\sim4}$ 节段。分娩疼痛的强度通常与产妇的痛阈和分娩次数等因素有关。

(三)分娩镇痛的目的及必要性

(1)可显著减轻或消除孕妇的分娩痛,最大限度地减少孕妇的痛苦。

(2)给孕妇提供人性化的医疗服务,这是社会生活发展的必然要求。

(3)帮助孕妇树立自然分娩的信心,提高自然分娩率。

(4)阻滞交感神经,理论上还可扩张胎盘血管,增加胎儿血供;减轻或消除疼痛所导致的过度通气及其带来的对母婴各方面的不良影响,消除疼痛给孕妇带来的不适,孕妇可适当进食、休息,为分娩做好充分的准备。

(四)分娩镇痛对母婴安全性的影响

分娩镇痛在近十几年来经过不断改进和更新,很多国家已在临床上大规模推广应用。实践证明,只要规范操作,严格管理,对孕妇是一种安全可靠的镇痛方法。

大量研究证明,分娩镇痛对胎儿或新生儿是比较安全的,对胎儿没有明显的不利影响。常用的监测及评价胎儿或新生儿的方法有胎心、脐动静脉血气分析、子宫胎盘血流速率检测、Apgar 评分、NACS 评分等指标,还没有发现分娩镇痛对上述指标造成严重影响。局麻药(罗哌卡因、丁哌卡因)都有微量通过胎盘进入胎儿体内,但对胎儿没有明显不利影响;而阿片类药一般都可迅速通过胎盘,大剂量反复应用时对胎儿有一定的抑制作用。从目前来看,芬太尼等是目前最为安全的阿片类药,分娩镇痛常用的芬太尼浓度一般仅为 $1 \sim 2~\mu g/mL$,对胎儿没有明显的不利影响。

(五)分娩镇痛对分娩的影响

分娩镇痛对分娩过程和母婴后果的影响是麻醉科和产科医护人员所共同关注的问题。硬膜外镇痛广泛用于分娩镇痛是在 20 世纪,目前在英国大约 20％、在美国 58％的产妇采用硬膜外分娩镇痛。很多学者对分娩镇痛模式(主要是椎管内麻醉)对母婴的影响,尤其是分娩过程,进行了评价。

1.对分娩内在机制的影响

分娩的发生、发展及完成由胎盘-胎儿分泌的一系列激素和细胞因子所决定,如前列腺素(特别是 PGE2)、皮质醇、雌/孕激素、缩宫素及细胞因子等,各种激素和细胞因子的分泌在妊娠末期即明显增加,使子宫产生强烈的有规律的收缩,导致了分娩的发生。"胎盘-胎儿"是一个相对独立的系统,决定着分娩的发生、发展及完成。有研究证明,分娩镇痛没有影响"胎盘-胎儿"这一相对独立的系统中各种激素的分泌,因此,对分娩的内在机制无不良影响。

2.对产程及分娩方式的影响

准确地评价椎管内麻醉分娩镇痛对产程和剖宫产率的影响非常困难,因为要求分娩镇痛的产妇可能存在一些增加分娩不良后果的特征,如入院时属于分娩早期或胎头高浮、骨盆出口偏小、胎儿较大、初产妇等,这些特征因素可能会增加产程延长、器械助产、剖宫产及其他不良后果(背痛、发热、会阴损伤、胎儿窘迫等)。一些回顾性研究结果认为,椎管内滞分娩镇痛与剖宫产率增高有关。但近期的前瞻性研究结果及循证医学的系统评价认为采用椎管内麻醉进行分娩镇痛可能增加了阴道助产、延长产程、增加产妇发热和新生儿感染的发生率,但不增加剖宫产率。

分娩镇痛(主要以硬膜外镇痛为例)可能从以下几个方面对产程和分娩方式造成影响:①影响子宫收缩。分娩时子宫的收缩主要由胎盘各种组织分泌的各种子宫收缩激素决定,另外,交感神经也参与调节子宫的收缩。研究证明,硬膜外镇痛没有影响子宫收缩激素的分泌,但由于阻滞交感神经而造成子宫收缩一过性减弱。②腹肌和膈肌等辅助肌肉收缩力减弱及减弱程度与局麻药浓度及麻醉阻滞平面相关。③使肛提肌和盆底肌肉的收缩减弱,使胎头俯屈和内旋转受到妨碍。④分娩时产妇主动用力地愿望减弱。

3.其他

有研究发现,椎管内阻滞分娩镇痛可能增加产妇发热与新生儿感染的发生率。一些临床观察发现椎管内阻滞镇痛的产妇体温升高达 38 ℃以上。椎管内阻滞镇痛是否增加产妇和新生儿感染尚有待研究。接受镇痛者产程可能更长,导致感染的可能性增加,也可能存在体温调节功能的改变及产程中高代谢,以及热量再分布等原因。

二、孕妇准备

(一)镇痛前评估及检查

1.产妇的病史和体检

重点应放在详细了解和麻醉有关的产科病史和仔细检查气道。如果选择区域性麻醉镇痛,应进行必要的背部和脊柱检查。为保障产妇和新生儿的安全及产妇生产的顺利,麻醉医师应与产科和儿科医师,针对每个患者的具体情况进行讨论。此外,注意了解有无高血压、糖尿病等妊娠并发症。

2.禁食情况

在待产期间,适当饮用液体饮料可使患者减少口渴、提神、补充能量及增加舒适感,但不是所有的饮料都可以饮用,我们这里指的是无渣的液体饮料,也就是国内所说的清流食,譬如清水、无渣的水果汁、汽水、清茶和不加牛奶的咖啡等。产妇饮用的液体种类比饮用的液体容量更有临床意义。饮用液体应因人而异,如产妇有下列情况应适当限制液体的饮用:胃肠动力失调(如肥胖症、糖尿病、胃食管反流等情况)、困难气道、有需手术分娩的可能性(如胎儿健康情况不明、产程进展缓慢等情况)。

3.增加凝血功能检查

是否应对每个产妇做血小板检查,曾经有过争议。现认为对健康的产妇不需要常规做血小板的检查,但对患有能改变血小板浓度疾病(譬如妊娠高血压)的患者应做血小板检查。因此,临床决策应根据每个患者的具体情况而定。

(二)术前用药

(1)不建议常规术前用药(如阿托品,心率的增加可增加产妇的耗氧)。

(2)妊娠高血压疾病患者降压药持续至术前。

(三)术前准备

术前准备麻醉机和复苏用品,包括新生儿复苏用品及抢救药品。胎儿娩出时应有新生儿医师协助治疗。监测方面,除了常规监测以外,关于胎儿心率的监测,在美国,对妊娠超过 20 周的产妇实施区域阻滞麻醉前后,都应由专业人员监测胎儿的心率。

三、常用方法及优缺点

许多局部麻醉技术用于分娩时既提供理想的镇痛效果,同时对母亲和胎儿的不良影响又很小。与静脉和吸入麻醉技术相比,局部麻醉可控性更强,更有效,抑制效应更少。最常用的局部麻醉技术是椎管内麻醉镇痛,尤其是硬膜外镇痛。较少用的有腰交感神经阻滞。有时产科医师也使用宫颈旁麻醉、阴部麻醉、局部会阴浸润麻醉技术。每一种技术都有其优点和缺点,须根据设备条件、患者情况及麻醉医师的经验等选择采用。

(一)椎管内麻醉

1.蛛网膜下腔阻滞

穿刺点以 $L_{3\sim4}$ 为宜,可以采用坐位或侧卧位下实施。对于肥胖的产妇,坐位是蛛网膜下腔穿刺的最佳体位。蛛网膜下腔注入小剂量阿片类药物,可以迅速达到镇痛效果。如 $10\sim20~\mu g$ 芬太尼或 $3\sim6~\mu g$ 舒芬太尼,可以立即缓解产妇产程中疼痛。蛛网膜下腔阻滞的优点是起效快,阻滞效果完善,缺点是镇痛时间不易控制,不能任意延长镇痛时间,而且术后头痛的发生率较高,因此目前在临床上应用较少。

2.硬膜外阻滞

硬膜外阻滞是最为常用的分娩镇痛方法,其优点为镇痛效果好,麻醉平面和血压较容易控制,对母婴安全可靠。其缺点为起效缓慢。

硬膜外阻滞有一点穿刺和两点穿刺置管两种。一点穿刺置管法:穿刺 $L_{3\sim4}$ 或 $L_{4\sim5}$ 间隙,向头置管 3 cm。两点穿刺法一般选用 $L_{1\sim2}$ 穿刺,向头置管 3 cm,和 $L_{4\sim5}$ 穿刺,向尾置管 3 cm,上管阻滞 $T_{10}\sim L_2$ 脊神经,下管阻滞 $S_{2\sim4}$ 脊神经,常用 1‰利多卡因或 0.25‰罗哌卡因,在胎儿监测仪和宫内压测定仪的监护下,产妇进入第一产程先经上管注药,一次 4 mL,以解除宫缩痛。于第一产程后半期置管注药,一次 3~4 mL,根据产痛情况与阻滞平面可重复用药。只要用药得当,麻醉平面不超过 T_{10},对宫缩可无影响。两点穿刺法对初产妇和子宫强直收缩、疼痛剧烈的产妇尤为适用,用于先兆子痫产妇还兼有降血压和防抽搐功效,但局麻药中禁加肾上腺素。分娩镇痛禁用于原发和继发宫缩无力,产程进展缓慢,以及存在仰卧位低血压综合征的产妇。两点穿刺法用于第二产程时,因腹直肌和提肛肌松弛,产妇往往屏气无力,由此可引起第二产程延长,或需产钳助产。因此,在镇痛过程中应严格控制麻醉平面不超过 T_{10},密切观察产程进展、宫缩强度、产妇血压和胎心等,以便掌握给药时间、用药剂量和必要的相应处理。

硬膜外分娩镇痛常用的局麻药物为罗哌卡因和丁哌卡因,常复合应用阿片类药如芬太尼、舒芬太尼等。常用的药物浓度为 0.075%～0.125% 丁哌卡因＋1～2 $\mu g/mL$ 芬太尼。常用的硬膜外分娩镇痛方法有连续硬膜外镇痛(CIEA)和孕妇自控硬膜外镇痛(PCEA),其中 PCEA 是目前最为常用的硬膜外镇痛方法。具体方法:穿刺点选择 $L_{3\sim4}$ 或 $L_{2\sim3}$,穿刺成功后给 1.0% 利多卡因 3～5 mL 作为试验量,观察 5 分钟无异常接电脑泵,首剂设为 8～10 mL,每小时量设定量 6～8 mL,PCA 量设定为 3～5 mL,锁定时间为 10～15 分钟。PCA 可由孕妇或助产士给药,胎儿娩出后可给予 2% 利多卡因以消除会阴缝合的疼痛。其优点为镇痛效果满意,对运动神经影响轻,而且减轻了麻醉医师的工作量,又可个体化用药。其缺点为镇痛作用起效较慢。

PCEA 让患者自己用药来控制镇痛程度,而很少需要麻醉医师干涉,运动阻滞也轻,泵控可获得更广泛的药物扩散范围,较浅的麻醉也减少了产妇低血压的发生率。PCEA 使用局麻药的总量减少,提供更符合产妇需要的药物剂量,与标准硬膜外镇痛技术相比产妇的满意度增加。PCEA 是目前最有效的分娩镇痛方法,如果配合适当的产科处理,硬膜外镇痛技术可以达到令人满意的低钳助产率和剖宫产率,让患者享受到无痛分娩的经历。

3.蛛网膜下腔-硬膜外联合阻滞(CSE)

1984 年首次报道 CSE 用于剖宫产,现在已经迅速推广。近十几年来,CSE 在产科的应用越来越多。CSE 结合了腰麻和硬膜外的特点,起效快并且肌肉松弛良好,和腰麻相比可较好地控制麻醉平面并可任意延长麻醉时间;由于可以随时追加药物,因而可以使用小剂量局麻药,这样可以减少蛛网膜下腔阻滞平面过高和低血压的发生;还可提供术后镇痛。此外,现在 CSE 的穿刺器械有了很大的改进。如普遍使用管内针技术,从而使针芯更细,减弱了硬膜的损伤程度,同时避免了和皮肤的直接接触,减少了感染的机会;笔尖式针芯、针孔侧置使针芯不似传统的斜面式腰麻针那样切开硬脊膜,而是分开硬脊膜,对硬脊膜的损伤更小,且更容易愈合,明显减少了脑脊液的外漏等。正是由于这些方法和技术上的改进,使 CSE 的并发症发生率大大降低。

具体方法为:硬膜外穿刺成功后,用特制细针芯刺穿硬膜,见有脑脊液流出,推入小剂量镇痛药(15～20 μg 芬太尼或 3～6 μg 舒芬太尼＋1.5～2.5 mg 丁哌卡因),然后从硬膜外置管保留,至孕妇自感疼痛时再从硬膜外给低浓度局麻药(0.075%～0.125% 罗哌卡因＋1～2 $\mu g/mL$ 芬太尼或0.1 $\mu g/mL$ 舒芬太尼)。用 CSE 行分娩镇痛结合了腰麻和硬膜外的优点,先从蛛网膜下腔少量给药以快速起效,需要时再从硬膜外持续给药,可任意延长镇痛时间。该方法镇痛效果迅速、确切,对运动神经影响小,由于蛛网膜下腔给药量极少(1.5～2.5 mg 丁哌卡因),因此对呼吸循环的影响小。其缺点为有一定的不良反应,如芬太尼注入蛛网膜下腔可导致一定程度的瘙痒,存在一定的感染风险,其头痛发生率是否增高还存在争论,有研究认为由于穿刺器械的改进,头痛及感染的发生率极低,和硬膜外相比并没有明显差别。

4.可行走式分娩镇痛(AEA)

AEA 是根据孕妇的运动能力来定义的。它是指在给孕妇提供满意的镇痛的同时充分保留孕妇的运动能力,在分娩的第一产程,孕妇可自如的行走,并可适量进食,充分休息,对孕妇非常方便。AEA 对运动神经的影响轻微,最大限度地保留了辅助肌肉在分娩中的作用,减轻硬膜外阻滞对分娩的影响。而且孕妇在行走时,胎儿的重力作用可能会加速分娩,曾有研究报道可行走式分娩镇痛可以缩短产程。因此,目前应用越来越广泛。AEA 包括两种方法,原理基本相似。①患者自控硬膜外镇痛:是目前最为流行的方法,一般采用 0.075%～0.1%罗哌卡因+1～2 μg/mL 芬太尼,镇痛效果确切,对母亲胎儿影响小。研究证明,罗哌卡因的量大于 0.1%则有可能影响孕妇运动能力,小于 0.075%则有可能镇痛效果不满意,一般以 0.1%罗哌卡因+1～2 μg/mL 芬太尼为佳(PCEA)。②腰麻-硬膜外联合阻滞(CSE):方法已如上述。其特点为蛛网膜下腔局麻药药量极少(1.5～2.0 mg 丁哌卡因),芬太尼药量 15～20 μg,硬膜外用量同上。

5.骶管阻滞

骶管阻滞主要用于第二产程以消除会阴痛。缺点为用药量大;穿刺置管易损伤血管或误入蛛网膜下腔,发生局麻药中毒者较多;麻醉平面过高可能影响宫缩频率和强度。此外,因盆底肌肉麻痹而无排便感,不能及时使用腹压,延长第二产程。故一直未能广泛应用。

(二)全身麻醉

在分娩过程中,可使用亚麻醉浓度的吸入或静脉麻醉药来缓解产程中疼痛。这种疼痛缓解技术不能与临床普遍使用的全麻相混淆,后者可以产生意识模糊和保护性喉反射丧失。这种技术可以作为椎管内麻醉的辅助用药或者用于无法应用局部麻醉的产妇;可以间断性(在子宫收缩过程)或者连续性的给药。产妇可以自行给药,但是必须同时有一名医护人员在场来保证足够的意识水平和正确的使用仪器。

1.静脉给药分娩镇痛

麻醉性镇痛药(如吗啡、哌替啶、芬太尼等)及镇静药(如地西泮、氯丙嗪、异丙嗪等)在产科的应用时间较长,使用也较为普遍。须注意,二者都极易透过胎盘,且对胎儿产生一定的抑制。静脉全麻药应用较多的是氯胺酮。作为一种 NMDA 受体拮抗剂,氯胺酮可引起分离麻醉,早在1968 年就已用于产科,具有催产、消除阵痛增强子宫肌张力和收缩力的作用,对新生儿无抑制,偶可引起新生儿肌张力增强和激动不安。

根据 Fick 定律,目前常用于产科的全麻药经胎盘转运至胎儿体内均是时间依赖性与剂量依赖性的,提示在全麻下用药剂量越大,母/脐静脉血药浓度越高,分娩时间越长,母/脐静脉血药浓度越接近而对胎儿影响越大。因此应强调低浓度、短时间使用。值得注意的是,研究表明不少临产妇禁食 8～24 小时后胃内仍有不少固体内容物,因此所有产科患者围麻醉期均应按饱胃处理,尤其是对于准备使用亚麻醉剂量的全麻药物的产妇,采用积极措施防治反流和误吸。①间断给药法:是指根据患者的需要,每隔一段较长的时间(60～90 分钟)将大剂量阿片类镇痛药从静脉给予,这种方法容易使母体、胎儿血药浓度急剧升高,造成呼吸抑制等不良反应的发生。②静脉自控镇痛(PCIA)其基本方法和硬膜外自控镇痛(PCEA)相似,先给一定量首剂,再静脉持续给予维持量,同时设置患者自控给予 bolus 量和锁定时间,这些都由电脑泵控制。可根据患者的需要自己给药,提高了镇痛的满意率,同时使母体和胎儿的血药浓度平稳,并减少了药物的需要量,采用 PCA 给药也体现了个体化给药的原则。PCIA 所用的药物仍以阿片类为主,一般为哌替啶或者芬太尼,由于新出现的药物雷米芬太尼代谢快,蓄积量少,对胎儿的影响可能较小,其应用正在受到重视。

尽管静脉镇痛分娩的方法有了较大的改进,但所用传统的阿片类药仍存在较大不足:一是镇痛不完善,一般只有 2/3 左右的孕妇表示满意;二是阿片类药量偏大,对母婴的影响较大,无论是哌替啶还是芬太尼都可能引起胎儿呼吸的抑制，Apgar 评分、NACS 评分的改变，增加纳洛酮的使用率。有研究显示，新药瑞芬太尼用于 PCIA 有较为满意的镇痛效果，同时对胎儿无明显的不良反应，但也有研究者对此持谨慎态度。但对于孕妇有硬膜外阻滞禁忌证时，PCIA 也有应用的价值。

2.吸入给药分娩镇痛

氧化亚氮和氟类吸入麻醉药已被成功地应用于分娩的麻醉。氟类吸入麻醉药麻醉效果与氧化亚氮相当或更佳，但其应用由于可致困倦，气味难闻及费用较高而受到限制。使用这类药物的最大风险就是意外的剂量过大导致的意识不清和保护性反射消失。此外，因多数采用半紧闭法给药，若产房没有换气系统，可能导致相关医护人员长期暴露在一个过高水平的吸入麻醉药的环境中。

（1）氧化亚氮：氧化亚氮吸入体内后显效快，30～60 秒即产生作用，停止吸入后数分钟作用消失。同时，氧化亚氮镇痛作用强而麻醉作用弱，质量分数为 30～50，亚麻醉质量分数>80 才有麻醉作用。这些药理学特点使氧化亚氮成为较理想的分娩镇痛药。氧化亚氮吸入分娩镇痛具有下列优点：①镇痛效果好，能缩短产程。②不影响分娩方式，不抑制胎儿呼吸和循环功能，不增加产后出血量，安全，无明显不良反应。③产妇始终保持清醒，能主动配合完成分娩。④显效快，作用消失也快，无蓄积作用。⑤有甜味，无呼吸道刺激性，产妇乐于接受，且使用方便。

氧化亚氮的镇痛效果与其间断吸入的时机和量有着重要的关系。由于氧化亚氮吸入后需30～60 秒方起效，而子宫收缩又先于产痛出现，故间断吸入镇痛至少要在子宫收缩前 50 秒时使用，这样才能使镇痛作用发生与产痛的出现在时相上同步。若在疼痛时才开始吸入，不但起不到镇痛效果，反而易于在间歇期进入嗜睡状态，并伴有不同程度的头晕、恶心。一般应在每次子宫收缩前 30～45 秒时，嘱产妇吸入较适宜，宫缩间歇期停止吸入，这样既能有效镇痛，又不至吸入过量，同时严密监测产程进展及胎心变化情况，观察产妇的意识是否清醒，发现有头晕、恶心现象，可暂停吸入氧化亚氮即可很快恢复正常。

使用时应注意产妇对氧化亚氮的敏感性和耐受力有个体差异，麻醉医师须随时了解镇痛效果和不良反应，如出现头晕、乏力、嗜睡或不合作情况，说明已过量，应及时减少吸入次数和深度，以确保安全有效。其次，因氧化亚氮的弥散性缺氧作用，对于缺血缺氧的心肌可能有害，加之长时间（>50 小时）吸入氧化亚氮对骨髓增生可能有不良反应，因此对心肺功能不全、血液病及妊娠子痫等产科并发症患者须慎用。

（2）氟烷类吸入麻醉药：氟烷类吸入麻醉药都易于通过胎盘，可引起与剂量相关的子宫收缩抑制，浅麻醉时对子宫抑制不明显，对胎儿也无明显影响；深麻醉对子宫有较强的抑制，容易引起子宫出血。多作为氧化亚氮的辅助药物，有比氧化亚氮更强的镇痛效果，于第二产程开始时间断吸入。0.20%～0.25%恩氟烷、异氟烷及地氟烷也被成功地应用于分娩的麻醉，效果似乎与氧化亚氮相当。

（三）其他技术

局部麻醉包括宫颈旁阻滞、阴部神经阻滞、椎旁腰交感神经阻滞、外阴及会阴部局部浸润麻醉等，只要掌握合理的局麻药用量，避免误注入血管，局部麻醉不影响宫缩和产程，不抑制胎儿，对母子都可较为安全，更适于合并心、肺、肾功能不全的产妇。但这些方法都存在镇痛效果不确切，患者满意度不高的问题。虽然产科医师仍旧将这类技术用于非产科手术，但是它在产科的应用因为引起胎心减慢、局麻药中毒、神经损伤和感染而受到限制。这种胎心减慢的病因学可能与子宫血流降低及胎儿血中局麻药水平较高有关。常用药物为 0.5% 利多卡因。

1.宫颈旁阻滞

宫颈旁阻滞是一种用于不想或不能接受神经根阻滞的孕妇的替代技术,是一种操作相对简单的阻滞,为第一产程提供镇痛,并且不会影响分娩的进程。其方法是通过子宫和子宫颈结合的侧后部,将局麻药注入子宫颈阴道侧穹隆黏膜下以阻滞穿过子宫颈中心的神经。因为这种阻滞不影响会阴部的躯体感觉纤维,所以不能缓解第二产程的疼痛,仅适于第一产程镇痛,可加快宫口扩张,缩短第一产程减轻疼痛。

2.阴部神经阻滞麻醉

会阴神经来源于较低位骶部神经根($S_{2~4}$),支配阴道下段、阴道外口和会阴部的感觉及会阴部肌肉的运动。经阴道途径容易阻滞该神经,在两侧骶棘韧带后注入局麻药。适于第二产程,在宫口开全后开始阻滞,可缩短第 2 产程。此法可为阴道分娩和低位产钳分娩提供满意的镇痛,但是在中位产钳分娩、阴道口损伤和宫腔探察时镇痛不足,而且阻滞的失败率较高。

3.其他

椎旁腰交感神经阻滞可用于阻止第一产程中由子宫产生的疼痛的传导。虽然这项阻滞技术实施困难,但与子宫颈旁阻滞相比,相关的并发症似乎要少得多。

四、注意事项

分娩结局受多方面因素的影响,包括镇痛药物种类及浓度的选择、镇痛实施的时机、分娩镇痛疗效的观察、分娩镇痛不良反应的防治、产妇对疼痛理解和对镇痛的要求、缩宫素的使用、产程中的积极管理及产科医师对分娩过程的指导等。良好的分娩结局有赖于麻醉医师、产科医护人员及产妇的密切配合。

(一)积极预防和处理分娩镇痛对产程的影响

1.积极地使用缩宫素

缩宫素是一种强烈的子宫收缩剂,早已在临床上常规使用。硬膜外分娩镇痛虽然可造成子宫收缩的一过性减弱,但完全可以用缩宫素来纠正。

2.降低局麻药的浓度

复合一定量的阿片类药物如芬太尼,可使局麻药物浓度大幅度降低,目前所用的局麻药浓度一般为0.075%~0.100%丁哌卡因,镇痛效果满意,患者可以自如行走,对运动神经影响轻微,对患者各种辅助肌肉几乎没有影响。

3.积极的产程管理

其管理措施包括积极的宫颈检查、早期破膜,缩宫素的使用及对难产严格的诊断标准。通过积极的产程管理可明显降低分娩镇痛对产程的影响。研究证明,通过这些方法的采用,硬膜外镇痛对分娩的影响是可以消除的,实验组和对照组的产程和分娩方式没有明显差别。

(二)积极预防和处理分娩镇痛的相关并发症

1.硬脊膜穿刺后的头痛

硬脊膜穿刺后头痛的病理生理主要有两个方面:颅内压降低与代偿性脑血管扩张。硬脊膜穿刺后头痛的临床过程并非都表现为自限性,亦并非表现为良性,患者常主诉体位性头痛,有的可出现外展神经麻痹、听觉障碍和硬脊膜下出血。目前治疗多采用硬膜外填充和保守治疗。研究证据支持延迟填充,即在硬脊膜穿刺 24 小时后进行。

2.麻醉期间低血压

椎管内麻醉,尤其是蛛网膜下腔阻滞,对孕妇循环系统影响较大,诸多学者应用多种液体(胶体液、晶体液)、不同液体量(10~30 mL/L)和各种血管加压药物试图解决这一问题,但是并不能完全消除低血压的发生。麻醉之前一定要开放静脉通道,如果时间允许,尽可能在麻醉前迅速预防性扩容,同时准备好常用的升压药品。产妇最好采用左侧倾斜30°体位。液体预扩容能防止产科手术中低血压,不管使用何种液体预扩容,均必须有足够的量(最好是1 000~1 500 mL晶体液进行中度水化),才能显著增加心排血量,以有效地防止椎管内麻醉时的低血压。液体预扩容可达到增加血容量,降低低血压发生率的目的,早期、积极地应用药物处理低血压,麻黄碱有防治产科低血压的效果,研究认为单次5~10 mg剂量麻黄碱对于液体预扩容的剖宫产者小剂量蛛网膜下腔麻醉时可起到预防低血压的作用。如果持续低血压,应立即手术分娩。

3.产后腰背痛

产后腰背痛较常见发生率为15%~30%,主要原因为产妇负荷减轻、产妇体重增加和分娩后骨盆韧带及腹部肌肉还处于松弛状态。椎管内麻醉是否引起产后腰背痛目前还没有定论,但穿刺点局部不适在椎管内麻醉中常见。

4.神经损伤

近年来发现,由于神经损伤并发症引起的医疗纠纷较多,分析其原因有以下几种:①操作损伤,以感觉障碍为主,大多数患者数周内缓解,神经根损伤,有典型根痛症状,很少有运动障碍;与穿刺点棘突的平面一致,而脊髓损伤为剧痛,偶伴意识障碍。②脊髓前动脉栓塞,前侧角受损(缺血坏死)表现,以运动功能障碍为主的神经症状,因可能有严重低血压,局麻药中肾上腺素浓度过高,血管变(糖尿病)。③粘连性蛛网膜炎,注药错误或消毒液、滑石粉等误入蛛网膜下腔造成。④血肿压迫。凝血功能障碍,产妇的血管丰富易穿破出血造成血肿。

5.反流及误吸

产科麻醉中,产妇反流及误吸的发生率相当高。产妇发生误吸性肺炎的主要危险因素有四个:①胃内充满酸性内容物,尤其是在急诊产科手术患者。②腹内压或胃内压增加。③食管道下端括约肌(LES)的屏障压下降。④食管上端括约肌的保护机制丧失或实施环状软骨压迫操作延迟。产妇胃肠运动减弱和胃排空延长,因此此术前禁食禁饮应相应延长。

降低产妇酸误吸危险性的主要措施:①降低产妇的胃液量和酸度,除进行胃内容物抽吸外,尚可采取药理学措施。②尽量避免产科患者使用全身麻醉,采用可维持母体意识清醒的其他麻醉方法。③对母体的呼吸道进行合理的评估,即使是急诊手术亦应如此。④提高紧急和择期气管插管(或通气)失败处理的水平。⑤气管插管操作中采用压迫环状软骨操作。

6.仰卧位低血压综合征

孕妇仰卧位时,子宫压迫下腔静脉及腹主动脉,静脉回心血量显著减少,心排血量降低,血压明显降低。这时应将子宫移向左侧,或将手术台往左侧倾斜。注意在硬膜外注药后血压急剧降低,用麻黄碱效果不理想或血压回升后又很快下降应考虑仰卧位低血压综合征。将子宫移向左侧是防治仰卧位综合征最有效的办法。

(刘 健)

第二节　早产的麻醉

早产是指妊娠满 28 周至不满 37 足周间分娩者。在围生期死亡中约有 75% 与早产有关。

一、病因学

与早产发生相关的因素：①最常见的是下生殖道、泌尿道感染。②胎膜早破、绒毛膜羊膜炎，30%～40% 早产与此有关。③子宫膨胀过度及胎盘因素：如羊水过多、多胎妊娠、前置胎盘及胎盘早剥等。④妊娠并发症与并发症：如先兆子痫、妊娠期肝内胆汁淤积症（intrahepatic cholestasis of pregnancy，ICP）、妊娠合并严重贫血、心脏病、慢性肾炎等。⑤子宫畸形：如纵隔子宫、双角子宫等。⑥宫颈内口松弛。⑦吸烟、酗酒。

二、病理生理学

早产儿死亡的原因多为缺氧、颅内出血、呼吸窘迫综合征等。病理基础：①早产儿的呼吸中枢和肺发育不全，毛细血管通透性高，易出现肺透明膜病等导致呼吸窘迫综合征。②早产儿的颅骨钙化不全，硬脑膜脆弱，脑血流调节功能不完善，因此容易出现产时窒息、脑出血等，尤其是在缺氧情况下，早产儿颅内压升高，易加重肺出血，硬肿症及颅内出血，最终导致死亡。因此选择合适的分娩方式或积极采取围生期的处理措施，力求产程平顺可降低围生期早产儿的病死率。大量研究证实：在阴道分娩过程中恰当的镇痛与麻醉可降低围生期新生儿的病死率；剖宫产由于缩短了取胎时间，并避免早产儿在产道下降时的颅骨变形而可能出现的脑静脉窦破裂及大血管撕裂也降低了早产儿的病死率。

三、围生期处理

(一)抑制宫缩药物的使用

1.β_2 肾上腺素受体激动剂

其能激动子宫平滑肌中的 β_2 受体，抑制子宫平滑肌收缩，减少子宫的活动。目前常用药物有利托君和沙丁胺醇。

2.硫酸镁

镁离子直接作用于子宫平滑肌细胞，拮抗钙离子对子宫收缩的活性，抑制子宫收缩。

3.钙通道阻滞剂

钙通道阻滞剂是一类能选择性地减少慢通道的 Ca^{2+} 内流，从而干扰细胞内 Ca^{2+} 浓度而影响细胞功能的药物，能抑制子宫收缩。

4.前列腺素合成酶抑制剂

前列腺素有刺激子宫收缩及软化宫颈的作用。前列腺素合成酶抑制剂可抑制前列腺素合成酶的合成或前列腺素的释放以抑制宫缩。

(二)预防新生儿呼吸窘迫综合征

对妊娠 35 周前的早产，应用肾上腺糖皮质激素 24 小时后至 7 天内，能促进胎儿肺成熟，明显降低新生儿呼吸窘迫综合征的发生率。

四、麻醉与镇痛要点

未成熟胎儿较到期新生儿更容易受产科镇痛与麻醉药物的影响。增强早产儿对药物敏感性的相关因素有:①更少的药物结合蛋白;②更高水平的胆红素,可以和药物竞争与蛋白的结合;③由于血-脑屏障发育不完善更多的药物进入中枢神经系统;④体水多而脂肪含量低;⑤代谢和清除药物能力低。

尽管早产儿有如上的这些缺陷,但事实上并不像我们想象的那么严重,在选择麻醉药物和技术时,考虑药物对新生儿的作用远没有预防窒息对胎儿的损伤重要。对于经阴道分娩者,硬膜外阻滞能消除产妇的下推感,松弛产道和会阴部;对于剖宫产分娩者应根据病情的紧急程度、母儿的状况、母亲的意愿等选择麻醉方式。

术中管理:麻醉医师应该注意,产科医师为阻止早产经常术前应用多种药物抑制子宫活动,已报道了许多由此引发的母体并发症,如低血压、低血钾、高血糖、心肌缺血、肺水肿和死亡。因此,术前应用了 β_2-肾上腺素受体激动剂者硬膜外阻滞时应减少一次用药量以防止产妇血压大幅度下降;术前存在心动过速、低血压和低血钾时全身麻醉会增加低血压发生的危险性;紧急扩容需小心以防发生肺水肿;避免应用氟烷(心律失常)、泮库溴铵(心动过速);在非急诊条件下,从安胎停止到麻醉至少应延迟 3 小时以便 β 交感作用消退;尽管血清钾降低,但是细胞内钾浓度常是正常的,因此一般不需补钾。

五、对早产的患者,做好新生儿复苏的准备

Apgar 评分在 5 分以下者即为复苏的适应证,在 3 分以下为新生儿重度窒息,新生儿的复苏以保持呼吸道通畅和使肺膨胀为首要,吸痰一定要充分,同时要注意保暖,因为温暖的环境(32~34 ℃)对新生儿的复苏最为有利。抗酸治疗常采用脐静脉给予 5%NaHCO₃ 10 mL。人工呼吸,在徒手复苏无效时,应立即喉镜直视下清理呼吸道,并气管插管,动作要轻柔,以纯氧控制呼吸,频率为 30~40 次/分,同时行心外按压。复苏时纳洛酮的应用:有研究发现 1 分钟 Apgar 评分与脑脊液 β 内啡肽呈高度负相关,窒息新生儿脐血 β-内啡肽浓度升高,可引起新生儿肺功能障碍,由于纳洛酮与非特异性吗啡受体结合,成为竞争性吗啡抑制剂,使吗啡样物质 β-内啡肽失活而起到治疗作用,可消除因 β-内啡肽升高所致的一系列生物效应。再者纳洛酮还可拮抗因麻醉性镇痛药引起的呼吸抑制。复苏时建议采用心前区皮下注射纳洛酮 0.4 mg。

(刘　健)

第三节　剖宫产术的麻醉

近年来,国内剖宫产率显著增高(25%～50%),剖宫产麻醉是产科麻醉的主要组成部分。麻醉医师既要保证母婴安全,又要满足手术要求、减少手术刺激引起的有害反应和术后并发症,这是剖宫产手术麻醉的基本原则。剖宫产麻醉的特点:其手术与其他专科手术比较相对简单、时间短小,如果不出现并发症则恢复较顺利,但由于麻醉医师面对的是产妇特殊的病理生理改变及孕

妇、胎儿的双重安危,不恰当的麻醉处理可导致严重的甚至致死性的后果,因此,剖宫产手术对麻醉的要求很高,我们对围麻醉期的每一个环节都必须予以高度的重视,如采用的技术方法和药物在使用前应反复权衡,避免或减少使用可能透过胎盘屏障的药物,麻醉方法的选择应力求做到个体化。

剖宫产麻醉要点:①麻醉医师应有足够的经验和预防、处理并发症的能力与条件,以最大限度保证母婴安全。②在妊娠期间孕妇的病理生理发生了一系列明显的变化,必须针对这些变化考虑麻醉处理,做好紧急处理失血、栓塞、呼吸循环骤停等严重并发症的应对措施。③一些妊娠并发症如先兆子痫、子痫、产前与产后出血等增加了麻醉风险,麻醉医师应拓宽知识面,能事先考虑到并有效处理围生期的各种问题。因此,做好剖宫产麻醉的关键是必须通晓产妇的病理生理改变,掌握各种麻醉技术,了解麻醉药物对胎儿的影响,合理选择麻醉方法,并注重围术期麻醉医师、产科医师及相关人员及时有效的沟通与协作,这样才能最大限度地保证母婴安全。

一、择期剖宫产麻醉

(一)麻醉特点

目前,造成择期剖宫产率升高的原因是多方面的。

(1)选择性剖宫产比率的上升是使剖宫产率增高的原因之一。国外把以社会因素为指征的剖宫产称为选择性剖宫产,即指母体无并发症,缺乏明显的医学指征而患者积极要求的剖宫产。

(2)母婴有异常者,为了确保母婴安全,临床工作中常常放宽了剖宫产的指征。①头位难产,包括骨盆狭窄、畸形、头盆不称、巨大胎儿、胎头位置异常等。②瘢痕子宫。③胎位异常,包括臀位、横位等。④中重度妊娠高血压综合征。⑤前置胎盘。⑥妊娠并发症。

(3)剖宫产手术技术和麻醉安全性的提高,使剖宫产率有了不断上升的趋势。

其麻醉特点为:①麻醉医师、产科医师、患者三方都有充足的准备时间,利于术前准备,包括满意的禁食水,良好的术前评估、合理的麻醉选择等。②没有发动宫缩的产妇剖宫产后易出现宫缩乏力,应备好促进子宫收缩的药物及做好补液、输血的准备。

(二)麻醉前准备及注意事项

麻醉医师必须深刻地认识到产科麻醉的风险,高度的警惕性与合理的防范措施可确保产科麻醉的安全。

1.术前评估

麻醉医师应全面了解孕产妇有关病史,包括既往史、药物过敏史、实验室检查结果,同时在麻醉前产科医师应监测胎心,预测手术的紧迫程度及胎儿的风险,并同麻醉医师积极沟通母胎的情况,产妇是否合并有严重并发症,如妊娠高血压综合征、先兆子痫、心肝肾功能不良等,并了解术前多科会诊结果、术前用药的效果以指导术中用药,对凝血功能障碍或估计有大出血的产妇应做好补充血容量和纠正凝血障碍的各种准备。麻醉前必须评估凝血功能状态,对凝血功能的评估及麻醉方法的选择可能是年轻麻醉医师的难点。许多行剖宫产的产妇往往合并凝血功能异常,如妊娠期高血压疾病、子痫、HELLP综合征(妊娠高血压综合征患者并发溶血、肝酶升高和血小板减少,称为HELLP综合征)、预防性抗凝治疗等。评估凝血功能的方法包括实验室检查及临床观察是否有出血倾向的表现,其中实验室检查方法主要有出血时间(BT)、凝血酶原时间(PT)、部分凝血酶原激活时间(APTT)、血小板计数(PC)、国际标准化比率(PT-INR)、血栓弹性图描记法等。只有通过对多种检查结果的综合分析,才能全面评估产妇的凝血功能情况。产妇的血小板由于高凝状态的耗损往往较低,美国麻醉学会(ASA)曾建议血小板$<100\times10^9/L$的产妇尽量避免椎管内麻醉而选择全身麻醉。但国内学者认为血小板$<50\times10^9/L$或出血时间>12分钟应禁忌椎管内麻醉。血小板在$(50\sim100)\times10^9/L$且出血时间接近正常者应属相对禁忌,预计全麻插管困难者可谨慎选用椎管内麻醉,但需注意操作轻柔。另外,如果各项凝血功能的实验室检查结果都正常而且临床上无任何易出血倾向表现者,只要血小板$>50\times10^9/L$,也可谨慎选用椎管内麻醉。当然,麻醉方法的选择还与麻醉医师的熟练程度密切相关。

2.术前禁食禁饮

由于产妇胃排空延迟、不完全,对于择期剖宫产产妇必须禁食固体食物6~8小时,对于无并发症的产妇在麻醉前2小时可以进清液体。由于产妇糖耐量下降,考虑到胎儿的糖供应,术前可补充适量的5%葡萄糖液。

3.术前用药

目前,剖宫产术前镇静药的应用并不常见,但对于某些具有并发症的产妇,如:先兆子痫或其他原因引起的癫痫样发作、抽搐等,必须给予镇静剂加以控制。对于合并精神亢奋、焦虑过度的产妇在耐心劝解效果不良时可以在严密监测母胎情况下静脉注射咪达唑仑1.0~2.5 mg。

对于可以选择椎管内麻醉的产妇,不常规给予抗酸剂,选择全麻的产妇为了降低胃内容物的酸度,可在麻醉前给予抗酸剂,临床常用H_2受体拮抗剂,如西咪替丁、雷米替丁以减少胃酸的分泌,需要注意的是H_2受体拮抗剂不能影响胃内容物本来的酸度,需在麻醉前2小时前应用才有效。或者术前30分钟内口服枸橼酸钠液30 mL,效果更佳。

对于易恶心、呕吐的产妇可以麻醉前静脉注射5-HT受体拮抗剂如格雷司琼、恩丹西酮等,以预防术中各种原因导致的恶心、呕吐,减少反流、误吸的发生率。

4.麻醉方法的选择及准备

择期剖宫产术的麻醉选择主要取决于产妇的情况,大多数可以选择椎管内麻醉,包括硬膜外麻醉、蛛网膜下腔麻醉或腰麻-硬膜外联合麻醉。对于椎管内麻醉有禁忌证或合并精神病不能合作的患者,可选择全身麻醉。

麻醉前,麻醉医师必须亲自检查麻醉机、氧气、吸引器、产妇及新生儿的急救设备、药物,以便随时取用。根据术前的评估状况,向巡台护士口头医嘱患者所需的套管针型号及穿刺部位,以便输血、补液。备好各项监测手段,包括血压、心电图、脉搏氧饱和度。对于心肺功能障碍、凝血功能障碍等高危产妇应进行有创监测,动态观察动脉压及中心静脉压,以指导术中容量补充,并可及时进行血气分析,合理调节产妇的内环境稳态。

5.术前知情同意

麻醉医师经过认真的术前评估后,拟订麻醉方案,向产妇简述麻醉过程,以征得其信任与配合,并客观地向患者及其家属交代麻醉风险,以获得理解与同意并签写麻醉同意书。对于选择性剖宫产者,要特别注意意外情况的告知,如麻醉的严重并发症,围生期大出血等。

6.关于预防性扩容

剖宫产麻醉大多数选择椎管内麻醉,椎管内麻醉后,由于交感神经阻滞,血管扩张,相对血容量不足而引起低血压;加之产妇仰卧位时下腔静脉受压,使回心血量下降而发生仰卧位低血压综合征。产妇低血压又会导致子宫血流量下降,引起胎儿缺氧,所以为了减少椎管内麻醉所致低血压的发生,在实施椎管内麻醉前进行预防性扩容治疗是十分必要的。

(1)晶体液的选择:生理盐水虽为等张液,但除含钠离子和氯离子外不含其他电解质,且氯离子含量高于血浆,大量输入可造成高钠血症和高氯血症,现已被乳酸钠林格液取代。

乳酸钠林格液:林格液是在生理盐水的基础上增加了 Ca^{2+}、K^+ 等电解质,属等张溶液。乳酸钠林格液在此基础上又增加了乳酸钠 28 mmol/L,更接近于细胞外液的组成,但为低 Na^+、低渗液。乳酸钠林格液又称为平衡盐溶液,主要用于补充细胞外液容量。输入后在血管内存留时间很短,且还有稀释血液,对红细胞的解聚作用,妊娠末期,产妇自身血容量增多,常合并有稀释性血细胞降低,因此,椎管内麻醉引起的低血压不能完全通过乳酸钠林格液来纠正,相反,大量输注可以降低携氧能力,使剖宫产后肺水肿与外周水肿的危险性增加。

葡萄糖液:葡萄糖液是临床上常用的不含电解质的晶体液,然而,麻醉与手术期间由于应激反应会使血糖增高,若术中输入葡萄糖液,产妇和胎儿都可能发生高血糖,并且出现相关的不良反应,可降低脐动静脉血的 pH 和胎儿的血氧饱和度,出现新生儿反应性低血糖和大脑缺血引起的神经系统功能损伤。因此,剖宫产术中基本不用葡萄糖液扩容。

(2)胶体液的应用:剖宫产麻醉前应用胶体液主要是预防低血压。在 Ueyama 的研究中用晶体液(乳酸林格液)与胶体液(中分子羟乙基淀粉)做了扩容效应的比较:当快速输注 1 500 mL 晶体液后 30 分钟,仅 28% 的输注量留在血管内,只增加血容量 8%,而心排血量无显著变化。当输注胶体液(HES)后,100% 留在血管腔内,输入 500 mL 和 1 000 mL 胶体液可分别增加心排血量15% 和 43%,同时降低腰麻引起的低血压发生率达到 17% 和 58%。这一研究结果表明若想有效降低低血压的发生率,预防性扩容必须足量到使心排血量增加,选择胶体液可以达到事半功倍的效果。

在剖宫产术中目前常用的胶体液有羟乙基淀粉、琥珀酰明胶。临床一般选择晶体液与胶体液的容量比为 2∶1 至 3∶1 之间,既可有效减少低血压的发生,对产妇和新生儿又不会带来任何不良影响,但研究显示明胶的类变态反应发生率较羟乙基淀粉明显增高。

7.围术期的用药

(1)术前应用地塞米松:择期剖宫产,尤其是选择性剖宫产,多数是在产程未发动、无宫缩情况下进行,容易引起新生儿湿肺等并发症,应用地塞米松预防可减少并发症的发生。地塞米松为糖皮质激素类药物,能刺激肺表面活性物质基因的转录,上调肺表面活性物质 mRNA(SPmRNA)的表达,并维持其稳定性,从而增加肺表面活性物质产生。此外应用地塞米松可以增加 SPmRNA 的水平,提高肺泡 II 型细胞对表面活性物质激动剂如 ATP 的敏感性,且随地塞米松浓度升高敏感性升高。另外它还可通过多种途径促进肺成熟,如通过增加肺组织抗氧化酶活性,增加肺组织抗氧化损伤的能力,上调肺内皮型一氧化氮合成酶表达,增加上皮细胞钠离子通道活性等。而且静脉注射地塞米松有预防恶心、呕吐的作用,研究显示,此作用的最低有效剂量为 5 mg。

(2)预防性应用葡萄糖酸钙:妊娠时子宫肌组织尤其是子宫体胎盘附着部的肌细胞变肥大,胞质内充满具有收缩活性的肌动蛋白和肌球蛋白,进入肌内的钙离子与肌动蛋白、肌球蛋白的结合,引起子宫收缩与缩复,对宫壁上的血管起压迫结扎止血作用,同时由于肌肉缩复使血管迂回曲折、血流阻滞,有利血栓形成血窦关闭。另外钙离子是凝血因子IV,在多个凝血环节上起促凝血作用。尤其是对于术前没发动宫缩但要行选择性剖宫产的患者,由于术后部分患者子宫平滑肌细胞不能及时缩复致产后出血量增多。有研究报道,妊娠晚期选择性剖宫产术前静脉滴注葡萄糖酸钙能有效预防产后出血、降低产后出血发生率。

(3)预防性应用抗生素:关于预防性应用抗生素问题一直有争议,提倡应用者认为正常孕妇阴道和宫颈内存在着大量细菌,各种菌群保持着相对稳定性,当剖宫产时子宫切口的创伤,手术干扰和出血等可使机体免疫抵抗力下降,为阴道内细菌上行入侵和繁殖创造了机会。细菌一旦入侵后即大量繁殖,其倍增时间为 15～20 分钟。因此选择性剖宫产术后感染实为阴道内潜在病原菌的内源性感染。鉴于选择性剖宫产术前患者并无感染存在,抗生素的使用完全是预防手术创伤而引起的感染,故抗生素应在细菌污染或入侵组织前后很短时间内达到局部组织。术前 30 分钟应用抗生素能把大量的细菌消灭在手术前,当手术时药效在血液中已达到高峰。但麻醉医师须了解抗生素与麻醉药物的关系,避免围术期药物的相互作用对母婴安全造成影响。

总之,应高度重视剖宫产麻醉的术前评估与准备工作,产科医师、接产护士、麻醉医师必须训练有素,各负其责并能积极配合,从而避免人为因素、设备因素等造成严重并发症。

(三)麻醉方法的选择

择期剖宫产最常用的麻醉方法为椎管内麻醉(腰麻、连续硬膜外麻醉、腰麻-硬膜外联合麻醉)和全身麻醉,只有在极特殊的情况下,选用局部浸润麻醉,每种麻醉方法都有其优缺点,麻醉方法的选择应根据产妇的身体状况、预计剖宫产手术时间、麻醉医师对麻醉技术的熟练程度等来决定。尽可能做到因人施麻,在保证母婴安全的前提下个体化地选择麻醉方法、麻醉药物的种类和剂量。

(四)椎管内麻醉

椎管内麻醉因具有镇痛完善、肌松满意、便于术后镇痛、对胎儿影响小等特点,适用于大多数择期剖宫产手术患者。

1.连续硬膜外阻滞(continuous epidural anesthesia,CEA)

(1)连续硬膜外阻滞的特点:①硬膜外阻滞在剖宫产术中镇痛效果可靠,麻醉平面易于控制,一般不超过 T_6。②局麻药起效缓慢,血压下降缓慢易于调节,仰卧位低血压综合征的发生率明显低于蛛网膜下腔阻滞。③并发症少,便于术后镇痛。④对母婴不良影响小,由于阻滞区的血管扩张,动静脉阻力下降,可减轻心脏前后负荷,对心功能不全的产妇有利;区域阻滞后可增加脐血流而不增加其血管阻力,对胎儿有利。⑤与全麻相比降低了静脉血栓的发生率。

(2)连续硬膜外阻滞的方法:硬膜外隙穿刺采取左侧卧位(或右侧),常用的 CEA 有两种。①一点法:L_1～L_2 或 L_2～L_3 穿刺置管的连续硬膜外麻醉,麻醉平面上界控制在 T_6～T_8。优点:减少多点穿刺所造成的穿刺损伤;不足之处在于麻醉诱导潜伏期较长,延长了胎儿娩出时间,对急需娩出胎儿者不利。②两点法:T_{12}～L_1,L_2～L_3 或 L_3～L_4 穿刺分别向头尾侧置管进行双管持续硬膜外麻醉。优点在于用药量小,阻滞作用出现快于一点法,但 L_2～L_3 或 L_3～L_4 易置管困难,可在备好急救药品、静脉通路的前提下行 T_{12}～L_1 穿刺向头侧置管,L_2～L_3 或 L_3～L_4 不置管,单次推入适量麻药,平卧后了解麻醉平面情况后于 T_{12}～L_1 再注入适量局麻药。其优点是用药量小,麻醉阻滞作用出现快,无置管困难发生。通过我们大样本的临床研究显示:硬膜外导管置入的顺畅程度、注入试验量以后导管内是否有回流均与硬膜外麻醉效果有显著的相关性。

(3)常用局麻药的选择:由于酰胺类局麻药渗透性强,作用时间较长,不良反应较少,普遍用于产科麻醉。我国目前最常用的局麻药为利多卡因、丁哌卡因、罗哌卡因。①利多卡因:酰胺类中效局麻药。剖宫产硬膜外阻滞常用 1.5%～2.0% 溶液,起效时间平均 5～7 分钟,达到完善的节段扩散需 15～20 分钟,时效可维持 30～40 分钟,试验量后应分次注药,总量因身高、肥胖程度不同而应有所差异。可与丁哌卡因或罗哌卡因合用,增强麻醉效果、延长麻醉时间。1.73% 碳酸利多卡因制剂,渗透性强,起效快于盐酸利多卡因,适于产科硬膜外麻醉,但其维持时间亦短于盐酸利多卡因。②丁哌卡因:酰胺类长效局麻药。0.5%以上浓度腹部肌松尚可,起效时间约18分钟,镇痛作用时间比利多卡因长2～3倍,由于其与母体血浆蛋白的结合度高于利多卡因等因素,相比之下丁哌卡因不易透过胎盘屏障,对新生儿无明显的抑制作用,但丁哌卡因的心脏毒性较强,一旦入血会出现循环虚脱,若出现严重的室性心律失常或心搏骤停,复苏非常困难。因此剖宫产硬膜外麻醉时很少单独使用丁哌卡因,可与利多卡因合用,增强麻醉效果,减少毒性反应。③罗哌卡因:是一种新型的长效酰胺类局麻药,神经阻滞效能大于利多卡因,小于丁哌卡因。起效时间5～15分钟,作用时间与丁哌卡因相似,感觉阻滞时间可达4～6小时,与丁哌卡因相当浓度、相同容量对比,罗哌卡因起效快、麻醉平面扩散广、运动阻滞作用消退快、感觉阻滞消退慢、肌松效果略弱,但神经毒性、心脏毒性均小于丁哌卡因。在剖宫产硬膜外麻醉中其常用浓度为0.50%～0.75%的溶液,总量不超过150 mg,可与盐酸利多卡因合用,但不可以与碳酸利多卡因合用(避免结晶物的产生)。

2.常见并发症及处理

(1)低血压:硬膜外阻滞后引起交感神经阻滞,其所支配的外周静脉扩张,导致血容量相对不足,易发生低血压;如平面高达T_1～T_5时则阻滞心交感神经,迷走神经相对亢进,出现心动过缓,分钟心排血量下降,进一步引起血压下降;有90%临产妇在仰卧位时下腔静脉被子宫压迫,使回心血量减少,即出现仰卧位低血压综合征,表现为血压降低、心动过速或过缓、并伴恶心、呕吐、大汗。如不及时处理,重者会虚脱和晕厥,甚至意识消失。持续低血压将影响产妇肾与子宫胎盘的灌注,对母胎都会带来不良影响,应高度重视,积极防治。

预防性的扩容会减低硬膜外麻醉下低血压的发生率;由于子宫压迫下腔静脉,其回流受限,下肢静脉血通过椎管内和椎旁丛及奇静脉等回流至上腔静脉,使椎管内静脉扩张,硬膜外间隙相对变窄,因此临产妇硬膜外腔局麻药的容量应少于非产妇,且应根据身高、体重做到个体化,少量分次注入直到满意的阻滞平面可降低低血压的发生率;产妇在硬膜外穿刺后向左倾斜30°体位可避免仰卧位低血压综合征的发生。在扩容的基础上如血压下降大于基础值的20%,可使用血管活性药物,目前常用静脉注射麻黄碱5～10 mg,但研究显示,麻黄碱在维持血流动力学稳定的同时却减少了子宫胎盘的血流。2007 ASA产科麻醉的指南中指出对于不存在心动过缓的患者可以优先使用去氧肾上腺素(每次0.1 mg),因为它可以改善胎儿的基础酸状态。如出现心动过缓,可静脉注射阿托品0.3～0.5 mg。麻醉中除连续监测心率血压外,产妇应持续面罩吸氧。

(2)恶心呕吐:硬膜外麻醉下剖宫产时的恶心、呕吐主要源于血压骤降,脑供氧减少,兴奋呕吐中枢;其次,迷走神经功能亢进,胃肠蠕动增加也增加了此并发症的风险。

处理上应首先测定麻醉平面和确定是否有血压降低,并采取相应措施;其次,暂停手术,以减少迷走神经刺激,一般多能收到良好效果。若不能控制呕吐,可考虑使用止吐药氟哌利多,甲氧氯普胺或5-HT_3受体拮抗剂恩丹西酮、格雷司琼、阿扎司琼、托烷司琼等。

(3)呼吸抑制:硬膜外麻醉下剖宫产时的呼吸抑制多数是由于局麻药误入蛛网膜下腔,或局麻药相对容量过大,使药物扩散广泛引起,由此导致麻醉平面过高,胸段脊神经阻滞,引起肋间神经麻痹、呼吸抑制,表现为胸式呼吸减弱,腹式呼吸增强,严重时产妇潮气量不足,咳嗽无力,不能发声,甚至发绀。

因此,再次强调注入局麻药时应少量多次给予到满意平面,严密观察心率、血压变化及麻醉平面的扩散范围,能及时避免此并发症的发生。一旦出现呼吸困难处理原则同全脊麻,应迅速面罩辅助或控制通气,直至肋间肌张力恢复为止,必要时行气管内插管机械通气。同时静脉注射血管活性药来维持循环的稳定。

（4）寒战：与其他手术相比,剖宫产产妇的寒战发生率较高,可高达 62%。其机制可能为：①妊娠晚期基础代谢率增高,循环加快,阻滞区血管扩张散热增加。②在胎儿娩出后,因腹内压骤降,使内脏血管扩张而散热增多。③羊水和出血带走了大量的热量。④注射缩宫素后,血管扩张等因素而使寒战更为易发。寒战使产妇耗氧量增加,引起产妇不适,重者可导致胎儿宫内窘迫。目前,尚未发现决定寒战反应的特定解剖学结构或生理药理作用部位,可能是神经内分泌及运动等系统共同调节寒战的发生、发展过程。

建议椎管内麻醉下剖宫产产妇应采取保温措施,维持适当的室温,尽可能使用温液体输注,最大限度地减少产妇寒战的发生。寒战发生后,应当常规面罩吸氧,避免因产妇缺氧而导致胎儿宫内窒息的发生,并且及时采取有效的治疗措施。有研究表明,μ 受体激动剂对术后寒战有一定的治疗效应,其中镇痛剂量的哌替啶具有独特的抗寒战效应；有研究证实硬膜外麻醉前静脉注射 1 mg/kg 曲马多可防治剖宫产产妇的寒战,而曲马朵的镇静作用较弱且极少透过胎盘,对新生儿基本上无影响,现已有静脉注射曲马多施行分娩镇痛的报道。

（5）硬膜外阻滞不充分：剖宫产麻醉在置管时发生异常感觉及阻滞效果不全的发生率显著高于一般人及同龄女性,当硬膜外麻醉后,阻滞范围达不到手术要求,产妇有痛感,肌松不良,牵拉反应明显。其原因有：硬膜外导管位置不良,包括进入椎间孔、偏于一侧、弯曲等；产妇进行过多次硬膜外阻滞致间隙出现粘连,使局麻药扩散受阻；局麻药的浓度与容量不足。

对于局麻药的浓度与容量不足,可追加局麻药量,静脉使用阿片类药最好在胎儿娩出后给予。Milon 等发现,硬膜外使用 1 μg/kg 或 0.1 mg 芬太尼,可以使产妇疼痛有所改善,芬太尼剂量<100 μg 时对母婴未见不良影响。如经以上处理后产妇仍感觉疼痛时可视母胎状况改换间隙重新穿刺或改成蛛网膜下腔阻滞或全麻完成手术。

（6）局麻药中毒：临产产妇由于下腔静脉受压、回流受限,硬膜外间隙内静脉血管怒张,穿刺针与导管易误入血管,一旦局麻药注入血管后会引发全身毒性反应。早期神经系统表现为头晕、耳鸣、舌麻、多语；心血管系统表现为心率加快、血压增高；呼吸系统表现为深或快速呼吸。血浆内局麻药浓度达到一定水平会出现面肌颤动、抽搐、意识丧失、深昏迷；心血管毒性反应：血压下降、心率减慢、心律失常,甚至心脏停搏。

硬膜外穿刺置管后、给药前应常规回抽注射器,看有无血液回流；给局麻药开始就密切观察产妇以早期发现中毒反应。一旦可疑毒性反应立即停止给药,面罩吸氧的同时注意观察产妇或试验性的再次给予并观察产妇的反应,如确定为全身毒性反应,应拔管重新穿刺。若没有及时发现,出现抽搐与惊厥应立即面罩加压给氧,静脉注入硫喷妥钠、咪达唑仑或地西泮中止抽搐与惊厥。同时边准备心肺复苏边继续行剖宫产术立刻终止妊娠,并做好新生儿复苏准备。

（7）全脊麻：全脊麻是硬膜外麻醉中最严重的并发症,若大量局麻药误入蛛网膜下腔,可迅速麻痹全部脊神经与脑神经,使循环与呼吸中枢迅速衰竭,若处理不及时则为产妇致死的主要原因。临床表现为注药后,出现迅速广泛的感觉与运动神经阻滞,意识丧失、呼吸衰竭、循环衰竭。

预防措施：麻醉医师熟练操作技巧,按常规细心操作,以免刺破硬膜,一旦穿破可向上改换间隙,但需注意注入局麻药用量减少,必要时改全麻完成手术。同时要求规范的操作程序,如试验剂量 3～5 mL 后的细心观察,置管、给药前的常规回抽,及少量间断注药。

处理原则：一旦发现全脊髓麻醉,应当立即按照心肺脑复苏(CPCR)程序实施抢救处理,维持产妇呼吸及循环功能的稳定,若能维持稳定对产妇及胎儿没有明显不利影响。争取同时实施剖宫产术,尽快终止妊娠娩出胎儿。如果心搏骤停发生,施救者最多有 4～5 分钟来决定是否可以通过基本生命支持和进一步心脏生命支持干预使心脏复跳。娩出胎儿可能通过缓解对主动脉、腔静脉的压迫来改善心肺复苏产妇的效果。

3.腰麻(SA)

(1)腰麻的特点:①起效快,肌松良好,效果确切。②与硬膜外阻滞相比,用药量小,对母胎的药物毒性作用小。

(2)腰麻的方法:左侧(或右侧)卧位,选择 L_3～L_4 为穿刺部位。

(3)常用局麻药及浓度的选择。①轻比重液:0.125％丁哌卡因 7.5～10.0 mg(6～8 mL),0.125％罗哌卡因 7.5～10.0 mg(6～8 mL)。②等比重液:5％丁哌卡因≤10 mg,0.5％罗哌卡因≤10 mg。③重比重液:0.75％丁哌卡因 2 mL(15 mg)＋10％葡萄糖 1 mL＝3 mL,注药 1.0～1.5 mL(5.0～7.5 mg),0.75％罗哌卡因 2 mL(15 mg)＋10％葡萄糖 1 mL＝3 mL,注药 2.0～2.5 mL(10.0～12.5 mg),临床中轻比重与重比重液常用。

(4)常见并发症及处理。①头痛:是腰麻常见的并发症,由于脑脊液通过硬脊膜穿刺孔不断丢失,使脑脊液压力降低、脑血管扩张所致。腰麻后头痛与很多因素有关:穿刺针的直径、穿刺方法及局麻药中加入辅助剂的种类均会影响到头痛的发生率,如加入葡萄糖可使头痛发生率增高,而加入芬太尼(10 μg)头痛发生率则降低。典型的症状为直立位头痛,而平卧后则好转。疼痛多为枕部、顶部,偶尔也伴有耳鸣、畏光。预防措施:尽可能采用细穿刺针(25 G、26 G 或 27 G)以减轻此并发症;新型笔尖式穿刺针较斜面式穿刺针占有优势;直入法引起的脑脊液漏出多于旁入法,所以直入法引起的头痛发生率也高于旁入法。治疗方法:去枕平卧;充分扩容,避免应用高渗液体,使脑脊液生成量多于漏出量,其压力可逐渐恢复正常;静脉或口服咖啡因可以收缩脑血管,从而用于治疗腰麻后头痛;硬膜外持续输注生理盐水(15～25 mL/h)也可用于治疗腰麻后头痛;硬膜外充填血法,经上述保守治疗后仍无效,可使用硬膜外充填血疗法。80％～85％脊麻后头痛患者,5 天内可自愈。②低血压:单纯腰麻后并发低血压的发生率高于硬膜外阻滞,其机制与处理原则同前所述,麻醉前进行预扩容,麻醉后调整患者的体位可能改善静脉回流,从而增加心排血量,防止低血压。进行扩容和调整体位后血压仍不升,应使用血管加压药,麻黄碱是最常用的药物,它兼有 α 受体及 β 受体兴奋作用,可收缩动脉血管以升高血压,也能加快心率,一次常用量为 5～10 mg。③平面过广:腰麻中任何患者都可能出现平面过广,通常出现于脊麻诱导后不久。平面过广的症状和体征包括恐惧、忧虑、恶心、呕吐、低血压、呼吸困难、甚至呼吸暂停、意识不清,治疗包括给氧、辅助呼吸及维持循环稳定。④穿刺损伤:比较少见。在同一部位多次腰穿容易损伤,尤其当进针方向偏外侧时,可刺伤脊神经根。脊神经被刺伤后表现为 1 根或 2 根脊神经根炎的症状。⑤化学或细菌性污染:局麻药被细菌、清洁剂或其他化学物质污染可引起神经损伤。用清洁剂或消毒液清洗脊麻针头,可导致无菌性脑膜炎。使用一次性脊麻用具既可避免无菌性脑膜炎,也可避免细菌性脑膜炎。而且局麻药的抽取、配制应注意无菌原则。⑥马尾综合征:通常用于腰麻的局麻药无神经损伤作用,但是目前临床有腰麻后截瘫的报道。表现为脊麻后下肢感觉及运动功能长时间不恢复,神经系统检查发现鞍骶神经受累、大便失禁及尿道括约肌麻痹,恢复异常缓慢。

由于腰麻的并发症多且严重,近年来单独腰麻应用得较少。

4.连续腰麻

随着微导管技术的出现,使得连续腰麻成为可能。连续腰麻的优点主要是使传统的腰麻时间任意延长;但是连续腰麻不仅操作不方便,而且导管置入蛛网膜下腔较费时、腰麻后头痛的发生率也随之增加,目前在临床上还很少应用。

5.腰麻-硬膜外联合麻醉(CSEA)

(1)CSEA 是近年来逐渐受欢迎的一种新型麻醉技术,其优点:①起效快、肌松满意、阻滞效果好、镇痛作用完善。②麻醉药用量小,降低了药物对母体和胎儿的不良影响。③可控性好,灵活性强,可任意延长麻醉时间,并可提供术后镇痛。④笔尖式穿刺针对组织损伤小,脑脊液外漏少,头痛发生率低。

(2)常用的 CSEA 有两种:①单点法(针内针法),左侧(或右侧)卧位,选择 $L_3 \sim L_4$ 进行穿刺,穿刺针进入硬膜外隙后,将腰麻针经硬膜外针内腔向前推进直到出现穿破硬脊膜的落空感,拔出腰麻针芯,见脑脊液流出,将局麻药注入蛛网膜下腔,然后拔出腰麻针,再经硬膜外针置入导管。其不足之处是当发生置管困难时,可能在置管时其麻醉固定于一侧或放弃置管则会出现麻醉平面不够。②双点法,常用 $T_{12} \sim L_1$ 间隙行硬膜外穿刺置管,$L_3 \sim L_4$ 间隙进行腰麻。优点在于麻醉平面易控性好,硬膜外穿刺和腰穿不在同一椎间隙,减少硬膜外注入的局麻药进入蛛网膜下腔的量及导管进入蛛网膜下腔的机会。

(3)常用局麻药及浓度选择:常用局麻药的比重、浓度与药量同腰麻所述。

(4)CSEA 在临床应用中的地位及注意事项:①由于其阻滞快速、肌松完善等特点,使 CSEA 优于 CEA,尤其在紧急剖宫产时。②由于其头痛发生率、局麻药的用量、低血压发生率均低于 SA,使 CSEA 的临床应用多于 SA。③CSEA 在临床中应用的比例越来越高,但应注意硬膜外导管可经腰麻针穿破的硬脊膜孔误入蛛网膜下腔,硬膜外给药进行补充阻滞范围或进行术后镇痛时均应先注入试验量。④鉴于 CSEA 的患者有截瘫等神经损伤的发生率,建议选择 $L_3 \sim L_4$ 间隙实施腰穿。

(五)全身麻醉

1.全麻的特点

剖宫产全身麻醉最大的优点是诱导迅速,低血压发生率低,能保持良好的通气,便于产妇气道和循环的管理。其次,全身麻醉效果确切、能完全消除产妇的紧张恐惧感、产生理想的肌松等都是区域麻醉无法比拟的,尤其适用于精神高度紧张与椎管内麻醉有禁忌的产妇。其不足在于母体容易呕吐或反流而致误吸,甚至死亡。此外,全麻的操作管理较为复杂,要求麻醉者有较全面的技术水平和设备条件,麻醉用药不当或维持过深有造成新生儿呼吸循环抑制的危险。

在我国,全麻在产科剖宫产术中应用不多,但近几年随着重症产妇的增多,为确保产妇与胎儿的安全,在全麻比例上升的同时,全麻的质量也逐渐在提高。

择期剖宫产采用全身麻醉的适应证:①凝血功能障碍者。②某些特殊心脏病患者,因心脏疾病不能耐受急性交感神经阻滞,如肥厚型心肌病,法洛四联症,单心室,Eisenmenger 综合征,二尖瓣狭窄,扩张型心肌病等。③严重脊柱畸形者。④背部皮肤炎症等不宜行椎管内麻醉者。⑤拒绝区域麻醉者。

全身麻醉对胎儿的影响主要通过 3 条途径。

(1)全麻药物对胎儿的直接作用:目前所用的全麻药物几乎都会对胎儿产生不同程度的抑制作用,其中镇静、镇痛药的作用最明显。决定全麻药物对胎儿影响程度的关键因素除了用药种类和剂量外,主要是麻醉诱导至胎儿娩出时间(I-D Intervals)的长度。Datta 等认为,全麻下 I-D 时间大于 8 分钟时就极有可能发生低 Apgar 评分,因此,应尽量缩短麻醉诱导至胎儿娩出时间,提高手术者的操作水平以缩短切皮至胎儿娩出时间,使全麻对胎儿的影响降到最低点。

(2)全麻引起的血流动力学变化特别是子宫胎盘血流的改变对胎儿氧供的影响:在全麻时,尽管低血压发生率较低,但我们也应该意识到 90% 的临产产妇平卧时子宫都会对腹主动脉、下腔静脉造成压迫,我们在手术前应考虑到体位的问题,避免仰卧位低血压综合征的发生,减少血管活性药物的使用,因为这些药物虽然可以维持血流动力学的稳定但是他们却减少了子宫胎盘的血流。

(3)全麻过程中通气、换气情况的改变所致的酸碱变化及心排血量的变化对胎儿的影响:因产妇的氧耗量增加,功能残气量减少,氧储备量下降,在麻醉诱导前先用面罩吸纯氧或深吸气 5 分钟,以避免产妇及胎儿低氧血症的发生。而且在全麻中应维持动脉二氧化碳分压在 4.3～4.5 kPa(32～34 mmHg),在胎儿娩出前避免过分过度通气,因由此产生的碱血症会使胎盘和脐带的血流变迟缓,并使母体的氧离曲线左移,减少氧的释放,影响母体向胎儿的氧转运。

2.麻醉方法

产妇进入手术室后,采取左侧卧位或垫高右侧臀部 30°,使之稍向左侧倾斜。连续监测血压、心电图、脉搏血氧饱和度,开放静脉通路,准备吸引器,选择偏细的气管导管、软导丝、粗吸痰管及合适的喉镜,做好困难插管的准备。同时手术医师进行消毒、铺巾等工作准备,开始诱导前,充分吸氧去氮 3～5 分钟。静脉快速诱导,硫喷妥钠(4～6 mg/kg)或丙泊酚(1.0～2.0 mg/kg)、氯琥珀胆碱(1.0～1.5 mg/kg)静脉注射,待产妇意识消失后由助手进行环状软骨压迫(用拇指和中指固定环状软骨,示指进行压迫),待咽喉肌松弛后放置喉镜行气管内插管。证实导管位置正确并使气管导管套囊充气后才可松开环状软骨压迫,此法可有效减少呕吐的发生。麻醉维持在胎儿娩出前后有所不同,胎儿娩出前需要浅麻醉,为满足产妇与胎儿的氧供可以吸入 1∶1 的氧气和氧化亚氮,并辅以适量吸入麻醉药(恩氟烷、异氟烷、七氟烷),以不超过 1% 为佳,肌松剂选用非去极化类(罗库溴铵、维库溴胺、顺阿曲库铵),这些药通过胎盘量少。阿片类药对胎儿异常敏感,宜取出胎儿,断脐后应及时加深麻醉。娩出胎儿后静脉注射芬太尼(100 μg)或舒芬太尼(10 μg),同时氧化亚氮浓度可增至 70%。手术结束前 5～10 分钟停用吸入药,用高流量氧"冲洗"肺泡以加速苏醒。待产妇吞咽反射,呛咳反射和神志完全恢复后才可以拔除气管内导管。

总之,剖宫产全麻应注意的环节如下:①仔细选择全麻药物及剂量。②有效防治仰卧位低血压综合征。③断脐前避免过度通气,以防止子宫动脉收缩后继发胎盘血流降低,对胎儿造成不利影响。④认真选择全麻诱导时机(待消毒,铺巾等手术准备就绪后再诱导),以尽力缩短 I-D 时间。通过注意各环节,全麻对胎儿的抑制是有可以避免的。

3.全身麻醉的并发症及处理

(1)插管困难:由于足月妊娠后产妇毛细血管充血,体内水分潴留,致舌、口底及咽喉等部位水肿;另一方面脂肪堆积于乳房及面部。这些产妇特有的病生理特点使困难气管插管的发生率大为提高。产妇困难插管的发生率约为 0.8%,较一般人群高 10 倍,Mallampati 气道评分Ⅳ级和上颌前突被认为是产妇困难气道的最大危险因素。产妇死亡病例中有 10% 没有进行适当的气道评估,随着椎管内麻醉比例的增加,产妇总的病死率有所下降,但全麻病死率几乎没有改变。1979—1990 年的一项麻醉相关的产妇死亡的研究显示,因气道问题死亡占全麻死亡的 73%。问题在于:没有足够时间评估气道;意料外的气道水肿;急诊手术;操作者水平所限;对插管后位置确认不够重视等。对策:根据实际情况尽可能全面的评估气道;除常规备齐各型导管、吸引器械等设施外,可能尚需备气道食管联合导管、喉罩等气道应急设施,并做好困难插管的人员等准备,当气管插管失败后,使用面罩正压通气,或能使口咽通畅的仪器保证通气,如果仍不能通气或不能使患者清醒,那么就应该实施紧急气管切开了。

(2)反流误吸:反流误吸也是全麻产妇死亡的主要原因之一,急诊手术和困难插管时更容易出现。不做预防处理时,误吸综合征的发生率为0.064%。在美国,大多数医院碱化胃液已作为术前常规。尽管没有一个药物能杜绝反流,但30 mL的非颗粒抗酸剂可显著降低反流后的风险。H_2受体阻滞剂(如雷尼替丁)虽能碱化胃液但不能立即起效,需提前2小时服用,其余对策包括术前严格禁食水;麻醉前肌内注射阿托品0.5 mg;快速诱导插管时先给小剂量非去极化型肌松药如维库溴铵1mg以消除琥珀胆碱引起的肌颤,避免胃内压的显著升高;诱导期避免过度正压通气,并施行环状软骨压迫闭锁食管;给予5-HT受体拮抗剂如格雷司琼预防呕吐。

(3)术中知晓:术中知晓是产科全身麻醉关注的另一个问题,部分全麻剖宫产者主诉术中做梦或能回忆起术中的声音,但全麻剖宫产术中知晓的确切发生率目前尚无统计。术中知晓并不一定导致显性记忆,但即便是在没有显性记忆的情况下,隐性记忆也可产生不良影响,甚至是创伤后应激反应综合征(PTSD)。有研究发现,单纯50%的氧化亚氮并不能提供足够的麻醉深度,术中知晓的发生率可高达26%。有学者对3 000例孕妇辅以低浓度的强效挥发性麻醉药(如0.5%的氟烷、0.75%的异氟烷或1%的恩氟烷或七氟烷),可使知晓发生率降至0.9%,同时不增加新生儿抑制。娩出后适当增加氧化亚氮和挥发性麻醉药的浓度,给予阿片类或苯二氮䓬类药物以维持足够的麻醉深度也可降低知晓的发生率。

(4)新生儿抑制:除某些产前急症外,很多原因都可导致新生儿抑制,已证实,臀位和I-D时间延长是导致全麻下剖宫产新生儿抑制和窒息的重要因素。有研究显示,全麻和椎管内麻醉下行择期剖宫产时,新生儿酸碱状态、Apgar评分、血浆β内啡肽水平、术后24小时和7天行为学均无明显差异,但全麻下I-D时间与1分钟Apgar评分存在显著相关。I-D时间<8分钟,对新生儿的抑制作用有限;I-D时间延长,可减少Apgar评分,但只要防止产妇低氧和过度通气、主动脉压迫和低血压或是控制I-D时间<3分钟,新生儿的酸碱状态可不受影响。

(5)宫缩乏力:挥发性吸入麻醉药呈浓度相关性抑制宫缩,这在娩出前是有益的,但术后可能导致出血。有人分别用0.5MAC的异氟烷和8 mg/(kg•d)丙泊酚持续输注维持麻醉(两组都合用67%N_2O和33%O_2),结果异氟烷组产妇宫缩不良比例较高。如果能将挥发性吸入麻醉药浓度控制在0.8~1.0MAC以下,子宫仍能对缩宫素有良好的反应。氧化亚氮对子宫张力无直接影响。氯胺酮对宫缩的影响各家报道不一。

(6)产妇死亡和胎儿死亡:尽管全麻下剖宫产的相对危险度较高,但考虑到全麻在高危剖宫产术中的地位,全麻剖宫产母婴病死率高居不下也不足为奇。美国麻醉护士协会(AANA)对1990—1996年有关产科麻醉的内部资料进行回顾:新生儿死亡和产妇死亡是最常见的严重并发症,分别占27%和22%,产妇死亡病例中有89%是在全麻下实施剖宫产的,不能及时有效控制气道是导致产妇死亡最主要原因。

二、紧急剖宫产麻醉

紧急剖宫产是指分娩过程中母体或胎儿出现异常紧急情况需快速结束分娩而进行的手术,是产科抢救母胎生命的有效措施之一。常见原因为胎儿宫内窘迫、前置胎盘、胎盘早剥、脐带脱垂、忽略性横位、肩难产、子宫先兆破裂、产时子痫等,以急性胎儿宫内窘迫因素手术者为多见。由于手术是非常时刻临时决定的,以最快的速度结束产程、减少手术并发症、降低新生儿窒息率、保证母婴安全,高质量地完成手术是最终目的。故急诊剖宫产麻醉的选择非常重要。

紧急剖宫产时通常选择全麻,或静脉麻醉辅助下的局麻,也可通过原先行分娩镇痛的硬膜外导管施行硬膜外麻醉。美国妇产科学会(ACOG)指出,对于因胎心出现不确定节律变化而行剖宫产者,不必要将椎管内麻醉作为禁忌,腰麻-硬膜外联合麻醉使麻醉诱导时间缩短,镇痛及肌松作用完全,内脏牵拉反应少,避免了应用镇静镇痛药对胎儿造成的不良影响,减少新生儿窒息和手术后并发症,提高了剖宫产抢救胎儿的成功率,对减少手术后并发症起到很大的作用,是多数胎儿宫内窘迫可选择的麻醉方式。而且如果事先已置入硬膜外导管,通过给予速效的局麻药足以应付大多数紧急情况。如遇到子宫破裂、脐带脱垂伴显著心动过缓和产前大出血致休克等情况仍需实施全麻。

注意要点:①对急诊或子痫昏迷患者需行全麻时,宜按饱胃处理,留置胃管抽吸,尽可能排空胃内容物。术前给予 H_2 受体阻滞药,如西咪替丁以减少胃液分泌量和提高胃液的 pH,给予5-HT受体拮抗剂如格雷司琼预防呕吐。②快速诱导插管时先给小剂量非去极化型肌松药以消除琥珀胆碱引起的肌颤,避免胃内压的显著升高,插管时施行环状软骨压迫闭锁食管,以防反流误吸。③常规备好应对困难气道的器具,如小号气管导管、管芯、喉罩、纤支镜等。④由于氯胺酮的全身麻醉效应及其固有的交感神经兴奋作用,故对妊娠高血压综合征、有精神病史或饱胃产妇禁用,以免发生脑血管意外、呕吐误吸等严重后果。

三、特殊剖宫产麻醉

(一)多胎妊娠

一次妊娠有两个或两个以上的胎儿,称为多胎妊娠。多胎妊娠属高危妊娠,与单胎妊娠相比较,具有妊娠并发症发生率高,病情严重等特点,并易导致胎儿生长受限,低体重儿发生率高,其围产儿病死率是单胎妊娠的 3~7 倍,随着辅助生育技术的提高和广泛开展,多胎妊娠发生率近年来有上升趋势,故如何做好多胎妊娠的分娩期处理十分重要。而多胎妊娠的分娩方式选择又与新生儿窒息密切相关,所以选择正确的分娩方式尤为重要。分娩方式对新生儿的影响:研究表明,第一胎儿出生后新生儿评分在剖宫产与阴道分娩两组间并无差异,而第二、三胎经阴道分娩组新生儿窒息率显著高于剖宫产组。因此,对于手术前已明确胎位不正、胎儿较大、产道狭窄或阴道顺产可能性不大的多胎妊娠,以及前置胎盘、妊娠高血压综合征、瘢痕子宫及有母体并发症的产妇等应以剖宫产为宜。

1.多胎妊娠,妊娠期和分娩期的病理生理变化

(1)心肺功能易受损:多胎患者,宫底高,可引起腹腔和胸腔脏器受压,心肺功能受到影响,血流异常分布。胎儿取出后腹压骤减,受压的腹部脏器静脉扩张,双下肢血流增加,循环血容量不足引起血压下降;或胎儿取出后腹压骤减使下肢淤血回流,血压上升加重心衰。因此在取胎儿时严密观察血压、心率、呼吸的变化,进行补液和使用缩血管药或扩血管药维持循环稳定。

(2)易并发妊娠高血压综合征:由于子宫腔过大,子宫胎盘循环受阻造成胎盘缺氧,如合并羊水过多,使胎盘缺血更甚,更易发生妊娠高血压综合征,比单胎妊娠明显增多,发生时间更早,而且严重并发症如胎盘早剥、肺水肿、心力衰竭多见。

(3)易并发贫血:多胎妊娠孕妇为供给多个胎儿生长发育,从母体中摄取的铁、叶酸等营养物质的量就更多,容易引起缺铁性贫血和巨幼红细胞性贫血;另外,多胎妊娠孕妇的血容量平均增加 50%~60%,较单胎妊娠血容量增加 10%,致使血浆稀释,血红蛋白和血细胞比容低、贫血发

生程度严重,使胎儿发育受限。贫血不及时纠正,母体易发贫血性心脏病。

(4)易并发早产:多胎妊娠子宫过度膨胀,宫腔内压力增高,易发生胎膜早破,常不能维持到足月,早产儿及低体重儿是围产儿死亡的最主要因素,也是多胎妊娠最常见的并发症之一。

(5)易并发产后出血:多胎妊娠由于子宫腔容积增大,压力增高,子宫平滑肌纤维持续过度伸展导致其失去正常收缩功能,且多胎妊娠有较多的产前并发症。妊娠高血压综合征者因子宫肌层水肿,以及长期使用硫酸镁解痉易引起宫缩乏力导致产后出血。此外,多胎妊娠子宫肌纤维缺血缺氧、贫血和凝血功能的变化、胎盘附着面大,使其更容易发生产后出血。准备好常用的缩宫剂,如缩宫素、卡孕栓等,以及母婴急救物品、药品;术中建立两条静脉通道,做好输血、输液的准备。

2.多胎妊娠的麻醉处理要点

(1)重视术前准备:合并心力衰竭者一般需经内科强心、利尿、扩血管、营养心肌等综合治疗以改善心功能。妊娠高血压综合征轻、中度者一般不予处理,重度者给硫酸镁等解痉控制血压,以提高麻醉和手术耐受性。

(2)椎管内麻醉是首选方法:因其止痛效果可靠,麻醉平面和血压较易控制。宫缩痛可获解除,对胎儿呼吸循环几乎无抑制。

(3)充分给氧:妊娠晚期由于多胎子宫过度膨胀,膈肌上抬可出现呼吸困难等压迫症状。贫血发生率达 40%,还有严重并发症如心力衰竭。氧疗能提高动脉血氧分压,对孕妇和胎儿均有利,故应常规面罩吸氧。

(4)合适体位:仰卧位时手术床应左倾 20°～30°角,以防仰卧位低血压综合征的发生。有报道 90% 产妇于临产期取平卧位时出现仰卧位低血压综合征。多胎妊娠发生率更高。

(5)加强术中监护:常规监测心电图、血压、脉搏血氧饱和度、尿量,维持术中生命体征平稳。血压过低、心率过缓者,给麻黄碱、阿托品等心血管活性药。心力衰竭、妊娠高血压综合征者,随着硬膜外麻醉起效,血管扩张,血压一般会有所下降,只有少数患者才需降压处理。注意补液输血速度,特别是重度妊娠高血压综合征者,往往已使用大量镇静解痉药及降压利尿药,注意预防术中、术后循环衰竭的发生。

(6)促进子宫收缩减少产时出血:多胎妊娠剖宫产中最常见并发症是产后出血,主要原因是子宫收缩力差。子宫肌层注射缩宫素 10 U,静脉滴注缩宫素 20 U,多能获得理想的宫缩力量,促进子宫收缩减少产后出血。

(7)重视新生儿急救处理:由于双胎妊娠子宫过度膨胀,发生早产可能性明显增加,平均孕期 260 天,有一半胎儿体重<2 500 g。多胎妊娠的新生儿中低体重儿,早产儿比例多,应做好新生儿抢救保暖准备,尽快清除呼吸道异物。重度窒息者尽早气管插管,及时建立有效通气。心率过缓者同时胸外心脏按压,并注射血管活性药物和纠酸药品等。

(8)术后镇痛:适当的术后镇痛可缓解高血压,心力衰竭,有利于产妇康复。

(二)畸形子宫

畸形子宫类型有双子宫、纵隔子宫、双角子宫、单角子宫、弓形子宫等。畸形子宫合并妊娠后,在分娩时可发生产程延长,胎儿猝死及胎盘滞留等。为挽救胎儿,畸形子宫妊娠的分娩方式多采用剖宫产。但就麻醉而言,无特殊处理,一般采用椎管内麻醉均可满足手术。

(三)宫内死胎

宫内死胎指与孕期无关,胎儿在完全排出或取出前死亡。尽管围生期病死率下降,宫内死胎的发生率一直持续在 0.32%,宫内死胎稽留可引起严重的并发症——死胎综合征,这会引起潜在的、渐进的凝血障碍,纤维蛋白原浓度下降<120 mg/dL,血小板减少<100 000/μL,aPTT延长大多在纤维蛋白原浓度下降<100 mg/dL时才出现。凝血障碍发生率(平均10%~20%)首先取决于死胎稽留的时间:在宫内胎儿死亡最初10天内这种并发症很少出现,时间若超过5周,25%~40%的病例预计发生凝血障碍病。因为从胎儿死亡到开始治疗的时间大多不明,确诊死胎后,为排除凝血障碍的诊断必须立即进行全套凝血检查:纤维蛋白原浓度、抗凝血酶Ⅲ浓度、血小板计数、aPTT、凝血活酶值及D-二聚体。对血管内凝血因子消耗有诊断意义的是纤维蛋白原浓度下降至120 mg/dL以下,抗凝血酶Ⅲ的明显下降,血小板减少至100 000/μL以下,aPTT延长及D-二聚体浓度升高。治疗应在止血能力降低时(如纤维蛋白原<100/dL),及时给予新鲜冰冻血浆,给予浓缩血小板的绝对适应证是血小板降至20 000/μL以下。凝血障碍严重者均采用全麻完成手术。

(四)产妇脊柱畸形

产妇脊柱畸形,伴随不同程度的胸腔容量减小,加上妊娠中晚期膈肌上抬,严重者可出现肺纤维化、肺不张、肺血管闭塞或弯曲等,引起肺活量降低和肺循环阻力增加,导致肺动脉高压和肺源性心脏病。如发生肺部感染,更增加通气困难,易致心肺功能不全。此外,妊娠期血容量比非孕时血容量增加约35%,至孕32~34周达高峰,每次心排血量亦增加20%~30%,心脏负荷明显加重。因此脊柱畸形合并妊娠常引起呼吸循环衰竭,严重者威胁母儿生命。脊柱畸形孕妇对自然分娩的耐受力极低,一旦胎儿成熟,应择期行剖宫产终止妊娠,以孕36~37周为宜。临床麻醉医师应依据脊柱畸形部位、严重程度及自身的麻醉技术水平来选择麻醉方式。

(刘　健)

第四节　先兆子痫-子痫的麻醉

先兆子痫是在世界范围内引起母亲严重并发症甚至死亡和胎儿死亡的主要原因,在第三世界国家尤其突出。引起孕产妇死亡的原因包括:脑血管意外、肺水肿和肝脏坏死。

先兆子痫最重要的特征是在妊娠20周后初次发生的高血压和蛋白尿,可进一步分为轻度、中度和重度。轻度先兆子痫的定义是既往血压正常的女性其舒张压超过12.0 kPa(90 mmHg),蛋白尿小于0.3 g/24 h。重度先兆子痫是指满足如下条件中至少一项者:①间隔6小时以上的两次测压,收缩压大于21.3 kPa(160 mmHg)或舒张压大于14.7 kPa(110 mmHg)。②迅速升高的蛋白尿(>3 g/24 h)。③24小时尿量少于400 mL。④脑激惹或视觉障碍症状。⑤肺水肿或发绀。此外,不论高血压的程度如何,只要有惊厥发生就应诊断为子痫。

一、病因学

先兆子痫-子痫的潜在机制目前仍未作出定论。一个主要理论是母体对胎儿组织出现了免疫排斥,最终引起子宫胎盘缺血。

二、病理生理学

许多研究已表明,先兆子痫中缺血胎盘释放的子宫肾素、血管紧张素能广泛地影响全身小动脉,这将导致其闭塞性痉挛,特别是直径 $200\ \mu\mathrm{m}$ 以下的小动脉更易发生痉挛,从而引起高血压、组织缺氧、内皮受损。同时血管内物质如血小板,纤维蛋白等通过损伤的血管内皮而沉积,进一步使小动脉管腔狭小,外周血管阻力增加,使血液浓缩,血容量不足,全血及血浆黏度增高及高脂血症,可明显影响微循环灌流,促使血管内凝血的发生。血管紧张素介导的醛固酮分泌增加可增加钠的重吸收与水肿。这些病理变化必将导致重要脏器相应变化和凝血活性的改变。涉及的系统如下。

(一)中枢神经系统

中枢神经系统激惹可表现为头痛、视觉障碍、反射亢进甚至惊厥。其病因学更倾向于建立在血管痉挛和缺氧的基础上,而非原先认为的大脑水肿。与高血压脑病不同的是,惊厥并非与血压的升高直接相关。

(二)心血管系统

尽管先兆子痫常伴有水钠潴留,但液体与蛋白从血管内转移至血管外可导致血容量不足。先兆子痫产妇平均血容量较正常产妇血容量低 9%,在重度病例中可低至 30%～40%。外周血管收缩导致的体循环阻力增高和左室每搏功指数升高,易导致左室劳损,由此可能出现与中心静脉压和肺毛细血管楔压无甚关联的左室舒张功能障碍。因此容量治疗时应在 MAP、CVP 的监测下、在合理应用扩血管的药物下小心进行。

(三)凝血系统

血小板附着于内皮损伤处导致消耗性凝血病,使多达 1/3 的患者罹患血小板减少症,某些严重病例其血小板计数可急剧下降。此外还可能存在血小板功能的异常。严重病例可能进展为先兆子痫的特殊类型——HELLP 综合征,即溶血,肝酶升高,血小板数降低,而高血压和蛋白尿反而是轻微的。

(四)呼吸系统

呼吸系统可表现为肺水肿和上呼吸道(特别是喉)水肿,它可造成呼吸窘迫和气管插管困难,临床中应特别注意,但在病程末期以前很少出现肺的受累。肺水肿最常见于分娩之后,多是由于循环负荷过重、心力衰竭或惊厥时吸入胃内容物造成。

(五)肝脏

肝功能实验室检查显示肝酶水平升高而活性降低,在 HELLP 综合征中尤为突出,这可能是由肝血流降低导致不同程度和范围的缺血或坏死引起。肝破裂是一项罕见但常可致死的并发症。

(六)肾脏

在肾脏肾小球内皮细胞水肿和纤维素沉积,造成毛细血管收缩,肾血流和肾小球滤过率降低,出现少尿和蛋白尿的特征性症状。在伴有低血压和 HELLP 综合征时,疾病常常进展到急性肾衰竭,不过,肾脏的预后通常良好。

(七)胎儿胎盘单位

胎盘灌注减少普遍会导致胎儿宫内发育迟缓,胎盘早剥和早产也有很高的发生率。通常需要提早分娩,从而导致胎儿不成熟。

三、围术期处理

先兆子痫的处理包括手术和非手术两方面。因为重症监护技术特别是心血管监控及疼痛管理领域的专门技术均会起到重要的作用,所以严重先兆子痫病例的两方面处理都应有麻醉医师的参与。

减少母体和胎儿并发症的目标:处理高血压、预防与控制惊厥、提高组织灌注、液体疗法与少尿的处理、决定何时分娩、凝血功能异常的处理。在严重病例治疗应持续至分娩后 24~48 小时。

(一)高血压的控制

先兆子痫患者在降低血压的同时维持甚至提高组织灌注很重要,因此把高血压降至正常水平低限并不恰当,将平均动脉压控制在 13.3~18.7 kPa(100~140 mmHg)较合适。轻度先兆子痫可能只需要卧床休息,以避免主动脉和腔静脉受压。扩血管应在扩容之后进行,以避免血压下降。

1.肼屈嗪

静脉注射,每次给药 5 mg,随后以 5~20 mg/h 的速度持续静脉滴注以控制血压。该药物是直接生效的血管扩张药,是用于控制先兆子痫性高血压的最常用药物,它可增加子宫胎盘和肾血流。双肼屈嗪起效缓慢(约 15 分钟),重复给药应该间隔 20 分钟。如果间隔时间不够可能会发生严重的低血压。低血压和心动过速通常对补液有良好的反应。

2.甲基多巴

甲基多巴通常是有一定慢性因素的高血压患者的用药。标准剂量也可引起嗜睡、抑郁和直立性低血压。长期用药经验表明,孕妇分次用药,日剂量 1~3 g 是安全的。

3.硝苯地平

硝苯地平虽然是个合理的选择,但对于在先兆子痫患者中的应用尚未得到广泛研究。它的主要用途是对超高血压的紧急处理,常用剂量为 10 mg 口服。短效硝苯地平的剂型为嚼服胶囊的形式,这种服药方法和广泛应用的舌下含服相比要有效和可靠得多。

4.β 受体阻滞剂

由于β受体阻滞剂对妊娠中晚期胎儿有毒性作用,出于担心β受体阻滞剂对胎儿的影响,在妊娠危重患者使用这类药物是不明智的。然而有人报道拉贝洛尔已在小部分患者中成功使用。

5.硝普钠/硝酸甘油(持续泵入)

硝酸甘油主要作用于静脉容量血管,在扩容之后疗效会降低。硝普钠,一种强效的阻力和容量血管扩张剂,具有起效快和持续时间短的特点,看似理想的降压药,然而出于其代谢产物——氰化物对胎儿毒性的担心,限制了该药的临床应用。

6.静脉液体疗法

有学者报道扩充血浆容量可从本质上促使血管扩张,降低血压,改善局部血流,优化血管扩张药物的效果。然而在严重的特别是产后发生的先兆子痫中,血浆胶体渗透压降低伴有左室功能障碍,可导致肺水肿和脑水肿的高发率。因此,如果对严重病例进行扩容,就必须监测肺毛细血管楔压。中心静脉压的绝对值对预测肺水肿的风险并无价值,但是通过观察 CVP 的反应谨慎地静脉滴注补液,也是判断心室处理新增容量能力的有用手段。

(二)惊厥管理

目前硫酸镁已被确立为预防反复的子痫惊厥的特效药。在先兆子痫患者惊厥的预防中,静脉注射镁剂的地位也是明确的。尚无文献明确表明什么是终止子痫惊厥的最佳药物。

1.硫酸镁

硫酸镁既是有效的脑血管扩张药,又是强有力的儿茶酚胺受体拮抗剂。治疗血药浓度位于

2～4 mmol/L。有两种普遍应用的给药方法：①肌肉加静脉注射法，指的是静脉注射 4 g 硫酸镁，静脉注射时间要超过 20 分钟；加上一次肌内注射 10 g，随后每 4 小时在每侧臀部各肌内注射 5 g。②静脉注射法则给予 4 g 的负荷剂量，然后每小时 1～3 g 持续静脉泵入以维持治疗血药浓度水平。

镁剂注射的主要不良反应是神经肌肉阻滞，它和血浆镁浓度呈线性关系。通过每隔 1 小时检查膝反射的方法进行神经肌肉监测是判断早期毒性的标准手段。如果发生反射减退，应停止输液直至反射恢复。因为镁通过降低运动神经末梢乙酰胆碱释放，降低终板对乙酰胆碱敏感性和抑制骨骼肌膜兴奋性而增强去极化和非去极化肌松药作用时间和作用强度，在全麻应用肌松剂时最好有神经肌肉监测。肾脏是镁剂的唯一排泄途径，因此肾功能受损是使用镁离子的相对禁忌证。

2.地西泮

地西泮仍是广泛用于终止惊厥发作的一线药物，每次给药 5～10 mg，重复给药直至起效。可预防性使用地西泮 10 mg/h 持续泵入，但可能导致过度镇静从而给气道带来危险。对胎儿特别是早产儿产生抑制是导致该药应用减少的主要原因之一。目前更倾向于使用硫酸镁。

3.苯妥英钠

虽然该药在过去广泛用于子痫惊厥的预防和控制，但最近的证据并不支持这一用法。

惊厥的预防应该从出现头痛、视觉障碍、上腹痛或反射增强等大脑激惹征象时开始。单独的高血压并不一定是抗惊厥治疗的指征，惊厥也有可能在血压中度升高时发作，因此仅血压一项并非为预测惊厥发作可能性的可靠指标。

决定分娩：产科医师通常在母亲的疾病极其严重时采取择期剖宫产。这往往取决于母亲疾病和胎儿存活力之间的平衡。

四、麻醉与镇痛

(一)术前准备

1.详细了解治疗用药

详细了解药物种类和剂量，最后一次应用镇痛药和降压药的时间，以掌握药物对母胎的作用和不良反应，便于麻醉方法的选择和对可能发生不良反应的处理。

2.临床观察

应常规观察硫酸镁用药后的尿量，有无呼吸抑制，检查膝反射、心率和心电图，有无房室传导阻滞，如有异常应查血镁离子浓度。一旦有中毒表现应给予钙剂拮抗治疗。

3.术前停用降压药

应用 α、β 受体拮抗药；血管紧张素转换酶抑制剂，应在麻醉前 24～48 小时停药。该类药与麻醉药多有协同作用，易导致术中低血压。

总之，麻醉医师必须确保血容量、肾功能及高血压的控制和抗惊厥治疗是否已达到最佳状态。

(二)分娩镇痛

可以允许轻到中度先兆子痫患者继续正常分娩。如果凝血功能正常，以及早进行硬膜外阻滞不仅有助于控制血压和扩张血管，还能减轻由疼痛引起的应激反应和儿茶酚胺释放，往往对患者的管理有所裨益。

(三)麻醉选择

先兆子痫剖宫产手术时怎样选择麻醉技术,是全身麻醉还是区域阻滞,母亲和胎儿的利益及麻醉医师的相关技能都应被考虑在内。

全身麻醉是用于意识程度降低患者的唯一推荐方法,比如子痫、刚刚有惊厥发作或存在以下问题之一的患者:濒临子痫、严重凝血障碍、妨碍区域阻滞进针的解剖学问题、拟行区域阻滞的穿刺部位有感染。

1.全身麻醉的实施

(1)气道评估:气道水肿并非总是可预见的,但是喘鸣或面部水肿的存在可作为线索。Mallampati 评分可能在分娩中产生显著变化,所以应在立刻要实施全麻之前进行评分。惊厥发作后期、舌或黏膜破裂口也可作为困难插管的警示征象,这类病例可能需要在清醒时行经鼻气管插管。然而,由于这些患者困难气道的不可预见性,麻醉医师应针对不同病例准备相应的器具(比如管芯、喉罩)及有经验的麻醉医师慎重对待困难或失败的插管。

(2)诱导:预充氧气至少 3 分钟后予快速诱导剂;硫喷妥钠 4~5 mg/kg 或丙泊酚 2 mg/kg 或依托咪酯 0.2 mg/kg(不用氯胺酮),加琥珀酰胆碱(1.0~1.5 mg/kg)。

不过在这段时间必须用一定的方法减轻喉镜和插管带来的血流动力学反应。有些方法已证实对胎儿健康有害,比如利多卡因、β 受体阻滞剂和长效阿片类药物等。有人使用血管扩张药(硝酸甘油和硝普钠),但是对胎儿氰化物中毒和母亲颅内压变化的担心限制了其应用。在使用琥珀酰胆碱前给予阿芬太尼 10 μg/kg 能缓解升压反应,而且由于其作用时间短,只引起最小限度的胎儿抑制。

硫酸镁既有血管扩张作用,又有抗儿茶酚胺的作用。诱导后予 40 mg/kg 静脉推注既能缓和升压反应又不会导致随后的血压过低(在清醒时给药会导致疼痛)。$MgSO_4$ 和阿芬太尼可合并用于严重病例从而减少各自的剂量(30.0 mg/kg+7.5 μg/kg)。但如果孕妇高危[MAP 达 24.0 kPa(180 mmHg)],也可使用更高的剂量(60 mg/kg+30 μg/kg)。

不推荐使用肌松药,尤其是在使用硫酸镁之后,因为前者可能在诱导前导致严重的肌无力。需注意的问题是在给予硫酸镁之后,琥珀酰胆碱应带来的肌束颤动可能不出现,给予琥珀酰胆碱后应计时 60 秒再尝试插管。

考虑到异氟烷可能引起脑血管痉挛或脑水肿或两者兼有,最好用中低浓度(0.5~1.0 MAC)维持麻醉,并且在断脐后使用适当的阿片剂。

(3)拔管:拔管引起的过度心血管反应常常被忽视,但它可能和插管时的心血管反应一样严重且具灾难性。此时使用 $MgSO_4$ 和阿芬太尼是不合理的,可以使用血管扩张药物(β 受体阻滞剂,特别是艾司洛尔),或者也可使用利多卡因。

2.区域麻醉的实施

长期有人坚持认为除了最轻微的高血压以外,脊髓麻醉并不适合用于先兆子痫患者,因为可能会导致急剧的低血压。然而最近有学者研究脊髓麻醉在严重妊娠高血压综合征的应用后得到了乐观的结论:虽然在考虑到保守补液时低血压仍然是个问题,但是已经发现子宫胎盘血流并未减少甚至有可能增加,推测其可能的原因是小动脉扩张。

而实践告诉我们,正在使用血管扩张药(甲基多巴、硝苯地平、肼苯曲哒嗪等)治疗的稳定高血压患者是采用脊髓麻醉的合适候选病例,且术前药物管理得越好(液体加上血管扩张药),低血压的问题就越少,与未经治疗的患者相比较越不容易发生血压降低。对于血压未控制、新近诊断或严重的高血压病例,如果没有快速分娩的必要(胎盘早剥,严重胎儿心动过缓),硬膜外阻滞因具有起效慢、可控性好而成为先兆子痫患者的最理想选择。

3.硬膜外麻醉和蛛网膜下腔阻滞的实施

(1)蛛网膜下腔阻滞:建议使用 26 G 或更细的笔尖式穿刺针,根据患者的身高和腹围用 1.0~1.6 mL 的重比重(加上葡萄糖)0.5%丁哌卡因进行麻醉。较高的患者需用较大的剂量,而体重较重的患者因其有较高的蛛网膜下腔压力,故而需要的量较少。阻滞平面高度的理想目标是 T_6。

(2)硬膜外麻醉:选择 L_1~L_2 或 L_2~L_3 的间隙实施硬膜外腔穿刺置管,使用标准试验剂量。负荷剂量应分次给予而非一次大量注入,从而使阻滞平面的高度缓慢上升,目标也是达到 T_6 的感觉平面。

在实施蛛网膜下腔阻滞时给予芬太尼的主剂量是 10 μg,硬膜外麻醉则是 50~100 μg,这会使感觉阻滞更加彻底。

不能仅仅应用扩容疗法简单处理低血压。更为理想的做法是使用合成胶体液(500 mL 琥珀酰明胶溶液或羟乙基淀粉溶液)和晶体液(1 000 mL 乳酸钠林格液)扩容的同时,必要时分次静脉给予 5 mg 麻黄碱,因为后者不会对子宫血流产生不利影响,维持血流动力学平稳。

五、术后监护

先兆子痫中 70%的惊厥和肺部并发症在术后发生。喉水肿可能在术中恶化,拔管后也可能发生气道窘迫,严重时需要再次插管。只要有临床指征,抗高血压治疗就应继续;只要患者有症状,抗惊厥药物也应维持。如果在术中使用了有创监测,术后就应在重症监护环境下继续使用。良好的术后镇痛可使这类病例的管理变得容易些。在少尿的情况下必须不断地密切关注液体平衡并加以纠正。

(刘 健)

第五节 围生期出血的麻醉

一、产前出血

产前出血(antepartum haemorrhage,APH),是妊娠期严重并发症,处理不当能危及母儿生命。最常见的产科原因为前置胎盘、胎盘早剥。

(一)前置胎盘

孕 28 周后胎盘部分或全部附着于子宫下段,甚至胎盘下缘达到或覆盖宫颈内口,其位置低于胎先露部,称前置胎盘,分为完全型、部分型、边缘型。前置胎盘由于胎盘种植于子宫下段,部分并发胎盘植入,该部位肌层菲薄且已被动牵引伸长,缺乏足够有力的平滑肌层收缩止血,因此易发生产前出血休克与产后出血。

1.病因

(1)子宫内膜病变与损伤:如产褥感染、多产、人工流产、剖宫产等。

（2）胎盘发育异常：如多胎妊娠、糖尿病、母儿血型不合、副胎盘、膜状胎盘等。

（3）精卵滋养层发育迟缓。

（4）其他：孕妇年龄大、经产妇、吸烟、可卡因成瘾等。

2.诊断

当患者出现无痛淡红色阴道出血，尤其是怀孕第 7 个月以后应怀疑前置胎盘。超声可帮助确定诊断。

3.围生期处理

（1）期待治疗：适用于妊娠小于 36 周，胎儿存活，阴道流血不多，一般情况良好无须紧急分娩者。应绝对卧床休息，左侧卧位，吸氧，纠正贫血；适当用镇静剂；注意阴道流血情况，给予宫缩抑制剂，常用的有硫酸镁、沙丁胺醇，并应用地塞米松促胎儿肺成熟。

（2）终止妊娠。①剖宫产术：剖宫产是目前处理完全性及部分性前置胎盘的主要手段。切口应尽量避开胎盘附着处，胎儿娩出后给予宫缩剂，迅速徒手剥离胎盘，大纱垫压迫止血；也可在吸收性明胶海绵上放凝血酶置出血部位再加纱垫压迫；或缝合子宫下段开放的血窦；或结扎子宫动脉或髂内动脉；或纱布条填塞宫腔；上述措施无效时，行子宫切除术。②经阴道分娩：适用于边缘性前置胎盘、枕先露、出血量不多、短时间可经阴道分娩者。首先行人工破膜，使胎先露压迫胎盘止血，并可促进子宫收缩加速分娩，如出血量大或产程进展不顺利，立即改行剖宫产。

（二）胎盘早剥

妊娠 20 周后或分娩期，正常位置的胎盘在胎儿娩出前部分或全部从子宫壁剥离称为胎盘早剥。胎盘早剥起病急、进展快，易发生凝血功能障碍，引起 DIC，休克及 DIC 使肾脏的血液灌注量减少，导致急性肾功衰竭，也可引起垂体前叶缺血坏死。产妇的病死率很高（1.8%～11.0%），而新生儿的病死率更高，超过 50%。

1.病因

（1）子宫血管病变：慢性高血压、慢性肾脏疾病、重度先兆子痫等。

（2）机械性因素：腹部外伤或孕期性交，外倒转胎位术、脐带过短等。

（3）宫腔内压力突然降低。

（4）子宫静脉压突然升高。

（5）其他：前次胎盘早剥、孕妇吸烟、子宫平滑肌瘤、经产妇等。

2.诊断

子宫触痛、张力过高和暗黑色、凝固的阴道出血是其特有的症状。但阴道失血量常会误导低估母体的实际失血量，胎盘后方可达 3 000 mL 以上的隐性失血而并无明显的外出血。然而，母亲血压和脉搏的改变会提示血容量不足。

3.围生期处理

（1）开放静脉，补充血容量，纠正休克。

（2）终止妊娠。①剖宫产术：适用于胎儿窘迫，重型胎盘早剥尤其是初产妇，或孕妇病情恶化，不能在短时间内分娩者，而不论胎儿是否存活。取出胎儿后应马上给予宫缩剂，并按摩子宫。若发现子宫胎盘卒中，通过注射宫缩剂、热盐水湿敷，若不奏效可行子宫动脉上行支或髂内动脉结扎，或用可吸收线大 8 字缝合卒中部位的浆肌层，多能止血而保留子宫。若属不能控制的出血，应行子宫切除。②阴道分娩：适用于孕妇一般情况较好，短时间内能结束分娩者。应立即人工破膜，宫口开全后，助产缩短第二产程。胎儿娩出后，立即手取胎盘，给予宫缩剂。应密切观察血压、脉搏、宫高,监测胎心率变化。必要时改行剖宫产。

二、产后出血

产后出血(post partum hemorrhage,PPH)系指胎儿娩出后 24 小时内阴道出血量超过或达到500 mL,是分娩期严重并发症,是产妇死亡的重要原因之一。最新的研究报道在欧美发达国家产后出血居孕产妇死亡原因的第 2 位,占 21.3%,仅次于先兆子痫(28%),而在我国居产妇死亡原因的首位。

(一)病因

子宫收缩乏力是最常见的原因,占产后出血总数的 70%~90%。胎盘因素:胎盘粘连、植入及畸形等。软产道裂伤。凝血功能障碍、羊水栓塞、重型胎盘早剥、重度先兆子痫等。

(二)诊断

胎儿娩出后 24 小时内阴道出血量超过或达到 500 mL 即可诊断。

(三)围生期处理

(1)补足血容量、面罩高浓度吸氧、子宫按摩及使用促子宫收缩药物。缩宫素是一种合成的九肽激素,是预防和治疗宫缩乏力性产后出血的常规药物,应引起注意的是使用缩宫素时无须使用大剂量。因为缩宫素是通过缩宫素受体起作用的,而体内缩宫素受体数量有限,大剂量的缩宫素对缩宫素受体起下调作用,从而影响疗效,同时缩宫素是一种血管扩张剂,可加剧低血压,继而引起循环衰竭。另一常用药物甲麦角新碱常规不能静脉注射,因为可能引起高血压,发生脑血管意外,只有抢救时可考虑静脉使用。应该在监测血压的情况下缓慢注射,一般不少于 60 秒。

(2)立即采取措施,暂时阻断子宫血运。宫腔填塞纱条将子宫提出腹腔,止血带绕经双侧骨盆漏斗韧带、子宫动脉于子宫下段后方扎紧,可达到预期效果。

(3)经短期内积极治疗无效者,应行子宫切除。

三、产前、产后出血麻醉与镇痛要点

有产前、产后出血的产妇均有休克、重要脏器灌注不足的危险,因此麻醉医师除了提供麻醉以外更主要的是做好产妇复苏的准备。

(1)麻醉前准备:该类患者麻醉前应注意评估循环功能状态和贫血程度。除检查血、尿常规、生物化学检查外,应重视血小板计数、纤维蛋白原定量、凝血酶原时间和凝血酶原激活时间检查,并做 DIC 筛查试验。警惕 DIC 和急性肾衰竭的发生,并予以防治。胎盘早剥是妊娠期发生凝血障碍最常见的原因,尤其是胎死宫内后,很可能发生 DIC 与凝血功能障碍。DIC 可在发病后几小时内,甚至几分钟内发生,应密切注意监测。

(2)做好抗休克治疗的准备:必须开放两条静脉或行深静脉穿刺置入单腔或双腔静脉导管,监测中心静脉压,为快速补血、补液,及时纠正凝血异常做好准备。术中除备好充足的血源还需做好成分输血的准备,如新鲜冷冻血浆、冷沉淀和浓缩血小板,在出血快速的情况下应使用加压输血器,大量输血易并发低体温,应及早使用液体加温的办法,在血源不足等特殊情况下可用O 型血救急。

(3)麻醉选择:产前出血多属急诊麻醉,麻醉选择应依病情轻重,胎心情况等综合考虑。凡母体有活动性出血,低血容量休克,有明确的凝血功能异常或 DIC 或要求在 5~10 分钟内进行剖宫产终止妊娠者,全身麻醉是唯一安全的选择。

（4）做好人员及器械准备警惕困难气道。

（5）全麻期间应避免母体过度通气。过度通气可使胸膜腔内压升高，心排血量减少，引起子宫与脐血流量减少，同时呼吸性碱中毒可导致子宫血管收缩，可能导致胎儿低氧血症、胎儿代谢性酸中毒、降低 1 分钟 Apgar 评分及延迟胎儿开始自主呼吸的时间。

（6）胎儿娩出后，立即使用宫缩剂子宫肌内及静脉注入，同时手法止血，若出血量太大，经短期内积极治疗无效者，应行子宫切除。

（7）预防急性能衰竭：记录尿量，如每小时少于 30 mL，应补充血容量，如少于 17 mL/h 应考虑有肾衰的可能。除给予呋塞米外，应即时检查尿素氮和肌酐，以便于相应处理。

（8）防止 DIC 胎盘早剥时剥离处的坏死组织、胎盘绒毛和蜕膜组织可大量释放组织凝血活酶进入母体循环，激活凝血系统导致 DIC。麻醉前、中、后应严密监测，积极预防处理。

（刘　健）

第六节　妊娠合并心脏病的麻醉

一、概述

妊娠合并心脏病的发病率高达 4.1%，是产妇死亡的第二大原因。妊娠及分娩过程中机体发生了一系列病理生理改变，心血管系统的变化尤为显著。因此，妊娠合并心脏病产妇的麻醉选择和实施，对于麻醉医师来说是一个巨大的挑战。麻醉医师必须通晓妊娠期心血管系统、血流动力学的变化，掌握心脏病的本质特别是不同心脏病的病理生理特点，了解各种麻醉药物对心血管系统的影响及处理各种术中并发症的常用方法。

（一）妊娠期心血管系统的变化

妊娠期间心血管系统主要发生四方面改变。第一，血容量增加，在妊娠晚期可增加 50% 左右。第二，体循环阻力（SVR）进行性下降，虽然心排血量增加 30%～40%，但平均动脉压仍维持正常，收缩压略下降。第三，心脏做功增加，在分娩过程中，由于疼痛及应激，心排血量可增加 40%～50%，对于有病变的心脏可能发生严重后果。而且，强烈的子宫收缩可导致"自体血液回输"，使心排血量再增加 10%～15%。第四，产妇往往处于高凝状态，对于一些高血栓风险的患者（瓣膜修补术后）容易导致血液栓塞。

（二）妊娠合并心脏病的分类

1.风湿性心脏病

随着医疗技术的发展，风湿性心脏病的发病率有所下降。但是风湿性心脏病仍然是妊娠期间最常见的心脏病。主要是瓣膜性心脏病，包括二尖瓣狭窄、二尖瓣关闭不全、主动脉瓣狭窄、主动脉瓣关闭不全及三尖瓣病变。

2.先天性心脏病

大部分先天性心脏病在妊娠前都已实施了心脏手术，只有少部分患者未进行手术。先天性心脏病主要分为左向右分流（房间隔缺损、室间隔缺损、动脉导管未闭）；右向左分流（法洛四联症、艾森曼格综合征）；先天性瓣膜或血管病变（主动脉瓣狭窄、主动脉瓣关闭不全、肺动脉狭窄)等。

3.妊娠期心肌病

妊娠期或产后 6 个月内出现不明原因的左室功能衰竭被称为妊娠期心肌病(也有人称之为围生期心肌病)。其发病率有上升趋势,有报道称 7.7% 的妊娠相关性孕妇死亡是妊娠期心肌病所致。

4.其他

冠状动脉性心脏病、原发性肺动脉高压、不明原因性心律失常。

(三)麻醉的总体考虑

1.术前评估

对妊娠合并心脏病的孕妇实施麻醉前必须进行充分的评估,包括心脏病的类型、心脏病的解剖特点、病理生理改变特点。重点评估心功能状态及对手术、麻醉的耐受程度。必要时联合心血管专家、产科专家一同会诊,以便作出正确的判断。

目前对妊娠合并心脏病的功能状态及风险等级评估常采用 Siu 和 Colman 推荐的方法。

2.麻醉选择

麻醉医师在选择麻醉方式时,除了重点考虑心脏病性质和风险分级,还应考虑以下问题:①患者对手术过程中疼痛的耐受程度。②子宫收缩引起的自体血液回输对患者的影响。③子宫收缩剂的影响。④胎儿娩出后解除了下腔静脉的受压所引起的血流动力学急剧改变。⑤产后出血。到目前为止尚没有一种麻醉方法是绝对适用或不适用的。常用的麻醉方法及其优缺点如下。

(1)全身麻醉优点为:能提供完善的镇痛和肌松;保证气道通畅及充分的氧和;避免椎管内麻醉所致的体循环血压下降等。但也存在一些缺点:若麻醉深度不当,气管插管和拔管过程易导致血流动力学剧烈变化;麻醉药物对心功能的抑制作用;增加肺循环阻力;增加肺内压,导致右心后负荷增加;插管困难发生率高;易发生反流误吸;全身用药对新生儿的影响等。

全身麻醉可用于绝大多数妊娠合并心脏病,特别适用于右向左分流的先天性心脏病如法洛四联征和艾森曼格综合征、原发性肺动脉高压、肥厚型心肌病等。而对于其他类型心脏病患者,全身麻醉不如连续硬膜外麻醉更理想。

(2)椎管内麻醉:连续硬膜外阻滞麻醉是目前妊娠合并心脏病的主要麻醉方法,在高风险的心脏病患者中也有应用。若采用间歇、缓慢追加局麻药,能保持较稳定的血流动力学状态;避免全麻所致的各种不良反应等优点。但是,硬膜外阻滞也存在阻滞不全的可能,以及神经损伤、全脊髓麻醉和椎管内出血等风险。

虽然对于一些病变较轻而且代偿完全的心脏病患者,单次蛛网膜下腔阻滞(腰麻)也可应用,但大多数学者并不主张单次腰麻用于妊娠合并心脏病患者,因为其可导致剧烈的血流动力学变化。

近年来较时髦的方法是连续腰麻,通过留置蛛网膜下腔微导管分次加入微量局麻药,从而达到镇痛完善、血流动力学扰乱轻的效果。已有较多的文献正面报道了该方法在妊娠合并心脏病患者中的应用。

(3)局部麻醉:目前已很少采用。只有在一些麻醉设施较差的小型医院偶尔被采用。

3.术中麻醉管理

(1)妊娠合并心脏病患者的麻醉管理的基本原则:①维持血流动力学稳定,避免或尽量减少交感神经阻滞。②避免应用抑制心肌功能的药物。③避免心动过速或心动过缓。④根据心脏病的不同类型,选择合适的血管活性药物。⑤避免腹主动脉、下腔静脉受压,保证子宫胎盘的血液灌注。⑥预防反流误吸。⑦对产妇和胎儿实行严密监护。

(2)术中监护首选无创性的方法,常规的检测项目包括血压、心电图、脉搏血氧饱和度、呼吸等。至于是否需要进行有创性监测取决于患者心脏病的类型及其严重程度。如患者心功能较差、临床症状明显者可施行有创监测。但有些类型的心脏病,如右向左分流、严重的主动脉瓣狭窄、原发性肺动脉高压等,即使症状不明显或没有症状也有必要进行有创监测。包括中心静脉压(CVP)、桡动脉置管测压等。肺动脉导管测压需要较高的技术,而且有较高的风险,但在严重的心脏病患者进行此项监测还是很有必要的。但近来有人对肺动脉监测提出异议,认为此项监测风险过大,得不偿失。故建议使用无创性的经食管心脏超声作为首选的监测方法。

(3)术中应用子宫收缩剂的问题:对于妊娠合并心脏病患者,如果子宫收缩尚可,应尽可能避免使用缩宫素。即使有时必须使用,也应通过静脉缓慢滴注,切忌静脉注射。因为缩宫素能降低体血管阻力和血压,减少心排血量,增加肺血管阻力,外周血管总阻力的下降可引起快速性心律失常。合成的 $PGF_{2\alpha}$ 是一个强效子宫平滑肌收缩剂,可引起严重高血压、支气管痉挛、肺血管和体血管收缩等,因此也禁用于妊娠合并心脏病患者。米索是 PGE1 的类似物,已成功用于产后出血。但对于有冠心病或高血压患者应慎重,因为它可导致血压的剧降。近来有学者建议使用一种称为 B-Lynch 的压力缝合器缝合子宫切口来避免使用子宫收缩剂。

(4)术中应用血管活性药物的问题:术中有许多情况都需要使用血管活性药物。但对于心脏病患者,合理选择血管活性药物尤为重要。麻黄碱、肾上腺素因兼有 α 受体和 β 受体激动作用,可引起心动过速、增加心脏做功,同时增加肺血管阻力。因而不适用于大多数心脏病患者。纯 α 受体激动剂如去氧肾上腺素、间羟胺可引起反射性心率下降,可用于多数心脏病患者特别是有瓣膜狭窄或肥厚型梗阻性心肌病的患者,但对于有反流性病变的患者可能不利。

4.术后管理

产后头 3 天内,由于子宫收缩缩复,胎盘循环不复存在,大量血液从子宫回输至体循环,加之妊娠期过多的组织间液的回吸收,使血容量增加 15%～25%,特别是产后 24 小时内,心脏负荷增加,容易导致心脏病病情加重,甚至发生心力衰竭或心脏停搏。因此,妊娠合并心脏病的患者在产后 72 小时内必须予以严密监护,对于合并有肺动脉高压者需持续监护到术后 9 天。

另外,有效的术后镇痛对于妊娠合并心脏病患者极为重要。可优先选择患者自控硬膜外镇痛(PCA)。

二、各种类型心脏病的麻醉要点

(一)瓣膜性心脏病

瓣膜性心脏病分为先天性或继发性,风湿热是继发性病变的主要病因。总体上说,妊娠期间由于血容量增加及体循环阻力降低,反流性瓣膜性心脏病患者对妊娠的耐受性高,而狭窄性瓣膜病变因为不能随着前负荷的增加同步增加心排血量,对妊娠的耐受性差。

1.二尖瓣狭窄

二尖瓣狭窄占妊娠期风湿性心脏病的 90%,大约 25% 的患者在妊娠期间才出现症状。二尖瓣狭窄可以是独立性病变也可伴有其他瓣膜病变。

(1)病理生理改变:二尖瓣狭窄的最主要病理生理改变是二尖瓣口面积减小导致左房向左室

排血受阻。早期,左房能克服瓣膜狭窄而增加的阻力,但随着疾病的发展,左室充盈负荷不足,射血分数降低,同时左房容量和压力增加,并导致肺静脉压和肺毛细血管楔压升高,从而发生肺间隙水肿、肺顺应性下降、呼吸功增加。最终可发展为肺动脉高压、右心室肥厚扩张、右心衰竭。妊娠能加重二尖瓣狭窄,解剖上的中度狭窄可成为功能性的重度狭窄。而且妊娠合并二尖瓣狭窄发生肺充血、房颤、室上速的发生率增加。

(2)麻醉注意事项。妊娠期合并二尖瓣狭窄患者麻醉时应重点关注:①避免心动过速。因为心动过速时,舒张期充盈时间缩短较收缩期缩短更明显,导致心室充盈减少。若术前存在房颤,尽量控制室率在 110 次/分以下。②保持适当的血容量和血管容量。患者难以耐受血容量的突然增加,术中过快过量输液、强烈子宫收缩等都可导致心脏意外如右心衰竭、肺水肿、房颤等。③避免加重已存在的肺动脉高压。正压通气、CO_2 蓄积、缺氧、肺过度膨胀、前列腺素类子宫收缩剂等都可增加肺动脉阻力,应予以重视。④保持体循环压力稳定。对于重度二尖瓣狭窄,全身血管阻力下降时可被心率增快(心搏量固定)所代偿,但这一代偿很有限。所以,术中应及时纠正低血压,必要时用间羟胺静脉滴注。

至于术中监护,足月妊娠而无症状者,一般不建议有创监护。对于症状明显的高风险患者,可给予有创监护包括 CVP、PAWP 等。

(3)麻醉选择:经阴道分娩者,建议优先选择连续腰段硬膜外阻滞镇痛,能较好保持血流动力学稳定。但近年有学者认为腰麻-硬膜外联合阻滞也是较好的镇痛方法。药物可采用局麻药加阿片类药,加用阿片类药能降低局麻药浓度又不增加交感神经阻滞。在产程早期,可硬膜外或蛛网膜下腔单独应用阿片类药物,也能取得很好的镇痛效果。对于椎管内麻醉禁忌者还可采用阴部神经阻滞的方法。

剖宫产麻醉的选择应考虑麻醉技术导致的体液转移、术中出血等问题。优先选择是硬膜外麻醉,通过缓慢注药来避免血流动力学波动。切忌预防性应用麻黄碱和液体预扩容。对于有症状者,术中补液应根据有创监测结果慎重进行。有些患者术前限制补液、应用β受体阻滞剂和利尿剂等,硬膜外麻醉时可发生严重低血压,此时可小心使用小剂量去氧肾上腺素(不增加心率、不影响子宫胎盘血流灌注)及适当补液来维持血压。房颤患者若出现室率过快,可予以地高辛或毛花苷 C 控制室率在 110 次/分以下,也可使用电复律(但在胎儿娩出前慎用),功率从 25 W/s 开始。窦性心动过速者可用普萘洛尔或艾司洛尔静脉注射。

某些重度二尖瓣狭窄者或硬膜外阻滞禁忌者需行全身麻醉。只要麻醉深度适当,较好抑制喉镜置入、气管插管、拔管等操作所致的应激反应,全麻能够维持较稳定血流动力学。诱导药物避免应用对血流动力学影响较大的药物,建议使用依托咪酯。诱导前最好预防性应用适量β受体阻滞剂如艾司洛尔及阿片类镇痛剂。避免使用能导致心动过速的药物如阿托品、哌替啶及氯胺酮等。瑞芬太尼也是值得推荐的麻醉维持药物。缩宫素应慎用。

2.二尖瓣关闭不全

二尖瓣关闭不全在妊娠合并心瓣膜病变中位居第 2 位。年轻患者中,二尖瓣脱垂是二尖瓣关闭不全的主要原因。单纯的二尖瓣关闭不全患者能很好耐受妊娠。但后期容易出现房颤、细菌性心内膜炎、体循环栓塞及肺动脉充血。

(1)病理生理学改变:二尖瓣关闭不全,左室收缩期血液反流入左房,导致左房扩大,由于左房顺应性好,早期不易出现肺充血的表现。但随着病程进展,左房心肌受损,以及左房和肺毛细血管楔压升高及肺充血。由于左室慢性容量负荷过多,一部分血液反流入左房,心室需要通过增加做功才能泵出足够的血液进入主动脉,会导致左室心肌肥厚,晚期左室扩大。另外,通过主动脉瓣的前向血流可减少 50%～60%,这取决于血流通过主动脉瓣和二尖瓣之阻力的比率。因此,降低左室后负荷可增加二尖瓣关闭不全患者射血分数。

在妊娠期,左室受损的患者难以耐受血容量增加,容易发生肺充血。不过妊娠时的外周血管阻力降低可增加前向性血流,相反分娩时或麻醉不完善时的疼痛、恐惧及子宫收缩都可增加儿茶酚胺的水平而导致体循环阻力增高。

(2)麻醉注意事项:①保持轻度的心动过速,因为较快的心率可使二尖瓣反流口相对缩小。②维持较低的外周体循环阻力,降低前向性射血阻抗可有效降低反流量。③避免应用能导致心肌抑制的药物。

(3)麻醉选择:分娩时提供有效镇痛能避免产痛所致的外周血管收缩,从而降低左室后负荷。连续硬膜外阻滞和腰硬联合阻滞是首选的镇痛方法。

剖宫产麻醉也优先选择连续硬膜外或腰硬联合阻滞麻醉,因为这种麻醉能阻滞交感神经,降低阻滞区域的外周血管阻力,增加前向性血流,有助于预防肺充血。但需缓慢注药,避免血流动力学剧烈波动。

如果选择全麻,氯胺酮、泮库溴铵是值得推荐的药物,因为两者都能增加心率。如果术中出现房颤应及时处理。其他注意事项及术中监护也同二尖瓣狭窄。

3.主动脉瓣狭窄

主动脉瓣狭窄是罕见的妊娠合并心脏病,发病率仅 0.5%～3.0%。临床症状出现较晚,往往需经过30～40年才出现。因正常主动脉瓣口面积超过 3 cm²,只有当瓣口面积小于 1 cm² 时才会出现症状。但一旦出现症状,病死率高达 50% 以上。妊娠不会明显增加主动脉瓣狭窄的风险。

(1)病理生理学改变:主动脉瓣狭窄导致左室排血受阻,使左室慢性压力负荷过度,左室壁张力增加,左室壁向心性肥厚,每搏心排血量受限。正常时心房收缩提供约 20% 的心室充盈量,而主动脉瓣狭窄患者则高达 40%,因此保持窦性心律极为重要。左室心肌肥厚及心室肥大导致心肌缺血,加之左室收缩射血时间延长降低舒张期冠状动脉灌流时间,最终发生左室功能不全,肺充血。

主动脉瓣狭窄的风险程度取决于瓣膜口的面积及主动脉瓣口两端的收缩期压力梯度。收缩期压力梯度＞6.7 kPa(50 mmHg)表明重度狭窄,风险极大。妊娠期由于血容量增加及外周阻力下降可增加收缩期压力梯度。

(2)麻醉注意事项:①尽量保持窦性心律。避免心动过速和心动过缓。②维持充足的前负荷,特别要避免下腔静脉受压,以便左室能产生足量的每搏输出量。③保持血流动力学稳定,只允许其在较小的范围内波动。

对于收缩期主动脉瓣口两端的压力梯度大于 6.7 kPa(50 mmHg)者或者有明显临床症状者,建议给予有创监护(如前)。

(3)麻醉选择:经阴道分娩者建议行分娩镇痛。连续硬膜外阻滞或腰硬联合阻滞用于分娩镇痛存在争议。因为主动脉瓣狭窄患者不能耐受交感神经阻滞引起的前负荷和后负荷的下降。尽管有文献报道成功地将 CSEA 用于主动脉瓣狭窄产妇的分娩镇痛,但并不主张其作为常规应用。蛛网膜下腔或硬膜外单纯注射阿片类镇痛药用于分娩镇痛值得推荐,因为其对心血管作用轻,不影响心肌收缩,不影响前负荷,不降低 SVR 等。

对于合并主动脉瓣狭窄患者行剖宫产的麻醉,区域麻醉和全身麻醉都可谨慎选用。但到底哪种麻醉方式更适合,存在争论。最近在 Anesthesia 上的两篇关于该类产妇麻醉方式选择的编者按,认为区域阻滞特别是椎管内麻醉存在深度的交感神经阻滞引起低血压、心肌和胎盘缺血的缺点。故有人提出,传统的硬膜外麻醉禁用于此类患者,但国内外大多数学者认为可谨慎使用。而全身麻醉可避免这些不良反应,提供完善的镇痛,而且在发生临床突发心脏意外时,保证气道通畅、充足氧供、使紧急心脏手术成为可能。因此,相对而言,全身麻醉更可取。全身麻醉的注意点参照二尖瓣狭窄。药物可选择对血流动力学影响较轻的依托咪酯联合适量阿片类药物及肌松药琥珀胆碱。应避免使用挥发性麻醉剂,但可应用氧化亚氮。同时尽量避免使用缩宫素。术中低血压可用间羟胺或去氧肾上腺素。

4.主动脉瓣关闭不全

主动脉瓣关闭不全可以先天性或后天性的。约 75% 的病例是由风湿热所致。该类患者往往有较长的潜伏期,因此常在 40～50 岁才出现症状。大部分主动脉瓣关闭不全的患者都能安全度过妊娠期,但仍有 3%～9% 的患者可能出现心力衰竭。

(1)病理生理学改变:主动脉瓣关闭不全时,左心室长期容量超负荷,产生左室扩张、心肌肥厚、左室舒张末期容量(LVEDV)降低及射血分数降低等。病变程度取决于反流口的面积、主动脉与左心室间的舒张压梯度及病程的长短。随着疾病的进展,可发生左心衰竭,肺充血及肺水肿等。妊娠可轻度增加心率,因此可相对缓解主动脉瓣关闭不全的症状。

(2)麻醉注意事项:①避免体循环阻力增加。需要提供完善的镇痛,避免儿茶酚胺增加而导致 SVR 上升,术中可用硝普钠或酚妥拉明来降低 SVR。②避免心动过缓。该类患者对心动过缓耐受性很差,因心动过缓延长心室舒张期的持续时间,主动脉的反流量也增加,应维持心率在 80～100 次/分。③避免使用加重心肌抑制的药物。

(3)麻醉选择:经阴道分娩者建议优先选择硬膜外或腰硬联合行分娩镇痛。因为其降低后负荷、预防 SVR 上升和急性左室容量超负荷。

剖宫产的麻醉选择及处理与二尖瓣关闭不全基本相同。

5.瓣膜置换术后

随着经济的发展和医学技术的提高,妊娠合并瓣膜性心脏病患者有许多都在产前施行了瓣膜置换术。对于此类患者,应了解是否有血栓形成、瓣膜流出口大小、有否心内膜炎及溶血等情况。但重点应关注抗凝剂的使用情况。为了避免双香豆素对胎儿的致畸作用,妊娠期间应用肝素代替进行抗凝治疗。因此,对此类患者实施椎管内麻醉时应评估凝血功能,以免硬膜外血肿、蛛网膜下腔出血等不良反应的发生。近来,也有人应用低分子肝素来抗凝。由于低分子肝素的半衰期长,除非停用 12～24 小时,否则对此类患者不得使用硬膜外或蛛网膜下腔阻滞麻醉。

(二)先天性心脏病

1.左向右分流心脏病

主要有室间隔缺损(VSD)、房间隔缺损(ASD)及动脉导管未闭(PDA)等。

(1)VSD。发病率占成人先天性心脏病的 7%。病情严重程度取决于缺损口的大小及肺动脉高压的程度。大部分无肺动脉高压者都能很好耐受妊娠。但少数较大缺损合并有肺高压者,病死率高达 40%。妊娠期间血容量、心排血量增加可加重左向右分流及肺动脉高压。

病理生理学改变:血液从左室分流至右室,增加肺血流,早期可通过代偿性肺血管阻力降低而保持正常的肺动脉压。晚期,特别是较大缺损的 VSD,分流量大,肺血管阻力不能代偿,可导致肺动脉高压,加上左室做功过度而发生左心功能衰竭,肺动脉高压加剧,最终致右心衰竭,当左右心室压力相等时,可出现双向分流或右向左分流。

麻醉注意事项:①避免体循环阻力增加。但对于伴有肺高压者,也不应过度降低体循环阻力。②避免心率过快。③避免肺循环阻力升高,以免发生分流反转。关于麻醉选择,剖宫产和分娩镇痛都可优先选择硬膜外或腰硬联合阻滞麻醉。必要时也可选择全身麻醉。

(2)ASD:是最常见的先天性心脏病。病情进展缓慢,即使存在肺血流增加,也能较好耐受妊娠。但妊娠引起的血容量、心排血量增加可加重左向右分流及右室做功增加,心力衰竭发生率增加。其病理生理学改变也类似于 VSD。麻醉注意事项:①避免体循环阻力增加。②避免肺循环阻力下降,但对于肺动脉高压者应避免肺循环阻力增加。③防止并及时纠正室上性心律失常。麻醉选择可参照 VSD。

(3)PDA:较大分流的 PDA 患者往往已接受手术治疗。而较小者临床发展缓慢,能较好耐受妊娠。①病理生理改变:主要是主动脉血液直接向肺动脉分流。增加肺血流量,最终形成肺动脉高压、右心衰竭。严重者也可致右向左分流。②麻醉注意事项:基本与 ASD 患者的麻醉相同。

2.右向左分流的心脏病

(1)法洛四联征:对妊娠的耐受性很差,孕妇合并该心脏病的病死率高达 50%。这种心脏病包括右心室流出道梗阻、室间隔缺损、右心室高压及主动脉骑跨等 4 个解剖及功能异常。

病理生理改变:右心室流出道梗阻导致通过室间隔缺损的右向左分流,分流程度取决于室缺的大小、右室流出道梗阻的程度及右室收缩力。因此保持右室收缩力对于保持肺动脉血流和外周血氧饱和度很重要。但对于存在有动脉圆锥高压者,增加心肌收缩力可加重梗阻。另外,体循环压下降可加重分流及发绀。妊娠增加肺血管阻力、降低体循环阻力而加重分流。

麻醉注意事项:法洛四联征患者麻醉时应重点关注:①保持血流动力学稳定,避免体循环阻力下降。②避免回心血量减少。③避免血容量降低。④避免使用能引起心肌抑制的药物。

麻醉选择:阴道分娩者建议分娩镇痛。可以选择阿片类药物全身用药、椎管内应用阿片类药物及谨慎使用连续硬膜外阻滞(如果 SVR 能很好维持的话)。第一产程椎管内单纯应用阿片类镇痛药是最安全的方法。第二产程骶管阻滞较硬膜外安全。小剂量氯胺酮在产钳术中应用被证明是安全的。

剖宫产麻醉应优先选择全身麻醉,虽然小剂量低浓度的硬膜外麻醉也可谨慎使用,甚至近来有人报道了成功地使用连续腰麻,但血流动力学变化难以预料,风险较大。麻醉诱导应缓慢,避免过剧的血压下降,可复合采用阿片类药、依托咪酯及肌松药。术中维持可采用瑞芬太尼、卤族类吸入麻醉剂(如异氟烷可维持正常或轻微升高右心室充盈压)。建议行有创监护,一旦出现体循环压下降,应予及时处理。

(2)艾森曼格综合征:约占先天性心脏病的 3%。该病包括肺动脉高压、原有的左向右流出道由于肺动脉高压而发生右向左分流、动脉低氧血症。各种左向右分流的心脏病晚期都可发展成艾森曼格综合征。该病的病死率极高,达 50% 以上。其病理生理学改变与法洛四联征相似,右向左分流程度取决于肺动脉高压程度、分流孔大小、体循环阻力、右心收缩力等。妊娠可显著加重分流程度。麻醉注意点同法洛四联征。

(三)妊娠期心肌病

妊娠期心肌病又称围生期心肌病(peripartum cardiomyopathy,PPCM),是指既往无心脏病史,又排除其他心血管疾病,在妊娠最后一个月或产后 6 个月内出现以心肌病变为基本特征和充血性心力衰竭为主要临床表现的心脏病。该病发病率1∶3 000到1∶15 000不等。其病因不明，可能与病毒感染、自身免疫及中毒有关。高龄、多产、多胎、营养不良的产妇中发病率较高。随着治疗技术的提高及心脏移植的开展其病死率有所下降，但仍然在15%～60%，更有报道其病死率高达85%。

1.病理生理学改变

主要是心肌受损，心肌收缩储备能力下降。分娩和手术应激都可增加心脏做功如心率增快、心搏量增加、心肌收缩加强等，导致心肌氧耗增加，进一步加剧心肌损害，舒张末期容量增加、心排血量下降，最终导致心室功能失代偿。

2.麻醉注意事项

PPCM患者麻醉时应重点关注：①避免使用抑制心肌的药物。②保持窦性心律和正常心率。③避免增加心肌氧耗的各种因素。④谨慎使用利尿剂和血管扩张剂，注意控制液体输入量。⑤注意预防术中血栓脱落。

3.麻醉选择

经阴道分娩的产妇行分娩镇痛时可优先选用连续硬膜外阻滞镇痛。该方法有助于避免产痛所致的后负荷增加。对有心功能失代偿的患者，可缓慢注射局麻药加或不加阿片类镇痛药以降低心脏前后负荷。不主张硬膜外阻滞前常规给予预防性扩容或预防性使用血管活性药物。第二产程避免过度使用腹压，必要时可采用产钳或头吸器助产。产后慎用缩宫素。

剖宫产麻醉全身麻醉和区域阻滞麻醉都可选用。虽然全身麻醉具有完善的气道管理、充分的氧供和完善的镇痛，但多种全麻药物都有加重心肌抑制的作用及全麻插管和拔管过程增加心脏负荷。因此，PPCM患者选用全身麻醉的比例正在下降。若区域阻滞禁忌，可谨慎选用全身麻醉。全麻时可选用氧化亚氮、依托咪酯、瑞芬太尼等对心血管影响较小的药物。有人主张用喉罩来代替气管插管，以避免插管所致的过剧应激反应。区域阻滞可优先选择硬膜外麻醉，但需避免过快建立麻醉平面，导致血流动力学过剧改变。另外，腰硬联合麻醉也非常适用于该类患者，但需控制腰麻药物剂量。近年报道较多的、也被多数专家接受的方法是连续腰麻（CSA），采用小剂量局麻药加阿片类镇痛药缓慢注射，从而避免血流动力学过剧波动，又有较完善的镇痛和麻醉效果。术中若出现明显的心衰，可使用血管扩张剂硝酸甘油和利尿剂如呋塞米，谨慎使用强心剂毛花苷C。若哮喘症状明显，必要时使用沙丁胺醇。

总之，该疾病风险较大，需做好充分的术前准备，必要时联合心内科医师会诊，做出正确判断，制定合理预案。严密术中监护，特别是有创监测。

（刘　健）

第七节　妊娠合并肝炎的麻醉

病毒性肝炎为多种病毒引起的以肝脏病变为主的传染性疾病，目前已发现甲肝病毒（HAV）、乙肝病毒（HBV）、丙肝病毒（HCV）、丁肝病毒（HDV）、戊肝病毒（HEV）及新的肝炎病毒庚肝病毒（HGV）、输血传播性病毒（TTV）、微小病毒B19（parvovirus B19）等均可引起病毒性肝炎，但以HAV、HBV、HCV、HDV为常见。我国属于乙型肝炎的高发国家，同时妊娠合并病毒性肝炎有重症化倾向,是我国孕产妇死亡的主要原因之一。

一、妊娠与病毒性肝炎的相互影响

(一)妊娠分娩对病毒性肝炎的影响

由于妊娠期肝脏可发生一些生理变化,如由于母体胎儿的营养及排泄,母体新陈代谢旺盛,肝脏负担增大;肝血流从非孕期占心排血量的 35% 降到 28%,胎盘激素阻碍肝脏对脂肪的吸收转运及胆汁的排泄;肝功能也与非孕期略有变化,如血清蛋白降低,α、β 球蛋白升高,A/G 比值下降,甘油三酯可增加 3 倍,胆固醇增加 2 倍,血浆纤维蛋白原升高 5%,ALT 增高 2 倍等,这些生理变化可改变病毒性肝炎的病理生理过程和预后,如出现黄疸、肝功能损害较重,比非孕期容易发展为重症肝炎和肝性脑病,其病死率很高。

(二)病毒性肝炎对母体的影响

慢性肝炎者妊娠可使肝炎活动,诱发为慢性重型肝炎。慢性肝炎合并肝硬化的孕妇则 18%~35% 发生食管静脉曲张出血,病死率高。早孕期病毒性肝炎可加重妊娠反应,常与正常生理反应相混淆而延误诊断,妊娠晚期的病毒性肝炎患者由于醛固酮的灭活能力下降,妊娠高血压综合征发病率增高,而且由于凝血因子合成障碍致产后出血,增加其病死率。在肝功能衰竭的基础上,以凝血功能障碍所致的产后出血、消化道出血、感染等为诱因,最终导致肝性脑病和肝肾综合征,直接威胁母婴安全。

(三)病毒性肝炎对围生儿的影响

妊娠早、中期肝炎患者流产率可为 20%~30%;妊娠晚期肝炎患者早产率可为 35%~45%,死产率为 5%~20%,胎膜早破率达 25%,新生儿窒息率高达 15%,而正常妊娠组上述各病的发生率均明显低于肝炎组。多重感染(即有两种或以上病毒复合感染)者比单一感染者预后更差。目前,尚无病毒性肝炎致先天性畸形的确切证据。母婴传播致宫内及新生儿肝炎病毒感染、乙、丙型肝炎多见,甲、戊型肝炎少见,围生期感染的婴儿有相当一部分转为慢性病毒携带状态,以后容易发展为肝硬化或原发性肝癌。

二、病毒性肝炎的分类与诊断

病毒性肝炎按临床表现可分为急性、慢性和重症肝炎 3 种类型,此外还有一特殊类型,即妊娠急性脂肪肝(acute fatty liver of pregnancy,AFLP)。各型诊断标准如下。①急性肝炎:近期内出现消化道症状和乏力,血清丙氨酸氨基转移酶(ALT)升高,胆红素升高,病原学检测阳性。②慢性肝炎:肝炎病程超过半年,或原有乙型、丙型、丁型或 HBsAg 携带史,本次又因同一病原再次出现肝炎症状、体征及肝功能异常。本型中根据肝损害程度,可分为轻度、中度和重度肝炎。轻度患者临床症状体征轻微或缺如,肝功能指标仅 1~2 项异常。重度患者有明显或持续肝炎症状,如乏力、食欲缺乏、尿黄、ALT 持续升高、血清蛋白降低,A/G 比值异常,血清胆红素升高 ≤正常值 5 倍,凝血酶原活动度小于 60%,胆碱酯酶<2 500 U/L。③重症肝炎:起病 2 周内出现极度乏力、消化道症状和精神症状,黄疸急剧加深,血清胆红素≥正常值 10 倍,或每天上升 ≥10 μmol/L,凝血酶原活动度小于 40%。④妊娠急性脂肪肝:为多发生于妊娠晚期的特殊类型肝损害。病因不甚明确,主要临床表现具重症肝炎的特点,不同的是病原学检查均阴性,病情发展更为迅速和凶险。

妊娠合并肝病的临床表现和预后主要取决于肝细胞损害程度。轻度慢性肝炎肝细胞损伤轻,孕期提高认识,加强监测,注意保肝和营养治疗,预后一般均较好,多数临床无明显症状,在严密观察肝功能、凝血指标及胎儿生长发育下继续妊娠,多数可达到妊娠晚期或足月自然临产,有阴道分娩条件者阴道分娩是安全的。重度或重症及 AFLP 临床症状明显,多数有消化道症状,如恶心、厌食、上腹部不适及萎靡不振,临床上易当成一般的不适。尤其是重症或 AFLP 患者,病情多在 2 周内迅速恶化,其中 AFLP 由于无肝炎病史,血清学检查阴性,往往更不易得到及时认识,在出现胃肠道症状时多错当成胃肠炎治疗,影响早期诊断和治疗,这类患者应根据病情及时或尽早终止妊娠,终止妊娠的指征:①黄疸重,血清胆红素持续升高>100 μmol/L 或每天上升≥10 μmol/L。②转氨酶进行性升高,胆酶分离。③凝血指标变化:PT、APTT 延长,血小板减少,凝血酶原活动度<40%,纤维蛋白原下降等出血倾向。此三项指征中任一项明显加剧,均可为终止妊娠的指征。

三、合并重症肝炎产妇剖宫产的麻醉处理

(一)麻醉选择

在妊娠合并重症肝炎剖宫产的麻醉方式选择时,应根据患者的凝血功能及血小板综合考虑。麻醉要点在于维持呼吸循环的稳定,改善凝血功能及尽量应用对肝功能损害少的药物。

目前,一般的观点认为,在血小板数>60×10^9/L,PT<20 秒,APTT<60 秒,PT 和 APTT 不大于正常值 1.5 倍的情况下,可慎重选用椎管内麻醉,它能减少全麻用药,在无血压下降的情况下,对肝脏无明显影响。

当血小板数<60×10^9/L 时,则选用全身麻醉。因肝功能损害严重,在麻醉用药中应尽量选用对肝功能和肝血流影响小的药物,剂量也应酌减。此外还应考虑用药的时机,即药物对胎儿的影响。丙泊酚和氯胺酮可以应用于重症肝炎孕妇。琥珀胆碱脂溶性很低,且易被胆碱酯酶迅速分解,难以快速通过胎盘,在常用剂量时极少向胎儿移行,破宫前给予适量的琥珀胆碱,可使子宫充分松弛,有助于胎儿的快速取出。阿曲库铵通过 Hofmann 降解,代谢不依赖于肝肾功能,有利于术后拔管。有报道对重症肝炎孕妇采用氧化亚氮与异氟烷维持麻醉,术前后肝功能改变未发现显著性差异,说明上述药物在短时间内对肝功能的影响不大。

(二)麻醉管理

术前避免加重或诱发肝性脑病的因素,保护尚存的肝功能及胎儿,治疗肝性脑病,保护肾功能,补充凝血因子、血小板、新鲜血,防止出血及纠正低蛋白血症等,维持循环稳定,纠正低血压。术中管理应保持呼吸道通畅和持续给氧,维持循环稳定,避免发生低血压,因为缺氧和低血压可造成肝细胞损害加重。术中酌情使用血小板及纤维蛋白原和凝血酶原复合物,改善凝血机制障碍与 DIC。有分析认为胎儿娩出后子宫大出血,行子宫切除不仅能有效制止子宫出血本身,同时也减少了子宫内促凝物质继续释放入血,是治疗 DIC 的有效措施。人工肝支持系统是近年来出现的新技术,即用人工的方法清除血循环中因肝功能衰竭而产生有害物质的一系列装置,可使肝代谢功能得到一定代偿,从而为肝细胞的再生赢得时间,度过危险期获得康复。

(刘 健)

第十三章

老年科麻醉

第一节　老年人的解剖生理

一、呼吸系统

（一）通气功能的改变

（1）老年人呼吸中枢兴奋性较低，对高二氧化碳和低氧的通气反应能力下降，表现为潮气量增加不足，通气频率维持原水平，致每分通气量无明显增加。

（2）老年人喉反射和咳嗽反射均较年轻人减弱，咽缩肌活力也不及年轻人敏锐，极易发生异物误吸、排痰困难，从而造成肺部感染和肺不张。

（3）随着年龄的增长，胸壁的僵硬程度亦渐增加，肺胸顺应性下降，这主要是由于胸肋软骨关节钙化所致。此种僵硬在一定程度上限制肺的呼吸动作，而老年人呼吸肌萎缩，肌力弱于年轻人，最大通气时胸内正负压的变化幅度减少；呼气末膈肌变平，膈肌收缩时所能产生的张力较小，可见呼吸的机械效能降低。

（4）大、小气道随着年龄的增长而顺应性增加，用力呼气时气道容易受压闭塞使残气量增加。30岁以后，呼吸性细支气管和肺泡管进行性扩大，其变化类似于肺气肿。肺泡隔破坏，总的肺泡表面积下降，解剖无效腔和肺泡无效腔均进行性增加。

（二）换气功能的改变

老年人随着年龄的增长，实际肺泡数量减少，肺泡的弥散能力下降。由于随年龄增长肺弹性蛋白发生质量退化，肺的弹性回缩力进行性下降，肺闭合气量增加，通气/血流比例失调，气体交换率降低，动脉氧分压下降。

二、代谢及内分泌系统

内分泌系统中最重要的组成部分是下丘脑-垂体-肾上腺皮质轴和交感-肾上腺髓质轴。随着年龄的增长，对这两个轴及相关的激素水平产生一定程度的影响。

增龄老化使下丘脑中调控内分泌的多巴胺和去甲肾上腺素等生物胺含量减少，从而导致下丘脑调节神经内分泌功能减退。老年人下丘脑-垂体轴对负反馈调节的敏感性降低。肾上腺皮质和髓质细胞均随着增龄而减少,对促肾上腺皮质激素的反应性下降,使老年人免疫功能和应激性降低。

老年人甲状旁腺功能降低,甲状旁腺素(PTH)活性下降,Ca^{2+} 吸收减少,转运减慢,容易引起骨质疏松。所有老年人糖耐量均降低,其原因可能为胰岛素抵抗或胰岛素功能不全。老年人基础代谢率明显下降,体温调节能力降低,在周围环境温度下降时,容易出现体温下降,在温热的环境下其外周血管扩张反应也减弱。

三、肾功能

增龄老化对肾的主要影响是肾组织萎缩、质量减轻,肾单位、肾小球数量平行下降,肾小管萎缩。增龄也使肾血管(肾动脉、肾小动脉)硬化,减少肾血流量而损害肾功能。

老年人肾小球滤过率(GFR)下降,血浆肌酐清除率约从 30 岁开始下降,65 岁以后降低的速度加快。由于老年人骨骼肌萎缩,体内肌酐生成减少,虽然尿中肌酐排出减少,但血清肌酐浓度仍可维持在正常范围。

老年人肾浓缩功能降低,遇到限制摄水量或因口渴感缺乏而摄入不足时可出现高钠血症;另一方面,应激反应所致血管升压素(ADH)过度分泌或某些药物影响水的排出,也使老年人有发生水中毒的危险。老年人肾功能的改变对血浆电解质的影响表现在肾对电解质的调节能力降低。老年人肾单位减少、每肾单位溶质负荷加重、肾素-血管紧张素-醛固酮系统反应迟钝(功能性低醛固酮症),使老年人易出现低钠血症。由于老年人 GFR 降低,对急性钠负荷过重也不能适应,可造成高钠血症。老年人肾素-血管紧张素-醛固酮反应迟钝,GFR 又明显下降,存在发生高钾血症的潜在危险;另一方面,由于去脂体重的减少降低了全身可交换钾的储备,又易于出现医源性低钾血症。老年人肾调节酸碱平衡的能力下降,有发生代谢性酸中毒的倾向。

四、胃肠功能

老年人胃肠功能和张力均下降,胃分泌酸能力降低,胃液 pH 增高,胃肠蠕动减弱,排空时间延长。又因胃肠道血供降低,对口服药物的吸收时间延长,尤其是脂溶性药物。

五、神经系统

(一)中枢神经系统

老年人脑组织出现一定程度的萎缩,脑沟增宽。脑脊液代偿性增加,增宽的脑沟为脑脊液所充填,称为低压性脑积水。脑组织的萎缩主要由于神经元的进行性减少所致。

随着年龄的增长,神经组织中与合成神经递质有关的酶如酪氨酸羟化酶、多巴脱羧酶、胆碱乙酰化酶等,在浓度和功能上均降低;同时破坏神经递质的酶如单胺氧化酶和儿茶酚-O-甲基转移酶活性增强。神经递质受体特别是多巴胺受体对神经递质分子的亲和力降低。这些变化使老年人中枢神经系统的重建和代偿能力较儿童和年轻人缓慢且不完全。

老年人脑组织萎缩的主要结果是脑血流量减少。老年人的脑血管自主调节功能一般仍能保持正常。但如果老年患者具有脑卒中和动脉粥样硬化的危险因素,则脑血管的舒缩反应性降低,特别是低氧不能使脑血流量增加。脊髓也同样经历着退行性改变的过程,神经元减少、神经胶质增生。

老年人由于以上解剖生理方面的改变,使其表现出某些神经功能的不全,例如,短程记忆能力降低,视、听、味、嗅等反应减弱,反应时间延长等,并可能出现精神行为异常。

(二)周围神经系统

随着年龄的增长,脊髓神经元减少,末梢神经纤维和神经细胞突触减少,外周神经节段脱髓鞘,运动神经和感觉神经传导速度减慢。

老年人各种感觉(如视觉、听觉、触觉、关节位置觉、外周痛觉等)的阈值均增高,可能与皮肤内的特殊感觉器官、周围神经系统和脊髓的退行性改变有关。

(三)自主神经功能

老年人自主神经系统同样也经历着退行性改变的过程,包括神经元丧失,神经纤维数量减少、传导减慢,受体和神经递质在数量和功能方面发生改变。

老年人血浆中儿茶酚胺特别是去甲肾上腺素的水平,无论在静息还是运动时均高于年轻人2～4倍,但在临床上并无明显的相应表现,因为增龄使自主神经系统的终末靶器官、组织、细胞的应答性降低,称为内源性β阻断。

老年人压力反射、冷刺激的缩血管反应和体位改变后的心率反应均启动较慢,反应幅度较小,不能有效地稳定血压。

综上所述,人体衰老后脏器组织细胞减少,器官萎缩,功能减退,尤以肺、脑、内分泌等系统生理功能减退更为显著。

(宫春燕)

第二节　老年人的药理学特点

一、老年人药代动力学及药效学改变

老年药物代谢动力学简称老年药动学,是研究老年机体对药物处置的科学,即研究药物在老年人体内吸收、分布、代谢(生物转化)和排泄过程及药物浓度随时间变化规律的科学。药物的吸收、分布、代谢和排泄直接影响着组织中的药物浓度和维持有效药物浓度的持续时间,而组织中药物的浓度决定着药物作用的强弱,与药物的疗效和毒性有密切的关系。因此,临床用药时要了解药物在老年人体内过程的特点,以便更好发挥药物疗效和减少不良反应。

老年人随着年龄的逐渐增长,组织和器官的活力都会逐渐衰退,各个组织、系统也都会出现功能下降的现象,如血液循环系统功能下降,肝肾功能减弱等。这些变化致使药物在体内吸收、分布、代谢、排泄等过程与青年人不同。由于各器官功能的减退,血浆电解质易发生紊乱而对药物耐受性降低,使药物在老年人体内停留时间延长,血液中药物浓度升高,药物作用发生变化,易出现毒副反应。

因此,老年药动学改变的特点,总的来说是药物的主动转运吸收减少、药物代谢能力减弱、药物排泄功能降低、药物消除半衰期延长、血药浓度增高。了解老年人药物的药物代谢特点,对老年人治疗药物的用量控制和剂量调整具有非常重要的临床意义。

(一)药物吸收

药物吸收是指药物经给药部位进入血液循环的过程。药物进入血液循环必须通过胃肠细胞膜后方被吸收,其方式有四种,即被动扩散、主动转运、胞饮作用和由小孔滤入,其中最重要的是被动扩散。口服给药经胃肠道的吸收大多属于被动转运吸收,即药物分子从高浓度向低浓度扩散。被动转运吸收不需要载体和酶,也不消耗能量,其转运速度与膜两侧的浓度差成正比,当两侧药物浓度相等时,扩散就停止。水溶性小分子药物通过细胞膜上的孔道扩散,脂溶性药物(如有机酸:阿司匹林、对乙酰氨基酚、磺胺甲噁唑)经过细胞膜的类脂质层扩散,都属于被动转运。只有少数药物属主动转运吸收,即药物分子由低浓度向高浓度一侧转运(逆浓度梯度移行)。这个过程需要载体和酶的参与,并且消耗能量;钠、钾、钙离子,氨基酸,维生素等都是以这种方式转运吸收的。

主动转运需消耗能量以形成一种可通过细胞膜的复合物,而后药物释放出来进入血液。这种具有高度特异性的吸收机制主要适用于氨基酸和维生素类的吸收过程。除了某些与天然物质非常相似的药物如甲基多巴外,药物通常不依靠这种机制吸收。主动吸收机制容易饱和/或被阻断。

被动扩散是药物吸收的主要机制。它不会饱和(结构上相似的药物可通过此机制独立地转运而互不干扰)且不需消耗能量。药物经这种方式吸收,首先必须以水溶液状态靠近细胞膜,而后溶入脂性的细胞膜中,通过细胞膜后,在另一侧再次进入水相中。药物通过细胞膜的速率与其浓度梯度和脂-水分配系数成正比,脂-水分配系数愈高则吸收愈快。大多数药物为弱酸或弱碱,故同时以离子型和非离子型存在,两者的比例取决于 pH,当后者等于 pKa(酸性电离常数的负对数数值)时,两者的比例相等。pH 升高时酸性药物的电离度增高,而碱性药物则反之。药物呈离子型时,其脂溶性差,因而不能良好地穿透细胞膜,故 pH 显著影响药物的转运速率,这就是 Brodie 于 1964 年提出的 pH 分配理论的基础,可用以解释为何有些药物完全不被吸收。例如,链霉素是完全离子化的,磺胺脒是非脂溶性的,但是这一理论是根据大白鼠实验的结果,药物用的是溶液,这可能是为什么 Brodie 的结果与临床实际尚有一些矛盾的原因。酸性药物如阿司匹林、华法林或苯巴比妥在胃酸环境下处于最不解离的状态,因而最易透过细胞膜被吸收。但事实上胃内的吸收缓慢,在小肠上部近于中性的环境下吸收更好。对乙酰氨基酚在老年人的吸收速率也证实了这点。长期以来一直认为小肠上部是最主要的吸收部位,这是非常合理的,即使吸收面积随年龄增长而稍有减少。但仍然有约两个网球场的面积那样大。也正是在这一部位药物达到最高浓度,增加其浓度梯度则加速其被动扩散。

口服给药是最常用的给药途径,药物主要经胃肠黏膜吸收进入血液循环。影响胃肠道药物吸收功能的因素较多,包括胃肠道黏膜的完整性、胃肠液分泌、胃液的 pH、胃排空速率、胃肠蠕动、胃肠道血流量及胃肠道局都疾病状态等,都会影响药物的吸收。

1.胃黏膜萎缩,药物经主动转运的吸收减少

随着年龄的增加,胃黏膜逐渐萎缩。70 岁以上的人较 39 岁以下的人的胃黏膜主细胞、壁细胞、黏液颈细胞数减少 1/2,组织学的检查可见有胃腺萎缩。小肠黏膜固有层结缔组织增生,淀粉样变性,肠细胞数目减少,小肠绒毛变短,小肠黏膜表面积减少,集合淋巴结减少,十二指肠憩室炎的发生率增加,结肠肌层变厚等。药物在老年人体内的吸收特点是通过主动转运吸收的药物减少,被动扩散吸收的药物受影响不大。因此,通过主动转运吸收的钙、铁、维生素 B_1、乳糖等的吸收明显降低,而多数小肠上段通过被动扩散吸收进入血液的药物在老年人体内的吸收无明显改变,如口服给予维生素 B_2、四环素、普萘洛尔、阿司匹林、对乙酰氨基酚、地高辛等药物。

2.胃肠道蠕动减慢,药物吸收速率减慢

胃排空快慢可影响口服药物作用的开始时间、高峰期和作用强度。老年人胃的张力和运动性降低,蠕动减弱,胃排空速率减慢,药物滞留时间延长,胃肠道刺激可能增强。胃排空速率的改变影响了药物吸收的速率而不是吸收量。这种吸收速率仅对那些需要得到即时作用的药物(如镇痛剂、催眠剂或抗生素,对后者的重要性低于前两类药物)是重要的。对于长期用药而言,吸收速率并不重要,因为稳态浓度不受影响。地高辛是一个很好的例子,吸收速率随年龄增长而延缓,但吸收总量不变。70 岁和 40 岁的人其吸收量分别为剂量的 76% 和 84%。所以,老年人胃肠道运动的改变是影响药物吸收的重要因素。

老年人胃肠道蠕动减慢,使药物与肠道吸收表面接触时间延长,理论上可使药物吸收增加。但是,老年人胃肠黏膜多有萎缩,小肠绒毛变短,吸收面积缩小,胃肠功能减弱,药时曲线下面积(AUC)多变化不大。另外,由于老年人胃排空减慢,延迟了药物到达小肠的时间,延缓了药物的吸收速度,达峰时间延长,到达有效血药浓度的时间推迟,对于在小肠远端吸收的药物或肠溶片的影响较大。老年人由于胃肠黏膜和肌肉萎缩,胃的排空减慢,使药物进入小肠延迟。这可使某些药物如对乙酰氨基酚等的最大血药浓度降低,达到最大血药浓度的时间延迟;某些在胃内代谢的药物,如左旋多巴的有效吸收量减少。反之,可使某些主要在近端小肠吸收的药物如维生素 B_2 的吸收量增加。此外,老年人的肠道肌张力和动力也随年龄增加而降低,可使药物在肠内停留时间延长而吸收增多。

3.胃液 pH 轻度升高,与酸碱度有关的药物吸收减少

随着年龄的增加,胃黏膜多有不同程度的萎缩,胃壁细胞的功能明显下降,致使胃酸的基础分泌和最大分泌量减少,胃液 pH 升高,女性比男性显著。70 岁的老年人,胃酸分泌较青年人减少 25%～35%,组胺刺激所产生的胃酸也减少,这都是由于胃黏膜发生萎缩所致。胃液 pH 的变化直接影响到药物的溶解和解离,弱酸性药物在碱性体液中容易解离,解离程度越高的药物吸收越差。弱酸性药物(如阿司匹林、巴比妥类和呋喃妥因)在正常胃酸情况下,多不解离,因而在胃内吸收良好;在胃酸缺乏、胃液 pH 升高的情况下,弱酸性药物多以解离形式存在,使这些药物的吸收减少。例如,弱酸性药物巴比妥类,在酸性胃内容物中多不解离,因而在胃内吸收良好。在胃酸缺乏的情况下则解离的多,故老年人对于巴比妥类的吸收不如年轻人吸收的完全。一些碱性药物在正常胃酸情况下可以溶解,易被吸收;而在胃酸缺乏、胃液 pH 升高时则难以溶解,吸收率因此降低。一些遇酸不稳定的药物,如青霉素在老年人体内的吸收可以增加;一些在胃酸条件下易降解的药物,如左旋多巴则吸收减少。又如安定类药物,必须在胃酸中水解转化为有效代谢物去甲基安定才能发挥作用,因老年人胃酸分泌减少,胃内 pH 升高,使此种转化减少,血药浓度降低,药时曲线下面积减少,生物利用度降低,药效减弱。另外,胃酸减少和胃液 pH 升高,使药片在胃中崩解延缓,从而影响某些制剂(如四环素)的溶解和吸收。

4.胃肠血流减少,药物吸收减少

一般来说,胃肠道血管系统丰富。正常年轻人的胃接受心排血量 28% 的血液灌注,以保证物质的充分吸收。20～30 岁以后,心排血量每年约减少 1%。65 岁时心排血量约降低 30%,肝、胃肠血流降低 40%～50%。胃肠道血流量减少可影响药物吸收速率,如奎尼丁、氢氯噻嗪在老年人吸收可能减少。然而,老年人肝血流量减少,则使药物的首过消除效应减少,增加主要经肝脏氧化消除的药物(如普萘洛尔)的血药浓度。所以,老年人口服同样剂量的普萘洛尔,由于其肝血流量少,首过效应弱,因此普萘洛尔的消除减慢,血药浓度比青年人高。老年人服用普萘洛尔

时宜相应减量,同时还要注意服用后血药浓度升高引起的不良反应。老年人脾血流减少30%～40%,脾血流减少也妨碍药物的吸收。

5.其他因素

胃肠道的肌张力及括约肌的功能随着年龄增加而降低,因为黏膜和肌肉萎缩,腹肌的伸展力减退,胃肠蠕动减慢,增加小肠转运时间,可增加吸收程度。情绪状态影响胃肠功能,老年人常有烦闷和抑郁,所以也可影响胃肠功能。

其他给药途径如肌内注射、直肠给药、静脉注射、舌下、局部给药等的药物吸收,也具有年龄相关性差异。老年人局部组织血流量减少,血液循环较差,皮下或肌内注射等的药物吸收较慢且不规则,生物利用度降低。例如,利多卡因肌内注射的吸收速率受注射部位的影响,主要取决于注射部位肌肉组织的血流量。对于危重或紧急状态的患者,还是宜静脉滴注给药,既快速生效,又易控制用量。但对安全范围小的药物如地高辛,静脉注射不安全,所以很少采用静脉给药。

综上所述,影响老年人对药物吸收的因素主要有胃酸分泌减少、胃液 pH 升高、胃排空速度减慢、胃肠道血流量减少等。对主要经被动扩散吸收的药物来说,其吸收率受年龄的影响不大。大多数药物吸收速率或吸收量在老年人和青年人之间无显著差异。另外,由于老年人胃肠蠕动减慢,药物在胃肠中停留时间延长,药物与肠道吸收表面接触时间延长,故总的吸收量仍不减少。如阿司匹林、对乙酰氨基酚、保泰松和磺胺甲噁唑的吸收,老年人与中青年人相差无异。因此,被动扩散吸收的药物在老年人吸收不变。

主动转运吸收的药物,如钾、钠、铁、钙及维生素 A、维生素 B_1、维生素 B_6、维生素 B_{12}、维生素 C、维生素 D 等,在老年人吸收均减少。主动吸收需要消耗转运载体,这些载体在老年人中的分泌明显减少,所以主动转运的功能减弱,以上药物的吸收也随之减弱。如老年人的胃分泌维生素 B_{12} 载体(内因子,一种糖蛋白)明显减少,使得维生素 B_{12} 的吸收也明显减少。另外,由于老年人胆汁分泌减少,脂溶性维生素 D 吸收不良,加上肝肾功能减弱,对维生素 D 的转化能力下降,故 D_3 的形成减少;肠上皮细胞中运钙蛋白形成也减退,导致老年人钙吸收减少,血钙普遍缺乏,必须动员钙库(骨质)中的钙向血液中补充,因此,老年人先后都会出现骨质疏松,尤其是绝经后的老年妇女。

总之,老年人对于被动转运吸收的药物其吸收不变,对于主动转运吸收的药物则吸收减少。

(二)药物分布

药物的分布是指药物从血液向组织、细胞间液和细胞内转运的过程。大部分药物分布过程为被动转运,少数药物为主动转运。药物通过胃肠吸收后进入血液循环,随血液运送和分布到机体各组织器官后,与靶细胞上的受体结合而发挥药理效应,所以药物分布与药物的疗效及不良反应关系密切。药物进入全身循环之后,在体内的分布主要受药物的性质和机体内环境两方面的影响。药物的性质包括药物的理化特性(电离常数、油-水分配系数等)和蛋白结合率;机体的内环境包括体内总体液、体液的 pH、血浆蛋白浓度、血流量、肌肉量、脂肪量等。凡影响器官血流、机体成分、体液 pH、血浆蛋白量和组织功能的,都会影响药物在体内的分布。

药物的分布主要与以下因素密切相关。①器官和组织的血流量:血流量大的器官(如心、肝、肾)药物分布多,药物浓度高,作用增强,也易出现不良反应。②组织屏障:如血-脑屏障(是指血液与脑细胞、血液与脑脊液、脑脊液与脑细胞之间的 3 种隔膜的总称),离子化程度较高的药物不易通过血-脑屏障,而脂溶性高的药物易通过血-脑屏障,在脑脊液中药物浓度较高。③药物与组织的亲和力:药物分布过程与药物在血浆或靶器官的浓度有关。亲脂性药物由于易通过细胞膜和蓄积于脂肪组织而分布广泛,极性药物由于不易通过细胞膜而局限于细胞外液中;属主动转运的药物其分布可集中于某一特定器官而形成较高的浓度,如碘与甲状腺亲和力大,故碘在甲状腺浓度较高。④药物与血浆蛋白结合量:药物与血浆蛋白结合后,分子变大,不能穿透血-脑屏障进入中枢神经系统。⑤体液 pH:体液 pH 不同(血浆为 7.4,细胞外液为 7.4,细胞内液为 7.0),致使被动转送的药物在体内分布不均,且处于动态平衡。如改变血液 pH,也相应改变药物原有的分布特点。⑥机体蛋白含量:受体、体内脂肪和液体容量等,尤其后两项随年龄的改变最明显。机体组成的改变最终导致药物表观分布容积的变化。

药物在血液中,部分以游离型迅速转运分布到机体各部位及靶区而发挥作用,大部分与血浆蛋白结合而储存,游离型与结合型药物呈动态平衡而发挥持久药效。药物与血浆蛋白的结合率是改变分布容积(Vd)和清除率(CL)的重要因素之一。老年人血浆蛋白减少,药物与血浆蛋白的结合力比青年人降低约 20%,因此使游离药物增加,药理效应与毒副作用增强。所以,老年人体内环境随年龄变化而变化,药物在老年人体内的分布也随之变化。因此,药物吸收后在老年人体内的分布可能受以下几方面变化的影响。

1.体内总体液减少,肌肉量减少,脂肪量增加

老年人机体组织的成分随年龄增长而变化。随着年龄的增长,功能性组织(骨骼肌、肝、肾、脑)逐渐萎缩,逐渐被其他组织(结缔组织、脂肪组织)所代替。因此,随年龄的增长,体内脂肪比例逐渐增加。脂肪组织从青年期(18~25 岁)的 18%(男性)和 33%(女性)增加到老年期(65~85 岁)的 36%(男性)和 45%(女性),而老年人非脂肪组织的比例则由 82%降低到 64%,这种情况男性比较明显。人体体液总量也随年龄增加而减少,主要表现在细胞内水分减少,细胞外水分改变不大。

药物分布在很大程度取决于药物的化学性质(水溶性或脂溶性)。随着老年人脂肪组织占体重的比例增加,脂溶性药物在脂肪组织内的分布量增加,分布容积增大。如地西泮(安定)、利多卡因、氯氮草、硫喷妥钠、氯氮平等的表观分布容积(Vd)增大,在体内滞留时间较长。药物的分布容积增加,可减少血浆药物浓度峰值,延长 $t_{1/2}$,减少不良反应。而且一些脂溶性药物发生再分布,易从脑组织转入脂肪组织。而水溶性药物在老年人体内的分布容积减小,如地高辛、青霉素、苯妥英钠、阿司匹林、对乙酰氨基酚、乙醇、吗啡、普萘洛尔等,表观分布容积(Vd)减小,在血液中浓度增高,血浆清除率减少,能较长时间维持有效的血浆药物水平,同时增加药物的不良反应。

2.心功能下降,器官血流量减少

老年人心脏瓣膜变硬,左心室壁增厚,心脏收缩速度减慢,心排血量减少,各脏器血流也发生相应改变。但各器官血流量的改变并非完全一致,肾、肝血流减少比较明显,使某些药物代谢清除减慢。30 岁以后肾血流量每年减少约 1%,肝血流量减少约 1.5%,脑血流减少约 0.4%,脑、冠状循环及骨骼肌的循环改变较小。另外,老年人血管粥样斑块形成、弹性减低、管腔狭窄,也会影响药物的分布。老年人血管内的弹力纤维减少,血管基底膜变厚,特别是动脉粥样硬化的人,血管内脂肪酸等物质聚集,使动脉变窄,减少血流分布。不同脏器的血流量改变直接影响到药物的分布,如肌肉或皮下注射后,药物停留在局部的时间较长。血液循环和机体各部位的血流量与药物转运分布关系很大。老年人心排血量减少,一般 30 岁后每增 1 岁减少 1%,65 岁老年人的心排血量减少 30%~35%。而机体各部位血流量分布变化是不均衡的,肝、肾等的血流量改变明显;大脑循环、冠状循环和骨骼肌循环的影响较小。老年人机体的这种血流量不均衡减少,致使

药物在体内的分布相应受到不均衡的影响。

3.清蛋白减少,游离药物增加

药物进入血液循环后,不同程度地与血浆蛋白结合,其主要蛋白载体是清蛋白,其次是脂蛋白、α_1酸性糖蛋白及某些球蛋白。药物的酸碱性影响其与不同的蛋白结合,酸性药物与清蛋白亲和力高,如阿司匹林、华法林、保泰松、青霉素和磺胺类;碱性亲脂性药更容易与α_1酸性糖蛋白(AGP)和脂蛋白结合,如普萘洛尔、阿普洛尔、氯丙嗪、丙咪嗪和奎尼丁。老年人血浆中AGP含量比青年人增多,AGP可使普萘洛尔、利多卡因、奎尼丁、氯丙嗪、异丙吡胺、阿米替林和抗抑郁药等的游离血药浓度降低,影响药物的分布。所以使用这些药物时,应考虑老年人血液中的AGP水平。

与血浆蛋白结合后的药物,分子变大,不能通过跨膜转运到达靶组织,因此对药物的分布、药物作用效力和消除速率都有影响。与药物结合的血浆蛋白主要是清蛋白,老年人肝脏合成血浆清蛋白的能力降低,使血浆清蛋白浓度随年龄增长而降低,这种降低可因机体活动减少和伴由慢性疾病而加剧。年轻人的清蛋白量为血浆蛋白的39%,老年人为30%。当老年人营养不良、严重衰弱或患肝肾疾病时,清蛋白的生成会更少。因此,药物在老年人血浆中与清蛋白的结合率比年轻人低,没有与清蛋白结合的游离药物在血液循环中相对增加,游离药物的分布容积增大,作用增强,这就使得老年人易出现不良反应。

老年人清蛋白总量减少,使药物与蛋白的结合率下降,如苯妥英钠、哌替啶和保泰松的蛋白结合率在老年人中是降低的,而游离苯妥英钠的浓度增高,但清除率与年轻人比并没有多大改变。再如,水杨酸、保泰松和磺胺嘧啶与蛋白的结合率在老年人中也是下降的。这种蛋白结合率下降表明药物容易从结合部位被竞争剂所取代,使游离药物浓度进一步增高。蛋白结合率的改变仅对与蛋白高度结合的药物产生显著影响。假如药物仅有小部分与蛋白结合,则蛋白结合率即使有相当的改变,对药物分布也几无影响。如华法林与蛋白的结合率就很高,血浆蛋白总量稍有改变可引起血药浓度的明显变化。

4.清蛋白减少,不良反应发生的风险增加

Lewis等于1971年发现泼尼松的平均每天剂量、清蛋白浓度和药物不良反应发生率间有相关性。当清蛋白浓度低于25 g/L时,不良反应增加1倍。低清蛋白血症使游离型泼尼松龙(泼尼松的主要代谢物)浓度增高,当清蛋白浓度在40 g/L时,该代谢物的蛋白结合率为65%,而当清蛋白浓度为25 g/L时,其结合率仅为48%。

5.合用多种药物时,不良反应发生的风险增加

老年患者常常可能同时接受多种药物治疗,血浆蛋白与药物结合的减少更为明显,因而出现药物不良反应的风险也大大增加。这是由于同时给予两种蛋白结合率高的药物时,两种药物可能与血浆蛋白的同一部位结合,产生竞争性抑制现象,使某些药物的游离血浆浓度发生改变。如有些药物能明显减少水杨酸盐、磺胺吡啶、保泰松和血浆蛋白的结合。单独给予阿司匹林时,老年人血浆中游离水杨酸盐只有30%,当用两种以上药物时,游离水杨酸盐可增加至60%。这是因为其他药物与血浆蛋白亲和力比水杨酸盐大,使水杨酸盐与血浆蛋白结合降低,游离水杨酸盐增加,表观分布容积增加,易产生胃肠道出血反应。

血浆蛋白结合率高的药物更容易受影响,使血液中的游离药物浓度明显增加,如抗凝血药华法林。华法林与蛋白的结合率高,合用某些药物能使华法林的游离血药浓度升高而增加出血的风险。这可部分解释为什么老年患者对华法林的敏感性更高。对低蛋白血症或肾功能低下的老

年人,苯妥英钠可增加神经和血液系统的不良反应,应根据年龄适当减少剂量。因此,随着同时用药种类的增多,毒性反应发生率显著增加,故老年人中药物毒性反应更多见。

一些与血浆蛋白结合率高的药物,如华法林与蛋白结合率高达99%,当老年人使用常规成人量,血中游离型药物增高,增加了出血的危险性。其他还有保泰松、磺胺嘧啶、水杨酸盐、苯妥英钠、哌替啶等也使血药浓度升高,分布容积相对增加,药效增强。同时,随年龄增长,药物与红细胞结合也减少,如哌替啶在年轻人有50%与红细胞结合,而老年人只有20%的结合,导致游离药物增多。这也是老年人血药浓度较高的原因。

(三)药物代谢

药物的生物转化俗称药物代谢,主要在肝脏进行。药物在肝脏的代谢特点比较复杂,受很多因素的影响,如营养状况、环境因素、病理状态、遗传因素、合并用药及年龄变化。成人在20～40岁时肝重约为1 200 g,从50岁以后肝脏的重量开始减轻,超过71岁肝重只有约741 g(减少)。老年人肝脏重量的减轻与代谢能力减弱密切相关。肝脏重量的减轻必然伴随肝细胞的减少,导致肝血流量降低。而多数口服药物经胃肠道系膜毛细血管吸收入血液后,首先经过肝微粒体酶灭活,再进入外周血液中,这一过程称为"首过效应"。老年人肝血流量比青年人减少40%～50%,因此药物的首过效应减弱。一些首过效应大的药物(如利多卡因和普萘洛尔)的代谢减慢、半衰期延长。若按常规剂量连续给药,易导致血药浓度过高而出现毒性。

另外,药物的代谢除了受肝脏重量的影响外,还受肝脏内药物代谢酶活性和数量的影响。药物被机体吸收后,需要通过氧化、还原、水解、结合等生物转化过程,转变成无毒或低毒的形式才易于排出体外,从而可以避免药物蓄积引起的药物中毒,这一生物转化过程即为药物代谢。药物代谢可以是某些药物"灭活"和解毒的过程,也可以是某些药物活化的过程,即有些没有活性的"前药"进入人体后,经代谢产生有活性的代谢产物而发挥药效。

药物在肝脏代谢通常分成两个阶段:第1阶段是细胞色素P_{450}酶对小分子极性药物进行氧化、还原或分解代谢,各种药物最重要的"氧化"代谢反应主要在肝脏进行。第2阶段是药物分子与葡萄糖醛酸、乙酸、硫酸相结合,形成极性更大的分子,水溶性增加,使易于从尿液排出体外,但多失去药理活性。在肝微粒体酶中,对药物进行氧化代谢的主要是混合功能氧化酶系统,所以肝脏是药物代谢的主要场所。但也有少部分药物在肝脏以外的消化道、肠系膜等部位进行代谢。

大多数动物实验资料认为,随着年龄的增加,混合功能氧化酶的功能是降低的,肝微粒体的药物氧化酶P450的数量也随年龄的增加而减少,相应的酶活性显现一定程度的降低,对诱导或抑制剂的反应也随之减弱。但是,人肝细胞样本的研究显示,各种P_{450}酶的含量和活性并未随年龄增加而有所减少和降低。

但是,由于老年人的肝脏重量和血流量都有明显降低,其肝脏的代谢能力还是有所下降,只是其代谢能力降低不多。这主要影响高清除率的药物,如经肝灭活的地西泮,其半衰期对20岁人群为20～40小时,而对80岁老人则延长4倍;而地高辛、普萘洛尔、保泰松、奎尼丁等药物的半衰期在80岁的老年患者体内只延长1倍左右。如安替比林与保泰松的半衰期,在青年人分别为12小时和81小时,而老年人则分别为17小时和105小时。再如三环类药物、利多卡因、氯甲噻唑等,老年人用量常为成年人的1/2～2/3;洋地黄获得治疗效果的剂量常为青年人的1/4。另外,有些药物的代谢不受年龄变化的影响,如氯硝西泮和奥沙西泮,可以作为老年人较为理想的安眠药。

一般认为老年人的第2阶段生物转化过程没有太大的改变,如老年人体内吲哚美辛的代谢速度与年轻人一样;普萘洛尔经过与肝脏葡萄糖醛酸结合以后排除,也不受年龄的影响。但是,对乙酰氨基酚与葡萄糖醛酸结合速度呈年龄依赖性降低,血浆 $t_{1/2}$ 延长。半衰期延长是老年人药物代谢的特点,表明用药剂量应该减少。

其他肝内的活性物质有些会随年龄增长而改变,如清蛋白和凝血因子在老年人中的产生减少;而有些成分则不随年龄改变,如血清门冬氨酸氨基转移酶、血清丙氨酸氨基转移酶、碱性磷酸酶没有改变,总蛋白没有明显降低。

(四)药物排泄

机体摄取的药物经吸收、分布、代谢和排泄等一系列过程,最终排出体外。肾脏是最重要的药物排泄器官,也是仅次于肝脏的药物代谢器官。少数药物也可通过肝胆、肠管、呼吸器官、皮肤、唾液和乳腺等系统排泄。多数药物以原形、活性或无活性代谢产物从肾脏排出,所以肾排泄与药效、维持药效时间及药物毒性反应密切相关。

老年人肾脏衰退,肾功能下降,主要表现如下:肾单位减少,70 岁时肾单位总数为青年人的 $1/2\sim2/3$,肾组织重量约减少 20%;40 岁后肾血流量(RBF)每年减少 $1.5\%\sim1.9\%$,65 岁以上老年人肾血流量为青年人的 $40\%\sim50\%$;肾小球滤过率(GFR)下降,20 岁左右的青年人每分钟为 $120\ mL/(min \cdot 1.73\ m^2)$,90 岁时降为 $65\ mL/(min \cdot 1.73\ m^2)$;肌酐清除率降低 50%;肾小管分泌和重吸收功能约降低 40%。老年人肾脏的衰退和功能的降低,对药物的排泄影响明显,致使药物半衰期延长,清除率下降,是造成药物蓄积中毒的重要原因。主要经肾排泄的药物,如地高辛、普萘洛尔、奎宁、金刚烷胺、氨基糖苷类抗生素等,都存在这方面的问题,在使用时都必须注意调整用药剂量和间隔时间。多数药物在治疗剂量时,多为一级速率过程排除,药物浓度呈指数下降,半衰期与表观分布容积成正比,与药物清除率成反比。老年人对地西泮的半衰期延长,主要是因为表观分布容积增加,而不是清除率下降之故。某些药物及其代谢产物是通过肝胆系统排泄的,老年人肝胆功能减退,也会影响药物的排泄。

从上述可见,影响老年人药代动力学的因素较多,是一个复杂的过程,不同的研究方法得到的结论可能不尽一致,某些方面的研究还有待深化。所以在药物治疗的实践中,应注意监测血药浓度的动态变化,结合临床指征,随时调整用药剂量和间隔时间,并从中不断探索和揭示各类药物在老年人体内的代谢过程和规律。

二、老年人用药的安全性及基本原则

随着社会生产力的发展,科学的进步,人们生活和卫生保健的改善,人的平均寿命显著延长。老年人口迅速增长,发达国家和发展中国家均面临着人口老龄化的问题。随着我国老年人口迅速增长,老年慢性病患病率也越来越高,老年人已成为药品市场的最大消费人群,据统计,其消费的处方药品占 $23\%\sim40\%$,非处方药品占 $40\%\sim50\%$。老年人在生理、心理等方面均处于衰老与退化状态,这种状态会影响药物的吸收、分布、代谢和排泄。因此,老年人用药不仅药物不良反应发生率较高,而且一旦出现,其严重程度亦较高,甚至导致死亡。有文献报道,超过 60 岁的老年人因为药物治疗而发生不良反应的危险性是一般成人的 2.5 倍。

(一)老年人用药的不安全因素

1.多种药物联用

多种药物联用是老年人用药潜在风险的最危险因素,国外的一项老年人用药安全性的多因素分析显示,老年人用药的数量是唯一常见危险因素。我国老年人用药现象非常普遍,国内一项调查显示,有 51.33％的老年人每天均服药,其中平均 1 天同时服 3 种药的达 18.74％,同时服 6 种以上药的达 21.52％,而合并用药的种数与药物不良反应(ADR)呈明显的正相关,合并用药 0～5 种,ADR 的发生率为 4.2％,合并用药 5～10 种,ADR 的发生率为 7.4％。我国老年人多种药物联用的原因主要是以下。

(1)医疗保健的需要:现代医学研究表明,人进入老年期后,由于组织器官的老化及生理功能的减退,老年人易患病并且常常是多种疾病缠身。据调查,城市有 81.9％、农村有 87.2％的老年人患有各种慢性疾病,其中约 50％的患者同时患有 2 种以上慢性疾病。不同的疾病需要不同的药物治疗,多种疾病需多种药物治疗在所难免。

(2)我国缺乏老年全科医师,治疗缺乏综合考虑:在我国,只有大型的综合性医院才设有老年病科,一般的医院没有老年病科,也没有专门的老年病科医师。身患多种疾病的患者大多是到多个医院或同一个医院的不同专科接受多个医师的诊治,每个医师都是从自己的专业角度出发开出治疗药物,这就造成了患者要同时服用多种药物的局面。

(3)自购药品,自行用药:很多老年患者治病心切乱投医服药,特别是偏信一些夸大的医疗和药品或是保健品广告,往往在接受医院医师的处方药治疗后,还自行购买一些非处方药服用;我国的老人很多也有服用保健品、特别是中药保健品的习惯,这无疑又增加了用药的品种数量。上海一项调查显示,12.07％的老年人在医师处方以外自行加用药物,21.49％的人自行到药房购买药品,且服用保健品的人有 29.2％。

2.重复用药

(1)重复开药:老年患者因患多种疾病接受多个医师的诊治时,常因为有的医师不认真记录病历,也没有仔细询问就诊的患者或其家属,造成重复开药。

(2)药名混乱:我国一药多名的现象非常普遍,而各医院使用的同一药的商品名往往不同,就是同一家医院,同一成分,由于规格不同,商品名不同也是屡见不鲜。

(3)对复方制剂成分不了解:当今复方制剂十分流行,医师每天都会开出各种复方制剂,每个患者都有可能服用复方制剂,如果不熟悉复方制剂所含的成分,很容易造成重复用药。

3.老年人特殊的生理、病理因素

老年人由于生理、生化和病理上的某些改变,他们体内处置药物的能力和青壮年有明显的不同,随着年龄的增长,特别是 75 岁以后,这种变化更为凸显。主要表现在以下方面。

(1)药动学方面:老龄所致的最大的药代动力学改变在于使药物的肝代谢和肾排泄减慢,从而使药物的半衰期延长,血药浓度升高甚至造成中毒反应,这是老年人药物中毒最重要的因素。此外,老年人血浆蛋白也明显低于青年人,可使药物游离型浓度增加,从而增加了药物中毒的风险。

(2)药效学方面:由于老年人的靶器官或细胞的敏感性增强,使他们对药物的反应比年轻人强烈,特别是对中枢神经抑制药物、降血糖药物、心血管系统药物反应特别敏感,导致正常剂量下的不良反应增加,甚至出现药源性疾病。

4.用药依从性差

老年人有自己的习惯思维,在服用药物时表现为自作主张,可以背着医师或家人拒服某药,或不按处方剂量,擅自增减用药剂量或用药次数。此外,老年人由于记忆力减退,常常漏服药物,特别是对于一天多次服用的药物。由于药物突然中断或由于一次漏服,下次加倍服用,引起血药浓度波动过大,以致药物不良反应或药源性疾病增加。

(二)老年人常见药物不良反应

1.抗生素类药物

氨基糖苷类抗生素如庆大霉素、卡那霉素主要由肾脏排泄,由于老年人肾功能减退,以致药物的耳、肾毒性增加,应慎用。青霉素因老年人有肾分泌功能减退而排泄延缓,或因血浆蛋白结合率降低,使血药浓度增高,易出现中枢神经毒性反应,如意识障碍、惊厥、癫痫样发作、严重的昏迷等。当青霉素使用剂量较大时,须考虑上述毒副作用。头孢菌素类抗生素对肠道菌群抑制作用较强,易致菌群失调,在老年人消化道功能减弱时可引起维生素 K 缺乏而导致出血或出血伪膜性肠炎,因此用药时应严格观察此类不良反应的发生,必要时及时停药并对症处理。四环素在老年人肾小球滤过率下降时药物半衰期延长,不良反应增加,宜减少剂量或延长给药时间间隔。博来霉素可致肺纤维化,尤其对老年人来说更易发生,用药时须密切监测肺功能。

2.解热镇痛剂

对乙酰氨基酚是最常用的解热镇痛药之一,该药不良反应较少,但因老年人药物半衰期明显延长、肝脏代谢能力降低,使用同样的剂量,老年人比青年人更易出现不良反应。因此,老年人服用该药时应严密观察不良反应,大剂量或长期服用时应个体化用药并监测血药浓度。

3.镇痛药

吗啡易致老年患者呼吸和心血管抑制作用,这可能与老年人高级神经功能衰退、对中枢抑制反应敏感有关。哌替啶可因血浆蛋白结合率降低而有较多的游离型药物与受体结合,导致呼吸抑制。因此,两药宜小剂量给药,同时观察临床反应。

4.局部麻醉药

老年人在应用利多卡因时药物半衰期延长,大剂量使用易出现精神症状和心脏抑制,应用时须监测血药浓度。有神经传导阻滞、脑血管疾病或对本品过敏者应禁用。

5.中枢神经系统抑制剂

老年人长期应用地西泮,其中枢抑制的不良反应发生率高,表现为头痛、头晕等,服用时宜从小剂量开始。苯巴比妥可延长中枢抑制作用或出现兴奋激动,可能因代谢延缓或排泄延迟所致,服用时也宜减小剂量。

6.抗癫痫药

苯妥英钠对肾功能低下或患有低蛋白血症的老年人,可增加其神经系统和血液系统方面的不良反应,其原因是苯妥英钠和血浆蛋白的结合率高,故应根据年龄调整剂量。

7.抗精神失常药

老年人应用氯丙嗪、奋乃静、三氟丙嗪等吩噻嗪类抗精神失常药时,帕金森病发生率高,且往往是永久性的,因此使用此类药物应严格遵循小剂量、个体化的原则,严密观察,防止帕金森病的发生。

8.抗帕金森病类药物

应用左旋多巴治疗初期,约 80% 的患者出现恶心、呕吐、食欲缺乏等,还可引起低血压、定向障碍等严重不良反应,这可能与该药兴奋延髓催吐化学感受区 D_2 受体有关。老年人由于器官功能减退,更易发生此类不良反应,应该小剂量用药并严密观察。

9.抗抑郁药物

阿米替林、丙米嗪是常用的抗抑郁药物,但多数老年人服用后出现烦躁不安、失眠、健忘、定向障碍、妄想等症状,这些症状与药物剂量无关,可能与神经功能失调有关,一旦出现应立即停药。

10.抗凝血药

肝素作为常用的抗凝血药,老年患者(尤其是老年女性患者)用药后出血发生率增加,因此用药时应监测凝血功能,避免同时应用抗血小板药物,如阿司匹林。

11.利尿药

老年人各脏器功能减退、调节功能下降,应用利尿药易引起电解质紊乱和脱水,应严密监测。

12.铁制剂

老年人可因胃酸分泌减少而导致铁制剂吸收下降,疗效降低,服用铁制剂时宜同时服用稀盐酸、维生素 C 或增加剂量。

13.锂制剂

老年人肾功能减退,药物排泄率降低,服用锂制剂易致蓄积中毒,应小剂量用药并监测血药浓度。

14.β 受体阻滞剂

临床常用的 β 受体阻滞剂为普萘洛尔和美托洛尔,具有抗心绞痛、抗心律失常、抗高血压的作用。普洛萘尔因老年人肝功能减退和血浆蛋白含量降低而使不良反应增加,常见症状有眩晕、嗜睡、头痛、心动过缓、低血压、心脏传导阻滞等。因普萘洛尔可影响血糖浓度,因此老年糖尿病患者应慎用此药。口服美托洛尔血药浓度个体差异较大,且易通过血-脑屏障,可致神经功能失调,表现为失眠、多梦等不良反应,故老年人亦应慎用。对于本类药物,需要制订个体化给药方案,老年患者长期服用该类药物应避免骤然停药而导致原有症状加重。

15.强心苷类药物

地高辛和洋地黄毒苷是常用的抗慢性心功能不全的药物。地高辛 60%～90% 以原形经肾脏排泄,由于老年人肾功能衰退、清除能力下降而使药物半衰期延长,常规剂量易出现严重心脏毒性(如心律不齐、房室传导阻滞和窦性停搏等)和中枢神经系统功能障碍(眩晕、抑郁、自杀倾向)。洋地黄毒苷血浆蛋白结合率可达 90%～97%,当与可以引起洋地黄毒苷血浆蛋白结合率降低的药物同时应用时,可使其游离型浓度骤增而出现严重的不良反应。处理措施根据肾功能调节药物剂量,严密观察临床反应,有条件时监测血药浓度。

(三)合理用药的基本原则

安全、有效是老年人合理用药的目标,有明确用药指征时,遵循个体化原则,有针对性地选择疗效可靠的药物并排除禁忌证。老年人用药疗程不宜过长,取得疗效后可以减量或停药,治疗无效时应及时更换其他药物,避免或减少药源性疾病的发生,让药物发挥最大疗效的同时,把不良反应降至最低。合理用药的一般原则如下。

1.合理选用药物

(1)明确诊断原则:衰老表现与多种病理现象交织,由于老年性疾病长期用药导致的药理作用,使临床诊断更加困难。

(2)药理、药性合理原则:各种药物都有其独特的药理作用、适应证和不良反应,有些药物还有明确的禁忌证。合理选用药物,要在熟悉各种药物、各种剂型特点的情况下,有针对性地选择疗效好、不良反应小、适应病症的、有效安全的药物。

(3)权衡利弊原则:近期和远期疗效结合考虑。治病用药,首先考虑缓解症状,尤其是急、重患者,着眼于近期疗效的同时要尽量考虑远期效果,尤其慢性病的长期用药。

（4）确定优先治疗目标原则。

2.合理的用药剂量

由于老年人的药物体内过程有特殊性,所以在用药剂量上也应有特殊规律。但是由于老年人的衰老进程和个体差异较大,各种药物的体内过程影响因素较多,所以老年人用药剂量的特殊规律十分复杂。我国通常根据老年人的年龄、体重和体质情况而定。对年龄较大、体重较轻、体质较差的老年人应从"最小剂量"开始,即按成人量的 $1/5$、$1/4$、$1/3$、$1/2$、$2/3$、$3/4$ 等顺序用药。一般推荐用成人剂量的半量或 $1/3$ 量为起始剂量,然后观察患者的反应和病情改善情况,调整稳定至合理剂量。肾功能衰退者,应根据肌酐清除率酌情调整剂量和用药间隔时间;还应根据病情的轻重及主要脏器的功能,综合考虑设定剂量。鉴于老年人个体差异较大,有的用药剂量可相差数倍,如解热镇痛药、β受体阻滞剂、抗心律失常药等,个体用药差异较大,所以主张实行个体化给药,有目的地进行治疗药物检测,细致观察用药效果和反应,找出个体用药规律。

3.合理的用药时间

关于服药时间和频率要考虑到药物的吸收效果、药物的刺激性和维持有效的血药浓度及药物的体内过程等多种因素,而且已经形成了一套服药常规。除此之外,老年人由于对于药物的体内过程,对药物的敏感性、耐受性等多方面的特殊情况,在用药时间和间隔时间上又有某些特殊性。

4.合理的剂型

选用适合老年人服用的方便的剂型,如液体制剂相对于胶囊和大片剂服用方便;缓释制剂使每天服用次数减少。

5.合理的联合用药

老年人往往身患多种疾病,常常同时应用多种药物,在急重病症的治疗中,为控制并发症的发生,也常采用多种药物联用。这是临床上的常见现象,也是一种必要的治疗措施。但是多种药物同时应用,存在着药物与药物之间、药物与机体大分子之间错综复杂的相互作用关系,涉及生理、药理、生物化学和物理化学的配伍变化。其中有我们所期望的正效应,也有我们所不期望的负效应。合理的联合用药,就是要充分发挥其正效应,尽量避免或减少其负效应,达到防治多种病症,提高疗效,减小剂量,减轻毒副反应的目的。联合用药的负效应多且复杂,用药种类越多越严重。①抓住疾病的主要矛盾:有针对性、少而精地用药,在非必需时,尽可能减少用药种类,切忌随意联用药物。②根据需要合理联用:合理的药物联用可提高疗效,减少毒副作用。③根据情况避免联用:有些药物联用会降低疗效、增加不良反应或产生不希望的物理化学变化,应注意避免。

6.补药的合理应用

补药是一类调整和加强机体生理功能、增强体质、防病健身、延年益寿的药物,是中医学的一类重要药物。进补除了要遵循"辨证施补,合理选用;注意季节时令,合理进补;注意服用方法;注意进补的宜忌和适时"四条原则以外,更重要的是要在正规中医医师的指导下进补。

现代医药中虽也有越来越多的滋补强壮保健药品,通过补充机体缺失物质,调整机体内环境的平衡,达到强身健体、抗衰老的目的,从这个意义上说,也可称之为"补药",但它多分属于现代医学各大系统疾病防治药物,并未形成有理论体系的独立的一类药物。这类药品要注意分辨真假,不要盲目服用。

7.老年人依从性的提高

由于对于治疗疾病急于求成的心理及老年人记忆力、理解力和视力下降,同时用药种类繁多,老年患者常常忘记服药或服错药,在有痴呆症状、抑郁症和独居的患者中尤其常见。因此,要从多方面提高老年患者的依从性,包括简化治疗程序和方案;对有关用药的目的与医师建立良好的联系;建立使用药物的日程表和备忘卡;多室隔开的给药盒;对患者准确而简短的依从性指导。另外,对不同患者进行不同深度的人文关怀,如视力不好的患者应避免服用滴管计算用量的药物,以大字注明药物名称、用法和用量;行动障碍的患者要注意药品的包装;吞咽困难的患者要注意药物的服用问题,特别是要避免缓释剂型被掰碎服用。

8.及时停药原则

老年人用药方案开始时要制订明确的用药终点,应尽量缩短疗程,及时停药。外国学者说"老年患者从投药医师那里受益远不如从停药医师那里受益更多"。

用药安全问题不仅是医药学科的问题,很大程度上也是一个社会问题。老年人作为用药最频、最多的一个群体,其用药安全问题理应受医药界及全社会的高度关注和重视,只有经过社会各界的共同努力,其防范风险的能力才能提高。

(宫春燕)

第三节　老年人手术麻醉的特点

一、术前估计及麻醉前准备

老年人由于全身性生理功能降低,对麻醉和手术的耐受能力较差,并存其他疾病的发生率高,因而麻醉和手术的风险普遍高于青壮年患者。术前对患者的全身情况和重要器官功能进行检查;对其生理和病理状态做全面评估;对原发病和并存症积极治疗,使其在最佳生理状态下实施麻醉和手术,这是提高麻醉、手术成功率和安全性,降低术后并发症和病死率的重要环节。

术前估计包括患者的全身状况及心、肺、肝、肾等重要器官的功能,以及中枢神经系统和内分泌系统的改变。应详细了解患者现在和过去的病史,通过体格检查、实验室和影像检查,必要时增加一些特殊检查,对所获得的资料加以综合分析,一旦诊断明确,应及早对异常状态进行治疗。

老年人麻醉、手术的危险,主要与原发病的轻重,并存疾病的多少及其严重程度密切相关。在评估麻醉和手术的风险程度时,一般均需考虑患者、手术、麻醉三方面的危险因素,这些因素之间存在着辨证的消长关系,每一具体因素也存在着程度上的差别。一般情况下,危险因素越多、程度越重或其性质越严重则风险越大。

老年人由于衰老过程所带来的生理改变,虽然增加了手术和麻醉的风险,但其危险程度远不如其术前存在的并存症及并存症发展加重的可能性。一般而言,外科患者的年龄越大,存在与年龄有关的疾病的概率就越高,其体格状态也就可能越差。老年患者术前的病情及体格状态与围术期的发病率有明确的相关性。对病情和体格情况的粗略评估一般采用美国麻醉学会(ASA)分级标准,就发病率和病死率的高低而言,ASA4 级＞ASA3 级＞ASA2 级和 ASA1 级。老年外科患者常并存有各种疾病,如高血压、冠心病、慢性呼吸系统疾病、慢性肾脏疾病、慢性肝脏疾病、代谢性疾病等。据统计,老年患者有 4 种以上疾病者约占 78％,有 6 种以上疾病者约占 38％,有 8 种以上疾病占 3％。这些疾病对老年人已经减退的各脏器系统的功能有广泛和/或严重的影响,将进一步损害重要器官的储备功能,增加麻醉和手术的危险。可见老年患者手术时的病情和体格情况是头一项重要的危险因素。其次,急症手术是另一个危险因素。与择期手术相比,急症手术的危险要增加 3～10 倍,其原因是多方面的,例如:急症手术各方面的条件要比正常情况下的择期手术差;术前评估和术前准备不足;急症情况本身的严重程度及其急性后果对老年患者所造成的影响等。感染和脓毒症则无疑会危及患者的生命。再者,手术部位和手术创伤大小也是决定围术期危险大小的一个重要因素。在老年人,手术部位浅表或创伤小的手术与体腔、颅内或创伤大的手术相比,其死亡的危险相差10～20倍。此外,老年人常服用多种药物,药物的不良反应常对老年人构成严重的威胁。

二、麻醉前用药

老年人对药物的反应性增高,对麻醉性镇痛药(如哌替啶、吗啡)的耐受性降低。因此,麻醉前用药剂量约比青年人减少 1/3～1/2。麻醉性镇痛药容易产生呼吸、循环抑制,导致呼吸频率减少、潮气量不足和低血压,除非麻醉前患者存在剧烈疼痛,一般情况下应尽量避免使用。老年人对镇静、催眠药的反应性也明显增高,易致意识丧失出现呼吸抑制,应减量慎重使用,一般宜用咪达唑仑 3～5 mg 肌内注射,少用巴比妥类药,也有主张麻醉前只需进行心理安慰,不必用镇静催眠药。老年人迷走神经张力明显增强,麻醉前给予阿托品有利于麻醉的实施和调整心率。如患者心率增快、有明显心肌缺血时应避免使用,可以东莨菪碱代之。然而东莨菪碱常出现的兴奋、谵妄,对老年人一般属于禁忌,应酌情慎用。

三、麻醉方法选择原则

老年人对药物的耐受性和需要量均降低,尤其对中枢性抑制药如全麻药、镇静催眠药及阿片类镇痛药均很敏感。其次,老年人一般反应迟钝,应激能力较差,对于手术创伤带来的强烈刺激不能承受,其自主神经系统的自控能力不强,不能有效地稳定血压,甚或造成意外或诱发并存症突然恶化。因此,麻醉方法的选择首先应选用对生理干扰较少,麻醉停止后能迅速恢复生理功能的药物和方法。其次在麻醉、手术实施过程能有效地维持和调控机体处于生理或接近生理状态(包括呼吸、循环和内环境的稳定),并能满足手术操作的需要。再者还应实事求是地根据麻醉医师的工作条件、本身的技术水平和经验,加以综合考虑。事实上任何一种麻醉方法都没有绝对的安全性,对老年患者而言,也没有某种固定的麻醉方法是最好的。选择的关键在于对每种麻醉方法和所用药物的透彻了解,结合体格状况和病情加以比较,扬长避短,才有可能制订最佳的麻醉方案。实施时严密监测,细心观察,精心调控,即使十分复杂、危重的患者,往往也能取得较满意的结果。

四、常用的麻醉方法

(一)局部麻醉

局部浸润麻醉对老年患者最大的好处是意识保持清醒,对全身生理功能干扰极少,麻醉后机体功能恢复迅速。但老年人对局麻药的耐量降低,使用时应减少剂量,采用最低有效浓度,避免局麻药中毒。常用于体表短小手术和门诊小手术。

(二)神经(丛、干)阻滞

神经(丛、干)阻滞常用于颈部手术的颈神经丛阻滞,用于上肢手术的臂神经丛阻滞,其优点与局麻相似。要达到麻醉安全、有效,防止并发症发生,关键在于技术熟练、穿刺、注药准确,局麻药的剂量要比青年人减少。

(三)椎管内麻醉

椎管内麻醉对循环和呼吸容易产生抑制,而老年人的代偿调节能力差,特别是高平面和广范围的阻滞,容易出现明显的低血压,因此阻滞的平面最好控制在 T_8 以下,以不超过 T_6 为宜。麻醉平面越高,对呼吸、循环的影响越大。

1.硬膜外阻滞(硬膜外麻醉)

老年人的硬膜外间隙随增龄而变窄,容积减少;椎间孔闭缩,局麻药向椎旁间隙扩散减少。因而老年人对局麻药的需要量普遍减少,其实际需要量与患者的体格、年龄、手术部位、阻滞范围密切相关。通常 65 岁以上,体格衰弱或者病情较重的老年患者,多属小剂量范围(首次剂量<6 mL,即获得6~8节段的阻滞范围),注药前先开放静脉输液,平卧后注入2~3 mL试验剂量,然后酌情分次小量追加,直至获得所需的阻滞平面。老年人脊椎韧带钙化和纤维性退变,常使硬膜外穿刺、置管操作困难,遇棘上韧带钙化直入法难以成功时,改用旁入法往往顺利达到目的。老年人施行硬膜外麻醉应用哌替啶、芬太尼、氟哌利多、地西泮等辅助药物时,剂量宜小,为青壮年的1/3~1/2。遇麻醉效果不佳时,切忌盲目增加辅助用药,慎用氯胺酮,以免招致心血管意外事件。常规给予患者鼻导管吸氧(必要时予以面罩加压吸氧)有助于维持较高的动脉血氧分压,防止缺氧的发生。

对体格状况及心肺功能较好的老年患者,腹部(上腹部包括胃、胆管等)及其以下手术,在国内仍广泛采用连续硬膜外麻醉,一般认为是安全的。上胸段和颈部硬膜外麻醉用于心肺功能明显衰退的老年患者应格外慎重。当手术需要麻醉范围较广,如腹、会阴部同时操作,一点硬膜外阻滞往往难以满足手术要求,采用两点硬外膜阻滞(腰骶段和下胸段)能取得较理想的效果,但需注意两点不要同时给药,防止单位时间内局麻药量过大引起中毒。

2.蛛网膜下腔阻滞(脊麻)

脊麻的阻滞效果确切完善,低位脊麻(T_{12}以下)对循环、呼吸影响较轻,适用于下肢、肛门、会阴部手术。由于老年人对脊麻敏感性增高,麻醉作用起效快,阻滞平面扩散广,麻醉作用时间延长。因此用药剂量应酌减1/3~1/2,如做鞍麻注入丁哌卡因5 mg行肛门、会阴部手术或做低位脊麻注入丁哌卡因7.5 mg行下肢手术,均可获得良好的麻醉效果。近年来引进的连续脊麻,可小剂量分次注药,提高了脊麻的安全性,扩大了手术范围,降低了腰麻后头痛等并发症,用于老年人 T_8 以下手术是安全可靠的。

3.脊麻-硬膜外联合麻醉

脊麻-硬膜外联合麻醉具有起效快,作用完全,在作用时间和阻滞范围均较脊麻或硬膜外阻滞单独应用者优。可用于老年人腹、会阴联合手术,髋关节及下肢手术。

(四)全身麻醉

目前国内全身麻醉的应用日益增加,对老年患者全身情况较差,心肺功能严重受损及并存症复杂的,普遍采用全身麻醉,上腹部手术一般认为全身麻醉较椎管内麻醉更为安全。为减轻心脏负荷,改善冠脉血流,或者为了减少全麻用药量,减轻全身麻醉药对机体的不良影响,采用全身麻醉与神经阻滞或硬膜外阻滞联合应用,取得良好效果,只要掌握得当,麻醉药物剂量相宜,麻醉和手术过程一般均较平稳。

1.麻醉诱导

应力求平稳,减轻气管插管时的心血管应激反应,同时防止麻醉药用量过大引起严重的循环抑制和缺氧。常用的诱导全麻药、镇静药,如芬太尼、阿芬太尼、咪达唑仑等,老年人对此类药物的敏感性增高,对依托咪酯、丙泊酚等需要量较青壮年减少 20%～40%,又由于个体差异大、静脉用量很难准确掌握,故一般先从小剂量开始,逐渐加大用量。也可采用静脉麻醉药与吸入麻醉药复合,相互协同减少各自的用量。肌松药剂量适当加大有利于气管插管。防止插管时心血管反应的方法很多,完善的咽喉、气管内表面麻醉对减轻插管时心血管反应作用肯定,对快诱导或慢诱导均有利。有高血压病史,特别是术前高血压未得到较好控制的老年患者,全麻诱导可致血压剧升,心率加速,除避免浅麻醉外,要及时给予降压药预防和治疗,β受体阻断药可改善心肌缺血,也是常用的措施。老年患者多存在血容量不足、自主神经调控能力降低,全麻后体位的改变容易引起剧烈的血压波动,应高度警惕。

2.麻醉维持

麻醉维持要求各生命体征处于生理或接近生理状态,注意维护重要器官功能,麻醉深浅要适应手术操作,及时控制由于手术创伤引起的过度刺激。一般而言,老年患者麻醉维持不宜太深,但过浅的麻醉会出现镇痛不全和术中知晓,应予避免。目前常用的全麻药,如异氟烷、氧化亚氮、芬太尼、丙泊酚等。肌肉松弛药如维库溴铵、阿曲库铵等用于老年患者是安全的,但剂量需减少。在给药方法上要特别注意其可控性,吸入麻醉的控制相对较容易,用于老年人麻醉维持是可取的。静脉麻醉药使用微泵持续控制给药,较单次或多次推注给药易于控制也较安全,吸入麻醉与静脉麻醉复合则更为灵活。呼吸管理在全麻维持中特别重要,老年患者对缺氧耐受能力差,保持呼吸道通畅,保证足够的通气量和氧供,避免缺氧和二氧化碳蓄积,这是时刻需要关注的。但过度通气对老年人也是不利的,可以招致冠脉痉挛、心肌缺血,如不及时纠正可能造成严重后果。全麻维持平稳,除与上述因素有关外,维护水、电解质平衡与内环境的稳定也很重要。

术毕苏醒期:老年人由于对麻醉药物的敏感性增高、代谢降低,术毕苏醒延迟或呼吸恢复不满意者较多见,最好进入苏醒室继续观察和呼吸支持,尤其是并存高血压、冠心病等心血管疾病者和肺功能不全者,待其自然地完全苏醒比较安全。在患者完全清醒后拔除气管时要切实减轻或消除拔管时的心血管反应,以免出现心血管意外。对老年患者拮抗药包括肌松药和麻醉性镇痛药的拮抗药使用必须慎重。

总之,术毕苏醒期,除维持呼吸、循环功能稳定外,还应防治患者在复苏过程呕吐、误吸,以及谵妄、躁动等精神症状。

五、常见并发症及处理

(一)呼吸系统

常见有呼吸抑制和呼吸道梗阻。非全身麻醉呼吸抑制在术中可见于椎管内麻醉,也偶见于颈神经丛阻滞,其与阻滞范围过高、过宽及麻醉辅助药物使用过多有关。全麻期间全麻药剂量过大引起术后呼吸抑制,多为镇痛药与肌松药残留体内所致,均可通过面罩给氧或做加压辅助呼吸得以改善。舌后坠或口腔分泌物过多引起的呼吸道梗阻,如能及时发现不难处理。用手法托起下颌、放置口咽通气道并清除口腔分泌物,梗阻即可解除。下呼吸道梗阻可因误吸或气管、支气管分泌物过多、过稠造成。肺泡破裂或手术时大量脓液、血液涌入气管所致的呼吸道梗阻,病情往往紧急危重。气道反应性增高的患者容易诱发支气管痉挛致呼吸道梗阻。上述并发症的处理,在加压给氧解痉的同时,应尽快清除呼吸道的分泌物或异物。

呼吸抑制和呼吸道梗阻均可导致通气量不足和缺氧。老年人呼吸储备功能不全,易致急性呼吸衰竭。肺部感染,常是术后导致死亡的重要并发症。

全麻术后不宜过早拔除气管导管,应待患者完全清醒后经鼻导管给氧 $SpO_2 > 94\%$,呼吸频率与潮气量正常或接近正常,此时拔管才安全。术后尽早喉咽喷雾治疗,积极排痰,预防感染。

导致呼吸抑制、通气量不足、缺氧的原因除麻醉因素外,电解质紊乱(如缺钙等)、胸腹伤口的疼痛或包扎过紧、腹部膨隆、膈肌上抬等影响患者的正常呼吸动作,造成通气不足,也并不罕见。

(二)循环系统

老年人心功能储备降低、血管硬化,如术前已并存高血压、冠心病、心律失常和心肌缺血等,则术中和/或术后很难使循环维持稳定。应强调术前对并存症的积极治疗,这是预防并发症的最好措施。

在麻醉手术期间出现的高血压,通常均与麻醉过浅、麻醉阻滞平面不够、手术刺激过强、自主神经阻滞不完善密切相关,适当加深麻醉,或给予血管扩张药一般均可控制。必要时静脉注射硝酸甘油或中、短效的降压药。伴有心率增快者,可选用β受体阻断药艾司洛尔、美托洛尔等。术毕苏醒期及术后早期出现的高血压,可因伤口疼痛、气管内吸引等因素引起,可用小剂量降压药控制,术后有效的镇痛技术也十分有效。长时间的低血压,除与血容量不足密切相关外,电解质紊乱、酸碱失衡对心功能的抑制,肾上腺皮质功能低下应激能力削弱均应给予考虑并作相应的处理,如及时补充血容量,纠正电解质、酸碱紊乱,适当给予肾上腺皮质激素等。

六、术中术后的监测与管理

老年外科患者的术中监测、管理与一般所遵循的原则是一致的,应根据病情的轻重、手术的繁简和创伤的大小、麻醉和手术对患者生理功能的影响等来考虑,但应特别注意老年患者的特点。老年患者各个系统都有与年龄有关的衰老的改变,又有疾病所引起的病理生理变化,各脏器功能之间的平衡非常脆弱。因此,除常用的基本监测项目外,应根据老年人的特点有所侧重或加强,这样有助于及早发现问题,以及早调节处理以维持脏器功能之间的均势。例如,老年患者有冠心病和高血压,心电图电极的安放应能适时显示 ST 段的变化,以便能及时处理可能出现的心肌缺血;呼气末二氧化碳张力或浓度的监测,有助于及时发现、避免低二氧化碳血症以防冠状动脉的收缩和痉挛。对于有阻塞性和/或限制性通气功能障碍的老年患者,除监测一般的通气功能指标、血氧饱和度、呼气末二氧化碳张力之外,可能需要定时进行血气分析、连续监测呼吸系统顺应性的动态变化,以指导呼吸管理。老年患者的用药和药物间相互作用的情况比较复杂,而老年人对这种复杂的药物环境的反应比较多变和较难预测。全身麻醉时,神经肌肉传导功能监测和心血管方面监测的作用和重要性有所增强。老年人调节和维持恒定体温的能力很差,术中进行体温监测和处理十分必要。至于一些其他的监测项目可视情况而定。

在术中除根据监测数据、波形及对患者的直接观察进行处理外,还应注意防范一些老年人比较容易出现的并发症,如皮肤、软组织易出现受压所致的缺血性损伤;由于骨质疏松,搬动体位不当可致医源性损伤;泪腺分泌减少,保护眼睛更为重要等。

在术后,尤其是术后早期,一些必要的监测仍应继续进行。应当警惕,呼吸功能不全和低氧血症是老年患者术后早期死亡的重要原因。对于术后估计需进行呼吸功能支持的患者,应给予一段时间的机械通气支持,不要急于拔管,应在达到所需的拔管标准后才能予以拔除。拔管后继续注意保持呼吸道通畅,并充分供氧。对于在拔管后出现严重呼吸抑制者,除给予相应拮抗药物外,应注意及早重新做气管内插管(或置入喉罩、气管-食管联合导管)辅助呼吸,切勿丧失抢救时机。对于一般老年手术患者,针对其氧合能力的降低,术后吸氧的时间不应<24小时。

术后应注意维持循环功能的稳定,包括维持合适的血容量、维护和支持心功能、保持内环境的稳定等。老年人常有冠心病和高血压,要注意维持心肌氧供与氧需之间的平衡,避免一些引起心肌缺血的因素,如高血压、心动过速、疼痛、贫血、寒战等。过高的血压容易引起脑血管意外,适当的镇痛也有助于减少呼吸并发症。必要时应合理使用心血管活性药物。

老年人较易出现麻醉后苏醒延迟、兴奋、谵妄等异常表现。苏醒延迟往往是药物的残余作用或麻醉过程有某种程度的低氧。术后的谵妄、定向力障碍等中枢神经系统症状则可能与代谢因素有关,如水中毒、低钠血症、低血糖症、高血糖症、低氧血症、低温、高二氧化碳血症等,应注意分析原因处理,还应警惕出现脑血管意外的可能性。

其他如感染的预防、合理的营养支持等,都是术后应该注意的。

(宫春燕)

第四节 老年人麻醉并发症及处理

认识老年人病理生理特点,再根据患者的具体情况,麻醉前做全面的评估及充分准备,制订合适的麻醉方案,是减少和避免老年患者麻醉并发症重要的一环。

一、老年人生理特点

(1)随着年龄的增长中枢神经、周围神经和自主神经发生退变及功能下降,手术后易发生认知功能障碍。

(2)随着年龄的增长心血管系统疾病亦随之增加,表现为大动脉壁的弹性纤维增厚,血管变厚;心肌纤维化使心室顺应性降低和收缩性降低致心室射血分数降低,同时心率最大反应降低,心肌收缩舒张所需时间延长,导致心脏储备能力降低。

(3)肺实质及胸廓的改变,致肺弹性回缩能力降低,肺总容量降低,功能残气量增加,呼气时间延长气道阻力增加;呼吸肌张力降低,咳嗽无力,不能有效排痰。

(4)老年人肾脏滤过率降低,重吸收、浓缩、稀释功能,以及维持细胞外液容量和对电解质及酸碱平衡能力均明显降低,对药代动力学产生影响。

二、老年人麻醉特点

(一)术前评估及麻醉前准备
(1)全身状况。
(2)精神状态,有无认知障碍。
(3)心血管系统情况。
(4)血糖有无增高。
(5)电解质及血气变化。

(6)凝血状况,有无服用抗凝药。

(7)有无青光眼。

(二)老年人硬膜外麻醉特点

(1)韧带钙化,椎间隙变窄,穿刺困难。

(2)硬膜外间隙静脉丛充血和/或血管硬化,易致硬膜外腔出血甚至血肿。

(3)椎间孔变窄,硬膜外腔绒毛样组织增生,有效空间变小,致阻滞范围意外扩大。

(4)硬膜外阻滞起效时间和强度随年龄增大而增加,用药随年龄增大而减小。

(三)麻醉前用药

(1)麻醉性镇痛药、镇静药用量宜小。

(2)东莨菪碱易致老年人兴奋、谵妄,以改用阿托品为好,对心动过缓的老年人亦可调整心率。

(四)麻醉方法的选择

一般下腹部及四肢手术可选择椎管内和神经阻滞麻醉,中、上腹部手术可根据患者全身情况及麻醉医师的业务程度、科室设备选用适当的麻醉方式,亦可选用硬膜外联合气管内全身麻醉。颅脑及胸部手术选用气管内全身麻醉。

三、麻醉并发症及其处理

(一)呼吸系统

常见的有呼吸抑制、呼吸道梗阻、支气管痉挛,主要原因是麻醉性镇痛药、肌松药残留作用;舌后坠,气道分泌物阻塞、刺激;处理方法有延迟拔管,充分吸除口腔及气管内分泌物,备口(鼻)咽通气道,吸氧。老年人麻醉后最好送麻醉恢复室观察至生命体征平稳。

(二)循环系统

高血压、低血压、心律失常、心力衰竭;麻醉中应根据老年人的特点调整麻醉用药、麻醉深度及合理补充血容量,一旦发生对症治疗。

(三)中枢神经系统

麻醉后苏醒延迟,认为与麻醉药残留、低氧血症、低体温、高或低血糖有关,分析原因对症处理。术后谵妄是麻醉术后较常见的现象,其发生率为$8\%\sim78\%$,与睡眠功能紊乱相关。一般术后应用一些催眠镇痛药如地西泮、氟哌利多和哌替啶来人工制造清醒-睡眠周期。

(四)内分泌改变

应注意血糖变化。

(宫春燕)

第五节　老年人的麻醉管理

一、麻醉不同阶段管理重点

(一)麻醉诱导期

老年患者由于前述的诸多原因,平稳的麻醉诱导需精心选择麻醉用药、用药速度及剂量;恰当的循环容量评估与处理;适当应用心血管活性药。老年人对许多麻醉药物的敏感性增高,如依托咪酯、丙泊酚等需要量较青壮年减少20%。有些骨科手术有可能存在隐性失血,如骨盆骨折、转子下骨折等,给予正常剂量的丙泊酚可能导致血压的急剧下降。但并非麻醉药越少对患者就越有利,如果减少麻醉用药,达不到麻醉效果,对患者更不利。关键还是恰当评估,合理应用。由于老年人个体差异大、病情有差异,麻醉药需求量很难准确掌握,宜从小剂量开始,逐渐加大用量。麻醉诱导速度宜慢不宜快。血流动力学变化有时与麻醉深度并不一致,应适当应用心血管活性药。血容量相对或绝对不足是老年患者麻醉诱导期血压骤降常见的、重要的原因。麻醉诱导前适当的液体治疗是必需的。如在麻醉诱导前给予人工胶体液(5~10 mL/kg)能显著改善麻醉诱导期血流动力学。

有高血压病史,特别是术前高血压未得到较好控制的老年患者,气管插管等操作可致血压剧升,心率加速,需积极预防和及时处理。除了需要合适的麻醉深度外,可选择应用 α 或 β-受体阻滞剂,钙通道阻滞剂或硝酸酯类等心血管活性药,以控制血压的剧烈变化,同时还可改善心肌缺血。

(二)麻醉维持

麻醉维持的重点是调节麻醉深度与控制手术应激水平所需麻醉深度相适应。麻醉维持要求各生命体征尽量处于生理或接近生理状态,注意维护重要器官功能。麻醉深浅要适应手术操作,及时控制由于手术创伤引起的强应激反应。目前常用的全麻药,如芬太尼、丙泊酚、异氟烷、氧化亚氮等和肌肉松弛药如维库溴铵、阿曲库铵等用于老年患者剂量均需减少。麻醉维持期多采用静吸复合麻醉。吸入麻醉控制容易,术后影响小,有些吸入麻醉药有心肌保护作用,是老年患者良好的麻醉选择。静脉麻醉药宜使用微泵持续给药。要达到平稳的麻醉,除上述因素外,维护水、电解质平衡与内环境的稳定也很重要。随着年龄的增加,吸入麻醉药 MAC 降低,苏醒时的MAC 也呈类似的变化。

(三)麻醉复苏期

老年患者在麻醉恢复期处理恰当与否对各种并发症防治、促进康复有重要意义。恢复期处理难度有时超过麻醉诱导期和麻醉维持期。当恢复期处理医师为非该手术的麻醉者时,有时对患者既往病情了解不全面、术中麻醉处理情况不甚了解给恢复期处理带来困难,有时麻醉"意外"发生在恢复期。老年骨科手术患者恢复期面临诸多特殊问题,如气管导管拔管时机掌握、疼痛的恰当处理、肌松恢复程度的判断、神志恢复程度、血流动力学不稳定的处理、血容量判断与液体治疗、呼吸功能恢复、躁动预防与处理等。因此,要重视恢复期的处理。

在无周围神经阻滞或椎管内神经阻滞作为术后镇痛时,恢复期疼痛处理显得十分重要。疼痛往往是引起恢复期躁动、血压升高、心率增快、呼吸急促等的重要原因,宜给予适量麻醉性镇痛药。恢复期应用麻醉性镇痛药时要注意对呼吸、循环、神志等影响,需加强监测。不恰当处理反而引起苏醒延迟。

恢复期肌松恢复水平的评估对拔管时机的掌握有重要意义。老年人对肌松药耐量显著降低,蓄积作用较为明显,个体差异大,凭经验判断易入误区,宜依靠肌松监测仪评估。无条件做肌松监测时,要根据上肢握力、抬头试验等粗略评估结合自主呼吸时潮气量、呼吸频率、是否有呼吸困难、循环不稳表现等综合评估。

老年患者恢复期发生心率增快、血压增高、心肌缺血等心血管事件比例较高,危害极大,宜积极分析原因、排除诱因并积极对症处理。并存高血压、冠心病等心血管疾病者和肺功能不全者正确处理尤显重要。常见原因为疼痛、气管导管、导尿管、吸引呼吸道分泌物等刺激,有时为肌松药残余作用下费力呼吸所致。在无拔管条件的情况时宜给予短效镇静、镇痛药,继续支持或辅助通气,避免勉强拔管。尽管近年有学者推荐在一定麻醉或镇静水平下拔管,但掌握不当会招致更严重的并发症,需谨慎采用。恢复期心率增快、血压升高可适当应用心血管活性药,如短效 α、β 受体阻滞剂,硝酸酯类血管扩张剂,钙通道阻滞剂等。

恢复期躁动也是老年患者恢复期常见并发症,发生机制仍不十分清楚,无特效治疗方法。处理原则是去除病因,解除诱发因素和对症治疗,在原因未明确之前,主要是加强防护,避免发生意外伤害或严重并发症。若原因较为明确,应立即予以消除。神志欠清时的不良刺激是躁动最常见原因。如气管内吸引、导尿管等刺激常诱发患者不安。后者目前仍无良方,可考虑用丙泊酚镇静 1~2 小时。有时需要适当使用拮抗剂及催醒药。

二、循环管理

老年人麻醉期间循环管理是麻醉管理的重点和难点。麻醉期间循环不稳定原因主要有 3 种,即患者罹患心血管疾病、麻醉药物和麻醉操作对循环影响,以及手术操作和手术失血等。老年骨科手术这 3 方面因素均存在,在整个围术期均需加强循环管理。

老年患者循环功能的衰退及罹患循环系统疾病,是围术期循环不稳定的主要病理基础。麻醉医师必须熟悉有关病变的病理生理基础,才能正确管理麻醉。针对不同病理生理变化选择合适方法处理。老年手术患者最常见心血管疾病是原发性高血压,大约一半手术患者有高血压病史。高血压严重程度、病程、治疗情况、效果等都影响围术期血流动力学的变化。尽管对高血压防治作了巨大努力,得到系统治疗的患者仍是少数。抗高血压药物种类较多,许多患者接受联合治疗,治疗效果不一。药物对围术期影响仍有许多不明之处。导致即使正规治疗的患者围术期也有相当高比例患者循环不稳。因此,高血压患者麻醉当以合适的麻醉深度、积极合理使用心血管活性药物方能确保循环稳定。

罹患冠心病的老年手术患者围术期循环管理重点是控制心率、维持血压稳定,确保心肌氧供需平衡。术中应根据心电图的表现如 S-T 段分析,判断心肌氧供需状态。但是须注意部分患者,术前存在心肌肥厚,冠状动脉狭窄病变明显,侧支循环发育丰富,此类患者如心率慢、血压低,则可能因侧支循环供血不足,而使心肌缺血加重。对此类患者如将血压、心率维持于稍高水平,反而可能有助于改善心肌氧供。因此,在保证血压、心率平稳的基础上,以 S-T 段分析的趋势变化指导麻醉管理,应成为冠状动脉病变患者麻醉的常规。

慢性心力衰竭患者接受骨科手术越来越多,这些患者围术期处理稍有不当会导致心力衰竭加重,甚至导致循环衰竭。围术期处理重点是调节左右心室前后负荷,权衡强心、利尿、扩血管三者关系与效果。这类患者液体治疗尤显重要。围术期宜加强动态监测,经常评估,及时调整用药方能顺利度过围术期。

麻醉药对循环均有不同程度的影响,在老年患者尤为明显。但只要细心用药,加强监测,能避免严重循环扰乱。通常老年患者麻醉药的需求量均减少,且麻醉需要量及反应变异大。因此,麻醉用量必须个体化。丙泊酚可引起低血压,尤其是术前血容量不足、体质衰弱的老年患者,但只要小剂量(<1.0 mg/kg),缓慢给药,必要时应用适量心血管活性药,对于老年患者仍是比较理想的药物。依托咪酯对循环功能抑制较轻,以往曾推荐其用于心功能不稳定、高血压等患者,虽用药后血压、心率无明显改变,但常用诱导剂量不足以抑制气管插管反应,气管插管后血压骤升、

心动过速等发生率较高,目前临床应用渐少。

吸入麻醉药能安全用于老年骨科手术中。氧化亚氮对循环的影响较小,作为麻醉一部分,能减少其他麻醉药用量。强效吸入麻醉药如异氟烷、七氟烷等在高浓度时对循环有抑制作用,老年患者应当避免高浓度使用。

麻醉期间循环管理中要注意麻醉操作对循环的影响。正如前述控制气管插管带来的循环影响是麻醉诱导期的重点。椎管内麻醉期间循环管理重点与全麻有诸多不同,应区别对待。联合麻醉时更应认真评估麻醉对循环的影响。

老年患者围术期常常需适当应用心血管活性药调控循环状况。麻醉期间使用心血管药物的目的有三:①治疗麻醉期间突发的心血管变化和意外事件,如心搏骤停、各类心律失常、牵拉内脏引起的神经反射等。②预防可能发生的心血管变化,如蛛网膜下腔阻滞引起的低血压等。③与其他治疗措施联合使用,以支持循环功能稳定。

麻醉期间使用心血管药物的原则:①熟悉和掌握各类药物的药理作用,用药剂量、给药方式、药物不良反应及药物的相互作用。②根据监测结果,针对不同的循环变化进行治疗,如 SVR 下降,选择 α_1 受体兴奋药;SVR 升高,则选用血管扩张药(硝普钠等)。③用药后,应继续观察疗效,必要时可考虑联合用药,或改换其他药物,并注意药物可能引起的不良反应。对强效的肾上腺素能受体药,为控制用药剂量,防止循环波动,或因突然中断给药,应使用静脉输注泵或滴注泵,前者可减少输液总量,后者易于调节。在使用心血管药物过程中,应针对引起循环变化的病因进行积极治疗,同时不容忽视其他疗法(如液体治疗、呼吸管理等)。

三、呼吸管理

无论是否并存肺部疾病,老年患者围术期呼吸管理对预后有重要意义。呼吸管理目标是保证有效的通气、避免缺氧和二氧化碳蓄积。管理重点是建立并维持良好的呼吸道、维持足够的通气、积极预防呼吸意外、及时发现并处理呼吸异常。

非全身麻醉下施行老年骨科手术期间的呼吸管理十分重要但常被忽视。由于局部麻醉、周围神经阻滞和椎管内麻醉等并不抑制呼吸中枢,神经阻滞效果确切时对呼吸的影响很小,故常被忽视。但是,老年患者术前常并存呼吸疾病、呼吸功能降低或代偿能力的下降、围术期镇静镇痛药物的应用、体位对呼吸功能的影响等常带来许多呼吸问题。术中注意观察呼吸运动幅度、频率,尤其在应用镇静、镇痛药时。老年人对镇静、镇痛药敏感,个体间药效差距大,只有谨慎用药、加强监测才能避免或及时发现药物不良反应,并及时处理。区域阻滞效果不佳时应用辅助药物时要充分考虑对呼吸影响,宜确保呼吸道通畅,如果有困难应及时建立人工气道。通气不足时需辅助通气,必要时支持通气。放置口咽通气道、喉罩、气管插管等,要根据麻醉效果、手术大小、时间、应用麻醉辅助药物种类、剂量等综合考虑后选择合适的人工气道。老年人即使应用很小剂量的镇静、镇痛药,也会出现舌后坠、抑制呼吸中枢,导致呼吸道梗阻、通气不足,出现缺氧、二氧化碳蓄积,应积极防治。舌后坠时宜放置口咽通气道。喉罩的置入并辅助或支持通气能解决多数患者术中呼吸问题。喉罩置入困难或不适宜时宜行气管插管。药物导致呼吸抑制时需辅助或支持通气。椎管内麻醉下施行骨科手术时注意麻醉阻滞平面过广对呼吸的影响,这种情况常有循环问题,应该同时处理。

有些老年骨科手术特别是需在俯卧位下施行的脊柱手术宜在全身麻醉下进行。一般体位下老年骨科手术全身麻醉期间呼吸管理并无特殊,在保证呼吸道通畅、麻醉机工作正常、呼吸潮气

...

量、呼吸频率设定合适等情况下，能维持有效通气。多数脊柱手术需在俯卧位下施行，术中呼吸问题是麻醉管理的重点。建立通畅、牢靠的气道是前提。虽然有许多喉罩应用于俯卧位的报道和成功应用的经验，但多数手术宜用耐压的加强型气管导管建立人工气道。俯卧位下呼吸参数的设定与仰卧位时稍有区别，管理重点是对气道压的监测。气道压显著变化需及时查出原因并及时处理。常见原因是导管连接脱落或导管打折等，只要及时发现通常容易处理。俯卧位下气管导管意外拔出是极其危险的，应积极预防。一旦发生应迅速置入喉罩。不能有效置入或无条件置入时，宜迅速适度改变体位下控制呼吸并积极重新气管插管。

四、液体管理

麻醉期间维持有效循环血容量对老年骨科手术更具意义。一方面由于老年患者的生理变化及代偿功能的下降，容量负荷的安全范围较小，易出现过荷或过少，直接影响循环状况。另一方面骨科手术通常伴有失血，而且失血量有时不易评估。因此，对每一具体病例术中液体补充究竟多少为合适，确是麻醉医师所面临的一个实际问题。

（一）液体治疗量的控制

需要补充的血容量可根据丢失的液体量或失血量进行初步估计。老年人可有肺动脉高压、PCWP异常，易于发生循环容量超负荷。因此，输液速度因仔细调节，虽容量不足，也不能在短时间内快速滴入大量液体。在液体输注的过程中，应密切观察循环功能的变化，并根据各项监测指标的结果，及时调整输入的速度、容量和液体类别。血压和尿量是临床上监测循环容量的两个主要指标，也是液体治疗的重要依据。尿量维持在每小时 0.5～1.0 mL/kg，说明重要器官灌注良好。中心静脉压（CVP）虽不能反映血容量，但可以反映心室负荷。监测 CVP 简单易行，对患者创伤小，老年患者应为常规的监测项目。因受正压通气的影响，测定的 CVP 值高于实际值，所以 CVP 要求维持在正常值的上限。在右心室顺应性下降、舒张功能减退或三尖瓣功能异常时，CVP 不能正确反映 RVEDV。单一心室功能减退和 PVR 升高时，CVP 也不能反映左心室前负荷。因此，对于重症患者，左心室功能减退和肺血管疾病患者，应同时监测肺毛细血管楔压（PCWP）。PCWP 和 CVP 同样不能监测循环血容量，但可以反映左心室舒张末压力（LVEDP）、回心血量、左心室功能，以及后两者的关系。

（二）液体种类的选择

补充循环血量时，应首先输入适量晶体液，以补偿丢失的组织间液和保护肾功能。复方氯化钠液的电解质含量接近细胞外液，并有助于改善心脏功能，应为首选。此外，乳酸阴离子（28 mEq/L）可以被肝脏转化为碳酸氢根，有利于纠正机体低灌注状态的代谢性酸中毒。晶体液的缺点为需要量大，并降低血浆胶体渗透压，所以应同时输入适量的胶体液以维持正常的胶体渗透压。临床上难以测定渗透压，可以根据尿量，血压，CVP 的变化关系进行判断。如果尿量已达到或超过每小时 1 mL/kg，血压能维持正常范围（或稍偏低），而 CVP 或 PCWP 仍低于正常时，说明此时的胶体渗透压下降，需补充一定量的胶体，才能维持有效的循环血容量。目前临床提供各种人工胶体液，在围术期液体治疗中占重要地位，但如何合理应用还有较多争论。胶体液有其优点和缺点。不同胶体液的扩容效果、维持时间、可能不良反应有较大差异。如 500 mL 的 10% 羟乙基淀粉可以达到 3 000 mL 的乳酸林格液的扩容效果，但是大量胶体液会降低氧的携带能力。在胶体液中，不同分子量、不同取代级的羟乙基淀粉（HES）保留在血浆中起扩容作用有较大差异。术中 10%～20% 失血、失液量宜使用人工胶体液治疗。由于麻醉药物、麻醉方法引起容量相对不足是否用或部分用人工胶体液充填问题仍有争论。对于老年骨科手术宜适度应用并加强监测，以防容量过荷。老年骨科手术常面临输血问题。围术期输血真正目的仅是提供组织正常的氧供，常规标准要求 Hb>8 g/dL。美国麻醉医师学会（ASA）临床输血指导：当血红蛋白超 10 g/dL 主张不输血；当血红蛋白低于 6 g/dL 主张输血，特别是有急性贫血时。如果血红蛋白介于 6～10 g/dL 时是否需要红细胞输注，就要根据患者是否会发生氧合不足的并发症而决定。2005 年中国输血协会临床输血技术规范有关手术及创伤输血指南中指出，浓缩红细胞主要用于需要提高血液携氧能力的患者。当血红蛋白>100 g/L，可以不输浓缩红细胞。血红蛋白<70 g/L，应考虑输注。血红蛋白在 70～100 g/L，根据患者的贫血程度、心肺代偿功能、有无代谢率增高及年龄等因素决定。急性大量血液丢失患者，或患者存在持续活动性出血，估计失血量超过自身血容量的 30％时应当输全血。因此，对于老年骨科手术患者输血要充分考虑并存疾病。

输血也存在许多问题。其一是输血反应，通常 3％的输血病例发生输血反应，包括发热、变态反应、急性溶血性输血反应、迟发性溶血性输血反应。其二，可能发生其他并发症：稀释性凝血障碍、肝炎、其他感染性疾病、枸橼酸中毒、酸碱失衡、体温过低等。出血很多的骨科手术病例经输血、输液的处理后，手术创面仍明显渗血，其原因常为稀释性低凝状态，丧失了大量的凝血成分。需补充有凝血成分的血制品：新鲜冷冻血浆（FFP）、冷沉淀、浓缩血小板等。

（宫春燕）

参考文献

［1］孙君隽.新编麻醉技术与临床实践［M］.开封:河南大学出版社,2021.

［2］徐知菲.临床急重症与麻醉学［M］.西安:陕西科学技术出版社,2021.

［3］孙增勤,沈七襄.麻醉失误与防范［M］.郑州:河南科学技术出版社,2020.

［4］张冬梅.麻醉与疼痛［M］.长春:吉林科学技术出版社,2022.

［5］左明章.麻醉科诊疗常规［M］.北京:中国医药科技出版社,2020.

［6］赫赤,宗晓菲,王昭安.现代麻醉与临床实践［M］.北京:中国纺织出版社,2021.

［7］时鹏飞.新编麻醉临床指南［M］.昆明:云南科技出版社,2020.

［8］邱德亮.实用临床麻醉学精粹［M］.济南:山东大学出版社,2021.

［9］林若萍.现代麻醉与临床应用［M］.赤峰:内蒙古科学技术出版社,2020.

［10］米卫东,王天龙,李天佐.麻醉无痛更安全［M］.北京:人民卫生出版社,2022.

［11］种朋贵.现代临床麻醉学［M］.昆明:云南科技出版社,2020.

［12］孙德峰.实用临床麻醉理论与实践［M］.沈阳:辽宁科学技术出版社,2020.

［13］张飞娥.现代疼痛治疗与麻醉新进展［M］.开封:河南大学出版社,2021.

［14］徐知菲.临床急重症与麻醉学［M］.西安:陕西科学技术出版社,2021.

［15］申传坡.现代医学麻醉技术与临床实践［M］.北京:科学技术文献出版社,2021.

［16］徐铭军,刘志强,宋兴荣.妇产科麻醉典型病例分析［M］.北京:科学技术文献出版社,2020.

［17］李文志,杨万超.胸外科手术麻醉经典病例解析［M］.北京:人民卫生出版社,2021.

［18］麦振江.实用麻醉技术及并发症处置［M］.开封:河南大学出版社有限责任公司,2020.

［19］董学义.当代麻醉学［M］.长春:吉林科学技术出版社,2020.

［20］孙立尧.现代医学麻醉与疼痛治疗精要［M］.福州:福建科学技术出版社,2020.

［21］何绮月,方郁岚.现代麻醉护理实践新思维［M］.长春:吉林科学技术出版社,2020.

［22］吕海.现代临床麻醉与疼痛治疗学［M］.天津:天津科学技术出版社,2020.

［23］余奇劲,肖兴鹏.围术期麻醉相关生命质量调控策略［M］.北京:中国科学技术出版社,2020.

［24］魏福生.现代医学手术麻醉与临床实践［M］.北京:科学技术文献出版社,2020.

［25］胡凯.现代临床麻醉技术［M］.北京:科学技术文献出版社,2020.

［26］廖大为.临床常见疾病手术麻醉技术［M］.哈尔滨:黑龙江科学技术出版社,2020.

［27］刘迎春.麻醉复苏与疼痛治疗［M］.南昌:江西科学技术出版社,2020.

［28］李景花.麻醉学理论基础与临床应用［M］.北京:科学技术文献出版社,2020.

［29］王丽娟.实用临床麻醉技术［M］.哈尔滨:黑龙江科学技术出版社,2020.

［30］刘芹凤.临床麻醉理论基础与临床实践［M］.北京:科学技术文献出版社,2020.

［31］唐松江,李仕梅,李曦.麻醉学新进展［M］.北京:中医古籍出版社,2020.

［32］司海超.麻醉学技术与围术期处理［M］.天津:天津科学技术出版社,2020.

［33］胡玉翠.实用临床麻醉学［M］.哈尔滨:黑龙江科学技术出版社,2020.

［34］徐鹏.临床疼痛与麻醉治疗学［M］.长春:吉林科学技术出版社,2020.

［35］李圣平.实用麻醉技术及应用［M］.天津:天津科学技术出版社,2020.

［36］林红岩.全身麻醉与硬膜外麻醉对糖尿病患者围术期血糖影响的效果观察［J］.吉林医学, 2021,42(8):1882-1883.

［37］曾滔,朱培锋,郭海鹏.喉罩麻醉和气管插管麻醉在甲状腺手术麻醉中的效果观察［J］.山西 医药杂志,2020,49(12):1570-1572.

［38］李波,吕改华,程艳.分娩镇痛中转剖宫产麻醉方式的选择与效果观察［J］.中国药物与临床, 2021,21(12):2079-2080.

［39］周宇峰,梁进英.腰-硬联合麻醉在宫腔镜手术中的应用［J］.中国当代医药,2021,28(22): 158-161,165

［40］蒋燕,黄瀚.全身麻醉对剖宫产产妇与新生儿医疗结局影响的研究进展［J］.局解手术学杂 志,2021,30(3):267-270.